常 见 病 药 食 宜 忌 丛 书

·总主编　孟昭泉　孟靓靓·

U0674301

高血压及相关疾病药食宜忌

主　编　杨宝发　张　波

副主编　班莹莹　米亚南　相瑞艳　卜令标
　　　　马　丽　宋晓伟

编　委　(以姓氏笔画为序)
　　　　卜令标　马　丽　毕　颖　刘学威
　　　　米亚南　李　君　李晓勇　杨宝发
　　　　宋晓伟　张　波　孟昭泉　孟靓靓
　　　　相瑞艳　班莹莹　路　芳

中国中医药出版社
·北 京·

图书在版编目（CIP）数据

高血压及相关疾病药食宜忌/杨宝发，张波主编.—北京：中国中医药出版社，2016.9

（常见病药食宜忌丛书）

ISBN 978 - 7 - 5132 - 3607 - 2

Ⅰ.①高…　Ⅱ.①杨…　②张…　Ⅲ.①高血压－药物－禁忌　②高血压－忌口
Ⅳ.①R544.1②R155

中国版本图书馆 CIP 数据核字（2016）第 209602 号

中 国 中 医 药 出 版 社 出 版
北京市朝阳区北三环东路 28 号易亨大厦 16 层
邮政编码　100013
传真　010 64405750
北京市泰锐印刷有限责任公司印刷
各地新华书店经销

*

开本 787×1092　1/16　印张 22　字数 474 千字
2016 年 9 月第 1 版　2016 年 9 月第 1 次印刷
书　号　ISBN 978 - 7 - 5132 - 3607 - 2

*

定价　55.00 元
网址　www.cptcm.com

《常见病药食宜忌丛书》

编 委 会

总主编 孟昭泉 孟靓靓

编 委 （以姓氏笔画为序）

前　言

随着社会经济的发展和人民生活水平的提高，人们对自身保健的意识愈来愈强。一日三餐提倡膳食平衡，不仅要吃得饱，而且要吃得好，吃得科学，同时更注重饮食搭配方法。当患病以后，更要了解中西药物及食物之间的宜忌等知识。

食物或药物宜忌是指食物与食物之间、各种药物之间、药物与食物之间存在着相互拮抗、相互制约的关系。如果搭配不当，可引起不良反应，甚至中毒反应。这种反应大多呈慢性过程，在人体的消化吸收和代谢过程中，降低药物或营养物质的生物利用率，导致营养缺乏，代谢失常而患病。食物或药物宜忌的研究属于正常人体营养学及药理学范畴。其目的在于深入探讨食物或药物之间的各种制约关系，以便于人们在安排膳食中趋利避害。提倡合理配餐，科学膳食，避免食物或药物相克，防止食物或药物中毒，提高食物营养素或药物在人体的生物利用率，对确保身体健康有着极其重要的意义。

当患了某种疾病之后，饮食和用药需要注意什么；哪些食物或药物吃了不利于疾病的治疗，甚至加重病情；哪些食物吃了不利于患者所服药物疗效的发挥，甚至降低药效或发生不良反应；哪些药物不能同时服用，需间隔用药……这些都是患者及家属十分关心的问题。

因此，我们组织长期从事临床工作的专家，查阅海量文献，针对临床上患者及家属经常问到的问题，编写了《常见病药食宜忌丛书》，旨在帮助患者及家属解惑，指导药物与食物合理应用，以促进疾病康复。

患者自身情况各异，疾病往往兼夹出现且有其个体性，各种药食宜忌并非绝对，还需结合临床医生的建议，制定更为个性化方案，以利于疾病向愈。另外，中外专家对药食宜忌的相关研究从未停止，还会有更新的报道出现，我们将及时收录。基于上述原因，本丛书虽经反复推敲，但仍感未臻完善，其中的争议亦在所难免。愿各位读者、同道批评指正，以期共同提高。

本丛书在编写过程中，得到了有关专业技术人员的积极配合与大力支持，在此一并表示感谢。

《常见病药食宜忌丛书》编委会

2016 年 7 月

编写说明

高血压是严重威胁人类健康的常见病症。早在两千多年前，《素问·至真要大论》中已有记载"诸风掉眩，皆属于肝"，《素问·调经论》也有"血之与气并走于上，则为大厥"，历代医家在"眩晕""中风""肝风""肝阳"等病中均有较详细论述。据统计，2001年我国人群因心脑血管病死亡占人口总死亡率：城市为38%，农村为32%。2020年以心血管病为主的非传染性疾病，将占总死亡原因的79%，且因心血管病死亡的人群中，主要是中青年人。目前，我国高血压病病人已超过1.3亿，每年新增加约300万人以上。另有资料显示，现有脑卒中病人500余万，每年新发病约150万人，其中78%的人有高血压病病史。现有冠心病病人约1000万，65%有高血压病病史。为此，积极治疗高血压是降低人类死亡率及致残率的关键。

当患了某种疾病之后，饮食和用药上需要注意什么；哪些食物或药物吃了不利于疾病的治疗，甚或加重病情；哪些食物吃了不利于患者所服药物疗效的发挥，甚至降低药效或发生不良反应；哪些药物不能同时服用，需间隔一定时间用药；哪些药物与药物及食物间相互禁忌。这些都是患者、医者及患者家属十分关心的问题。为此，依据人们日常生活的实际需求，我们组织医学、药学、营养学专家及专业技术人员，博采众长，搜集中外，熔铸古今，编写了《高血压及相关疾病药食宜忌》一书。本书对高血压及相关疾病，每病按概述（包括病因、诊断要点或临床表现、辅助检查），饮食宜忌（饮食原则与搭配、药膳食疗方及饮食禁忌）与药物宜忌（中西药治疗与禁忌）进行了详细阐述。该书言简意赅，内容全面，条理清楚，实用性强。适合医护人员及各界人士阅读，也是家庭必备的科普读物。

本书在编写过程中，曾得到有关专业技术人员的积极配合与大力支持，在此表示感谢。本书虽经我们反复推敲、修改，但仍感未臻完善，批评、争议在所难免，然金拭而后发光，玉琢而后成器，真理于争议中益明，学术于批评中发展。笔者怀抛砖引玉之意，寄厚望于同仁及广大读者赐教。

编者

2016年3月

目　录

一、原发性高血压

【概述】

高血压是指一种以动脉收缩压和（或）舒张压升高为特征，可伴有心脏、血管、脑、肾脏和视网膜等器官功能性或器质性改变的全身性疾病。世界卫生组织/国际高血压病学会（WHO/ISH）提出的高血压定义为：在未服用降压药物下，收缩压≥140mmHg 和（或）舒张压≥90mmHg 即为高血压。高血压可分为缓进型高血压和急进型恶性高血压。绝大多数高血压（95%～99%）属于缓进型，多见于中老年，其特点是起病隐匿、进展缓慢、病程长达十余年至数十年，初期很少症状，约半数患者因体检或其他疾病就医时测量血压才发现增高。对于迄今原因尚未完全阐明的高血压称为原发性高血压或高血压病，占人群高血压患者的95%以上。病因明确、血压升高仅为某些疾病的一种表现，称为继发性（症状性）高血压，占不到5%。

1. 病因

原发性高血压的病因尚未阐明，目前认为是在一定的遗传背景下由多种后天环境因素作用使正常血压调节机制失代偿所致。

（1）血压的调节　影响因素众多，主要决定于心排血量及体循环的周围血管阻力。平均动脉血压（BP）＝心排血量（CO）×总外周阻力（PR）。

心排血量随体液容量的增加、心率的增快及心肌收缩力的增强而增加。总外周阻力则与以下因素有关：①阻力小动脉结构改变，如继发的血管壁增厚使外周阻力持续增高。②血管壁顺应性（尤其是主动脉）降低，使收缩压升高，舒张压降低。③血管的舒缩状态，如交感神经α受体激动、血管紧张素、内皮素−1等物质使血管收缩，阻力升高；一氧化氮、前列环素、缓激肽、心钠素等物质的作用使血管扩张，阻力降低。此外，血液黏稠度高也使阻力增加。

血压的急性调节主要通过压力感受器及交感神经活动来实现，而慢性调节则主要通过肾素−血管紧张素−醛固酮系统及肾脏对体液容量的调节来完成。如上述调节机制失去平衡即导致高血压。

（2）遗传学说　原发性高血压有群集于某些家族的倾向，提示其有遗传学基础或伴有遗传生化异常。双亲均有高血压的正常血压子女，以后发生高血压的几率增高。动物实验也筛选出遗传性高血压大鼠、自发性高血压大鼠（SHR）。但是，至今尚未发现有特殊的血压调节基因组合，也未发现有早期检出高血压致病的遗传标志。

（3）肾素－血管紧张素系统（RAS）　肾小球入球动脉的球旁细胞可分泌肾素，后者可作用于肝合成的血管紧张素原而生成血管紧张素Ⅰ，然后经血管紧张素转换酶（ACE）的作用转变为血管紧张素Ⅱ（ATⅡ）。ATⅡ可通过其效应受体使小动脉平滑肌收缩，外周血管阻力增加，并可刺激肾上腺皮质球状带分泌醛固酮，使水钠潴留，继而引起血容量增加。此外，ATⅡ还可通过交感神经末梢突触前膜的正反馈使去甲肾上腺素分泌增加。以上作用均可使血压升高，是参与高血压发病并使之持续的重要机制。然而，在高血压患者中，血浆肾素水平测定显示增高的仅为少数。近年来发现，很多组织，例如血管壁、心脏、中枢神经、肾脏及肾上腺中均有 RAS 各成分的 mRNA 表达，并有 ATⅡ 受体存在。因此，组织中 RAS 自成系统在高血压形成中可能具有更大作用。引起 RAS 激活的主要因素有：肾灌注减低，肾小管内液钠浓度减少，血容量降低，低钾血症，利尿剂及精神紧张，寒冷，直立运动等。

（4）钠与高血压　流行病学和临床观察均显示食盐摄入量与高血压的发生密切相关，高钠摄入可使血压升高，而低钠饮食可降低血压。但是，改变钠盐摄入并不能影响所有患者的血压水平。高钠盐摄入导致血压升高常有遗传因素参与，即高钠盐摄入仅对那些体内有遗传性钠运转缺陷的患者，才有致高血压的作用。正常肾脏通过利钠作用维持血管内容量和调节血压，某些患者肾脏利钠作用被干扰，需要有较高的灌注压才能产生同等的利钠效应，因此，使血压维持在高水平上。此外，某些影响钠排出的因子，例如心钠素等也可能参与高血压的形成。

钠引起高血压的机制尚不清楚，钠潴留使细胞外液容量增加，因此心排血量增加。血管平滑肌细胞内钠水平增高又可导致细胞内钙离子浓度升高，并使血管收缩反应增强，因此外周血管阻力升高，这些均促进高血压的形成。

（5）精神神经学说　动物实验证明，条件反射法可形成狗的神经精神源性高血压。人在长期精神紧张、压力、焦虑或长期环境噪音、视觉刺激下也可引起高血压，这可能与大脑皮层的兴奋、抑制平衡失调，以致交感神经活动增强，儿茶酚胺类介质的释放使小动脉收缩并继发引起血管平滑肌增生肥大有关，而交感神经的兴奋还可促使肾素释放增多，这些均促使高血压的形成并使高血压状态维持。交感神经活动增强是高血压发病机制中的重要环节。

（6）血管内皮功能异常　血管内皮通过代谢、生成、激活和释放各种血管活性物质而在血液循环、心血管功能的调节中起着极为重要的作用。内皮细胞生成血管舒张及收缩物质，前者包括前列环素（PGI_2）、内皮源性舒张因子（EDRF）等，后者包括内皮素（ET-1）、血管收缩因子（EDCF）、血管紧张素Ⅱ等。

高血压时，NO 生成减少，而 ET-1 增加，血管平滑肌细胞对舒张因子的反应减弱而对收缩因子反应增强。

（7）胰岛素抵抗　据观察，大多数高血压患者空腹胰岛素水平增高，而糖耐量有不同程度降低，提示有胰岛素抵抗（insulin resistance）现象。实验动物自发性高血压大鼠中也有类似现象。胰岛素抵抗在高血压发病机制中的具体意义尚不清楚，但胰岛素的以下作用可能与血压升高有关：①使肾小管对钠的重吸收增加。②增强交感神经活动。③使细胞内钠、钙浓度增加。④刺激血管壁增生肥厚。

（8）其他　流行病学调查提示，以下因素也可能与高血压的发生有关：肥胖、吸烟、过量饮酒、低钙、低镁及低钾。

2. 临床表现

（1）一般表现　原发性高血压通常起病缓慢，早期常无症状，可以多年自觉良好而偶于体格检查时发现血压升高，少数患者则在发生心、脑、肾等并发症后才被发现。高血压患者可有头痛、眩晕、气急、疲劳、心悸、耳鸣等症状，但并不一定与血压水平相关，且常在患者得知患有高血压后才注意到。体检时可听到主动脉瓣第二心音亢进、主动脉瓣区收缩期杂音或收缩早期喀喇音。长期持续高血压可有左心室肥厚并可闻及第四心音。

高血压病初期只是在精神紧张、情绪波动后血压暂时升高，随后可恢复正常，以后血压升高逐渐趋于明显而持久，但一天之内白昼与夜间血压水平仍可有明显差异。

高血压病后期的临床表现常与心、脑、肾功能不全或器官并发症有关。

（2）并发症　血压持久升高可有心、脑、肾、血管等靶器官损害。

1）心：左心室长期面向高压工作可致左心室肥厚、扩大，最终导致充血性心力衰竭。高血压可促使冠状动脉粥样硬化的形成及发展并使心肌氧耗量增加，可出现心绞痛、心肌梗死、心力衰竭及猝死。

2）脑：长期高血压可形成小动脉的微动脉瘤，血压骤然升高可引起其破裂而致脑出血。高血压也促进脑动脉粥样硬化发生，可引起短暂性脑缺血发作及脑动脉血栓形成。血压极度升高可发生高血压脑病，表现为严重头痛、恶心、呕吐及不同程度的意识障碍、昏迷或惊厥，血压降低可逆转。

3）肾：长期持久血压升高可致进行性肾硬化，并加速肾动脉粥样硬化的发生，可出现蛋白尿、肾功能损害，但肾衰竭并不常见。

4）血管：除心、脑、肾血管病变外，严重高血压可促使形成主动脉夹层并破裂，常可致命。

3. 辅助检查

（1）为了原发性高血压的诊断、了解靶器官的功能状态并正确选择治疗药物之目的，必须进行下列实验室检查：血常规、尿常规、肾功能、血尿酸、脂质、糖、电解质，心电图、胸部 X 线和眼底检查。早期患者上述检查可无特殊异常，后期高血压患者可出现尿蛋白增多及尿常规异常，肾功能减退，胸部 X 线可见主动脉弓迂曲延长、左室增大，心电图可见左心室肥大劳损。部分患者可伴有血清总胆固醇、甘油三酯、低密度脂蛋白胆固醇的增高和高密度脂蛋白胆固醇的降低，亦常有血糖或尿酸水平增高。目前认为，上述生化异常可能与原发性高血压的发病机制有一定内在联系。

眼底检查有助于对高血压严重程度进行了解，目前采用 Keith - Wagener 眼底分级法，其分级标准如下：Ⅰ级，视网膜动脉变细、反光增强。Ⅱ级，视网膜动脉狭窄、动静脉交叉压迫。Ⅲ级，上述血管病变基础上有眼底出血、棉絮状渗出。Ⅳ级，上述基础上出现视神经乳头水肿。大多数患者仅为Ⅰ、Ⅱ级变化。

（2）动态血压监测（ABPM）与通常血压测量不同，动态血压监测是由仪器自动定时测量血压，可每隔 15～30 分钟自动测压（时间间隔可调节），连续 24 小时或更长时间。可测定白昼与夜间各时间段血压的平均值和离散度，能较敏感、客观地反映实际血压水平。

正常人血压呈明显的昼夜波动，动态血压曲线呈双峰一谷，即夜间血压最低，清晨起床活动后血压迅速升高，在上午 6～10 时及下午 4～8 时各有一高峰，继之缓慢下降。轻、中度高血压患者血压昼夜波动曲线与正常类似，但血压水平较高。早晨血压升高可伴有血儿茶酚胺浓度升高、血小板聚集增加及纤溶活性增高等变化，可能与早晨较多发生心脑血管急性事件有关。

血压变异性和血压昼夜节律与靶器官损害及预后有较密切的关系，即伴明显靶器官损害或严重高血压患者其血压的昼夜节律可消失。

目前，尚无统一的动态血压正常值，但可参照采用以下正常上限标准：24 小时平均血压值 <130/80mmHg，白昼均值 <135/85mmHg，夜间均值 <125/75mmHg。夜间血压均值比白昼降低 >10%，如降低不及 10%，可认为血压昼夜节律消失。

动态血压监测可用于诊断"白大衣性高血压（white - coat hypertension）"，即在诊所内血压升高，而诊所外血压正常；判断高血压的严重程度，了解其血压变异性和血压昼夜节律；指导降压治疗和评价降压药物疗效；诊断发作性高血压或低血压。

4. 高血压分类

（1）按血压数值分类　见表 1。

表 1　血压数值分类表

类别	收缩压（mmHg）	舒张压（mmHg）
正常血压	<120	<80
正常高值	120～139	80～89
高血压	≥140	≥90
1 级高血压（轻度）	140～159	90～99
2 级高血压（中度）	160～179	100～109
3 级高血压（重度）	≥180	≥110
单纯收缩期高血压	≥140	<90

（2）按危险度分类　见表 2。

表 2　血压危险度分类表

	年龄	高血压分级	危险因素	随后 10 年心血管事件的危险率	治疗
低危组	<55 岁（男） <65 岁（女）	1 级	无	<15%	考虑药物治疗
中危组		2 级或 1～2 级	有 1～2 个危险因素	15%～20%	开始药疗

续表

年龄	高血压分级	危险因素	随后10年心血管事件的危险率	治疗
高危组	1或2级或3级	≥3种危险因素，兼糖尿病或靶器官损害 无危险因素	20%～30%	立即药疗
极高危组	3级 高血压1～3级	≥1种危险因素或兼糖尿病靶器官损害 有相关疾病	≥30%	应立即治疗

【饮食宜忌】

1. 饮食宜进

（1）饮食原则

1）限制钠盐摄入：高血压的发生、发展与膳食中钠盐摄入量密切相关。动物实验也证实，钠盐摄入过多可使大鼠形成高血压且血压增高的程度与摄盐量成正比。临床上一些轻度高血压患者只需中度限制钠盐摄入，即可使其血压降至正常范围。关于钠盐引起高血压的机制可能与体内水钠潴留、细胞外液增多、心排出量增加等因素有关。正常成人每天对钠的生理需要量仅0.2g，相当于0.5g食盐，而我国人群的每天食盐摄入量高达15g，远远超过了人体的生理需要量。对于大部分高血压患者，每天的食盐摄入量应不超过2～5g。为了限制食盐摄入，结合我国人民的饮食习惯，应提倡淡味饮食，即食物菜肴中有轻度咸味即可，用盐量约为正常饮食的1/3。可使用低钠食盐和无盐酱油，并在减少食盐的同时使用甜、酸、辣、麻等调料，适当加用味精改善食物的口感。面粉、大豆、豆腐、毛豆、马铃薯以及许多新鲜蔬菜都是低钠食物，可供选用，尽量不食用咸肉、腊肉、咸菜等含钠量较高的腌制品。当然，对长期限钠者还应注意防止发生低钠综合征，患者表现为食欲减退、周身无力、恶心呕吐，甚至神志昏迷等。

2）增加钾、钙、镁的摄入：与钠盐摄入相反，钾、钙、镁的摄入量与人体血压呈负相关。钾能够对抗钠对血压的不利作用，增加钾的摄入可使钠的排泄量增加而使血压下降。尤其对使用排钾利尿剂的高血压患者更应注意补充钾。可通过食用含钾丰富的食物增加钾的摄入量，主食中的稻米、玉米，蔬菜中的各种绿叶菜，如菠菜、油菜、韭菜，各种豆类及马铃薯，蘑菇、香菇等菌类食物，以及海带、木耳、花生、瓜子，水果中的橘子、香蕉等含钾均较高，可经常食用。

钙是维持血管平滑肌细胞正常功能的重要成分之一，近来研究发现，高血压患者的血钙水平低于正常人，而补充钙剂可使血压下降。钙的摄入量增加还可以促进尿钠的排泄，所以增加钙的摄入量有利于对高血压的控制。含钙较高的食物有各种豆制品、奶类，以及虾皮、紫菜、海带、木耳、蘑菇等，应提倡多食。还应注意某些草酸含量较高的蔬菜如菠菜、苋菜、茭白、竹笋、荸荠等，不宜与含钙高的食物同食，因其中的草酸成分易与钙形成不溶性的草酸钙而不利于人体对钙的吸收。

镁能使高血压患者的血管扩张，并与钙一起通过神经体液等调节机制而控制血压。因此，高血压患者还应增加镁的摄入。含镁较多的食物有谷类、豆类、奶类及绿色蔬菜和海产品等。

3）摄入足够的优质蛋白质：既往在高血压的治疗中较为强调低蛋白饮食，但近年来的研究发现，某些蛋白质成分有利于调节控制血压。因此除并发肾功能不全者外，高血压病人不应过分限制蛋白的摄入，尤其应增加一些优质蛋白的摄入。例如，鱼类蛋白质中的含硫氨基酸能增加尿钠排泄而减轻钠盐对血压的不利影响，起到降低血压和减少脑卒中的作用。大豆蛋白质具有保护心脑血管的作用，虽然对血压无明显影响，但可降低高血压患者的脑卒中发生率。所以，高血压患者适当摄入一些优质蛋白对治疗是有利的。

4）限制脂肪总摄入量，减少饱和脂肪酸、增加多不饱和脂肪酸的摄入：脂肪是产热能较高的食物，单位重量的脂肪产热量要高于蛋白质和糖类，过食脂肪会导致肥胖，而后者是高血压的重要危险因素。因此，高血压患者必须限制脂肪的总摄入量，使其不超过每日热能供应的25%。食物中的脂肪包括动物脂肪和植物脂肪，前者含饱和脂肪酸较高，能升高血中胆固醇，促进动脉硬化，增加高血压病人的心、脑及周围血管并发症。后者主要含有多不饱和脂肪酸，其中的亚油酸可转化为花生四烯酸，再合成前列腺素，从而发挥扩张血管降低血压的作用。所以，高血压患者应少食动物脂肪，并相应增加植物脂肪的摄入，使膳食中多不饱和脂肪酸与饱和脂肪酸之比（P/S比值）≥1。

5）高血压病患者应节制饮食，避免进餐过饱，减少甜食的摄入，控制体重在正常范围。俗话说，饮食常留三分饥。对老年高血压病患者，应根据本人工作和生活情况按标准算出应摄入热量，再减少15%～20%。

6）餐饮中食用油宜选择植物油，如豆油、菜子油、玉米油等。这些植物油对预防高血压病及脑血管的硬化及破裂有一定好处。

7）主食宜多吃粗粮、杂粮，如糙米、玉米，少吃精制的米和面。烹饪中宜多用红糖、蜜糖，少用或不用绵白糖、白砂糖。这样可以不断补充机体缺乏的铬，并改善和提高锌/铬比值，阻止动脉粥样硬化，有益于高血压病的防治。

（2）降压食物

1）红豆：红豆又叫赤小豆，甘酸偏凉，性善下行，既能通利水道，使水湿下泄而消肿，又能降火行血而清热解毒，故有利水消肿、解毒排脓之功效。善治营养不良性水肿，有一定的降压作用。

2）黄豆：黄豆中所包含的营养物质全面而又丰富，有"豆中之王"的美称。黄豆性平味甘，有健脾宽中、活血解毒之功效。黄豆中的钾元素能减轻钠对血管的损害，预防高血压病。另外，黄豆可除掉黏附在血管壁上的胆固醇，软化血管，有较好的抗动脉粥样硬化及降压作用。

3）绿豆：绿豆有消肿下气，止渴消暑，利尿润肤的功能。国内外医学专家一致认为，绿豆有良好的降压作用。绿豆中含有丰富的微量元素，如铁、锌、硒、铜、锰等。这些微量元素可降低血液黏稠度，减少血液循环的阻力，从而发挥降低血压的作用。

4）黑豆：黑豆性平味甘，入心、肝、肾经。中医认为，黑豆有滋养止汗、解表清热、利尿、活血、解毒等功效。黑豆中含有大量能降低恶性胆固醇的大豆球蛋白、亚油酸、卵磷脂，以及能降低中性脂肪的亚麻酸等。这些营养成分能扩张血管、软化血管，并且能促进血液循环，从而降低血压。

5）蚕豆：蚕豆又叫胡豆，是一种药食俱佳的食品。蚕豆性平味甘，具有收敛浮阳作用，可用于治疗肝阳上亢型高血压及高血压伴头晕目眩者。

蚕豆中含有丰富的植物蛋白及粗纤维。前者可延缓动脉硬化的发生，后者可降低血胆固醇，促进胃肠蠕动，润肠通便，用于治疗动脉硬化和高血压。

6）扁豆：扁豆又叫茶豆、藤豆。扁豆有较高的营养价值，其性微温味甘，有健脾和中，消暑化湿，补虚止泄之功效，可降低血胆固醇、降低血糖和降低血压。

7）豌豆：豌豆可和中生津，止渴下利小便，消烦闷。豌豆被食疗专家认为是"降压豆"。豌豆是典型的高钾低钠食物，每100g新鲜豌豆含钾332mg，含钠仅1.2mg，其钾/钠比值为276.67，为所有可食豆类及蔬菜之首。如果一次食用500g豌豆苗，服食后机体净增钾含量738.5mg，有助于降低血压。

8）玉米：玉米性平味甘，既调中开胃又能渗湿利水。玉米里含有大量的卵磷脂、亚油酸、谷物醇、维生素E，具有抗动脉硬化作用。长期食用玉米能抑制胆固醇的吸收，降低血脂，软化血管，防止动脉粥样硬化，是冠心病、高血压病、高脂血症、肥胖症、脂肪肝、动脉粥样硬化患者的理想保健食品。玉米的花穗叫玉米须，有很好的利尿、降压、健胃作用，对治疗高血压、水肿、控制肾炎蛋白尿有很好效果。

9）小米：小米以子粒黏性可分糯粟和粳粟。小米性微寒，味甘咸，有和中健脾、益气补虚、利尿消肿之作用，能除湿、健脾、镇静、安眠，适合于高血压患者食用。小米中所含有的纤维素能降低人体血液中的血脂水平，对防止动脉粥样硬化有益。长期食用这种小米，对高血压、高血脂、高血糖等疾病具有很好地预防和食疗作用。

10）燕麦：燕麦含丰富的亚油酸，占全部不饱和脂肪酸的35%～52%，对糖尿病、脂肪肝、便秘、水肿等有辅助疗效，对中老年人增进体力、延年益寿大有裨益。燕麦中含有大量的水溶性纤维素，能降低血液中胆固醇的含量，对防止动脉粥样硬化和冠心病有益，是预防动脉粥样硬化、高血压、冠心病的理想食物。

11）红薯：红薯中含有一种由胶原和黏液多糖类物质组成的多糖、蛋白质的混合物——黏蛋白，这种黏蛋白有防止动脉粥样硬化和保持血管壁弹性的作用。红薯又被誉为"健身长寿"食品。

12）荞麦：荞麦是"三降"食品，能降血压、降血脂、降血糖。据资料表明，尼泊尔人喜食荞麦及其嫩茎叶，他们的高血压患病率极低。我国凉山彝族人民长期以苦荞为主食，尽管他们的生活条件很艰苦，但健康状况很好，患高血压、高血脂、糖尿病及心脑血管疾病的甚少。

13）麦麸：小麦有养心安神，除热止渴，益肾调胃之功效，适合高血压患者食用。麦麸即小麦的麸皮。麦麸性味甘、凉，无毒，归心、脾、肾经。有养心益肾、健脾调中之功效。医学研究证明，麦麸是一种高纤维素食物，食用麦麸能增加胃肠的蠕动，防止便秘，加快脂肪和氮的排泄，能延缓动脉粥样硬化的形成。对于患有高脂血症、肥胖症、动脉粥样硬化、冠心病、高血压病、糖尿病等现代"富贵病"的患者，坚持每周数天或每天服用麦麸、麦片对疾病的康复大有益处。

14）花生：花生被全世界公认为是一种植物性高营养食品，被称为"植物肉""绿色牛乳"。食用花生可使人体肝内胆固醇分解为胆汁酸，并使其排泄增强，从而降低胆固醇。花生中可溶性纤维被人体消化吸收时，会像海绵一样吸取胆汁内的胆固醇，然后膨胀成胶质体随粪便排出体外，从而可使胆固醇降低。花生和花生油中还含有丰富的维生素 E，它可以使血液中的血小板沉积在血管壁的数量降低，使血管保持柔软，血管不易硬化，花生对防治高血压、动脉粥样硬化和冠心病有明显的效果。

15）芝麻：现代医学研究证明，长期食用黑芝麻能有效地阻止动脉粥样硬化的发生及发展，可延缓衰老，缓慢地降低血压。

16）香蕉：香蕉性寒味甘，有清热解毒、润肠通便、降压利尿、解酒之功效，常用于防治高血压引起的脑出血和中风、冠心病。

17）苹果：补心益气，常吃苹果可以降低胆固醇，降低癌症的发生率，而且可以提高免疫力，预防感冒，是平民的"医疗箱"，也有人把苹果称为"全方位的健康水果"。

每天食用 3 个以上苹果就可以降低血压，还有助于预防高血压及脑中风。但值得注意的是，这个疗法不适宜于治疗高血压合并糖尿病肥胖症及肾功能不全的患者。

18）猕猴桃：猕猴桃性寒，味甘、酸，具有滋补强身、清热利尿、健胃、润燥之功。猕猴桃中含有镁，可治心脏病、心肌梗死和高血压。

19）桃：桃子性微温，味酸、甘，为肺之果，除对肺病患者有益外，还有生津润肠、活血消积、养肝降压、止喘美容等功效。

20）西瓜：西瓜性寒味甘、无毒，具有清暑、止渴、利尿、降压等功效，可治疗中暑烦渴、痰热喘咳、血压偏高、水肿和小便不利等症。同时，西瓜还有疗喉痹、宽中下气、利尿、治血痢、解酒毒的功效，适用于高血压、肝炎、胆囊炎、黄疸等病证的治疗。

21）山楂：现代医学研究确定山楂叶主要成分为黄酮类和有机酸等，具有调节血脂功能、抑制血小板聚集、扩张血管、减弱动脉硬化、降低血压等作用。

22）柿子：柿子或其加工产品柿饼都是高钾食品，其钾/钠的比值分别为柿子188.75，柿饼52.97，均大于10，具有降压效应。

23）梨：梨性微寒，味甘、酸，能生津止渴、润燥化痰、润肠通便等，主要用于热病津伤、心烦口渴、肺燥干咳、咽干舌燥之症。经常食用，可滋阴清热，降低血压，保护肝脏，镇静神经。

24）枣：红枣性温味甘，枣具有益气生津、健脾和胃、润心肺、降血压、补五脏、治虚损等功效，久服补中益气，健身延年。有"每天三个枣，健康活到老"之说。枣中黄酮类、芦丁含量较高，黄酮可保护血管，芦丁有降血压效果，所以枣是心血管病患者的保健食品。

25）芹菜：芹菜中含有芹菜素，它能够起到降压和影响中枢神经的作用。芹菜中含有丰富的钾、多种维生素和微量元素，具有降低毛细血管通透性、保护血管作用。生吃芹菜降血压效果好，熟吃芹菜，降压效果下降。

26）苦瓜：苦瓜为高钾低钠食物，有降低血压的作用。

27）冬瓜：经常食用有降压、利尿、减肥的作用。冬瓜中含有大量的维生素 C、胡萝卜素，可以维护血管生理功能的正常发挥，有利于血压的降低和维护。

28）葱：葱是高钾低钠食品，其钾/钠比值均＞10，大葱为30，小葱为13.75。大葱中含有前列腺素 A，是一种作用较强的血管扩张剂，具有舒张血管、降低血压功能。葱中富含钙，有利于降低血压。

29）洋葱：洋葱中含有一种叫前列腺素 A_1 的物质，可直接作用于血管而使血压下降，并有促进利尿排钠的作用，促进引起血压升高的钠盐等物质的排泄，对防治高血压有特殊的作用。

30）番茄：番茄能够降低血压，原因有三：其一，番茄是典型的高钾低钠水果。其二，番茄中含有番茄素及黄酮类物质，有显著的利尿、降压和止血作用。其三，番茄中含有大量的维生素 C 和芦丁，这两种物质可以软化血管，维护血管的正常生理功能，降低外周血管阻力，防止动脉粥样硬化，从而发挥降低血压的作用。

31）茄子：茄子是高钾食物，补充钾元素，促使钠的排泄，从而使血压降低。茄子中所含的胡芦巴碱、水苏碱、龙葵碱等活性成分，能降低血液中的胆固醇，预防动脉硬化、高血压的发生。

32）土豆：土豆属于高钾蔬菜，钾盐能促进利尿，增加血管弹性，能降低血压。土豆中还含有一种类似转换酶的物质，具有降压药一样的功效，能使血管舒张、血压下降。另外，多吃土豆可以补充泛酸，预防高血压。

33）胡萝卜：胡萝卜中含有"琥珀酸钾盐"，是降低血压的有效成分，有助于防止血管硬化，降低胆固醇，对防治高血压有一定效果。

34）大蒜：大蒜中含有的配糖体具有降血压的作用。

35）白菜：白菜中的有效成分能降低血压，降低人体胆固醇水平，增加血管弹性，常食可预防动脉粥样硬化和某些心血管疾病。

36）小白菜：小白菜中所含粗纤维和脂肪结合后，可防止血浆胆固醇的形成，促使胆固醇代谢物——胆酸排出体外，以抑制动脉粥样硬化的形成。常食小白菜对高血压、冠心病、肾炎、脑血管病等都有辅助治疗作用。

37）萝卜：萝卜含有大量的维生素 C，常吃萝卜可降低血脂、软化血管、稳定血压，预防冠心病、动脉硬化、胆石症等疾病。

38）香菇：香菇属于高钾低钠食物，鲜香菇的钾/钠比值为14.28，干香菇的钾/钠比值为41.43，有降低血压作用。

39）海带：海带味咸性寒，可软坚散结、清热利水、镇咳平喘、祛脂降压。海带的利水效果来自甘露醇，也有一定的降压作用。

40）百合：百合为高钾低钠食物，其钾/钠比值为 76，有降低血压和保护血管之作用。

41）黄花菜：黄花菜味甘性微寒。其花有健胃、通乳、补血、健脑、抗衰老之功，对高血压患者、脑力劳动者及年老体弱者有较好的医疗保健作用。

42）荸荠：荸荠中含有一种有效成分荸荠英，这种物质可以降低血压，荸荠还能防癌治癌，又能抑菌抗菌。

43）紫菜：紫菜具有清热利尿、补肾养心、降低血压、促进人体代谢、改善记忆衰退等多种功效。

44）金针菇：金针菇是一种高钾低钠食品，可降低血压。

45）莲藕：莲藕性平味甘，能健脾止泻，养血补血。为年老体衰、久病虚弱者的理想保健食品。莲藕的种子莲子心含有莲心碱，有显著的强心、降压作用。

46）苋菜：苋菜有清热利尿、解毒、滋阴润燥的作用。苋菜中富含钾盐和钙离子，高钾高钙饮食有降低血压和兴奋心肌的生理效应，患有高血压病者常食颇宜。苋菜中含有一种鱼肉中的物质，叫作 $\omega-3$ 脂肪酸，这种物质能抑制人体内血清胆固醇和甘油三酯的生成，能使血管内细胞合成的前列腺素增多，血栓素 A_2（一种强烈血管收缩剂和血小板凝聚剂）减少，使血黏稠度下降。因此，可预防血小板聚集、冠状动脉痉挛和血栓形成，从而有效地防治冠心病。

47）荠菜：荠菜所含胆碱、乙酰胆碱及季胺化合物，有一定降压作用，可防治高血压、动脉硬化。

48）马齿苋含有大量的钾盐，钾离子直接作用于血管壁上，使血管壁扩张，同时利水消肿，从而起到降低高血压和中风发生率的作用。

49）菊花脑：南京人流行一个口头谚语："南京人，求不老，不吃鱼肉爱吃草，枸杞蒌蒿菊花脑。"中医认为，菊花脑有平肝明目，清热凉血，解毒降压，调中开胃等功效，是高血压病患者的食疗佳品，特别适用于高血压病患者症见口苦便秘、心烦易怒、头痛目赤、胃热胀闷等症。

50）蒌蒿：蒌蒿中总黄酮含量比较高，对降血压、降血脂、缓解心血管疾病均具有较好的食疗作用。

51）青蛙：肉性凉，味咸，具有补虚益精、养肺滋肾功效。适宜气血不足、精力不足、虚劳咳嗽、产后无乳、体虚水肿、神经衰弱者食用。临床用于营养不良、低蛋白血症、肝硬化腹水、脚气病水肿的治疗，也适宜高血压病、冠心病、动脉硬化、高脂血症、脂肪肝、糖尿病患者食用，可以减少胃病的发生，降低高血压，抑制肥胖症，增强老人和儿童抵抗力。

52）海参：近年来研究发现，食用海参对高血压病的康复及延缓高血压并发症的发生有一定作用。

53）海米、虾皮：其性微温，味甘、咸，归肝、肾经。有补肾壮阳、通乳、托毒之功效，适宜于冬季肾阳虚弱所致的畏寒体乏者食用。

虾皮是壮阳补肾的水产佳品，虾皮中含钙量特别高，而血压与含钙量有关系，适当进补含钙量高的食品，可使血压下降，并能防治脑血栓、脑出血等疾病。虾皮是补钙最好的食物之一，既安全又方便，还有利于人体消化吸收，故高血压者宜食之。

54）黄鱼：含有丰富的微量元素硒，能清除人体代谢产生的自由基，能延缓衰老，并对各种癌症有防治功效，对预防动脉硬化、心肌梗死、高血压、肥胖症可有一定的疗效，也对病弱、老人、儿童的调养补益有多种好处。

55）海蜇：能扩张血管，降低血压，对防治动脉粥样硬化有一定作用，可作为高血压、大便燥结等病证的辅助食疗品。近来发现，从事理发、纺织、粮食加工等与尘埃接触较多行业的工作人员，常吃海蜇可以去尘积、清肠胃，保障身体健康。

56）鲍鱼：鲍鱼的肉和贝壳均可入药。其贝壳叫"石决明"，为凉肝镇肝之要药，肝开窍于目，是以其性善明目。鲍鱼肉性平，味甘、咸，能滋阴清热，养肝明目，可用来治疗肝肾阴虚、视物昏暗等症。高血压患者多见有肾精不足、肝阳偏旺、阴虚内热的表现，而且鲍鱼肉又是高蛋白、低脂肪的保健营养品。所以，高血压之人食之颇宜。

57）草鱼：草鱼肉嫩而不腻，性温味甘，无毒，入肝、胃经。具有补益气血，补脾暖胃，滋补身体，以及平肝祛风、治痹截疟、益肠明目之功效。可治疗脾胃虚寒、体弱气虚，以及风虚头痛、肝阳上亢高血压等症。草鱼含有丰富的硒元素，经常食用可以预防心肌梗死和高血压病，还有抗衰老、养颜的功效，以及防止肿瘤的作用。

58）鲢鱼：鲢鱼味甘，性温，无毒，入脾、胃经。具有温中益气、温补脾胃之功效。治疗脾胃阳虚、气虚症状。以鲢鱼、贻贝水产品为原料，开发出的高活性降压肽，无副作用，只对高血压患者有降压作用，而对血压正常者反而有抑制血压升高的特点。

59）泥鳅：泥鳅在我国有悠久的药用历史。泥鳅性平味甘，能补中益气，补肾壮阳，暖脾养胃，祛风除湿。用于治疗脾胃虚弱、消瘦乏力、肾虚阳痿等。适合高血压及贫血患者食用。

60）鲫鱼：鲫鱼属于高蛋白、低脂肪的滋补佳品，性微温味甘，能益气健脾，利水消肿，通乳利湿，可以用来治疗久病体虚、气血亏虚及产后缺乳，适合营养不良性水肿、肾炎水肿、妊娠水肿者食用。它的利尿作用还可以帮助人排出体内多余的水分，有助于控制体重。常吃鲫鱼不仅能健身，还能减少肥胖，有助于降血压和降血脂，使人延年益寿，可以作为治疗现代疾病，如高血压、冠心病的食疗佳品。

61）甲鱼：甲鱼还可以清除血液内杂质，调节人体免疫力，提高抗病能力。甲鱼可治疗肺结核、贫血低热、阴虚咳嗽、月经不调、高血压、头晕、耳鸣、糖尿病、脱肛、皮肤感染、阴疮等。

中医认为，甲鱼有滋阴凉血、益气补虚、丰肌亮肤等功效。常食者可降低血胆固醇，因而对高血压、冠心病患者有益。

（3）饮食搭配

1）萝卜与羊肉：萝卜含有丰富的维生素C、芥子油、胆碱、氧化酶、本质素等成分，能降低胆固醇，减少高血压和冠心病的发生，且有顺气消食、化痰止喘、利尿补虚及抗癌等作用。羊肉性味甘温，能助元阳，补精血，益虚劳，是良好的滋补壮阳食品。二者同食，补而不滞，具有减少心脑血管疾病的发生及助阳、补精、顺气、消食之功效。适宜于高血压肾虚体弱者食用。

2）菜花与西红柿：菜花中含较多的维生素 C、维生素 A、维生素 E、核黄素、胡萝卜素等，能清血健身，增强抗毒能力；西红柿能健胃消食，对高血压、高脂血症患者尤为适宜。二者搭配，营养丰富，效能协同，适宜于高血压患者食用。

3）大蒜与黄瓜：二者同食能抑制糖类转变为脂肪，降低胆固醇，适宜于高血压、肥胖及心脑血管病患者食用。

4）芹菜与西红柿：芹菜有降血压作用，西红柿可健胃消食。二者搭配，营养更丰富均衡，适宜于高血压、高脂血症及冠心病患者食用

5）芹菜与花生：芹菜具有清热平肝、明目降压的作用，花生可止血润肺、和胃降压、调节血脂。二者搭配，可改善心脑血液循环，抗衰老，适宜于高血压、高脂血症、动脉硬化患者食用

6）荸荠与冬瓜、黑木耳：三者搭配食用，有利尿消肿、降压、调脂作用，适宜于高血压、高脂血症及心脑血管疾病患者食用。

（4）食谱设计原则与安排　高血压病患者需控制膳食的总能量，使体重保持在理想范围之内；减少脂肪的摄入量，使脂肪的供能控制在 25% 左右，并注意脂肪酸的合理比例；减少精制糖等简单糖类的摄入量，以控制血脂；供给足够的蛋白质；多食新鲜蔬菜和水果，如柑橘、猕猴桃、西瓜、苹果等；多选用调节血脂的食物；增加膳食纤维的摄入量；限制食盐的摄入量，每日食盐总量在 3g 左右，减少摄入含钠高的食品；适量选用茶油及高油酸菜油；保持合理的膳食制度，防止一餐进食过饱。

中等身材、体重正常、从事一般轻体力劳动的中年男性患者，每日平均摄入总能量 1770kcal，蛋白质约 70g，脂肪约 50g，碳水化合物约 260g。可用食物总量：粮食约 300g，低脂牛奶 1 杯（可换浓豆浆），蔬菜 500～600g（可食部），动物性食品净 150g（带骨可增加 50～100g），豆制品 50g。每日可吃鲜果 1～2 次，每次 1 只（中等大小苹果或较大橘子 1 只）。全日用盐 3g 左右，用油 2～3 瓷调羹。具体见表 3～表 6。

表 3　高血压病患者一日参考食谱（热能 1770kcal）

早　餐	低脂奶 1 杯，煮蛋 1 个，菜泡饭 1 小碗，标准馒头 1 个（粉 50g）
午　餐	清蒸鱼（带骨 100g），炒青菜少于 200g，番茄卷心菜汤，米饭 1 小碗
晚　餐	胡萝卜炖牛肉（胡萝卜大于 150g、牛肉 50g），万年青拌素鸡，米饭 1 小碗

表 4　高血压病患者一日参考食谱（普食）（热能 1600kcal）

早　餐	低脂高钙牛奶（250mL），馒头（面粉 50g），煮鸡蛋 1 个
午　餐	米饭（大米 100g），冬菇蒸鲩鱼（冬菇 10g、鲩鱼带骨 100g），炒芹菜（200g）

午3时	水果（橙100～200g）
晚　餐	米饭（大米100g），葱花肉丝焖豆腐（豆腐100g、瘦肉50g），炒菜心200g
	全日烹调油20～25g，盐6g

表5　高血压病患者一日参考食谱（低盐低胆固醇）（热能1400kcal）

早　餐	米粥（大米10g、小米15g），花卷（面粉25g），卤鸡蛋白（鸡蛋白25g）
午　餐	米饭（大米75g），木耳蒸鸡（木耳10g、去皮、去油鸡100g），炒白菜200g
午3时	香蕉100g
晚　餐	米饭（大米75g），豆干肉片炒青瓜（豆干40g、瘦肉50g、青瓜200g）
夜　餐	低脂高钙牛奶（250mL），饼干（2块）
	全日烹调油20g，盐3g，胆固醇小于200mg

表6　高血压病患者一日参考食谱（低盐半流质）（热能1200kcal）

早　餐	鱼片粥（米25g、鲩鱼肉30g），蛋糕（1块）
午　餐	菜心肉丝汤面（面条60g、枚肉50g、菜心150g）
午3时	雪耳（100g）
晚　餐	生菜牛腩汤粉（米粉60g、牛腩50g、生菜200g）
夜　餐	低脂高钙牛奶（250mL），面包（1片）
	全日烹调油15～20g，盐2g

（5）药膳食疗方

1）雪羹汤：荸荠30g，海蜇头30g。荸荠洗净，去皮，切片。海蜇洗净，切碎。同放锅中烧开，再煮10分钟。温服，每日1剂，连服2～3周，或时时服食。适于阴虚阳亢、痰热内盛、头目眩晕、大便燥结之高血压患者。便溏、畏寒、肢冷之高血压患者不宜多食。

2）菊花绿茶饮：菊花6g，绿茶3g。开水冲泡，频频饮服，连饮数周至数月。适于肝阳上亢型头昏头痛、面目红赤之高血压患者。多汗、畏寒肢冷者不宜饮服。

3）淡菜旱芹汤：淡菜10g，旱芹50g。同煎汤。适当调味服食。每日1剂，连食2～3周。适于腰酸、眩晕、口渴、面赤属肝肾阴虚、肝阳上亢之高血压患者。腰酸肢冷者不宜多服。

4）醋浸花生：带衣花生米适量，醋适量，桂花少量，同浸泡7日备用。每日清晨及临睡前各嚼食10粒，直至血压下降。适于时时眩晕、胸闷心悸、肢冷乏力等属气血两虚、血脉瘀滞型高血压患者。口渴面赤、头昏、头痛属肝阳亢盛者不宜多食。

5）山楂炖扁豆：山楂30g，白扁豆30g，红糖50g。山楂和扁豆同炖酥，红糖调味服食。每日1剂，连食3～4周。适于肝旺脾虚见有眩晕、心悸、纳少、便溏等症状之高血压患者。嘈杂、泛酸、便艰者不宜食用。

6）炖木耳：黑白木耳各 50g。水发，洗净，加水适量，文火炖烂，加适量冰糖。分 10 次服食，每日 1 次，连续服完。适于肝肾阴虚见有五心烦热、眩晕、面赤、大便秘结等症状之高血压患者。纳少、便溏等脾虚患者不宜食用。

7）苦瓜茶：苦瓜 1 个，绿茶 2g。苦瓜洗净，切片，晒干，与茶叶同煎浓汁，代茶频服。每日 1 剂，时时饮服。适于夏令口渴、面赤、眩晕之高血压患者。脾虚便溏、形寒者不宜饮服。

2. 饮食禁忌

（1）高盐饮食　如咸蟹、咸鱼、咸肉、咸菜等盐制食物要忌食。世界卫生组织建议每日合理摄盐量为 3～5g。

（2）暴饮暴食　经常暴饮暴食可损伤脾胃，致使脾胃失调，痰湿内生，而肝阳上亢的患者易中风，故应忌暴饮暴食。

（3）高热能食物　经常进食油腻食物，可致消化不良，痰浊内生，气血阻滞。研究发现，平时喜食油腻食物者，其高血压患病率为 8.1%，明显高于清淡饮食者的 2.4%。

（4）酒　高血压病患者能否饮酒一直是人们关心和争论的问题。现代研究证明，少量饮酒有扩张血管、活血通脉、增进食欲、消除疲劳等功效，有利于高血压的治疗。但是，长期大量饮用烈性酒，则会损伤动脉壁，加速动脉硬化，使高血压难以控制，故应忌酗酒。

（5）浓茶　浓茶所含的茶碱量高，可引起大脑兴奋、不安、失眠、心悸等，从而使血压上升，故应忌饮浓茶，尤其是浓红茶，而饮清淡绿茶有利于高血压病的治疗。

（6）运动饮料　是继汽水、果汁饮料之后的一种饮料，以矿泉水为主，加入糖、多种维生素和钠、钾、钙等，同时加入滋补性抗疲劳物质，如蜂蜜、花粉、猕猴桃汁、门冬氨酸、麦芽油、卵磷脂、沙棘等。运动饮料能供给运动员机体一定的营养物质，可预防运动引起的低血糖和疲劳，但高血压患者饮用运动饮料会使血压升高，因为运动饮料含钠量较高。

（7）芋头　高血压和心脏病患者应选择含钾高的食物，但高血压并发肾功能失调时，食用含钾多的食物则会因小便不畅使体内钾积蓄，导致高钾血症。芋头含钾量高，故高血压肾功能失调者不宜食用。

（8）火腿　火腿中的脂肪和胆固醇含量均较高，故应忌食。

（9）狗肉　高血压病因虽多，但大部分属阴虚阳亢性质，狗肉温肾助阳，食用能加重阴虚阳亢型高血压的病情。其他类型的高血压，或为肾虚阳上扰、痰火内积、瘀血阻络等，食用狗肉则躁动浮阳或加重痰火、助火燥血，故应忌食。

（10）蟹　蟹黄含胆固醇较高，高血压患者忌多食。

（11）泥鳅　高血压并发肾功能失调，应忌食含钾量高的泥鳅。

（12）甜食　多吃糖会使糖转化为脂肪，使血脂上升，身体肥胖，容易发生糖尿病或冠心病，故忌多食。

（13）花椒　花椒味辛，性热，气味浓烈，食用可助阳生火劫阴，升血压，故不宜食用。

【药物宜忌】

1. 西医治疗

（1）非药物治疗　适用于各级高血压患者。第 1 级高血压如无糖尿病、靶器官损害即以此为主要治疗方法。非药物治疗可通过干预高血压发病机制中的不同环节使血压有一定程度的降低并对减少心血管并发症有利。

1）合理膳食

①限制钠盐摄入，首先要减少烹调用盐，每人每日食盐量以不超过 6g 为宜。

②减少膳食脂肪，补充适量蛋白质，多吃蔬菜和水果，摄入足量钾、镁、钙。

③限制饮酒，酒精摄入量与血压水平及高血压患病率呈线性相关，高血压患者应戒酒或严格限制酒的摄入。

2）减轻体重：体重增高与高血压密切相关，高血压患者体重降低对改善胰岛素抵抗、糖尿病、高脂血症和左心室肥厚均有益。可通过降低每日热量及盐的摄入、加强体育活动等方法达到。

3）运动：运动不仅可使收缩压和舒张压下降（下降 6 ~ 7mmHg），且对减轻体重、增强体力、降低胰岛素抵抗有利。可根据年龄及身体状况选择慢跑、快步走、太极拳等不同方式。运动频度一般每周 3 ~ 5 次，每次持续 20 ~ 60 分钟。

4）其他：保持健康的心理状态、减少精神压力和抑郁、戒烟等对高血压患者均十分重要。

（2）降压药物治疗　近年来，抗高血压药物发展迅速，根据不同患者的特点可单用或联合应用各类降压药。目前，常用降压药物可归纳为六大类，即利尿剂、β 受体阻滞剂、钙通道阻滞剂、血管紧张素转换酶（ACE）抑制剂、α 受体阻滞剂及血管紧张素 Ⅱ 受体阻滞剂（见表7）。

1）利尿剂：利尿剂使细胞外液容量减低、心排血量降低，并通过利钠作用使血压下降。降压作用缓和，服药 2 ~ 3 周后作用达高峰，适用于轻、中度高血压，尤其适宜于老年人收缩期高血压及心力衰竭伴高血压的治疗。可单独用，并更适宜与其他类降压药合用。

2）β 受体阻滞剂：β 受体阻滞剂的降压机制尚未完全明了。血管 β 受体阻滞虽可使 α 受体作用相对增强，周围血管阻力增加，不利于降压，但 β 受体阻滞后可使心排血量降低、抑制肾素释放并通过交感神经突触前膜阻滞使神经递质释放减少，从而使血压降低。

3）钙通道阻滞剂：由一大组不同类型化学结构的药物所组成，其共同特点是阻滞钙离子 L 型通道，抑制血管平滑肌及心肌钙离子内流，从而使血管平滑肌松弛、心肌收缩力降低，使血压下降。

钙通道阻滞剂降压迅速，作用稳定，可用于中、重度高血压的治疗。尤适用于老年人收缩期高血压。

4）血管紧张素转换酶抑制剂：是近年来进展最为迅速的一类药物，降压作用是通过抑制 ACE 使血管紧张素Ⅱ生成减少，同时抑制激肽酶使缓激肽降解减少，两者均有利于血管扩张，使血压降低。ACE 抑制剂对各种程度高血压均有一定降压作用，对伴有心力衰竭、左室肥大、心肌梗死后、糖耐量减低或糖尿病肾病蛋白尿等合并症的患者尤为适宜。

5）血管紧张素Ⅱ受体阻滞剂：通过对血管紧张素Ⅱ受体的阻滞，可较 ACE 抑制剂更充分有效地阻断血管紧张素对血管收缩、水钠潴留及细胞增生等不利作用。适应证与 ACE 抑制剂相同，但不引起咳嗽反应为其特点。血管紧张素Ⅱ受体阻滞剂降压作用平稳，可与大多数降压药物合用（包括 ACE 抑制剂）。

6）α 受体阻滞剂：分为选择性及非选择性两类。非选择性类如酚妥拉明，除用于嗜铬细胞瘤外，一般不用于治疗高血压。选择性 α_1 受体阻滞剂通过对突触后 α_1 受体阻滞，对抗去甲肾上腺素的动静脉收缩作用，使血管扩张、血压下降。本类药物降压作用明确，对血糖、血脂代谢无副作用为其优点，但可能出现体位性低血压及耐药性，使应用受到限制。

7）其他：包括中枢交感神经抑制剂，如可乐定、甲基多巴，周围交感神经抑制剂，如胍乙啶、利血平，直接血管扩张剂，如肼屈嗪（肼苯达嗪）、米诺地尔（长压定）等。上述药物曾多年用于临床并有一定的降压疗效，但因其副作用较多且缺乏心脏、代谢保护，因此不适宜长期服用。

常用口服降压药见表7，各类主要降压药选用的临床参考见表8。

表7　常用口服降压药

	每天剂量（mg），分服次数	主要不良反应
利尿药		血钠↓，尿酸↑
双氢氯噻嗪	12.5 ~ 25 qd	血钾↑，血钙↑，血胆固醇、糖↑
氯噻酮	12.5 ~ 25 qd	血钾↓
吲哒帕胺	12.5 ~ 25 qd	血钾↓
布美他尼	0.5 ~ 4 bid, tid	血钾↓
呋塞米	40 ~ 240 bid, tid	血钾↓
阿米洛利	5 ~ 10 qd	血钾↑
螺内酯	25 ~ 100 qd	男性乳房发育
氨苯蝶啶	25 ~ 100 qd	血钾↑
交感神经阻滞剂		
外周阻滞剂		
胍乙啶	10 ~ 25 qd	体位性低血压，腹泻
利血平	0.05 ~ 0.25 qd	鼻充血，镇静，抑郁，心动过缓，消化性溃疡

续表

	每天剂量（mg），分服次数	主要不良反应
中枢阻滞剂		
可乐定	0.6 ~ 1.2 bid，tid	低血压
甲基多巴	500 ~ 1000 bid	肝功能损害，免疫失调
α 受体阻滞剂		直立性低血压
多沙唑嗪	1 ~ 16 qd	
哌唑嗪	2 ~ 30 bid，tid	
特拉唑嗪	1 ~ 20 qd	
β 受体阻滞剂		支气管痉挛，心功能抑制
普萘洛尔	30 ~ 90 bid，tid	
美托洛尔	50 ~ 100 qd	
阿替洛尔	12.5 ~ 50 qd，bid	
倍他洛尔	5 ~ 20 qd	
比索洛尔	2.5 ~ 10 qd	
α、β 受体阻滞剂		体位性低血压，支气管痉挛
拉贝洛尔	200 ~ 600 bid	
阿罗洛尔	10 ~ 20 qd，bid	
血管扩张药		
肼屈嗪	50 ~ 200 bid	狼疮综合征
米诺地尔	5 ~ 100 qd	多毛症
钙拮抗剂		
二氢吡啶类		水肿，头痛，潮红
硝苯地平	15 ~ 30 tid	
硝苯地平缓释片、胶囊	10 ~ 20 bid	
硝苯地平控释片、胶囊	30 ~ 120 qd	
尼群地平	20 ~ 60 bid，tid	
尼卡地平	60 ~ 90 bid	
尼索地平	20 ~ 60 qd	
非洛地平缓释片	2.5 ~ 20 qd	
氨氯地平	2.5 ~ 10 qd	

续表

	每天剂量（mg），分服次数	主要不良反应
拉西地平	4~6 qd	
非二氢吡啶类		心脏传导阻滞，心功能抑制
地尔硫䓬	90~360 bid	
地尔硫䓬缓释片、胶囊	90~360 bid	
维拉帕米	90~180 tid	便秘
维拉帕米缓释片	2.5~20 qd	
血管紧张素转换酶抑制剂		咳嗽，血钾高，血管性水肿
卡托普利	25~150 tid，bid	
依那普利	5~40 bid	
苯那普利	5~40 bid	
赖诺普利	5~40 qd	
雷米普利	1.25~20 qd	
福辛普利	10~40 qd，bid	
西拉普利	2.5~5 qd	
培哚普利	4~8 qd	
喹那普利	10~40 qd，bid	
群多普利	0.5~2 qd	
地拉普利	15~60 bid	
咪达普利	2.5~10 qd	
血管紧张素Ⅱ受体拮抗剂		血管性水肿（罕见），高血钾
氯沙坦	50~100 qd	
缬沙坦	80~160 qd	
依贝沙坦	130~150 qd	

表8　各类主要降压药选用的临床参考

	适应证	禁忌证	限制应用
利尿剂	心力衰竭	痛风	
	收缩期高血压		
	老年高血压		
β受体阻滞剂	劳力性心绞痛	哮喘	高甘油三酯血症
	心肌梗死后	慢性阻塞性肺病	1型糖尿病
	快速心律失常	周围血管病	体力劳动者
	心力衰竭	二至三度心脏传导阻滞	

续表

	适应证	禁忌证	限制应用
血管紧张素转换酶抑制剂	心力衰竭 左心室肥厚 心肌梗死后 糖尿病微量蛋白尿	双侧肾动脉狭窄 血肌酐 >3mg/dL 高血钾	
钙拮抗剂	心绞痛 周围血管病 老年高血压 收缩期高血压 糖耐量减低	妊娠	心力衰竭、心脏传导阻滞（非二氢吡啶类）
α受体阻滞剂	前列腺肥大 糖耐量减低		体位性低血压

2. 中医治疗

（1）肝火上炎

主症：头晕胀痛，耳鸣口苦，面红目赤，急躁易怒，便秘尿赤，舌红苔黄，脉弦数。

治法：清肝泻火。

方药：龙胆泻肝汤加减。龙胆草9g，栀子10g，黄芩12g，生地黄20g，白芍15g，柴胡10g，夏枯草15g，钩藤30g，菊花15g，生龙牡各30g，草决明20g。

加减：头痛头晕甚者，加生石决明20g，珍珠母30g；心烦甚者，加黄连6g，莲子心6g；大便秘者，加大黄6~10g（后下）；大便不爽，苔黄腻者，加车前子15g（包煎），木通10g；尿黄、舌红、口舌生疮者，加穿心莲15g，石膏30g。

（2）阴虚阳亢

主症：眩晕头痛，头胀耳鸣，头重足轻，烦躁易怒，失眠梦多，目涩口干，腰膝酸软，手足心热，舌红少苔，脉细数或弦细。

治法：育阴潜阳。

方药：天麻钩藤饮加减。天麻12g，钩藤30g（后下），生石决明各30g，生龙牡各30g，黄芩12g，生地黄15g，白芍15g，杜仲12g，桑寄生20g，川牛膝15g。

加减：若兼肝气郁结，喜叹息，抑郁胁胀者，加用延胡索15g，柴胡10g，头项胀痛不适，加葛根20g；口干咽燥、手足心热者，加石斛15g，元参15g；烦躁失眠者，加莲子心6g，炒枣仁30g；大便干者，加生首乌20~30g；胸闷痛者，加丹参30g，瓜蒌皮30g；头昏、头痛、头胀甚者，加珍珠母30g，磁石30g，眩晕明显者，加僵蚕15g，天南星10g。

（3）肝风内动

主症：眩晕、头痛较剧，脑响耳鸣，唇舌肢体麻木，筋惕肉瞤，视物昏花，舌红少苔，脉弦细数。

治法：镇肝息风。

方药：镇肝息风汤加减。怀牛膝 30g，生赭石 30g，生龙牡各 30g，生龟甲 15g，生白芍 15g，元参 15g，天冬 15g，地龙 15g，钩藤 30g，川楝子 10g。

加减：剧烈头痛抽搐者，加全蝎 3g，僵蚕 10g，羚羊角粉 1.5g（冲服）；肥胖多痰者，加半夏 10g，竹茹 10g，全瓜蒌 20g。

（4）肝肾阴虚

主症：眩晕耳鸣，腰膝酸软，目涩口干，或盗汗遗精，手足心热，舌红少苔，脉弦细。

治法：滋肾养肝。

方药：杞菊地黄丸加减。枸杞子 12g，菊花 15g，生熟地黄各 15g，山萸肉 12g，生制首乌各 20g，龟甲 20g，女贞子 15g，川牛膝 15g，桑寄生 15g，钩藤 20g。

加减：失眠、心悸、心烦者，加生龙牡各 30g，炒枣仁 30g，莲子心 6g；遗精者，加金樱子 20g；盗汗者，加五味子 12g，知母 10g；目涩眼花者，加枸杞、女贞子各 15g。

（5）阴阳两虚

主症：头晕眼花，耳鸣健忘，腰酸腿软，神疲乏力，畏寒肢冷，夜间尿多，舌淡苔白，脉沉细弦。

治法：阴阳双补。

方药：济生肾气丸加减。熟地黄 20g，山萸肉 15g，山药 20g，茯苓 10g，丹皮 6g，泽泻 6g，熟附子 3g，肉桂 3g，川牛膝 15g，杜仲 15g。

加减：阴虚明显者去附子、肉桂，加知母 10g，黄柏 10g；夜间尿多者，加桑螵蛸 12g，芡实 10g，益智仁 12g；肾阳虚衰引起双下肢浮肿者，适当加大附子、肉桂、茯苓、泽泻之剂量；妇女更年期高血压，表现阴阳俱虚者，用二仙汤加减。

（6）痰浊内蕴

主症：头胀如蒙，眩晕且痛，胸脘痞闷，恶呕痰涎，身重体困，多形体肥胖，舌质可有齿痕，苔腻，脉弦滑。

治法：化痰祛湿。

方药：半夏白术天麻汤加减。半夏 9g，陈皮 10g，茯苓 15g，白术 15g，天麻 12g，菖蒲 12g，竹茹 9g，全瓜蒌 30g。

加减：痰热者，加黄芩 12g，胆南星 9g，天竺黄 10g；胸痹心痛者加丹参 30g，延胡索 15g；血脂高者加泽泻 30～40g，决明子 30g。

3. 药物禁忌

（1）钙拮抗剂（CaA）

1）钙通道阻滞药避免与下列药物联用，以避免发生非典型室性心动过速：部分 β 受体阻滞剂、奎尼丁、普鲁卡因胺、胺碘酮、利多卡因。

2）钙拮抗剂应避免与下列药物联用，以避免诱发药源性帕金森综合征：利血平、甲基多巴等抗高血压药，吩噻嗪类及丁酰苯类抗精神病药，甲氧氯普胺等胃肠动力药，均可诱发药源性帕金森综合征。

3）钙拮抗剂间的联合应用：①不同的钙拮抗剂对心血管有不同的选择性，对心脏和血管的选择性维拉帕米是 1∶1，地尔硫䓬是 5∶1，硝苯地平是 1∶2，前二者可抑制心脏，与硝苯地平联用可克服心率过快、增加心肌耗氧量的不良反应，但必须小心观察，以免引起不良后果。②维拉帕米与地尔硫䓬不能联用，以免发生对传导系统和心肌抑制作用叠加。作用基本相同的二氢吡啶类联用也可使不良反应叠加。③老年中度高血压患者合并脑血管疾病时，硝苯地平可与尼莫地平联用。清晨服用硝苯地平后 2~3 小时，降压作用最强，联用尼莫地平不增强此作用，说明尼莫地平首先是作用于脑血管，与硝苯地平无论短期或长期联用，在药效学和药动学方面的相互影响很少，相互的剂量不必调整。

4）β 受体阻滞剂：①在高血压病的治疗中，二氢吡啶类钙拮抗剂与 β 受体阻滞剂是最有效的联用。CaA 能抑制 β 受体阻滞剂的收缩血管作用，而 β 受体阻滞剂可防止二氢吡啶类 CaA 引起的心动过速和交感神经活化。两药联用可降低血清胆固醇等心血管疾病危险因素，提高患者的耐受性。②非二氢吡啶类钙拮抗剂与 β 受体阻滞剂联用可产生明显的负性肌力作用、心动过缓和低血压，不宜提倡两药联用。③不稳定型心绞痛、无症状的心肌缺血，单用钙拮抗剂效果不大时，联用 β 受体阻滞剂可增强疗效。

5）血管紧张素转换酶抑制剂（ACEI）：可缓冲钙拮抗剂对交感神经系统和肾素–血管紧张素轴的激活作用，钙拮抗剂引起的负钠平衡能增强 ACEI 的降压效果。两药联用有互补及相加的降压作用，钙拮抗剂的用量减少，外周水肿可减轻。血管紧张素转换酶抑制剂与钙通道阻滞剂联用治疗高血压病，降压作用相加，不良反应减少。两类药联用从不同环节抗高血压能发挥协同作用，减少药量和不良反应。钙通道阻滞剂第一代包括维拉帕米、硝苯地平、地尔硫䓬等，第二代包括尼群地平、尼索地平、尼卡地平、尼莫地平、非洛地平、氨氯地平等。血管紧张素转换酶抑制剂包括阿拉普利、贝那普利、卡托普利、西拉普利、地拉普利、依那普利、福辛普利、培哚普利、喹那普利、雷米普利、螺普利、佐芬普利等。

6）维拉帕米可使锂盐作用和毒性增强，并可造成心搏徐缓。

7）抗癫痫、抗惊厥药物：维拉帕米、地尔硫䓬可引起血清卡马西平浓度显著升高，发生中毒。苯巴比妥和苯妥英钠可显著降低维拉帕米的浓度。

8）钙通道阻滞药可使强心苷血药浓度轻度升高，有时需减少强心苷的剂量。

9）阿司匹林可提高钙通道阻滞药的抗血小板作用。

10）地尔硫草可提高硝苯地平的血药浓度。

11）钙盐可拮抗维拉帕米的疗效。

12）西咪替丁可使地尔硫草血药浓度升高，联用时需要减量。

13）可乐定与钙通道阻滞药的降压效果有相加作用。

14）布比卡因可使服用维拉帕米患者出现严重低血压。

15）利福平可降低维拉帕米血药浓度，联用时应增加维拉帕米剂量。利福平亦可使硝苯地平血药浓度降低。

16）磺吡酮可使维拉帕米清除率明显提高。

17）卡托普利与钙通道阻滞药联用可更有效地发挥抗高血压效应。

18）硝苯地平使奎尼丁的清除率降低。

19）哌唑嗪与钙通道阻滞药联用可发生血压急剧下降，应严密监护。

20）降血糖药：硝苯地平、地尔硫草可使血糖升高，需要增加胰岛素用量。

21）环孢素：钙通道阻滞药大多能提高环孢素的血药浓度，并具有保护肾组织作用。服用氨氯地平（络活喜 5mg/d）、拉西地平（乐息乐 4mg/d）、硝苯吡啶（拜心通 30mg/d）、地尔硫草（合心爽 30mg/d）等 4 种钙拮抗药对环孢素 A 的肾毒性具有防护作用，基本不改变环孢素血药浓度而使血清肌酐水平下降 30% ~40% 。

22）维拉帕米能使血中乙醇浓度升高，并维持较长时间。

23）丹曲林与维拉帕米或地尔硫草联用，可引起急性高钾血症和心血管系统性虚脱，与硝苯地平联用不出现这样的结果。

24）局麻药：应用布比卡因硬膜外腔麻醉后，服用维拉帕米的病人可出现严重的低血压和心动过缓，应用利多卡因麻醉剂不出现这种情况。

25）X 射线对比介质：钙通道阻滞剂可增加冲击剂量静脉注射离子型 X 射线对比介质引起的降血压作用。

（2）可乐定（可乐宁、氯压定、血压得平）

1）育亨宾：可完全阻断可乐定促进心钠素释放作用，并拮抗可乐定调节眼压作用、抑制胃肠推进运动作用以及降压作用。

2）纳洛酮：可部分阻断可乐定促进心钠素释放作用，并拮抗眼压调节作用。

3）三环抗抑郁药酚妥拉明可减弱可乐定降压作用。

4）噻嗪类利尿药与可乐定联用可增强降压效果，消除水钠潴留，减少用量。

5）β 受体阻滞药可增强可乐定降压作用，导致低血压和心动过缓。心得安（普萘洛尔）可控制可乐定"撤除症状"。心得怡与可乐定有拮抗作用。可乐定与心得安大剂量联用可发生噩梦和幻想。

6）哌唑嗪与可乐定联用可增强抗高血压疗效，但有人认为可使可乐定降压效应降低。

7）芬太尼麻醉前应用可乐定能明显减少术中芬太尼的用量。

8）可乐定可增强氯胺酮的麻醉作用，减轻其不良反应。

9）可乐定可增强洋地黄类的房室阻滞作用。

10）乙醇、巴比妥类、抗精神病药、抗组胺药与可乐定联用，中枢神经系统抑制作用增强。

11）口服避孕药可增强可乐定镇静作用。

12）钙通道阻滞药与可乐定有较小的降压相加作用。

13）阿司匹林、氟诺洛芬、荷包牡丹碱可拮抗可乐定的调节眼压作用。

14）左旋多巴：可乐定可对抗其抗震颤麻痹作用。

15）补气养阴中药（人参、麦冬、五味子、元胡、枳壳等）：与可乐定联用治疗阿片戒断症状有良好协同作用，优于单用可乐定，对可乐定所致低血压、心率缓慢等副作用也有改善作用。

16）普鲁卡因：可乐定作为麻醉前用药，可以有效地抑制静脉普鲁卡因复合麻醉下手术病人的应激反应。

17）麻黄碱：可乐定可增强麻黄碱的升压效应。

18）异氟醚：可乐定可降低异氟醚控制性低血压期间呼气末浓度和血糖水平。

19）硝普钠：术前口服可乐定可以加强硝普钠控制性降压效果，减少其并发症。

20）吗啡、苯哌利定与可乐定的镇痛作用可相互加强。

（3）哌唑嗪（脉宁平）

1）交感神经元抑制剂（利血平、甲基多巴、可乐宁等）：与哌唑嗪联用可提高降压效果。

2）钙通道阻滞药：已应用哌唑嗪患者，加用钙通道阻滞药可发生血压急剧下降。

3）强心苷：哌唑嗪可致地高辛血药浓度迅速升高。

4）β受体阻滞剂、利尿药：与哌唑嗪联用易发生症状性、体位性低血压，但两药联用可以提高降压效果，可防止哌唑嗪所致心悸。

5）消炎痛（吲哚美辛）：抑制前列腺素合成，可减弱哌唑嗪降压作用。

6）对实验诊断的干扰：哌唑嗪干扰肾素分泌，可使对肾素－血管紧张素－醛固酮系统的活性测定结果的正确解释发生困难。

（4）特拉唑嗪（四喃唑嗪、高特灵、降压宁）

β受体阻滞剂、利尿剂：与特拉唑嗪联用，降压效果明显增强。

（5）利血平（血安平、蛇根碱）

1）川芎：与利血平有协同性降压作用。

2）灵芝：可加强利血平、氯丙嗪的中枢镇静作用，拮抗苯丙胺的中枢兴奋作用。

3）五味子：可增强利血平对中枢神经系统的抑制作用。

4）两面针：利血平可拮抗两面针的镇痛作用。

5）含鞣质中药（四季青等）：可与利血平生物碱形成难溶性鞣酸盐沉淀，减少吸收，降低生物利用度。

6）有机酸类中药及其制剂（山楂、乌梅、女贞子、山茱萸、木瓜、白芍、银花、枳实、青陈皮、山楂丸、五味子丸、保和丸等）：可酸化尿液，使利血平（弱碱性）吸收减少而排泄增加，联用时降低药效。

7）甘草：可与利血平发生中和反应产生沉淀，减少吸收，降低药效。

8）麻黄及其制剂：可竞争性阻断利血平在交感神经末梢的吸收，两药联用减低降压作用。

9）炭类中药：可吸附利血平，降低生物利用度。

10）乙醇、药酒：与利血平均有扩张血管作用，联用时可增强降压作用和不良反应。

11）福寿草片：与利血平联用易发生心律失常。

12）高脂肪食物、食盐：可使血压升高，影响利血平的降压效果。

13）安眠酮：与利血平联用可增强降压作用，亦加强中枢抑制作用。

14）三环抗抑郁药：应用三环抗抑郁剂无效时加用利血平偶可奏效。利血平的降血压作用可被丙咪嗪所增强。

15）奎尼丁：与利血平、胍乙啶、甲基多巴等降压药联用时心脏抑制作用增强，易出现心律失常。

16）箭毒、局麻药：可拮抗利血平的降压作用。

17）利尿剂：与利血平有协同作用，可以增强降压效应。

18）心得安：与利血平联用可增强降压作用。β受体阻滞剂与利血平联用可致心动过缓。

19）甲基多巴：与利血平有协同作用，联用可增强降压效应。但甲基多巴只能在利血平后使用，否则可能出现严重不良反应。

20）全身麻醉：手术前2周须停用利血平类药物，否则手术中可能出现低血压反应。

21）美加明等交感神经阻滞剂：与利血平联用各药应减量50%，以免出现严重不良反应。

22）恢压敏、苯丙胺或间羟胺等胺类药物：对于利血平控制下的患者无明显升压作用。去甲肾上腺素及去氧肾上腺素与利血平联用可引起严重的高血压。

23）直接拟交感神经作用药物甲氧胺等：与利血平联用时可略降低剂量（敏感性增高）。

24）肼苯哒嗪：与利血平有协同作用，联用时可减少利血平的用量和副作用。

25）胍乙啶：与利血平联用增加体位性低血压、心动过缓和精神抑郁等不良反应。

26）吩噻嗪类：氯丙嗪和利血平均可引起锥体外系症状，联用时类似震颤麻痹的锥体外系症状更易发生，并有协同的降压作用。

27）弱安定药地西泮等：可与利血平减量联用。

28）利血平干扰尿中17-羟及17-酮的测定可致假性低值，可使尿中儿茶酚胺、3-甲氧4-羟扁桃酸（VMA）及5-羟基吲哚乙酸（5-HIAA）轻度增高及减少，但常无临床意义。

（6）肼屈嗪（肼苯达嗪、肼肽嗪）

1）苯丙胺：可对抗肼苯哒嗪的降压作用。

2）全身麻醉药：可加强肼苯哒嗪的降压作用产生严重的低血压，故应慎用。

3）其他降压药（利血平、胍乙啶等）：与肼苯哒嗪联用可增强降压作用，避免某些副作用，可以减量联用。

4）氯甲苯噻嗪：与肼苯哒嗪的作用机制相似，联用时可引起严重低血压、脑血管意外、心力衰竭等，故应慎用并控制用量。

5）β受体阻滞剂：可对抗肼苯哒嗪引起的心动过速，并能产生协同的降压效果，联用时可相应减量。

6）利尿剂：可以消除水钠潴留，增加降压效果，并可减少肼苯哒嗪用量。

7）抗心律失常药（普鲁卡因胺、丙吡胺、奎尼丁），其他降压药（二氮嗪、肾上腺素能阻滞剂）：可明显增强肼屈嗪的降压作用。神经抑制药及治疗精神病药物也可加强肼屈嗪的降压作用。肼屈嗪也可明显增加口服普萘洛尔的生物利用度。

8）盐酸肼苯哒嗪不可配伍复方氯化钠溶液。

9）不可配伍药物：氨茶碱、氨苄西林、依地酸二钠钙、氯噻嗪、依他尼酸、氢化可的松、恢压敏、苯巴比妥钠、磺胺嘧啶钠。

（7）胍乙啶

1）阿米替林：可拮抗胍乙啶的抗高血压作用。加用阿米替林5日后胍乙啶的降压作用消失，停用阿米替林18日后，胍乙啶才重现降压作用。

2）吩噻嗪类抗组胺药：可阻滞胍乙啶的降压作用。氯丙嗪可逆转胍乙啶降压作用。

3）拟交感神经胺类（包括含麻黄碱的各种中西药物）：可以抵消胍乙啶降压作用，使血压升高。

4）乙醇：饮酒和剧烈运动均可加重胍乙啶体位性低血压反应。

5）单胺氧化酶抑制药（包括优降宁）：可使服用胍乙啶者发生高血压和中枢兴奋反应。

6）洋地黄：与胍乙啶联用可加重心动过缓。

7）苯丙胺、右旋苯丙胺、哌醋甲酯、甲基苯丙胺：均可拮抗胍乙啶降压作用。

8）肾上腺素、去甲肾上腺素、麻黄碱：服用胍乙啶者对这些药物敏感度增高，联用时可发生异常升压反应。

9）心得安：与胍乙啶有协同性抑制心肌作用，联用时两药均应减量。

10）三环抗抑郁药：可阻断胍乙啶降压作用。服用小于1日量的去甲丙咪嗪可消除以后1周内服用胍乙啶的降压效应。

11）全身麻醉：胍乙啶可增加麻醉期血管性虚脱，最好在麻醉前2周停用胍乙啶。

12）利血平：与胍乙啶联用可增强降压作用。

13）噻嗪类利尿药：可提高胍乙啶降压效应和减轻水肿反应，联用时应随利尿药用量增加而相应减少胍乙啶用量。

14）氟哌啶醇：可减低胍乙啶的降压作用。

15）左旋多巴：可使胍乙啶减量应用。

16）对实验检查结果的干扰：主要是减少尿中的 3 - 甲氧 4 - 羟扁桃酸含量。偶可见有血糖降低。

（8）帕吉林（优降宁、巴吉林）

1）甲多巴、麻黄碱、苯丙胺、间羟胺：与优降宁联用可发生高血压危象。

2）镇静药、抗组胺药、三环抗抑郁药、麻醉药、去甲肾上腺素、胍乙啶：均不宜与优降宁联用。

3）含酪胺食物（鸡肝、奶酪、红葡萄酒、啤酒等）：可使服用优降宁及停药不足 2 周的患者发生高血压危象等酪胺中毒反应。饮酒可发生心跳、皮肤潮红等不良反应。

4）元胡：优降宁可消除或逆转元胡的作用。

5）葛根：其效应类似心得安，与利血平、优降宁等降压药有协同性效应。

6）麻黄及其中成药（止咳定喘膏、防风通圣散、麻杏石甘汤等）：可影响降压片、优降宁等的降压效果，并增加不良反应。

（9）甲基多巴（甲多巴）

1）三环抗抑郁药：不宜与甲基多巴、阿米替林、乙醇或地西泮等联用，曾有发生昏迷的报告。甲基多巴不受三环抗抑郁剂的影响，联用时仍可保持其降压作用。

2）左旋多巴：此药在体内转化为多巴胺，进一步可转变为去甲肾上腺素，在周围产生升压作用，在中枢产生降压作用，故甲基多巴与之联用有时可能产生升压效应，有时则表现为降压效应，但以降压反应为多见。甲基多巴可拮抗左旋多巴的治疗作用。

3）麻醉用药：手术前用过甲基多巴的病人，麻醉期间可能发生代偿性低血压。

4）单胺氧化酶抑制剂（优降宁等）：联用可致高血压危象（参见优降宁）。

5）其他降压药：联用时，除噻嗪类利尿药可继续应用外，以前应用的各种降压药均应减量或停药，而将甲基多巴用量逐渐增加。甲基多巴可使心率减慢，故不宜与帕吉林、利血平联用，以免产生不良反应（参见利血平）。

6）间羟胺、恢压敏：甲基多巴可轻度增强间羟胺、恢压敏的作用。

7）噻嗪类利尿药：联用可增强降压效能，并可消除长期应用甲基多巴所致的钠潴留及血容量增加等不良影响。

8）安定剂、肌肉松弛剂或巴比妥类药物：联用时可增强它们对呼吸和循环的影响。

9）双硫醒：可降低甲基多巴的抗高血压作用。

10）氟哌啶醇、锂盐：与甲基多巴联用，可使前两药的中毒发生率增高。

11）铁盐：可减弱甲基多巴的抗高血压效应。

12）酚苄明：与甲基多巴联用，个别报道发生尿失禁。

13）对实验诊断的干扰：甲基多巴可致 Coombs 试验阳性，则难以进行交叉配血，并使尿中儿茶酚胺增多。用药患者的尿胆色素原试验（Watson - Schwartz 法）呈强阳性反应。

（10）卡托普利（甲巯丙脯酸、巯甲丙脯酸、开博通、刻甫定）

1）噻嗪类及袢利尿剂：与卡托普利联用降低血管阻力，增加尿钠排泄，降压作用增强，但有可能引起危险性血压降低。

2）保钾利尿剂：理论上认为，与卡托普利联用可加重钾潴留，实际在肾功能正常者极少引起高钾血症。联用对需要补钾或接受地高辛治疗者有益。但是，卡托普利合用螺内酯或氨苯蝶啶可致严重高血钾，甚至引起高血钾猝死。

3）β 受体阻滞剂：与卡托普利联用可起到相加的降压作用，并可降低心率。

4）钙通道阻滞剂：与卡托普利联用降压效果较好，一般不用调整剂量。

5）地高辛：与卡托普利联用纠正心力衰竭效果优于单一用药，但卡托普利可增加地高辛清除率 35%，使其血药浓度降低 19%，也有相反结果的报道，两药联用时应监测地高辛血药浓度。

6）硝基血管扩张剂：与卡托普利联用降压效果平稳，并可消除硝基血管扩张剂反跳作用。

7）阿司匹林：可减弱卡托普利降压作用。

8）吲达帕胺（新型强效长效降压药，具有利尿和钙拮抗作用）：与卡托普利联用可提高疗效，减少不良反应。

9）米力农（甲氰吡酮，新型非苷类强心药）：与卡托普利联用治疗心力衰竭，可提高疗效、减少不良反应。

10）维生素 C：与卡托普利联用可提高降压效力，并增强降血脂作用。

11）哌唑嗪：与卡托普利联用可产生良好的血流动力学效应，并可消除哌唑嗪的副作用。

12）依那普利（丙酯丙脯酸）：为强效的血管紧张素转换酶抑制剂，比卡托普利强10 倍，作用持久。依那普利与卡托普利联用，减少醛固酮的生成量，可能出现血清钾明显升高，肾功能衰竭者更易发生，需慎重。

13）别嘌醇：与卡托普利联用治疗痛风，从药理上分析较合理，但可出现阿 – 斯综合征或 Stevens – Johnson 综合征。

14）吲哚美辛：可能减低甚至消除卡托普利的抗高血压疗效。布洛芬和阿司匹林等非甾体抗炎药也有类似的相互作用。机制：抑制前列腺素的生物合成，拮抗卡托普利的血管扩张作用。

15）硫唑嘌呤：与卡托普利联用可引起白细胞减少。机制：两药均可抑制骨髓，引起白细胞减少，联用时这种作用可能相加。

16）抗酸药：含氢氧化铝、碳酸镁或氢氧化镁的抗酸药可降低卡托普利的生物利用度约 1/3。

17）西咪替丁：与卡托普利联用可出现末梢神经系统病变。

18）丙磺舒：与卡托普利联用，可提高对心力衰竭患者的血液动力学效应。

19）吗啡：卡托普利可加强吗啡的镇痛作用和延长作用时间，并可避免吗啡类药物引起的心血管系统和呼吸系统抑制作用。

20）消心痛：与卡托普利联用有增效作用，两药联用可逆转消心痛耐药性。机制：提供 –SH。

21）硫酸镁：与卡托普利联用治疗老年人心力衰竭可提高疗效。

22）多巴胺：与卡托普利联用可消除心动过速，并可减少多巴胺用量。

23）抗高血压药：可乐定换成卡托普利时，后者的降压效应延迟。卡托普利与硝普钠、米诺地尔的降压作用可相加，联用时应减量，以防血压过低。

24）氯化钾：与卡托普利联用可致急性肾功能衰竭、高钾血症及心脏骤停。处理：停药。静脉注射速尿、葡萄糖酸钙、碳酸氢钠。两药不宜同时使用。

（11）多沙唑嗪　忌与肾上腺素合用。因两者合用可致升血压作用翻转，产生严重低血压。

（12）吲哚拉明　不宜与单胺氧化酶抑制药合用。服用单胺氧化酶抑制药（如优降宁）的患者不能再服用本品，以免引起或加重不良反应。

（13）喷布洛尔、阿替洛尔　忌与维拉帕米同用。因喷布洛尔、阿替洛尔与钙拮抗剂（维拉帕米）合用，可增加心肌传导阻滞的发生。

（14）阿替洛尔　忌与氨苄西林同用。因氨苄青霉素可降低阿替洛尔的作用。

（15）噻吗洛尔　不宜与其他β受体阻滞药合用。噻吗洛尔与其他β受体阻滞药（如普萘洛尔等）有协同作用，故不宜合用。

（16）柳胺苄心定　不宜与利尿药合用。因两者并用易引起直立性低血压。

（17）贝那普利　不宜与保钾利尿药或补钾药合用。贝那普利与保钾利尿药（如螺内酯等）或补钾药（氯化钾）合用，易导致高钾血症。

（18）曲帕胺　不宜与巴比妥类及生物碱类麻醉药合用，因合用易引起直立性低血压。

（19）氨苯甲噻二嗪　不宜与噻嗪类利尿药合用。氨苯甲噻二嗪与噻嗪类利尿药（如氢氯噻嗪）合用，可使本药的不良反应（高糖血症、高尿酸血症）加剧。

（20）克罗卡林　忌与磺脲类降血糖药合用。克罗卡林与磺脲类降血糖药（如格列吡嗪等）合用，可引起药物拮抗作用。

（21）慎用具有升压作用的药物　枳实、陈皮、玉竹、生姜等中药有升压作用，在应用中药治疗本病的药物配伍中应慎用。肾上腺素、去甲肾上腺素、多巴胺等具有升压作用的西药则属忌用之品。

（22）睡前服降压药　某些高血压患者入睡后心率减慢，血流速度降低，如睡前服降压药物，可使血压降低，血流过缓，导致冠状动脉和脑部供血不足，诱发心绞痛、心肌梗死和脑血栓。

（23）水钠潴留药物　糖皮质激素，如泼尼松、地塞米松、氢化可的松、醛固酮等药物可引起水钠潴留，长期使用可致恶性高血压。

（24）吲哚美辛　人体的前列腺素有扩张周围血管及冠状动脉的作用，前列腺素中有一类具有增加肾血流量、促进体内水钠排出作用的物质。吲哚美辛能抑制前列腺素的合成，使血管痉挛，外周阻力增高，降低肾血流量及水钠排泄，从而导致血压升高。

（25）过量使用降压药　高血压患者如果血压降得过低，易导致中风发生。所以高血压患者在降血压的同时，应注意改善血管弹性，不能超量服用降压药，以防导致靶器官缺血而诱发他病。

（26）慎用复方制剂　关于复方制剂的问题，越来越多的学者认识到其缺点，认为其在降血压的同时升高了血脂，因此在整体上并不延长寿命。20世纪90年代后，复方降压药物在逐渐被淘汰。所以选用降压药物应尽量避免复方制剂。

（27）损肝肾阴精之品　如附子、肉桂、鹿角、麻黄、细辛等，均属燥热之品，可伤及肝肾阴精，致肝阳上亢，而使血压难以控制。

二、动脉粥样硬化

【概述】

动脉硬化（atherosclerosis）是一组称为动脉硬化的血管病中常见且最重要的一种。各种动脉硬化的共同特点是动脉发生了非炎症性、退行性和增生性的病变，导致管壁增厚变硬、失去弹性和管腔缩小。由于在动脉内积聚的脂质外观呈黄色粥样，因此称为动脉粥样硬化。

其他常见的动脉硬化类型还有小动脉硬化（arteriolosclerosis）和动脉中层钙化（Monckeberg arteriosclerosis）。鉴于动脉粥样硬化仅是动脉硬化的一种类型，因此习惯上简称为"动脉硬化"，而将说明其特点的"粥样"两字简化掉，极不妥当。

1. 病因

本病病因尚未完全确定，对常见的动脉粥样硬化——冠状动脉粥样硬化所进行的广泛而深入研究表明，本病是多病因的疾病，即多种因素作用于不同环节所致，这些因素称为危险因素或易患因素。主要的危险因素为：

（1）年龄　本病多见于40岁以上的中、老年人，49岁以后进展较快，但在一些青壮年人的尸检中，也曾发现他们的动脉有早期的粥样硬化病变，提示这时病变已开始。

（2）性别　本病男性多见，男女比例约为2∶1，女性患病常在绝经期之后，此时雌激素减少，血中高密度脂蛋白（HDL）也减少。

（3）血脂　血液脂质含量异常，总胆固醇、甘油三酯、低密度脂蛋白（LDL）或极低密度脂蛋白（VLDL）增高，高密度脂蛋白尤其是它的亚组分Ⅱ（HDL Ⅱ）减低，载脂蛋白A（ApoA）的降低和载脂蛋白B（ApoB）的增高都被认为是危险因素。新近又认为，脂蛋白（a）[Lp（a）]增高是独立的危险因素。

（4）血压　血压增高与本病关系密切。冠状动脉粥样硬化患者60%～70%有高血压，高血压患者患本病者较血压正常者高3～4倍。收缩压和舒张压增高都与本病密切相关。

（5）吸烟　吸烟者与不吸烟者比较，本病的发病率和病死率增高2～6倍，且与每日吸烟的支数呈正比。

（6）糖尿病　糖尿病患者的本病发病率较无糖尿病者高2倍，本病患者糖耐量减低者颇常见。

次要的危险因素尚有：①超标准体重的肥胖者（超重＞10%为轻度肥胖，＞20%为中度肥胖，＞30%为重度肥胖），尤其是体重迅速增加者。②从事体力活动少，脑力活动紧张，经常有紧迫感的工作者。③西方的饮食方式，如常进食较高热量，含较多动物性脂肪、胆固醇、糖和盐者。④遗传因素，如家族中有在较年轻时患本病者，其近亲得病的机会可 5 倍于无这种情况的家族。常染色体显性遗传所致的家族性高脂血症常是这些家庭成员易患本病的因素。⑤微量元素铬、锰、锌、钒、硒的摄入量增加。⑥性情急躁、进取心和竞争性强、工作专心而休息不抓紧、强制自己为成就而奋斗的 A 型性格者。

近年发现的危险因素还有：①饮食中缺少抗氧化剂。②体内铁贮存增多。③存在胰岛素抵抗。④血管紧张素转换酶基因过度表达。⑤血中一些凝血因子增高。⑥血中同型半胱氨酸增高等。

半个世纪以来，本病在欧美发病率明显增高，至 20 世纪 60 年代后期成为流行性常见病，且在有些国家和地区，由冠状动脉粥样硬化引起的心脏病已成为人群中首位的死亡原因。自 20 世纪 70 年代以来，由于注意采取防治措施，其死亡率在有些国家中已有下降趋势。

以往本病在我国不多见，近年来由于人民卫生事业的发展，许多传染病得到控制，人民平均期望寿命延长，生活水平提高，本病相对和绝对增多，现已跃居导致人口死亡的主要原因之列。

2. 临床表现

主要是有关器官受累后出现的病象。

（1）一般表现　脑力与体力衰退，触诊浅表动脉、桡动脉、肱动脉等可发现增粗、变长、迂曲和变硬。

（2）主动脉粥样硬化　大多数无特异性症状。叩诊时可发现胸骨柄后主动脉浊音区增宽；主动脉瓣区第二心音亢进而带金属音调，并有收缩期杂音。收缩期血压升高，脉压增宽，桡动脉触诊可类似促脉。X 线检查可见主动脉结向左上方凸出，主动脉影增宽与扭曲，有时可见片状或弧状钙质沉着阴影。

主动脉粥样硬化还可形成主动脉瘤，以发生在肾动脉开口以下的腹主动脉处为最多见，其次在主动脉弓和降主动脉。腹主动脉瘤多在体检时查见腹部有搏动性肿块而被发现，腹壁上相应部位可听到杂音，股动脉搏动可减弱。胸主动脉瘤可引起胸痛、气急、吞咽困难、咯血、声带因喉返神经受压而麻痹引起声音嘶哑、气管移位或阻塞、上腔静脉或肺动脉受压等表现。X 线检查可见主动脉的相应部位增大，主动脉造影可显示梭形或囊样的动脉瘤。二维超声、X 线或磁共振显像可显示瘤样主动脉扩张。主动脉瘤一旦破裂，可迅速致命。动脉粥样硬化也可形成动脉夹层分离，但较少见。

（3）冠状动脉粥样硬化　将在"心绞痛"中详述。

（4）脑动脉粥样硬化　脑缺血可引起眩晕、头痛和昏厥等症状，脑动脉血栓形成或破裂出血时引起脑血管意外，有头痛、眩晕、呕吐、意识丧失、肢体瘫痪、偏盲或失语等表现。脑萎缩时引起痴呆，有精神变态，行动失常，智力和记忆力减退，以至性格完全变态等症状。

（5）肾动脉粥样硬化　临床上不常见，可由于肾动脉狭窄而引起顽固性高血压，年龄在 55 岁以上而突然发生高血压者，应考虑本病的可能。如有肾动脉血栓形成，可引起肾区疼痛、少尿和发热等。长期肾脏缺血可致肾萎缩并发展为肾衰竭。

（6）肠系膜动脉粥样硬化　可引起消化不良、肠道张力减低、便秘和腹痛等症状。血栓形成时，有剧烈腹痛、腹胀和发热。肠壁坏死时，可引起便血、麻痹性肠梗阻和休克等症状。

（7）四肢动脉粥样硬化　以下肢较为多见，尤其是腿部动脉，由于血供障碍而引起下肢发凉、麻木和间歇性跛行，即行走时发生腓肠肌麻木、疼痛以至痉挛，休息后消失，再走时又出现。严重者可持续性疼痛，下肢动脉尤其是足背动脉搏动减弱或消失。动脉管腔如完全闭塞时可产生坏疽。

3. 辅助检查

本病尚缺乏敏感而又特异性的早期实验室诊断方法。部分患者有脂质代谢失常，主要表现为血总胆固醇增高、LDL 胆固醇增高、HDL 胆固醇降低、甘油三酯增高，ApoA 降低，ApoB 和 Lp（a）增高，其中90%以上患者表现为 Ⅱ 或 Ⅳ 型高脂蛋白血症。X 线检查除前述主动脉粥样硬化的表现外，选择性数字减影法动脉造影可显示冠状动脉、脑动脉、肾动脉、肠系膜动脉和四肢动脉粥样硬化所造成的管腔狭窄或动脉瘤病变，以及病变的所在部位、范围和程度，有助于确定外科治疗的适应证和选择施行手术的方式。多普勒超声检查有助于判断颈动脉、四肢动脉和肾动脉的血流情况和血管病变。肢体电阻抗图、脑电阻抗图、脑电图、X 线、CT 或磁共振显像有助于判断四肢和脑动脉的功能情况及脑组织的病变情况。放射性核素心脏检查、超声心动图检查、心电图检查和它们的负荷试验所示的特征性变化有助于诊断冠状动脉粥样硬化。血管内超声显像和血管镜检查是最新的检查方法。

【饮食宜忌】

1. 饮食宜进

（1）饮食原则

1）宜食富含植物蛋白食物：多食富含植物性蛋白食物，特别是豆类蛋白质，有利于胆酸的排出，使胆固醇的合成减少。

2）宜食含微量元素食物：摄入微量元素，如锰、铬、钒等，对心脏功能有益。

3）宜食新鲜水果和蔬菜：含丰富的维生素、无机盐和纤维素。纤维素可减低胆固醇的生成。

4）宜食橄榄油：宜多吃，因其含有单链不饱和脂肪酸。

5）宜食含水溶性纤维素的食物：可降低人体的胆固醇含量，对于防治冠心病有非常重要的意义。含水溶性纤维素的食物有柠檬、大麦、燕麦、大豆和豌豆等，其中以燕麦和大豆中的含量最高。

6）宜食含铜食物：微量元素铜的充分供应可明显减少冠心病的发病。一般成人每日从食物中应摄取铜2mg。但以目前普遍情况来看，有75%的人每日从饮食中只摄取正常需要量的一半，有些地区每日摄取量仅为0.8mg。含铜丰富的食物有牡蛎、向日葵子、核桃仁和果仁等。

7）宜食酸奶：酸奶是经过发酵的牛奶，不仅含有牛奶的营养素，而且胆固醇含量很低，每100g酸奶仅含胆固醇12mg，是鸡蛋胆固醇含量的1/57，是鸡蛋黄胆固醇含量的1/142。

8）宜食山楂：山楂含有多种维生素和丰富的钙、铁、果糖、黄酮类等，有散瘀、止血、提神、消积、化痰等作用。近年来又发现，山楂在强心、抗心律失常、增加冠状动脉血流量、降血脂方面均有一定功效。临床上常用山楂及山楂制品作为冠心病的辅助治疗，并取得了一定疗效。

9）宜食大蒜油：医学家曾做过试验，选择20名身体健康者每日服用一定量的大蒜油，6个月后检验发现血清胆固醇平均下降了17%。在另一组研究中，医生把62名冠心病患者分为A、B两组，A组每日服用一定量的大蒜油，B组则不服用。8个月后，A组患者的病情普遍减轻，动脉粥样硬化程度下降，血清中对心脏有保护作用的高密度脂蛋白胆固醇升高，对心脏不利的低密度脂蛋白胆固醇下降，而B组则几乎没有什么变化，证明大蒜油对冠心病有独特的疗效。为了减少大蒜的气味，可先用开水浸泡几分钟，待刚烫透心时食用。

（2）饮食搭配

1）冬瓜与海带：冬瓜能延年益寿，减肥美容。海带祛脂降压，清热利尿。二者搭配，适宜高血压、动脉粥样硬化、冠心病及肥胖症患者食用。

2）冬瓜与芦笋：芦笋有降压、降脂作用，若配以甘淡微寒、利尿生津的冬瓜，不仅清凉爽口，而且有良好的保健效果，适宜动脉粥样硬化、高血压、高血脂及肥胖症患者食用。

3）荠菜与瘦肉：二者搭配，有补心脾，益肾气，降血压，止血凉血的作用。适宜动脉粥样硬化、高血压、慢性出血等患者食用。

4）蘑菇与油菜：蘑菇和油菜富含纤维素，可缩短食物残渣在消化道的停留时间，减少胆固醇的吸收，适宜高血脂、动脉粥样硬化、高血压、肥胖症及心脑血管疾病患者食用。

（3）药膳食疗方

1）海带松：浸发海带250克，香油、白糖、精盐适量。海带洗净，煮透，捞出，沥干后切丝。锅中放入香油，烧至七成热时加入海带丝，煸炒后焙炸，至海带丝变松脆时捞出，加白糖、精盐拌匀。时时服食。有预防和辅助治疗冠心病之效。消瘦者不宜多食。

2）生鱼腥草：鲜鱼腥草根茎适量。洗净，每次用1～2寸于口中生嚼，每日3次，连食数日。可缓解冠心病心绞痛。

2. 饮食禁忌

（1）油腻厚味食物　高脂血症是冠心病的主要危险因素。多食黄油、奶油、冰淇淋等，血清脂质升高，尤其是胆固醇的上升，可损伤动脉的内皮细胞，引起粥样改变，同时由于脂质升高，血液变得黏滞，容易诱发心肌缺血、缺氧。

（2）富含胆固醇的食物　动物的脑、脊髓、内脏及蛋黄，少数鱼类（如墨鱼、鱿鱼)、贝壳类(如蚌、螺、蚬、蟹黄)、鱼子等,均富含胆固醇,经常摄取则使血液胆固醇升高。

(3)浓茶 茶叶所含的茶碱可兴奋中枢神经,引起心跳加快、心律失常、心肌耗氧量上升,易引起心绞痛。

(4)盐 限制盐的摄入可使血压降低、心脏负荷减轻,从而使心肌耗氧降低,有利于冠心病的防治。

(5)高糖饮食 多食巧克力、糖果、甜点心等,可使血糖升高,又可使甘油三酯酶合成增加,引起血脂升高。此外,血糖升高,可使血液呈黏滞状态,流动速度变慢,引起心肌缺血、缺氧。

(6)暴饮暴食 进食过饱可使体重增加、超重或身体肥胖,使冠心病发病率上升。暴饮暴食易使胃肠压力增加、充血,横膈抬高,致冠状动脉供血不足,引起心肌缺血、缺氧。晚餐暴食,更易引起心绞痛和心肌梗死的发生。

(7)菜子油 菜子油为不饱和脂肪,若食用量多,很容易在人体内被氧化,形成过氧化脂质,其积存过多,能引起心肌梗死。

(8)花生仁 花生仁可缩短凝血时间及再钙化时间,提高血浆中肝素的耐受能力,增加血栓形成与凝血酶原活性,多食会加重病情。

(9)咖啡 咖啡可使胆固醇增高、致动脉硬化的低密度脂蛋白胆固醇增多。

(10)大量饮水 在炎热的夏季,人们在烦渴之时,常大量饮水,这对健康人无多大妨碍,但对冠心病患者却是有害的。

【药物宜忌】

1. 西医治疗

应积极预防动脉粥样硬化的发生。如已发生,应积极治疗,防止病变发展并争取逆转。已发生并发症者,及时治疗,防止其恶化,延长患者寿命。

(1)一般防治措施 ①发挥患者的主观能动性配合治疗。②合理膳食。③适当的体力劳动和体育锻炼。④合理安排工作和生活。⑤积极治疗与本病有关的一些疾病。

不少学者认为,本病的预防措施应从儿童期开始,即儿童也不宜进食高胆固醇、高动物性脂肪的饮食,亦宜避免摄食过量,防止发胖。

(2)药物治疗

1)扩张血管药物

①双嘧达莫(dipyridamole)为常用而有争论的冠状动脉扩张剂。因它静脉注射后能减少侧支循环的血液量,引起所谓"冠状动脉窃血"现象,反而使心肌缺血加重,引起心绞痛。但本药有减少血小板黏附和聚集的作用而有助于预防血栓栓塞。故口服制剂目前仍在临床上应用,25~50mg,3次/日。

②吗多明(molsidomine,脉导敏),1~2mg,2~3次/日。副作用有头痛、面红、胃肠道不适等。其他尚有:奥昔非君(oxyfedrine,麻黄苯丙酮),8~16mg,3~4次/日。氨茶碱或二羟丙茶碱0.1~0.2g,3~4次/日。腺苷类如三磷酸腺苷(ATP)、环磷

腺苷（cAMP）、双丁酰环磷腺苷（DBC）和罂粟碱类（如盐酸罂粟碱 30～60mg，3 次/日）等。后者属麻醉药，不宜长期服用，以免成瘾。

2）调节血脂药

①氯贝丁酯（clofibrate）类：氯贝丁酯（安妥明）口服 0.5g，3～4 次/日，以后酌情减量维持。现多用其同类药物非诺贝特（fenofibrate）100mg，3 次/日，其微粒型制剂 200mg，1 次/日；益多酯（etofylline clofibrate）250mg，2 次/日；吉非贝齐（gemfibrozil）600mg，2 次/日；苯扎贝特（bezafibate）200mg，2～3 次/日；环丙贝特（ciprofibrate）50～100mg，1 次/日等。

②烟酸（nicotinic acid）类：烟酸口服 3 次/日，每次剂量由 0.1g 逐渐增加到最大 1.0g。有降低血甘油三酯和总胆固醇，增高 GDL 以及扩张周围血管的作用。同类药物有阿西莫司（acipinox），口服 250mg，3 次/日；烟酸肌醇酯（inositol hexnicotinate）口服 0.4g，3 次/日。副作用均较少。

③羟甲基戊二酸单酰辅酶 A（HMG - CoA）还原酶抑制剂类：常用制剂有洛伐他汀（lovastatin）20～40mg，1～2 次/日；普伐他汀（pravastatin）5～10mg，1 次/日；辛伐他汀（simvastatin）5～20mg，1 次/日；氟伐他汀（fluvastatin）20～40mg，1 次/日。国人用量宜从小剂量开始，往往小剂量已经足够。弹性酶（dlastase）口服 10～20mg，3 次/日。仅降低血甘油三酯或总胆固醇的药物，糖酐酯（dextran sulfate）200～400mg，3 次/日。考来烯胺（cholestyramine，消胆胺）4～5g，3 次/日；考来替泊（colestipol）4～5g，3～4 次/日；普罗布考（probucol）口服 500mg，2 次/日。

④其他调节血脂药：不饱和脂肪酸（unsaturated fatty acid）类，包括从植物油提取的亚油酸、亚油酸乙酯等，以及从鱼油中提取的多价不饱和脂肪酸，如二十碳五烯酸（EPA）和二十二碳六烯酸（DHA）。后两者用量为 3～4g/d。维生素类，包括维生素 C（口服至少 1g/d）、维生素 B_6（口服 50mg，3 次/日）、泛酸的衍生物泛硫乙胺（pantethine，口服 200mg，3 次/日）、维生素 E（口服 100mg，3 次/日）等。谷固醇（β - sitosterol）20% 混悬液 20～30mL，3 次/日，饭前服。异去氢胆酸（byodeoxycholic acid）150～300mg，3 次/日等。

3）抗血小板药物：抗血小板黏附和聚集的药物，可防止血栓形成，可能有助于防止血管阻塞性病变病情发展，用于心肌梗死后预防复发和预防脑动脉血栓栓塞。

①阿司匹林 0.05～0.3g，1 次/日，或磺吡酮（sulfinpyrazone）0.2g，3 次/日。抑制 TXA_2 的生成，较少影响 PGI_2 的产生而起作用。

②双嘧达莫（dipyridamolc，潘生丁）50mg，3 次/日，可使血小板内环磷酸腺苷增高，抑制 Ca^{2+} 活性，可与阿司匹林合用。

③噻氯匹定（ticlopidine）250mg，1～2 次/日，或氯吡格雷（clopidogrel）75mg/d，抑制血小板内 Ca^{2+} 活性，并抑制血小板之间纤维蛋白原桥的形成。

④芬氟咪唑（fenflumizole）50mg，2 次/日，抑制 TXA_2 合成酶。

⑤血小板糖蛋白 ⅡbⅢa 受体阻滞剂，能使血小板聚集和功能受抑制，已开始在临床试用，口服制剂有 xemilofiban 5～20mg，2 次/日等，静脉注射制剂有阿昔单抗（abciximab) 0.25mg/kg，然后静脉滴注 10μg/（kg·h），共 12 小时。

4）溶血栓和抗凝药：对动脉内形成血栓导致管腔狭窄阻塞者，可用溶解血栓制剂。

（3）手术治疗　包括对狭窄或闭塞的血管，特别是冠状动脉、肾动脉和四肢动脉施行再通、重建或旁路移植等外科手术，以恢复动脉的供血。

2. 中医治疗

（1）辨证治疗

1）心血瘀阻

主症：胸部疼痛如针刺状，固定不移，入夜更甚，时而心悸不宁。舌质紫暗，脉沉涩。

治法：活血化瘀，通络止痛。

方药：血府逐瘀汤加减。

柴胡 6g，当归、川芎、赤芍、桃仁、红花各 10g，枳壳 12g，生地黄 15g。

若血瘀轻者，可用丹参饮治疗；胸痛甚者加郁金、延胡索、丹参各 12g；若兼寒凝，加熟附子 6g，细辛 3g。

2）痰浊壅塞

主症：胸闷如窒而痛，或痛引胃、背，气短喘促，厌食，肢体沉重，形体肥胖。舌苔浊，腻或白滑腻，脉滑。

治法：通阳宣痹，化痰泄浊。

方药：瓜蒌薤白半夏汤加减。

瓜蒌、半夏各 12g，枳壳、茯苓各 10g，桂枝 6g。

若脾虚痰浊较重者，酌加白术 12g，陈皮、白蔻仁各 10g；若痰浊与瘀血同时并见者，可加活血之品，如丹参 15g，郁金、延胡索各 10g；若兼寒阻心阳者，可加桂枝 6g。

3）阴寒凝滞

主症：胸痛彻背，感寒痛甚，天冷发作频繁，胸闷气喘，心悸，重则喘息，不能平卧，面色苍白，四肢不温或厥冷。舌苔白，脉沉细。

治法：辛温通阳，开痹散寒。

方药：瓜蒌薤白白酒汤加减。

瓜蒌、薤白、枳壳各 10g，熟附子、桂枝、檀香各 6g，丹参 15g，白酒 10mL。

若痰湿内盛，胸痛伴有咳唾痰涎者，可加法半夏、竹茹、茯苓各 12g；若症见心痛彻背，背痛彻心，痛剧而无休止，身寒肢冷，喘息不得卧，脉象沉紧，此为阴寒极盛，胸痹之重证者，宜用乌头赤石脂丸和苏合香丸以芳香温通而止痛。

4）气血两虚

主症：胸部闷胀不适，隐隐作痛，时作时止，气短心悸，倦怠乏力，面色无华，头晕目眩，遇劳则甚，心烦口干。舌淡红或红，苔薄或少津，脉细无力，或细数。

治法：益气养阴，活血通络。

方药：生脉散合人参养营汤加减。

人参（或西洋参）10g，黄芪、白术、茯苓、白芍、当归、五味子、远志各12g，麦冬、地黄各15g，大枣7枚。

若胸闷胸痛为瘀血者，可加丹参、郁金、五灵脂各12g；若阴虚甚者，可加沙参、太子参各15g；若脉结代，为气血虚少，血不养心所致者，可合炙甘草汤以益气养血，滋阴复脉。

5）阳气虚衰

主症：心痛气短，甚则胸痛彻背，心悸自汗，畏寒肢冷，肢酸乏力，面色苍白，唇甲淡白或青紫。舌淡白或紫暗，或胖淡，脉沉细无力或沉微欲绝。

治法：益气温阳，活血通络。

方药：参附汤合右归饮加减。

人参10g，熟附子、肉桂各8g，熟地黄、山茱萸、杜仲、枸杞子各12g。

若阳虚瘀阻者，可加法半夏、瓜蒌各10g；阳虚血瘀者，可加丹参、红花各10g；若兼中气虚弱者，可加炙黄芪、党参各15g；若见面色唇甲青紫，大汗出，四肢厥冷，脉沉微欲绝，乃心阳欲脱之危候者，可重用人参（或用高丽参）、熟附子，并加龙骨、牡蛎各30g，以回阳救逆固脱；若阳损及阴，阴阳两虚者，可再加麦冬、五味子各10g，以酝阳滋阴并用。

6）痰浊头痛

主症：头痛昏蒙，困重如裹，胸脘痞闷，呕恶痰涎，食少多寐。苔白腻，脉濡滑或弦滑。

治法：化痰降逆。

方药：半夏白术天麻汤加减。

半夏、白术、茯苓、陈皮各12g，石菖蒲15g，天麻、生姜各10g。

若痰浊重者，可加竹茹、胆天南星各10g，若痰浊郁久化热，症见口苦，大便不畅，苔黄腻，脉滑数者，可去白术，加黄芩10g，以清热。

7）肾精亏虚

主症：头痛且空，每兼眩晕，腰痛酸软。舌胖淡，脉沉迟或细弱。

治法：养阴补肾，填补精髓。

方药：地黄饮子加减。

人参、当归各10g，熟地黄、山药、杜仲、枸杞子、肉苁蓉、菟丝子各12g。

若病情好转者，可常服杞菊地黄丸。

本病还可参考心绞痛等病的辨治内容治疗。

（2）验方

1）何首乌片，每次5片，每日3~4次。

2）瓜蒌片，每次4片，每日3~4次。

3）泽泻，每日15~30g，水煎服。

4）山楂、麦芽、玉竹各30g，水煎服。

5）苏冰滴丸（苏合香酯、冰片），每次 2~3 丸，每日 2 次。

6）冠心苏合丸（苏合香油、檀香、朱砂、冰片、乳香、青木香），每服 1 粒，痛时服用或每日 2~3 次。

3. 药物禁忌

（1）烟酸（nicotinic acid）（尼古丁酸，niacin）

1）阿司匹林：可阻止烟酸致潮红、潮热副作用。两药联用治疗高脂血症疗效优于单用烟酸，可增强降甘油三酯作用。

2）降压药吩噻嗪类：烟酸可使其作用加剧。

3）胍乙啶：与烟酸扩张血管有协同作用，可产生体位性低血压（烟酰胺无扩张血管作用，可代用）。

4）纤维蛋白酶：烟酸可使其失活。

（2）非诺贝特（fenofibrate）（苯酰降脂丙酯，普鲁脂芬，立平脂）　抗凝药：非诺贝特可加强醋硝香豆素的抗凝血作用，两药联用时应将抗凝药剂量降低约 1/3，否则可能发生出血，机制不清。

（3）吉非贝齐（gemfibrozil）（二甲苯氧戊酸，吉非罗齐，吉非洛齐，博利脂，诺衡）

1）抗凝剂：吉非贝齐能加强双香豆素、苯茚二酮和华法林的抗凝作用，两药联用时应减少抗凝剂用量约 1/3。

2）降血糖药：不受吉非贝齐的影响。

3）考来替泊：同时服用两药，考来替泊可降低吉非贝齐的吸收达 30%。机制可能是考来替泊在肠道中与吉非贝齐结合，从而降低其吸收。

4）车前子：可降低吉非贝齐的吸收约 10%。

5）洛伐他汀：与吉非罗齐联用有可能引起肌病，其机制可能与个体特异性有关。只要肾功能正常，并限制洛伐他汀用量（< 20mg/d）则可避免此种不良反应。

（4）考来烯胺（colestyramini）（消胆胺，降胆敏，消胆胺脂）

1）胺碘酮：在肠道可与考来烯胺结合减少吸收，使胺碘酮的血药浓度降低 50%，疗效相应下降。两药避免同时服用，分别服用也不能完全避免这种相互作用，因为胺碘酮可大量从胆汁中分泌。

2）抗凝药：苯丙香豆素和华法林的抗凝作用可被考来烯胺降低，分开服用可能有助于降低相互作用。机制：考来烯胺在肠道内同胆酸和抗凝药结合，阻滞抗凝药吸收。考来烯胺也减少脂溶性维生素，如维生素 K 的吸收，可造成一定的低凝血酶原血症效应，这样可以弥补它同抗凝药相互作用的影响程度。长期服用考来烯胺影响脂溶性维生素的吸收，应补充脂溶性维生素（最好以肠道外给药途径）。

3）β 受体阻滞药：考来烯胺和考来替泊均可降低普萘洛尔的吸收，使其血清峰浓度降低约 25%，药物曲线下面积（AUC）减少约 13%，但未明显影响疗效。机制：可能考来烯胺和考来替泊在肠道可与普萘洛尔结合，减少其吸收。

4）强心苷：与考来烯胺联用时，地高辛、洋地黄毛苷的血药浓度均可下降，但临床意义不明显。机制：考来烯胺可能与洋地黄毛苷在肠道结合，从而降低其生物利用度、干扰肠肝循环，故半衰期缩短。本品与地高辛的相互作用机制不清。考来烯胺应在洋地黄给药后至少 1.5 ~ 2 小时服用，可使该相互作用减少到最低限度。应用地高辛胶囊可使此相互作用的影响减少。

5）吡罗昔康、替诺昔康：考来烯胺可增加口服吡罗昔康的清除率达 52%，增加静脉注射替诺昔康的清除率达 105%。机制：考来烯胺在肠道能与其他药物结合，并阻止重吸收。两药分别给药仍不能避免相互作用，联用时可增加药量，或用其他非甾体抗炎药代替。

6）对乙酰氨基酚：与考来烯胺同时服用，可减少吸收 60%（30% ~ 98%）。当对乙酰氨基酚给药后 1 小时再给考来烯胺，吸收仅减少 16%。机制：药物在肠道相互结合减少吸收。

7）环孢素：考来烯胺和各种饮料增加环孢素的吸收。

8）甲氨蝶呤：不论口服或静脉输入药物均参与肠 - 肝循环，口服考来烯胺可与甲氨蝶呤在肠道紧密结合，防止重吸收，可使甲氨蝶呤的血清浓度下降大约 50%。

9）甲硝唑：如果与氢氧化铝或考来烯胺同服，甲硝唑吸收略微减少，其生物利用度下降 21.3%。

10）甲状腺素：同时服用考来烯胺可降低甲状腺提取物、左旋甲状腺素和三碘甲状腺氨酸的肠道吸收，两药应分开 4 ~ 5 小时使用。

11）螺内酯：老年肝硬变患者使用考来烯胺，联用螺内酯后产生高氯血代谢性酸中毒。两药联用时应监测体液电解质浓度。

12）洛哌丁胺：考来烯胺可降低洛哌丁胺的作用。两药应尽可能分开使用。机制：考来烯胺作为一种离子交换树脂，在肠道中与洛哌丁胺结合，降低其活性。

13）萘普生：考来烯胺能推迟但不减少萘普生的吸收。

14）噻嗪类利尿药：与考来替泊或考来烯胺联用时，氢氯噻嗪等利尿药自胃肠道吸收量分别减少 1/3 和 2/3，利尿效果亦相应减弱。如将噻嗪类药物与考来烯胺分开 4 小时服用，可以减弱但不能完全消除这一相互作用。机制：氢氯噻嗪在胃肠道内与这些不被吸收的非离子型交换树脂结合，吸收减少。

15）多塞平：联用考来烯胺后，导致多塞平的血清浓度和抗抑郁作用明显降低。机制：可能是两药在肠内结合，使多塞平的吸收减少。

16）头孢菌素类：考来烯胺可减慢头孢羟氨苄和头孢氨苄在肠道的吸收，但由于抗生素总吸收量没有降低，故临床意义不大。

17）X 线造影药：碘番酸（lopanoic acid）和考来烯胺在肠道内的相互作用，使其不被吸收，几无胆汁分泌，因此胆囊显影不佳。

（5）安妥明　安妥明与呋塞米合用，可出现尿量明显增加、肌肉僵硬、腹痛、腰疼及全身不适。

（6）阿司匹林（aspirin）（醋柳酸，乙酰水杨酸 acetylsalicylic acid）

1）噻嗪类利尿药：与阿司匹林联用可加剧机体电解质紊乱，以及诱发水杨酸中毒。

2）甲氨蝶呤：阿司匹林可增高其血药浓度，加剧不良反应。

3）速尿：可降低阿司匹林的排泄，诱发水杨酸中毒。

4）口服降血糖药：中小剂量阿司匹林具有一定降血糖作用，两药联用能增强疗效，但也可能致低血糖昏迷。

5）吗啡、可待因、镇痛新、达而丰：与阿司匹林联用可增强镇痛效应。联用时镇痛作用增强。

6）苯巴比妥：与阿司匹林联用可增强抗癫痫作用，但因胃肠反应严重而无实用意义。苯巴比妥为强酶诱导剂，可加速阿司匹林代谢而使其疗效降低。

7）非那西丁：与阿司匹林联用可增强肾毒性。

8）咖啡因：与阿司匹林联用可增加胃刺激性。

9）潘生丁、维拉帕米：与阿司匹林有协同性抗血栓作用，但联用时应减少潘生丁用量，以减轻降压作用。在防治脑血管疾病中，小剂量阿司匹林与其他心血管药物（潘生丁、钙拮抗剂、倍他乐克）联用较为理想，可预防血栓形成和避免药物副作用。维拉帕米与阿司匹林联用，改善血液流变性呈协同效应。

10）乙醇：服用阿司匹林期间，饮酒可增加胃刺激反应及胃肠道潜出血量，亦可诱发胃出血。

11）抗酸药：可减轻阿司匹林对胃黏膜的刺激性，以联用氢氧化铝或硫糖铝为宜。

12）维生素 C：可促进阿司匹林的吸收并防止其胃损害，长期应用阿司匹林宜适当联用维生素 C，但两药不宜同时服用。

13）氯丙嗪：可增强阿司匹林的解热镇痛作用，并可消除其对胃黏膜的刺激性。

14）维生素 B_1：可促进阿司匹林分解为乙酸和水杨酸，加重对胃黏膜的刺激性，两药可间隔 2 小时以上服用。

15）巯甲丙脯酸（卡托普利）：阿司匹林可降低其抗高血压效应。

16）苯碘唑酮：与阿司匹林联用可降低心肌梗死发生率和死亡率。

17）对氨基水杨酸钠：与阿司匹林联用增加水杨酸中毒反应。

18）丙戊酸钠：阿司匹林可使其血药浓度增高，诱发毒性反应（手震颤、嗜睡、共济失调等）。

19）异烟肼：阿司匹林可减慢异烟肼吸收。阿司匹林在体内可促使异烟肼转化为乙酰异烟肼，降低血药浓度，同时增加毒性反应。两药不宜同时服用。

20）红霉素：在酸性环境中易被破坏失效，故与阿司匹林联用可降低红霉素的药效。

21）β 受体阻滞剂、血管紧张素转换酶抑制剂、利尿剂：这三类药物的作用机制均与前列腺素有关，而阿司匹林可抑制前列腺素的合成及释放，故联用可减弱这些药物的药理活性。

22）去甲肾上腺素：阿司匹林可抑制或完全阻断去甲肾上腺素的血管收缩作用，两药应避免同时应用。

23）奥昔麻黄碱（OXY）：与阿司匹林均可抑制血小板聚集及防止脑血栓形成，剂量与效应正相关，两药联用可增强作用。

24）消炎痛、保泰松、羟基保泰松：与阿司匹林联用时血药浓度降低，而不良反应加剧。

其他非甾体抗炎药均可增加阿司匹林对前列腺素的抑制，因而诱发或加重对胃黏膜的损害。

25）萘普生：与阿司匹林联用可提高疗效，降低毒副作用。

26）扑热息痛：可减轻阿司匹林对胃黏膜的损害作用，联用可增强解热效应，但阿司匹林可降低扑热息痛的吸收速率。

27）糖皮质激素：与阿司匹林的胃肠道反应有相加作用，使出血加剧，故两药不宜常规联用。

28）双香豆素类、新抗凝：阿司匹林用量 >1g/d 时，可增强抗凝作用引起出血危险，联用时两药均应减量。

29）丁苯氧酸：阿司匹林可降低其利尿效应。

30）螺内酯（安体舒通）：阿司匹林可抑制其排钠作用。两药联用时血中尿酸浓度升高，可使痛风发作。

（7）血管收缩药　肾上腺素类药物收缩血管，致心脏缺血。动脉粥样硬化患者血管腔变窄，血流量减少，慎用对防止血流减少有意义。

（8）补益药物　本病患者属气滞血瘀，不宜使用补益药，如人参、十全大补丸等。

三、高脂血症

【概述】

高脂血症是指各种原因导致的血浆中胆固醇或甘油三酯水平升高或两者都升高的一类疾病。按照主要增高的血脂成分，可将高脂血症分为高胆固醇血症和高甘油三酯血症。由于大部分脂质与血浆蛋白结合成脂蛋白而运转代谢，故高脂血症常反映于高脂蛋白血症。

1. 病因

就病因而言，有的是由多个遗传基因缺陷与环境因素相互作用所致，例如家族性高胆固醇血症、家族性载脂蛋白 B_{100} 缺陷症、多基因家族性高胆固醇血症、家族性混合型高脂血症、家族性异常 β 脂蛋白血症、家族性脂蛋白（a）过多症、家族性高甘油三酯血症、家族性脂质异常性高血压等；有的是由进食饱和脂肪酸过高、进食过量、吸烟、运动量少、肥胖、某些药物等引起；有的则是继发于其他疾病，如糖尿病、肾脏疾病、甲状腺功能减退、高尿酸血症、系统性红斑狼疮等疾病。所以高脂血症不是一种特定的疾病，而是一组疾病。

2. 诊断要点

高脂血症的主要危害是引起动脉粥样硬化，对血液流变学产生的不良影响主要表现为：①红细胞膜微黏度增高。②红细胞变形能力降低。③微循环障碍。④血液黏度增高。⑤血栓形成增加。⑥增强血小板聚集。

（1）主要依靠空腹血脂化验

1）以总胆固醇水平衡量，血总胆固醇水平可定为 3 个范围：理想值：<5.2mmol/L（<200mg/dL）。边缘升高值：5.23～5.69mmol/L（201～219mg/dL）。升高值：>5.72mmol/L（>220mg/dL）。

2）以血中 LDL 胆固醇（而非总胆固醇含量）水平衡量，也分为 3 个范围：理想值：<3.12mmol/L（<120mg/dL）。边缘升高值：3.15～3.61mmol/L（121～139mg/dL）。升高值：>3.64mmol/L（140mg/dL）。

3）以血甘油三酯水平衡量，分为 2 个范围：理想值：<1.70mmol/L（150mg/dL）。升高值：>1.70mmol/L（150mg/dL）。

（2）注意临床症状与体征

1）黄色瘤：原发性高脂血症早期没有症状，所以不易早期发现，当出现黄色瘤时，提示患有高脂血症。

黄色瘤是一种异常的局限性皮肤隆起，其颜色可为黄色、橘黄色或棕红色，多呈结节、斑块或丘疹形状，质地一般柔软。根据黄色瘤的形态、发生部位，一般可分为：

肌腱黄色瘤：是一种特殊类型的结节状黄色瘤，发生在肌腱部位，常见于跟腱、手或足背伸侧肌腱、膝部股直肌和肩三角肌肌腱等处，为圆或卵圆形质硬皮下结节，与皮肤粘连，边界清楚。这种黄色瘤常是家族性高胆固醇血症较为特征性的表现。

掌皱纹黄色瘤：是一种发生在手掌部的线条状扁平黄色瘤，呈橘黄色轻度凸起，分布于手掌及手指间皱褶处。

结节性黄色瘤：发展缓慢，好发于身体的伸侧，如肘、膝、指节伸侧以及髋、踝、臀等部位，为圆形结节。其大小不一，边界清楚，早期质地较柔软，后期由于损害纤维化，质地变硬。

结节疹状黄色瘤：好发于肘部四肢伸侧和臀部，皮损常在短期内成批出现，呈结节状，有融合趋势，疹状黄色瘤常包绕着结节状黄色瘤。瘤上皮肤呈橘黄色，常伴有炎性基底。

疹性黄色瘤：表现为针头或火柴头大小丘疹，橘黄或棕黄色伴有炎性基底。有时口黏膜也可受累。主要见于高甘油三酯血症。

扁平黄色瘤：见于眼睑周围，又有睑黄色瘤之称，是较为常见的一种黄色瘤。表现为眼睑周围处发生橘黄色略高出皮面的扁平丘疹状或片状瘤，边界清楚，质地柔软。泛发的可波及面、颈、躯干和肢体，为扁平淡黄色或棕黄色丘疹，几毫米至数厘米大小，边界清楚，表面平滑。此种黄色瘤常见于各种高脂血症，也可见于血脂正常者。

高脂血症时黄色瘤的发生率并不十分高，所以多数高脂血症患者并无黄色瘤发现。

2）视力下降：高脂血症可引起视网膜血栓形成。

3）头晕：头晕可以出现在很多疾病中，是各种高脂血症的常见症状之一。产生的主要原因是长期的脑动脉硬化及血液黏稠度增高导致的脑部缺血缺氧。

4）心绞痛：心绞痛是高脂血症合并冠心病时的常见症状之一。产生的主要原因是长期的冠状动脉硬化及血液黏稠度增高导致的心肌缺血缺氧。

5）腹痛：反复发作的饱餐后短暂腹痛可见于高脂血症导致的肠系膜动脉硬化性胃肠缺血，高脂饮食后急性发作的持续性中上腹痛多为急性胰腺炎。

6）肢体乏力疼痛：肢体乏力或伴活动后疼痛，可见于长期高脂血症导致的闭塞性动脉硬化。

3. 分型

高脂血症根据胆固醇和甘油三酯的高低组合不同，可分为以下 5 种类型：

Ⅰ型高脂蛋白血症：主要是血浆中乳糜微粒浓度增加所致。

Ⅱa 型高脂蛋白血症：血浆中 LDL 水平单纯性增加。血浆外观澄清或轻度混浊。

Ⅱb 型高脂蛋白血症：血浆中 VLDL 和 LDL 水平均有增加。血浆外观澄清或轻度混浊。

Ⅲ型高脂蛋白血症：又称为异常 β 脂蛋白血症，主要是由于血浆中乳糜微粒残粒和 VLDL 残粒水平增加。

Ⅳ型高脂蛋白血症：血浆中 VLDL 水平增加。

【饮食宜忌】

1. 饮食宜进

（1）饮食原则

1）由于年龄、性别、体重、工作与体力劳动负荷、生理条件等差异，对膳食的需要也各不相同。合理的膳食能量供应通常可按下列生理需要计算：

①基础代谢所必需的能量（指清醒、静卧、空腹和无情绪紧张状态下所需能量），基础代谢所需能量计算公式为：基础代谢能量＝体重（kg）×24kcal/d。

②食物的特殊动力作用能量消耗（指食物消化、吸收、代谢过程中的能量消耗）约占食物提供总热卡的10%。

③补充活动时的额外消耗，坐着工作需要在基础代谢基础上增加30%，中度和重度体力活动分别需要增加40%和50%，相应的能量需要又与体重成比例。

2）治疗高胆固醇血症，仍将血清LDL-c视为降低胆固醇治疗的主要目标。根据血清LDL-c水平、要达到的降低LDL-c的目标，以及是否患有冠心病，选择饮食疗法的标准与目标也不同，分如下3类：

①无冠心病或其他动脉粥样硬化症，伴有两种以下其他冠心病危险因素者，开始饮食疗法的血清LDL-c水平为≥4.1mmol/L，达到降低目标为<4.1mmol/L。

②无冠心病，伴有两种及两种以上其他冠心病危险因素者，选择血清LDL-c标准为≥3.4mmol/L，达到降低目标为<3.4mmol/L。

③患有冠心病者，选择血清LDL-c标准为≥2.6mmol/L，达到降低的目标为<2.6mmol/L。

3）对已患冠心病或其他动脉粥样硬化症患者，一开始就采用饮食治疗第二级方案，如能达到治疗目标，可维持此种方案，否则应考虑药物治疗。

①饮食治疗高胆固醇血症的第一级控制方案。

总脂肪<30%总热卡。其中饱和脂肪酸占总热卡8%~10%；多不饱和脂肪酸占总热卡7%~10%；单不饱和脂肪酸占总热卡10%~15%。

碳水化合物占总热卡50%~60%。

蛋白质占总热卡10%~20%。

胆固醇摄入量<300g。

总热卡达到和保持理想体重。

②饮食治疗高胆固醇血症的第二级控制方案。

总脂肪<30%总热卡，其中饱和脂肪酸<7%总热卡；多不饱和脂肪酸占总热卡7%~10%；单不饱和脂肪酸占总热卡10%~15%。

碳水化合物占总热卡50%~60%。

蛋白质占总热卡10%~20%。

胆固醇摄入量<200g。

总热卡达到和保持理想体重。

4）低胆固醇食物：一般来讲，植物类食品均为低胆固醇食品。在动物类食品中，每100g食品所含胆固醇在100mg以下的有：海蜇、人乳、鲜牛乳、酸奶、脱脂牛乳粉、海参、牛蹄筋、蛤蜊、火腿肠、瘦牛肉、兔肉、小泥肠、瘦羊肉、全脂牛乳粉、海鳗、带鱼、蛇肉、瘦猪肉、鸡肉松、盐水鸭、鲤鱼、田鸡腿、熟猪蹄、草鱼、大黄鱼、北京烤鸭、猪油、广东香肠、鸭、鲢鱼。

5）降血脂食物：下列食品具有一定的降低血中胆固醇作用，因此，在制作药膳时，可根据自己的病情、经济状况选择使用。

①豆类：豆类包括大豆（黄豆、黑豆、青豆、红豆等）、蚕豆、豌豆、赤豆、绿豆等，它们含有丰富的营养物质，是蛋白质的良好来源。尤其是大豆，每100g中约含蛋白40g，其他豆类如蚕豆、绿豆、赤豆等，每100g中也有20～25g蛋白质。研究表明，经常食用豆类及其制品，可使血中胆固醇含量显著降低。

②蕈类：香菇、木耳自古以来被我国人民视为素食佳品。实验研究表明，香菇、木耳可降低动物血清和肝脏胆固醇含量，防止动脉壁脂质沉积和动脉粥样硬化斑块的形成。但应注意，木耳的有效成分主要为水溶性部分，香菇的作用菌帽大于茎部。

③洋葱、大蒜：每日食用1个中等大小的洋葱，即能降低血中胆固醇，是防治心血管疾病的好办法。大蒜也可使血中胆固醇含量降低，使主动脉脂质沉着减少。由于大蒜对胃有刺激作用，对合并有胃及十二指肠溃疡或慢性胃炎、胃酸过多者最好少吃或不吃。

④海鲜：华盛顿大学马丁·契尔兹教授证实，低脂肪的海鲜食品（如海蜇、螃蟹、海参、牡蛎、蛤肉等）能使人体血中胆固醇的含量降低9%左右。

⑤海鱼：鱼类，特别是海鱼含有大量多不饱和脂肪酸，可降低血中胆固醇含量。普查资料表明，冠心病患病率最低者，首推沿海渔区居民，这无疑与他们长期吃海鱼有关，生活在格陵兰岛上的爱斯基摩人的食品以海豹肉、鲸鱼和其他海鱼为主，患心脏病者极少。鱼油还能被人体中的酶分解成多种化学物质，在人体内起到止痛、消炎、抗高血压和抗凝血的作用。不过，只有生活在温度较低的海水中的沙丁鱼、鲭鱼、蛙鱼、鲱鱼、马鲛鱼、大马哈鱼和金枪鱼等才含有这种能降低胆固醇的鱼油。

⑥植物油：含有不饱和脂肪酸，能降低血中胆固醇，尤以芝麻油、玉米油为佳，花生油、椰子油次之。

⑦玉米麸皮：临床试验发现，玉米麸皮可使受试者血液中的甘油三酯降低，胆固醇也可降低。

⑧脱脂牛奶、酸乳酪：许多人担心喝了牛奶会增加血中胆固醇，其实这是没有科学根据的。牛奶本身虽含有一定的胆固醇，但又含有能降低胆固醇的物质，这种物质进入人体内，便能有效地抑制胆固醇生物合成，远远超过了由牛奶本身所带入人体内的胆固醇量。医学家们发现，一个长期饮用脱脂牛奶或酸乳酪的人，其胆固醇含量比一般人少50%。

⑨冬瓜：由于其含水量大，热能低，既能减肥，又能降低血中胆固醇，促进体内脂肪消耗。体内积存的过量水分也因冬瓜利尿的作用而能被及时排出，所以冬瓜对中

老年肥胖者尤其有益。

⑩苹果、葡萄：它们也含有降胆固醇物质。曾有人进行过这样的观察：30位中年男女在1个月中每日吃两三个苹果，结果80%的人血中胆固醇降低，有一半人降低10%以上。

此外，近年来科学家们在大麦、玉米、胡萝卜、茄子、橄榄油等食物中也发现了可以帮助降低胆固醇的化学物质。

（2）药膳食疗方

①蘑菇青菜：鲜蘑菇250g，青菜心500g。将蘑菇和青菜心拣洗干净后切片，入油锅煸炒，并加入精盐、味精等调料后食用。具有清热平肝、降脂降压功能，适用于高脂血症、高血压及冠心病等。

②荠菜冬笋：冬笋300g，去壳、根，切片，荠菜150g，拣洗干净。油锅煸炒，并加入精盐等调料。该方清热利水、降脂降压，适用于高脂血症、高血压、水肿、便血、尿血等症。

③竹笋莲子：干竹笋25g，鲜莲子50g。先将竹笋水发后切成斜块，鲜莲子刷去皮衣，再入油锅一起煸炒。本方降脂降压，健脾清心，适用于高血压、高脂血症及五心烦热、头晕神疲等。

④柏子仁烧香菇：水发香菇250g，柏子仁100g，入油锅翻炒并加入盐、味精等调料。本方有降脂降压、养心安神作用，适用于高脂血症、冠心病、高血压等。

⑤玉米须豆腐汤：玉米须100g，豆腐300g，水发香菇50g。先将玉米须煮汤取汁，再将豆腐、香菇放入，加盐、味精等调料一起煮汤后食用。具有清热利水、降脂平肝作用，适用于高脂血症、高血压、水肿、黄疸等。

⑥芦笋冬瓜汤：芦笋250g，冬瓜300g，再加入盐、味精等调料一起煮汤后食用。具有降脂降压、清热利水、抗癌解暑等作用。适用于高血压、高脂血症，以及各种肿瘤、夏季发热、口渴尿少等。

⑦西湖莼菜汤：水浸莼菜200g，水发香菇50g，竹笋250g，去皮、根，再加适量的盐、味精等调料一起煮汤食用。可降脂降压、利水抗癌，适用于高血压、高脂血症，以及各种肿瘤等。

⑧荸荠烧香菇：荸荠250g，去皮，切片，水发香菇100g，入油锅翻炒，并加入盐、糖、味精等调料即成。具有和血化痰、降脂理气作用，适用于冠心病、高脂血症、高血压等。

2. 食物禁忌

（1）少食或禁食下列食物

1）每100g动物类食品含胆固醇量超过100mg的有：甲鱼、大马哈鱼、鸡爪、鸡、肥猪肉、鲜贝、海虾、火腿、海蟹、黄鳝、鲫鱼、肥牛肉、牛油、肥羊肉、田螺、鸡腿、猪肚、奶油、鸡肫、河鳗、对虾、炸鸡。

2）每100g动物类食品含胆固醇量超过200mg的有：蝎子、扒鸡、墨鱼、河虾、鲍鱼、河蟹、鱿鱼、黄油。

3）每100g动物类食品含胆固醇量超过300mg的有：干贝、猪肾、鸡肝。

4）每100g动物类食品含胆固醇量超过400mg的有：虾皮、鲜蟹黄、猪肝、鸡肝（肉鸡）、淡菜。

5）每100g动物类食品含胆固醇量超过500mg的有：熟鹌鹑蛋、鸡蛋、白水羊头肉。

6）每100g动物类食品含胆固醇量超过600mg的有：松花蛋（鸭）、咸鸭蛋。

7）每100g动物类食品含胆固醇量超过1500mg的有：鸭蛋黄、鸡蛋黄、猪脑。

（2）忌暴饮暴食 暴饮暴食后，胃内容物骤增，胃扩大、横膈肌上提，可妨碍心脏的收缩功能。胃内过多的食物又可刺激迷走神经兴奋，抑制心脏窦房结的起搏作用，使心率减慢，引发心脏急症。

（3）忌摄入过多含铅食物 据资料表明，铅摄入过多的人群本病发生率较高，因此推测本病的发生与铅有关。

（4）忌经常摄入过多的动物性脂肪和含饱和脂肪酸的植物油 这些食物有肥肉、奶油、骨髓等，长期食用，可引起高脂蛋白血症，促使脂质沉积，形成动脉粥样硬化，加重病情。

（5）忌长期食用高热能食物 高热能食物（如巧克力等）可致肥胖，引起脂质代谢紊乱，诱发动脉粥样硬化。

（6）忌食入水果、蔬菜不足 水果、蔬菜中含有大量维生素，可使胆固醇氧化为胆酸排出体外，起到软化血管的作用。因此，本病患者应多食水果、蔬菜，调节膳食，否则不利于身体康复。

（7）忌喝鸡汤 鸡汤具有很高的营养保健价值，但本病患者不宜服用。因患者血液中胆固醇含量较高，鸡汤中的脂肪易被吸收，多喝鸡汤会促使胆固醇进一步升高，加重动脉硬化的程度。

【药物宜忌】

1. 西医治疗

（1）常用降脂药用法 洛伐他汀（美降脂、乐瓦停、洛之达、洛特、美维诺林、美降脂、脉温宁）。口服，开始剂量1次20mg，每日1次，晚餐后服用。必要时于4周内调整剂量。最大剂量1日80mg，1次或分2次服。

普伐他汀（普拉司丁、萘维太定、帕伐他丁、普拉固、美百乐镇、帕瓦停）。口服，1日10mg，分2次服，可根据情况增量至1日20mg。

辛伐他汀（新伐他汀、斯伐他汀、舒降之、舒降脂、塞瓦停）。口服，1次10mg，每日1次，晚餐后服，必要时于4周内增量至1日1次40mg。

阿昔莫司（吡莫酸、氧甲吡嗪、乐脂平）。口服，1次250mg，1日2~3次。

氯贝丁酯（氯苯丁酯、氯贝特、降脂乙酯、安妥明、祛脂乙酯、冠心平）。口服1次0.25~0.5g，1日3次，饭后服。

吉非贝齐（二甲氧戊酸、吉非罗齐、吉非洛齐、诺衡、洁脂、博利脂）。口服，1

次 100mg，每日 2～3 次。

苯扎贝特（必降脂、康脂平、必降脂缓释片）。口服，每次 0.2g，每日 3 次。

泛硫乙胺（潘托新、潘特生）。口服，1 次 30～60mg，1 日 3 次。

海鱼油（多烯康、脉络康、鱼油烯康）。口服，每次 2g，每日 3 次。

血脂康，每次 2 粒，每日 2 次，早晚饭后服用；或每日 3 粒，晚饭后一次服用。血脂正常后可用维持剂量，每日 2 粒，晚饭后服用，疗程 4～8 周。

考来烯胺（消胆安、降胆敏、硝胆胺脂），每次服粉剂，4～5g，1 日 3 次。

谷维素，用量为每次 100mg，每天 3 次，2 周为 1 疗程。

亚油酸，每次 1～2 丸，每日 3 次，饭后服。

（2）血浆净化疗法　血浆净化法是非药物降胆固醇方法，亦称血浆分离法，意指移去含高浓度脂蛋白的血浆，所以也称之血浆清除法。

（3）手术治疗　可采用部分回肠末端切除术，门-腔静脉分流吻合术。

2. 中医治疗

（1）辨证治疗

1）痰浊阻滞

主症：身重乏力，形体肥胖，胸闷或痛，纳呆腹胀，咳嗽有痰。舌红苔腻，脉弦滑。

治法：化痰浊，健脾运，调血脂。

方药：温胆汤加减。

法半夏 12g，茯苓 10～15g，陈皮、山楂、竹茹各 10g，甘草 6g，白金丸（分服）、胆南星、白术各 6～10g。

2）湿浊困脾

主症：头身沉重，脘腹胀闷，肢体倦怠，纳呆恶心，尿少便溏，甚或水肿，面色青黄。舌体胖大，边有齿痕，苔腻，脉沉缓。

治法：利湿降浊，健脾调脂。

方药：胃苓汤加减。

陈皮、厚朴、苏叶各 6g，苍术、猪苓、车前子各 10g，茯苓 15～20g，泽泻 12g，甘草 3g。

偏于湿热者，加薏苡仁 15g，荷叶 10g；偏于寒湿者，加藿香或桂枝 6g。

3）气滞血瘀

主症：胸闷憋气，胸背疼痛，痛处固定，两胁撑胀或痛。舌质暗或紫暗有瘀点，苔薄，脉弦或涩。

治法：化瘀理气调脂。

方药：血府逐瘀汤加减。

当归、生地黄、山楂、丹参各 15g，川芎、赤芍、白芍、桃仁、枳实、牛膝、桔梗、蒲黄各 10g，柴胡 3～10g，甘草、红花各 6g，大黄 6～10g。

4）脾肾两虚

主症：体倦乏力，腰酸腿软。苔薄白，脉沉细或迟。

治法：健脾补肾调脂。

方药：清脂汤加减。

何首乌、女贞子、生地黄各 15g，菟丝子、黑芝麻各 12g，淫羊藿、杜仲、泽泻、党参、白术各 10g。

5）肝肾阴虚

主症：体倦乏力，腰膝酸软，头晕耳鸣，目涩口干，五心烦热。舌红苔少，脉沉细或数。

治法：滋肾养肝调脂。

方药：一贯煎合杞菊地黄丸加减。

枸杞子、生地黄、山药各 15g，麦冬 12g，当归、沙参、山茱萸肉、黄精、茯苓各 10g，菊花 12g，牡丹皮 5～10g，川楝子 3～6g，泽泻 6～10g。

6）肝郁化火

主症：烦躁易怒，面红目赤，头痛头晕，口燥咽干，尿黄便干。舌红苔黄或腻，脉弦数。

治法：清肝泻火调脂。

方药：龙胆泻肝汤加减。

龙胆草 3～6g，炒山栀子、木通各 6～10g，黄芩、生地黄各 15g，柴胡、车前子、泽泻、当归、甘草、决明子各 10g。

兼湿者，加茵陈 15g，薏苡仁 15g。

7）胃热腑实

主症：形胖体实，大便常秘结，消谷善饥，喜食原味，口渴欲饮。舌红苔黄厚腻，脉弦有力。

治法：通腑泄热。

方药：大承气汤加减。

生大黄、厚朴、枳实、生甘草各 10g，芒硝 6g，全瓜蒌 10～20g，生地黄、生何首乌各 15g。

高脂血症往往虚实夹杂，以上证型常常兼而有之。邪实者，易痰瘀互结，故临床应痰瘀同治。此外，有少数患者并无自觉症状，应辨病施治。

（2）验方

1）降脂灵片：含何首乌、泽泻、荷叶、金樱子、山楂、草决明、桑寄生、木香等。每片含生药 1.17g。每次 2 片，每日 3 次，3 个月为 1 个疗程。有降 TG 和 TC 作用。对肝肾阴虚、肝阳偏亢型疗效较好。

2）降脂合剂：何首乌、丹参、茵陈、桑寄生、山楂、草决明各 30g，每日 1 剂，服用 1～2 个月，对 Ⅱa、Ⅱb、Ⅲ、Ⅳ 型高脂蛋白血症均有一定疗效。有腹泻、肠鸣等不良反应。

3）降脂汤：何首乌 15g，枸杞子 10g，草决明 30g，水煎，分 2 次服，疗程 2 个月。降 TC 作用最好，而对降甘油三酯作用不明显。

3. 药物禁忌

（1）阿司匹林

1）忌饭前服用阿司匹林：阿司匹林对胃黏膜有刺激作用，如空腹服用，药物直接与胃黏膜接触，可加重胃肠反应。因此，应在饭后服用。

2）忌用茶水服用阿司匹林：因茶叶中含有鞣酸、咖啡因及茶碱等成分，而咖啡因有促进胃酸分泌的作用，可加重阿司匹林对胃的损害。

3）忌果汁冲服阿司匹林：果汁中的果酸易导致药物提前分解或溶化，不利于药物在小肠内的吸收，而大大降低药效，并且阿司匹林对胃有刺激性，而果酸则可加剧本品对胃壁的刺激，甚至可造成胃黏膜出血。

4）服阿司匹林忌过食酸性食物

因为阿司匹林对胃黏膜有直接刺激作用，与酸性食物（醋、酸菜、咸肉、鱼、山楂、杨梅等）同服可增加对胃的刺激。

5）服阿司匹林忌饮酒

在应用阿司匹林治疗本病时，不应在用药期间饮酒，否则会引起胃黏膜屏障的损伤，以至胃出血。

（2）安妥明不宜与速尿合用　安妥明与速尿合用，可出现尿量明显增加、肌肉僵硬、腹痛、腰部疼痛及全身不适。其机理尚不清，多尿可能由于安妥明竞争性取代速尿而与血浆白蛋白结合，使血浆中游离速尿浓度增高所致。肌肉综合征偶见于安妥明的副反应，也可能由于利尿后失钾钠所致。两药合用后，安妥明半衰期由 12 小时增至 36 小时，药物在体内蓄积可能是加重副反应的原因。

（3）非诺贝特慎与抗凝血药同服　非诺贝特、环丙贝特、苄氯贝特有增强抗凝血药的作用，当与抗凝血药，如香豆素及其衍生物、维生素 K 等药物合用时，抗凝血药的剂量应适当减少，否则易引起出血。

（4）环丙贝特忌与单胺氧化酶抑制剂及有肝脏毒性的药物同用　单胺氧化酶抑制剂如去甲肾上腺素、优降宁、麻黄素、胍乙啶、甲基多巴等，以及有肝脏毒性的药物如心舒宁，应避免与环丙贝特同用，以免引起或增加本品的副作用。

（5）烟酸类药慎与神经节阻断药合用　因烟酸类药物能增强神经节阻断药（如美加明、三甲硫吩等）的降压作用，故二者应避免合用，以防产生体位性低血压。

（6）洛伐他汀

1）洛伐他汀忌与免疫抑制剂、吉非罗齐、烟酸合用：因洛伐他汀与免疫抑制剂（如环孢霉素等）、吉非罗齐及烟酸合用可引起肌病。

2）洛伐他汀慎与红霉素合用：因二者同时应用可能引起肾功能损害。

余参见动脉粥样硬化。

四、高血压急症

【概述】

高血压急症是高血压患者血压突然急剧升高，同时伴有心、脑、肾、视网膜等重要靶器官功能损害的一种严重危及生命的综合征。

临床上根据高血压急症有无急性心、脑、肾和视网膜等靶器官损害分为两大类。一类是并发急性靶器官损害的高血压急症，常见的有高血压危象、高血压脑病、高血压伴发急性肺水肿、高血压合并夹层动脉瘤、子痫或先兆子痫、高血压合并急性心肌缺血综合征、嗜铬细胞瘤危象、高血压性脑卒中（脑出血、蛛网膜下腔出血或脑梗死）；突然停用可乐宁等降压药或重度烧伤等，这类急症病情凶险，必须在1小时内采取迅速有效的降压措施。另一类是没有急性靶器官损害的高血压急症，可以允许在24小时内将血压降低，包括急进型或恶性高血压、围手术期高血压等。

1. 病因

高血压急症病因复杂，可见于高血压和某些继发性高血压，其发病率占高血压患者的5%左右。

发生高血压急症的病因有基础病因和诱发因素两个方面。

（1）基础病因 ①缓进型或急进型高血压。②多种肾性高血压，包括肾动脉病变、急性和慢性肾小球肾炎、慢性肾盂肾炎、肾脏结缔组织病变所致的高血压。③嗜铬细胞瘤。④妊娠高血压。⑤急性主动脉夹层动脉瘤和脑出血。⑥卟啉病（紫质病）。⑦颅外伤。

（2）诱发因素 ①寒冷刺激、精神创伤、情绪激动、过度疲劳。②服用单胺氧化酶抑制剂治疗的高血压病人进食富含酪胺的食物，如干酪、扁豆、腌鱼、红葡萄酒和啤酒等。③突然停服可乐宁、β受体阻滞剂等。④内分泌失调，如经期或绝经期，应用拟交感神经药物后发生节后交感神经末梢的儿茶酚胺释放。

高血压急症的发生是在高血压病程中，在诱发因素的作用下，人体产生一系列病理生理改变。

2. 临床特点

（1）高血压危象 高血压危象指在高血压基础上发生暂时性全身细小动脉强烈痉挛，导致血压急剧升高并引起一系列临床综合征。高血压危象往往突然起病，具有特征性临床表现，一般不难做出诊断。

1）有高血压病史，无论是原发性高血压，还是继发性高血压均可以发生。

2）常有明确的诱因，如精神刺激、寒冷、过劳、内分泌失调等。

3）突然性血压升高，以收缩压升高更加明显，收缩压常升至26.7kPa（200mmHg）以上，舒张压也增高到14.7kPa（110mmHg）以上。

4）相应靶器官急性损伤的表现：当前庭和耳蜗内小动脉痉挛时，可产生耳鸣、眩晕、恶心、呕吐、平衡失调和眼球震颤等；视网膜小动脉痉挛时，会出现视物模糊、偏盲、黑蒙，眼底检查发现视网膜渗出、出血和视神经乳头水肿；肠系膜动脉痉挛可出现腹部绞痛；冠状动脉痉挛可出现心前区不适甚至心绞痛，还可以出现心力衰竭及心律失常，心电图检查有心肌缺血表现；肾小动脉痉挛时，出现尿频、排尿困难或尿少，如果有肾功不全，则出现全身性水肿，血液化验可见血浆肌酐和尿素氮浓度升高；脑部小动脉痉挛时可出现短暂性脑缺血的症状，如一过性感觉过敏、半身麻木、偏瘫、失语，严重的会有短暂精神障碍，但一般多无明显的意识障碍。

5）自主神经功能紊乱的表现，如烦躁不安、多汗、心悸、口干、手足发颤、皮肤潮红或面色苍白及异常兴奋等。

6）病变具有可逆性，发作常历时短暂，处理及时可迅速恢复。

（2）高血压脑病　高血压脑病是在高血压病程中发生急性脑血液循环障碍，引起脑水肿和颅内压增高而产生的一系列临床表现。高血压脑病可发生于任何类型的高血压，在原发性高血压病中的发生率约为1%。约10%的高血压脑病患者并发心、肾功能危象。

1）脑水肿和颅内高压的症状：头痛为高血压脑病的早期症状，多与血压升高及颅内压增高有关，紧张、咳嗽、用力时加重，用降压药和降颅压药后可缓解，常伴有恶心、呕吐。头痛数小时，甚至1~2天后出现烦躁不安、兴奋或精神萎靡、嗜睡或木僵等意识障碍，进一步会出现昏迷，但程度不深。有时还会出现强笑、定向障碍、判断力障碍、冲动行为，也有精神错乱症状。少数患者有暂时性失语、偏瘫、偏身麻木、听力困难等。

2）动脉压升高：原来有血压高的患者，发病前血压急剧升高，舒张压往往在16kPa（120mmHg）以上，平均动脉压在20~26.7kPa（150~200mmHg）。妊娠毒血症造成的子痫患者及急性肾小球肾炎的儿童，脑病发作时，血压可以很高，也可以不很高（收缩压可不高于24kPa，舒张压可不高于14.6kPa）。

3）惊厥：也称癫痫样发作，发病率在10.5%~41%。发作时神志丧失、肢体痉挛、双目上视、口吐白沫、呼吸暂停，并有尿失禁或舌头被咬破，历时数秒至数分钟，可反复发作，最后发展成癫痫持续状态。

4）眼底检查：可见视神经乳头水肿、渗出、出血。

（3）高血压合并急性肺水肿　严重的血压升高伴发急性、重度的肺淤血时，情况异常紧急和凶险。临床上可见病人端坐位，呼吸快而不表浅，大汗淋漓，烦躁不安，咳粉红色泡沫样痰，血压升高，口唇发绀，颈静脉怒张，心率加快，第一心音低钝，心尖部收缩期杂音，舒张期奔马律，两肺满布干湿啰音。胸部X片有肺水肿倾向。心电图有左室肥厚劳损，或心肌缺血表现。

（4）高血压合并急性心肌缺血综合征　高血压是冠心病的主要危险因素之一。严重的高血压时，由于周围血管阻力增加，心肌耗氧量增加，而发生心肌缺血、缺氧。患者可以出现心绞痛，甚至发生急性心肌梗死。临床通过询问病史和心电图检查可以做出诊断。

（5）高血压合并主动脉夹层动脉瘤　主动脉夹层血肿与高血压有关，多发生于中年男性患者。临床上主要表现为剧烈的胸痛和（或）上背部疼痛。可向上臂或上腹部放射，疼痛性质为撕裂样；颈动脉受累可导致脑缺血，出现晕厥；冠状动脉受累，可发生急性心肌梗死；脊髓动脉受累，可引起瘫痪；少数病人可出现急性心包填塞。胸部 CT 为首要的检查手段。胸部 X 片可发现纵隔影增宽，主动脉非同寻常地扩大，可有少量胸腔积液，一般无肺淤血征象。

（6）高血压合并急性脑卒中　血压愈高发生脑卒中的机会愈多。没有很好控制血压的高血压患者，常常因脑卒中和高血压而急诊。在临床上高血压合并脑出血、蛛网膜下腔出血或脑梗死比高血压脑病更多见。多数缺血性脑卒中的病人常没有持续的真正的血压升高，其血压升高的程度只是轻到中等程度，这种血压的升高有助于维持缺血区域的血液再灌注，对病人的临床过程无严重影响，几天内血压可自行下降。颅内出血的病情来势凶猛，血压通常明显升高，大多是继发于颅内压升高和交感神经兴奋性增强，血压升高又加重了颅内压升高及脑水肿，造成恶性循环。因此，要采取紧急降压措施。

（7）妊娠高血压综合征　妊娠期高血压分为慢性高血压、先兆子痫和子痫、慢性高血压加先兆子痫、一过性高血压。先兆子痫出现于大约3% ~ 5%的妊娠妇女，多见于初产妇，一般在妊娠 20 周后发生，表现为高血压、蛋白尿和水肿，或伴有凝血和肝功能的异常。先兆子痫如未得到恰当处理，出现头痛、视力障碍、反射亢进，以至抽搐，发生高血压脑病，称为子痫。先兆子痫和子痫对孕妇及胎儿造成极大危害，甚至生命危险，必须积极治疗。

【饮食宜忌】

1. 饮食宜进

（1）饮食原则　高血压病人在营养方面的特殊要求是：低热量、低脂肪、低胆固醇、低糖分、低盐分和高蛋白质、高维生素，以及适量的微量元素。

要达到上述合理营养的要求，就该提倡荤素混食、粮蔬混食、粗细混食和经常"调换花样"，不要偏食。

1）合理饮食：高血压病患者吃饭不宜过饱，禁暴饮暴食。饮食种类应齐全，营养素比例合理，不挑食，不偏食，适当运动，每餐饭量要根据本人体重和平日的饮食习惯而定。超重和肥胖者，应适当节制饮食，每餐只吃七八分饱，使体重保持在理想范围内。

2）可食用的食物

1）奶类：脱脂奶或低脂奶。

2）蔬菜类：各种新鲜蔬菜，如芹菜、番茄、茄子、菠菜、荠菜、豌豆等。

3）水果类：各种新鲜水果及果汁，如苹果、山楂、西瓜、桃、香蕉等。

4）主食类：米饭、馒头、面条等。

5）油脂类：植物油，如色拉油、橄榄油、红花子油、玉米抽、核桃油、菜子油等。

6）调味品：糖（不宜过多）、醋、蒜、葱、淀粉、肉桂、五香粉、杏仁露等。

3）合理进补

①肝血不足、肾阴虚的高血压，表现为头昏眼花、眼涩羞明、心烦失眠、口苦咽干等症者，可选用生地、百合、银耳、葛根、枸杞、五味子、莲子、桂圆肉等补之，以滋阴养血、平抑肝阳。

②脾气虚弱、肾阳不足者，表现为头目眩晕、心悸气短、腰酸体软、食欲不振者，可适当选用黄芪、党参、山药、茯苓、杜仲、红枣等补之，以调整机体气血阴阳。

③高血压的控制和治疗应从调整中枢神经系统、降低血压、改善体内胆固醇代谢、预防和减轻动脉硬化及降低血脂等方面着手，食疗食补的方法常可收到满意的降压降脂的效果。食疗食补的关键是控制和减少脂肪、高糖、高胆固醇类食物的摄取，控制体重和降低血脂。适当地多吃鱼类、大豆制品、蔬菜水果和杂粮等，这类食物中富含蛋白质、维生素、微量元素和纤维素，具有降低血脂血压、维护血管功能、防治心脑血管病的作用。

④适当地选择食用一些具有降压降脂作用的食物，如蜂蜜、紫菜、海带、海蜇、海参、芹菜、洋葱、荠菜、大蒜、茭白、荸荠、食醋等。按照中医学"药食同源"的理论，根据高血压病的实际情况，无论是轻型或是重型高血压病患者，进补应以食补为主，药补次之，药食兼补。

4）搭配饮食：高血压病人，应根据自己饮食特点选用所喜欢的食物。三餐的热量分配应为：早餐占30%、午餐占40%、晚餐占30%。具体饮食疗法应做到以下几点：

①尽量减少脂肪类饮食。

②早餐应少吃油条、油饼等油炸食品，而馒头、面包、面条、米粥、去脂牛奶及豆浆，均是较好的膳食。

③常吃豆腐及豆制品、豆芽、新鲜蔬菜、水果、瘦肉、鱼、鸡等，若无高脂血症，每日可食一个鸡蛋。

④饮食不宜过饱，每餐控制在八成饱即可，过饱伤胃，增加心血管负担，加重病情，怕浪费，把油汤吃下去，则更不可取。

⑤饭后不要立即躺下，至少活动半小时。

⑥浓茶、咖啡可使大脑兴奋，对心脏有刺激，可使血压升高，胃肠功能亢进，饮料、水果罐头含糖较多，均宜节制。

5）辨证食疗方

①肝气郁结

症见：头重，头痛，头晕，头目不清，胸闷胁痛，腹胀嗳气，抑郁不乐，多疑善虑，多梦易醒，口苦心烦，小便黄，舌苔白腻，脉沉弦。

方1　柴胡疏肝粥：柴胡、白芍、香附、枳壳、川芎、菊花、甘草各10g，粳米100g，白糖适量。上药加水适量煎煮，去渣取汁，然后加入洗净的粳米煮成粥，入糖调味即可。每日1剂，早、晚温服。

功效：疏肝解郁，理气宽中。适用于高血压病肝气不疏、郁而化火，症见头目眩晕，胸闷不舒，胁胀痛，纳少者。

方2　佛手夏枯草兔肉汤：佛手12g，夏枯草30g，大枣5枚，青皮3g，兔肉100g，食盐、味精适量。兔肉洗净，斩成小块，其余用料洗净备用。将全部用料一起放入锅内，加水适量，文火煮2~3小时，去药渣，加调味品。每日1剂，食肉饮汤。

功效：疏肝理气，清热解毒。适用于高血压病肝郁化热，症见头目眩晕，胸闷不舒，胁胀痛，口苦心烦者。

②肝火上炎

症见：头痛，头热，头胀，眩晕，面红目赤，急躁易怒，耳鸣耳聋，口苦咽干，小便黄赤，舌红苔黄，脉弦数。

方1　芹菜粥：芹菜连根120g，粳米250g，食盐、味精少许。将芹菜连根洗净，切成2cm小段备用，把粳米淘洗干净，同芹菜一同放入锅内，加水适量，用武火烧沸，再用文火熬至米烂成粥。再加入适量调味品即可。每天早、晚餐食用，连服7~8日为1个疗程。

功效：清热平肝，降脂降压。适用于高血压病及冠心病伴高胆固醇血症。

方2　冬瓜粳米粥：冬瓜500g，粳米100g。将冬瓜洗净，去皮及子，瓜肉切碎，放入家用果汁机中搅打成糜糊，盛入碗中备用。将粳米淘净后放入砂锅，加适量水，中火煨煮成稠粥，粥将成时加冬瓜糜糊，拌匀，加葱花、姜末、精盐、味精调味，再煮沸即成。早、晚分服。

功效：清热解毒，利尿降压。适用于高血压病肝火上炎者。

③肝经风热

症见：剧烈头痛，头胀头痛，口干口苦，肢麻拘急，鼻塞恶风，颈项不适，舌苔薄黄，脉浮弦或浮数。

方1　菊花荠菜兔肉汤：兔肉250g，菊花30g，荠菜120g，生姜4片。将荠菜去根、杂质，洗净；菊花洗净；兔肉洗净，切块，去油脂，用沸水焯去血水。把兔肉与生姜一起放入锅内，加清水适量，文火煮约1.5小时至兔肉熟烂，再加入荠菜、菊花煮半小时，去菊花、荠菜渣，调味即可。随量饮汤食肉。

功效：清肝凉血，平肝息风。适用于高血压病、高脂血症之肝经风热，肝阳上亢者。症见头痛，眩晕，目赤而胀，脑中热痛，心胸烦闷，躁动易怒，口苦咽干，睡眠欠佳，舌红，脉弦有力。

方2　天麻炖兔肉：兔肉120g，制天麻15g，菊花30g，生姜3片。将天麻洗净，菊花除去杂质，兔肉洗净、切块，用沸水焯去血水。把全部用料一起放入炖锅内，加开水适量，炖锅加盖，文火隔水炖2小时，调味即可。随量饮汤食肉。

功效：清泄肝热，平肝息风。适用于高血压病肝经风热，肝阳上亢型。

④肝阳上亢

症见：头痛眩晕，耳鸣耳聋，面热升火，眼花目涩，失眠多梦，腰膝酸软，头重脚轻，大便干燥，舌红，脉弦或弦细。

方1　苦瓜芥菜瘦肉汤：猪瘦肉 125g，鲜苦瓜 250g，荠菜 60g。将猪瘦肉洗净，切片，用食盐、糖、淀粉腌过；鲜苦瓜去瓤，洗净，切片；荠菜去杂质、根，洗净。把荠菜放入锅内，加清水适量，文火煮 20 分钟，去渣，再加入苦瓜煮熟，然后下猪肉片，煮至肉刚熟，调味即可。随量饮汤食菜、肉。

功效：平肝明目，利水降压。适用于高血压病、高脂血症肝阳上亢型，症见心烦易怒，心悸失眠，口渴咽干，小便短少，或口舌生疮，或目赤肿痛，亦可用于糖尿病、急性结膜炎有上述表现者。对肾性高血压病疗效尤佳。

方2　枸杞芹菜鱼片汤：鲩鱼肉 60g，枸杞叶 250g，芹菜 120g，生姜 3 片，姜丝、食盐、生淀粉、花生油各适量。将枸杞叶洗净，摘叶；芹菜去根、叶洗净，切段；鲩鱼肉洗净，切片，用适量食盐、姜丝、淀粉、油拌匀。先将枸杞叶扎成一团，加适量清水，文火煮沸约 10 分钟，入鱼肉煮至刚熟，调味即成。随量饮汤食肉、菜。

功效：清热平肝，降压明目。适用于高血压病肝阳上亢型，症见头痛眩晕，目胀耳鸣，面红如醉，颈项强痛，口苦心烦，舌红，脉弦数。

⑤肝风内动

症见：头痛剧烈，头晕肢麻，颈项强硬，烦躁不安，手足抽搐，舌红苔黄，脉弦数，甚至出现突然昏倒，不省人事，肢体偏瘫，痰涎壅盛之中风。

方1　石斛钩藤粥：石斛 10g，玄参、钩藤（后下）各 12g，粳米 100g，白糖适量。将石斛、玄参洗净入锅，加水适量，煎煮 30 分钟，加入钩藤，再煎 10 分钟，去渣取汁，与淘洗干净的粳米同入锅中，加水煮成稠粥，调入白糖即成。早、晚分食，每月 1 剂。

功效：滋阴潜阳，养血息风。适用于高血压病肝肾阴虚、风阳上扰型。

方2　杞菊珍珠粥：珍珠母（先煎）50g，甘菊花 10g，枸杞子 15g，粳米 60g。先将珍珠母入锅加水适量，煎煮 30 分钟，再入菊花、枸杞子煮 30 分钟，去渣取汁，与淘洗干净的粳米同入锅中，加水煮成稀粥即成。早餐食用，或代饭常服。

功效：滋阴潜阳。适用于高血压、中风之肝肾阴虚、风阳上扰型。

⑥肾虚

a. 肾阴虚证

症见：头晕头痛，耳鸣耳聋，眼干唇燥，五心烦热，盗汗，便秘，舌红少苔，脉细数。

方1　杞菊地黄粥：熟地黄、枸杞子各 15g，甘菊花 10g，粳米 100g。先煎熟地黄、枸杞子，再入菊花煮 30 分钟，去渣取汁，与淘洗干净的粳米同入锅中，加水煮成稀粥即成。早餐食用，或代饭常服。

功效：滋阴补肾，清肝明目。适用于高血压病肝肾阴虚型。

方2　杞子山萸粥：山茱萸、枸杞子各 30g，粳米 60g。先将山茱萸、枸杞子入锅加水适量，煎煮 20 分钟，去渣取汁，与淘洗干净的粳米同煮成稀粥即成。早餐食用，或代饭常服。

功效：滋补肝肾。适用于高血压病肝肾阴虚型。

b. 肾阳虚证

症见：头痛头晕，耳鸣耳聋，腰膝酸软，畏寒肢冷，大便稀薄，小便清长，舌淡苔白，脉沉弱。

方 1　荸荠腰果溜鲜贝：腰果 50g，鲜贝肉 200g，西芹 100g，荸荠 50g，姜 5g，葱白 10g，精盐 3g，花生油 50g，味精 2g，鸡蛋 1 枚，生淀粉 5g，水淀粉 10g。将腰果放入温油锅中炸酥；鲜贝肉沥干水，切成片，加入精盐、生淀粉、蛋清腌制片刻；西芹洗净，切成 4cm 长的段；荸荠洗净，去皮，一切两半，与西芹同放沸水锅中焯透，捞出沥水；姜去皮，切片；葱白洗净，切段。将炒锅置武火上，加入花生油，烧五成热时，入鲜贝滑熟，捞出沥油；原锅重置火上，加油入姜、葱爆香，加入西芹、荸荠、鲜贝和匀，调入精盐、味精，用水淀粉勾芡，撒入腰果，翻炒即可装盘。佐餐，适量食用。

功效：补肾阳，降血压。适于高血压病肾阳虚型。

方 2　大枣海马芹菜汤：海马 1 支，芹菜 200g，大枣 10 枚，虾米 5g，蘑菇 8 个，精盐 2g，花生油 3g，姜、葱各 5g，味精 2g，高汤 500mL。将海马烘干，捣成细粉；大枣去核，切片；芹菜洗净，切段；虾米洗净；蘑菇洗净，切片；姜切片，葱切段。把炒锅置武火上，加入花生油，烧六成热时，入姜、葱爆香，加入高汤，烧沸，再把芹菜、大枣、海马粉、蘑菇、虾米、精盐加入锅内煮 5 分钟，调入味精即可。适量食用。

功效：补肝肾，降血压。适用于高血压病肾阳虚型。

c. 肾阴阳两虚证

症见：眩晕，耳鸣耳聋，五心烦热，或畏寒，下肢水肿，阳痿，遗精，夜尿频数，舌质淡胖，舌质淡嫩，脉沉。

方 1　核桃仁粳米粥：核桃仁 30g，粳米 100g。将核桃仁拣净，晒干或烘干，研成粗末，备用。将粳米淘净后放入砂锅，加水适量，小火煨煮成稠粥，粥将成时调入核桃仁末，拌匀，小火煮沸即成。早、晚分服。

功效：补虚益精，益肾降压。适用于高血压病阴阳两虚型。

方 2　巴戟天首乌炖鸡：老母鸡 500g，巴戟天 20g，制何首乌 15g，生姜 4 片。将老母鸡活杀，去毛、肠杂，洗净，去肥脂，切块，用沸水焯去血水，捞出沥干水分；巴戟天、何首乌、生姜洗净。把全部用料一起放入炖盅内，加沸水适量，炖盅加盖，文火隔水炖 2 小时，调味即可。随量饮用。

功效：补益肝肾，强壮筋骨。适用于高血压病阴阳两虚型。

⑦气血两虚

症见：头晕头痛，耳鸣心悸，四肢麻木，神疲乏力，便干尿频，舌淡苔白，脉弦细。

方 1　黄芪鲤鱼汤：鲤鱼 1 条（约 500g），黄芪 60g，糯米 30g，生姜 4 片。将黄芪、糯米洗净。将鲤鱼去鳞、腮及肠杂，洗净，把糯米放入鱼肚内。起油锅，用姜把鲤鱼爆至微黄。把鲤鱼（连糯米）与黄芪一起放入锅内，加清水适量，武火煮沸后，文火煮2小时，调味即可。随量饮汤食鱼。

功效：补气健脾，利水消肿。适用于脾虚湿停型高血压病并水肿患者。

方2　当归羊肉汤：山羊肉250g，黄芪、党参、当归各25g，生姜及精盐适量。将党参、黄芪、当归用纱布包裹，再将羊肉切块，与生姜一同放砂锅内，加水煎煮至肉烂时，放入食盐及调料，即可食用。随量食肉喝汤。

功效：补脾益气养血，强心利尿降压。适用于高血压病气血亏虚型。

⑧痰浊中阻

症见：头目昏蒙，头重如裹，胸闷脘痞，少食纳呆，倦怠，舌苔厚腻，脉弦滑。

方1　莱菔子苁蓉田螺汤：莱菔子、肉苁蓉各15g，田螺、番茄各100g，姜5g，葱10g，精盐3g，花生油15mL，鸡汤500mL，味精2g。将莱菔子洗净；肉苁蓉浸透，切片；田螺洗净，用花生油洗去泥沙，再用清水洗净；番茄洗净，切片；姜去皮，切片；葱洗净，切段。把炒锅置武火上，倒入花生油，烧六成热时，下入姜、葱爆香，加入鸡汤烧沸，下入莱菔子、肉苁蓉煮10分钟，再下田螺煮熟，下入番茄，加入精盐、味精即成。适量食用。

功效：下气定喘，消食化痰，补气血，降血压。适用于高血压患者食用。

方2　莲子发菜瘦肉汤：猪瘦肉250g，莲子30g，腐竹100g，发菜15g，大枣4枚。将莲子（去心）用沸水烫去外衣；腐竹浸软，切断；发菜浸软，用花生油擦洗干净；大枣（去核）洗净；猪瘦肉洗净，切块。把全部用料一起放入锅内，加清水适量。武火煮沸后，文火煮2小时，调味即可。限量饮用。

功效：健脾和胃，清热化痰。适用于高血压病痰浊中阻型，也用于肥胖症的防治。

⑨瘀血阻络

症见：头晕，头痛经久不愈，固定不移，舌紫暗，脉涩。

方1　桂花橘子山楂饮：橘子50g，山楂50g，桂花20g，白糖10g。把橘子去皮、核，切碎；山楂去核，洗净，切成片；桂花洗净。把橘子、山楂、桂花放入砂锅内，加入适量清水，将砂锅置武火上烧沸，改用文火煮25分钟，加入白糖，拌匀即成。代茶饮，每日1次，1周为1个疗程。

功效：活血化瘀，降脂降压。适用于高血压病气滞血瘀型。

方2　首乌山甲汤：何首乌、黑豆各50g，穿山甲肉250g。将穿山甲肉切碎，何首乌、黑豆洗净，同放砂锅中，加清水500mL，以文火烧煮90分钟，使黑豆熟烂后加入精盐等调料即成。佐餐食用。

功效：扶正祛邪，活血化瘀。适用于冠心病、动脉硬化症、高血压病、高脂血症等。

⑩冲任失调

症见：头痛眩晕，心烦易汗，水肿乏力，少寐多梦，易冷怕热，周身不适，腰膝酸软，月经不调，血压波动大，舌淡脉弦。

方1　肉苁蓉杜仲煮鸽蛋：肉苁蓉30g，杜仲15g，鸽蛋10枚，精盐3g，鸡汤

300mL。将鸽蛋放入锅内，加入清水，置中火上煮熟，捞起晾凉，剥皮待用；肉苁蓉、杜仲洗净，烘干，捣成粉。将锅置武火上，加入鸡汤，放入精盐、鸽蛋和肉苁蓉粉、杜仲粉，用文火煮20分钟即成。每日1次，适量食用。

功效：补肝肾，调冲任。适用于高血压病肝肾亏损、冲任失调型。

方2　金樱淫羊藿鸡汤：金樱子15g，淫羊藿12g，鸡1只，料酒15g，姜5g，葱10g，精盐3g。将金樱子、淫羊藿洗净，放入炖锅内，用清水煎煮25分钟，去渣留汁待用；将鸡宰杀后，去毛、内脏，洗净；姜拍松、葱切段。将鸡放入炖锅内，加入适量清水，放入药汁、姜、葱、精盐，将炖锅置武火上烧沸，改用文火炖60分钟后即成。佐餐，适量食用，

功效：补虚损，暖肾阳。适用于高血压病肝肾亏损、冲任失调型。

2. 饮食禁忌

（1）不宜食的食物（见表9）

表9　高血压病患者不宜食的食物

食品名称	不宜食的原因
白 酒	俗称烧酒。明代李时珍称："纯刚毒物，与火同性，过饮不节，杀人顷刻。"现代认为，白酒中的酒精成分影响肝脏内源性胆固醇的合成，使血浆胆固醇及甘油三酯的浓度升高，造成动脉硬化。同时可以引起心肌脂肪的沉积，使心脏扩大，引起高血压和冠心病。因此，患有高血压病患者，切勿多饮烈酒
狗 肉	为温补性食物，易助热动火。研究表明，凡是高血压、中风后遗症、严重心脏病、心律失常、甲亢者不宜食用
胡 椒	中医认为，胡椒辛热、性燥，辛走气、热助火。如高血压病患者身体壮实，肝火偏旺，或阴虚有火，内热素盛者，不宜多食
鸡 肉	性温，味甘，是肥腻壅滞的食物。"多食生热动风，诸风病皆忌之"（《随息居饮食谱》）。"鸡肉，善发风助肝火"（《饮食须知》）。由于鸡肉性温助热易动风，尤易引起中风，故高血压病患者及有中风先兆者忌食之，尤其忌吃公鸡的头、翅、爪
牛 髓	甘温补虚之物，为一种高脂肪、高胆固醇食品。凡高血压病、高脂血症及动脉硬化者，切忌多食
人 参	性温，味甘苦，为温补强壮剂，有助热上火之弊。当高血压病患者出现血压升高、头昏头胀头痛、性情急躁、面红目赤之时，切勿食之。一般来说，凡高血压病患者，没有气虚体弱之状，或体质尚佳者，皆不宜食。这也包括冠心病、动脉硬化、高脂血症患者，都当忌之
醍 醐	古时指从牛奶中提炼出来的精华。性平，味甘，虽有滋阴补虚作用，但属于一种高脂肪性食品。在每100g醍醐中，脂肪含量可高达20g，而仅含蛋白质2.9g。凡血压升高的心脑血管疾病者，皆不宜食
鸭 蛋	由于鸭蛋（尤其是鸭蛋黄）所含的胆固醇量极高，故心血管疾病者皆不宜多食。"鸭卵，滞气甚于鸡子，诸病皆不可食"（《随息居饮食谱》）

食品名称	不宜食的原因
食　盐	国内外许多医学专家都指出，吃盐过多是引起高血压病的重要原因。我国在1979年所进行的流行病学调查也表明了食盐量多少与血压有直接关系。因此，凡患有高血压病者，切忌多吃盐
肥猪肉	由于肥肉含动物性脂肪特别高，可高达90.8%，多吃肥肉易使人体脂肪蓄积，身体肥胖，血脂升高，以致动脉硬化，故长期血压偏高者忌吃肥猪肉
猪　肝	猪肝中胆固醇的含量较高，据分析每100g猪肝中，含胆固醇约368mg，常吃或多吃猪肝，对高血压及高血脂不利，故应适当忌吃为妥
猪　肾	含胆固醇量颇高。据分析，每100g猪肾中含胆固醇405mg，比猪肝还要多。故患有高血压病患者，不宜多吃、常吃
其　他	高血压病患者还应忌食各种蛋黄、动物脑、肝、肾，以及肥肉、猪油、虾等高脂肪、高胆固醇食物，也应忌食白酒、咸菜、辣椒、川芎等

（2）限量食用的食物　①肉类：新鲜的鱼、肉、蛋类。②蔬菜类：含钠量高的蔬菜。③奶类：全脂奶。④调味品：食盐、酱油、味精等。

（3）食药禁忌

1）治疗高血压病时，常用单胺氧化酶抑制剂，如帕吉林（即优降宁、巴吉林）等，用药期间患者不宜食用含酪胺高的食物，如扁豆、蘑菇、腌肉、干酪、酸牛奶、香蕉、葡萄干、啤酒、红葡萄酒等，以防止体内酪胺大量积蓄，导致高血压危象。因酪胺可促使去甲肾上腺素大量释放，使血压急剧升高而发生高血压危象。

2）患者接受降压治疗时不宜服用天然甘草或含甘草的药物，如甘草片，因甘草酸可引起低钾血症和钠潴留。

3）利尿药易引起电解质紊乱，应注意调整食物中钠、钾、镁的含量。

4）茶叶易和药物结合沉淀，降低药物效果，故服降压药时忌用茶水送服。

【药物宜忌】

1. 西医治疗

（1）降血压静脉用药

1）硝普钠：该药为最强的外周血管扩张药，降压迅速且恒定。该药能直接扩张小动脉和小静脉。扩张小动脉可降低外周血管阻力，减少心脏后负荷，减少主动脉阻抗，从而增加心排血量。其扩张静脉作用，有助于左室充盈压，改善左室功能。一般作为高血压急症的首选用药。

使用方法：硝普钠作用时间较短，采用静脉滴注，可立即起效，停药后作用很快消失。该药无耐药现象。通常以50mg硝普钠加入500mL液体中，以0.5μg/（kg·min）的浓度开始静脉滴注，2～3分钟测血压1次，以便按测得的血压调整滴速和用量，一般将血压维持在20～21.3/12～13.3kPa（150～160/90～100mmHg）为宜。

注意事项：①硝普钠不应突然停药，以免出现血压反跳的危险。故宜减量后停药，减药速度可以每 5 分钟减少 10μg，使机体逐渐适应。②该药含有亚硝基氢氰酸盐，在血中可转化为硫氰酸盐，大剂量和长时间（48 小时）应用，会引起中毒反应，可出现恶心、呕吐、肌肉阵挛等表现，应立即停用。肝、肾功能不全时更应注意。③另外，本品见光很快分解，必须新鲜配制，滴注时须用黑纸遮光，否则影响疗效。

2）硝酸甘油：硝酸甘油可以扩张静脉血管，剂量大于 40μg/min 对动脉也有扩张作用，减低心脏的前、后负荷，尤其能扩张冠状动脉，改善心肌缺血，对高血压合并心绞痛患者更为适用。对硝普钠有禁忌证者也可选用此药。

使用方法：将本品 5～30mg 加入 5% 葡萄糖水 500mL 中，开始时为 5～20μg/min 滴注，以后每 3～5 分钟可增加 5～10μg/min，直到症状缓解或副作用出现，最大可用至 200～300μg/min。

注意事项：由于硝酸甘油需要平滑肌细胞内提供巯基（–SH）才能起生物效应。因此，大剂量持续静脉滴注可耗尽巯基而导致耐药，一般用后 36～48 小时即可出现，但停药一段时间，患者可恢复对药物的敏感性。

3）乌拉地尔：乌拉地尔既可阻断外周血管上的 $α_1$ 受体，又可兴奋中枢 5 - 羟色胺受体，降低延髓血管中枢的交感反馈调节，而使外周血管阻力下降，所以具有中枢性扩张血管及降压作用。本药可降低心脏前后负荷和平均肺动脉压，改善心每搏输出量和心排血量，降低肾血管阻力，而对心率无明显影响。该药适用于各种类型高血压，是一种快速、有效的降压药。

使用方法：静脉注射一般 25～50mg，如用 50mg 应分 2 次给药，其间隔为 25 分钟。静脉滴注时，将 250mg 溶于液体 500mL 中，开始滴速为 6mg/min，维持滴速平均为 120mg/h。

4）二氮嗪：二氮嗪直接作用于外周小动脉，引起小动脉扩张，从而产生快速而强烈的降压作用，并可以引起反射性心率加快，回心血量和心输出量均增加。对肾血流量则影响较小。

使用方法：①静脉注射应用剂量为 5mg/kg，速度为 15mg/min，如出现血压明显下降即可停用。②静脉注射以 50～100mg，每 10～15 分钟注射 1 次，直到血压下降至满意程度。③对于高血压危象和高血压脑病患者，多采用 300mg 在 15～30 秒内静脉注射完。用药后 2 分钟血压明显下降，3～5 分钟降压效应最强，可持续 1～18 小时。

注意事项：①该药有水钠潴留作用，可与速尿（呋塞米）40mg 合用。②该药易与血清蛋白结合而使药效丧失，因而每次用药时要求快速注射为宜。③用该药后偶尔出现血糖升高，因此，用药 48 小时后应检测血糖。

5）肼苯哒嗪：肼苯哒嗪能直接扩张周围小动脉，降低外周血管阻力，降压作用快而强，但维持时间短，并且对舒张压的降低作用大于对收缩压的降低作用，亦能改善肾血流。先兆子痫或子痫出现的高血压首选肼苯哒嗪，该药安全有效，不减少胎盘血流量。

使用方法：静脉应用以 6.25～12.5mg，缓慢静脉注射，或以 0.1mg/min 的速度静脉滴注。

注意事项：①常见不良反应有头痛、恶心、呕吐、眩晕、乏力。②该药应用后可明显增加心率和心排出量，在心功能损害和冠状动脉粥样硬化的高血压患者应慎用。

6）柳胺苄心定：柳胺苄心定为选择性 α_1 受体和非选择性 β 受体阻滞剂。其中 β 受体阻滞作用是 α_1 受体阻滞作用的 4～8 倍。此药能迅速使外周阻力降低，动脉压下降而不引起反射性心动过速，对心排血量无明显影响。

使用方法：静脉注射开始可予 20～40mg，以后根据血压情况每 20～30 分钟可增倍重复应用，也可 200mg 加入 200mL 液体中以 2mg/min 的浓度静脉滴注，直到获得目标血压水平或总剂量达 300mg。

注意事项：长期应用可发生水钠潴留，其中 β 受体阻滞作用可诱发哮喘。

7）酚妥拉明：酚妥拉明为非选择性受体阻滞剂，用药后可迅速降低血压，还能降低毛细血管静脉压，使前毛细血管开放，增加营养性毛细血管的血液灌注，具有改善微循环作用。最适用于血循环中儿茶酚胺增高的高血压危象患者，特别是嗜铬细胞瘤单胺氧化酶抑制剂使用者，以及突然停用可乐宁后的血压反跳等。

使用方法：静脉缓慢注射 5～10mg 酚妥拉明（加入 10% 葡萄糖液 20mL 内），血压下降后，改用 10～20mg 加入 10% 葡萄糖液 250mL，以 0.1～0.2mg/min 的滴速静滴。

8）甲基多巴：甲基多巴进入中枢后转化为 α 甲基去甲肾上腺素，激动延脑孤束核次一级神经元突触后膜的 α_2 受体，降低血管运动中枢的紧张度，使外周交感神经兴奋性降低，发生降压作用。同时在外周也能生成 α 甲基去甲肾上腺素，激动突触前膜 α_2 受体，抑制去甲肾上腺素的释放，也起到降压作用。本药降低肾血管阻力，但不影响肾血流量，故适用于肾脏高血压所致的高血压急症。

使用方法：静脉滴注一般用 250～500mg 甲基多巴加入 5% 葡萄糖液 100mL 内，在半小时内滴注完毕，2～4 小时内产生降压效应，为维持疗效，4～6 小时可重复 1 次。

9）速尿：速尿为强有力的利尿剂，它是通过减少血容量及心排出量的途径来达到降压的作用。临床上常与其他降压药物合用，该药能增强降压药的作用。

使用方法：静脉注射，10～20mg 速尿加入 10% 葡萄糖液 20～40mL 中。

（2）降颅压　高血压脑病的急性期出现颅内压增高，主要是脑水肿所引起的。因此，降低颅内压的关键是脱水，在短时间内解除脑水肿。临床上常用两方面的措施：一是通过降低血压解除脑血管痉挛，扩张血管，改善脑循环，达到降颅压的目的。二是选用有效的脱水剂，减轻脑水肿。简单介绍目前临床上常采用的脱水剂及给药方法：

1）地塞米松：为糖皮质固醇类激素，具有消炎、脱水作用，临床上用于急症病例。通常用 10～20mg 加入 5%～10% 葡萄糖液 20～40mL，缓慢推注，或加入 5% 葡萄糖液 500mL，静脉滴注，1 次/日。少数患者可能产生应激性胃黏膜病变，引起消化道出血，故有溃疡病史者应慎用，或加用预防药物。

2）甘露醇：20% 甘露醇是常用的脱水剂，在临床上广泛使用。一般 20% 甘露醇 125mL，快速静脉滴注，1 次/4～6 小时，也可将地塞米松加入甘露醇中滴注，以增加脱水效果。心肾功能不全、血压低者应慎用。

3）甘油：近来用甘油进行脱水降低颅内压，已受到人们的重视。它的优点是脱水效果好，副作用少，应用方便，易被接受。通常用10%甘油250mL，静脉滴注，1次/4～6小时。使用甘油时应注意滴注速度不宜过快，否则可能引起溶血。

4）呋塞米（速尿）：速尿是一种高效利尿药，临床上用于严重脑水肿患者，通过利尿作用，达到颅内脱水，降低颅内压的作用。常用量为40～80mg，静脉注射，必要时可重复用药。但此药的不良反应多，临床上应注意监测肾功能和水、电解质指标。

5）地塞米松、甘露醇和速尿联合应用：对脑水肿严重、颅内压增高明显者，采用一般降压药物效果不佳的患者，常采用联合用药，能获得较好疗效。常用地塞米松10～15mg，呋塞米（速尿）40～60mg，20%甘露醇125～250mL，静脉注射，1次/日，必要时加用1次。对效果仍不满意者，可连用3～5天。心、肾功能不全或血压过低者慎用。

（3）控制抽搐　安定（地西泮）注射液10mg，缓慢静脉注射效果较好；也可用苯巴比妥钠0.2g，肌肉注射；苯妥英钠250mg，加50%葡萄糖20～40mL，缓慢静脉注射。应力求在短期内控制抽搐。在抽搐未控制前可加大药量或重复用药。

癫痫样抽搐是高血压脑病的常见症状之一，处理不及时或处理不当，则可发展为癫痫持续状态，引起脑缺氧，水肿加重，严重危及患者的生命。因此，及时正确抗抽搐，合理用药甚为重要。

1）安定：安定是治疗癫痫持续状态的首选药物，具有作用快，副作用小的特点。常用地西泮（安定）10～20mg，缓慢静脉注射，根据病情需要，可在2～4小时后再注射一次，但每日用量不超过100mg。若仍不能控制抽搐，可采用地西泮（安定）50～60mg加入葡萄糖液500mL中，缓慢静脉滴注。用药期间应监测呼吸、血压。

2）苯妥英钠：苯妥英钠是抗癫痫、抗抽搐的常用药物，其特点是效果好，副作用小，用药简便。高血压脑病出现癫痫样抽搐或癫痫持续状态时常采用静脉给药。一般用苯妥英钠1g，加入5%～10%葡萄糖液40～60mL中，静脉缓慢注射，10分钟内注射完，以后每日口服300～500mg维持。给药速度过快可引起心血管虚脱，心律失常，呼吸减慢甚至窒息。因此，在静脉给药期间要测量血压并进行心电图监护。

3）苯巴比妥：苯巴比妥亦是常用抗抽搐药物，是癫痫大发作的首选药物。癫痫持续状态时，可选用苯巴比妥100mg，肌肉注射，2～3次/日。

4）水合氯醛：水合氯醛15mL加生理盐水10～20mL保留灌肠，1次/日。对顽固性癫痫患者采用此法有较好的治疗效果，可供临床应用。

（4）对症治疗　高血压急症是内科危重急症之一，可并发其他严重疾病。治疗参见有关章节。

2. 中医辨证治疗

（1）肝阳暴涨

主症：头痛项强，头晕，耳鸣，视物模糊，烦躁不安，面红目赤，恶心呕吐，嗜睡或谵妄，大便秘结，小便黄赤，舌苔黄，脉弦或弦数。

治法：平肝潜阳，息风清脑。

方药：天麻钩藤饮加减（《杂病诊治新义》）。

天麻 12g，钩藤 12g，生石决明（先煎）30g，山栀 6g，黄芩 6g，川牛膝 9g，杜仲 9g，益母草 15g，桑寄生 15g，夜交藤 15g，朱茯神 9g。

加减：肝火偏盛，加龙胆草、芦荟；大便秘结，加当归芦荟丸清肝泻腑；肾阴不足，加枸杞子、女贞子、旱莲草滋补肝肾。

（2）痰热壅盛

主症：头痛，头晕，喉中痰鸣，恶心呕吐，胸脘满胀，嗜睡或短暂神志不清，倦怠懒言，苔白腻或黄腻，脉弦滑。

治法：清热化痰。

方药：导痰汤加减（《济生方》）。

半夏 9g，陈皮 9g，枳实 9g，茯苓 15g，甘草 6g，胆南星 9g。

加减：痰浊壅盛，加白芥子、苏子化痰降气；痰多昏睡者，可加郁金、菖蒲，增加豁痰透窍之力；痰热重，可加黄芩、栀子、竹茹、瓜蒌以清热化痰。

（3）阴虚阳亢

主症：头晕耳鸣，或有脑鸣，腰酸腿软，两手颤抖，走路不稳，视物昏花，潮热盗汗，舌少苔或苔薄黄少津，脉细数或弦细。

治法：滋阴潜阳。

方药：镇肝息风汤加减（《医学衷中参西录》）。

牛膝 9g，白芍 15g，玄参 15g，天冬 15g，生龙牡各 30g，龟甲 15g，代赭石 15g，川楝子 9g，茵陈 12g，甘草 6g，麦芽 9g。

加减：头痛较重，加羚羊角、石决明、夏枯草以清息肝风；痰热重者，加胆星、竹沥、川贝母清热化痰。

3. 药物禁忌

（1）硝普钠

1）酸性药物：硝普钠遇光或在酸性介质中，可分解成亚铁离子呈现黑棕色或蓝色，不可应用。

2）碳酸氢钠：可纠正硝普钠所致酸中毒。

3）其他抗高血压药：硝普钠控制血压后，可逐渐过渡到应用其他口服降压药，但不可骤然停药，与可乐定或甲基多巴联用尤易发生急剧血压下降。

4）维生素 B_{12}：可预防硝普钠所致氰化物中毒样反应及维生素 B_{12} 缺乏症。

5）硫代硫酸钠：可降低血液和细胞内氰离子浓度而不影响硝普钠的降压作用。用法：10% 硫代硫酸钠 2.5mL、加生理盐水 50mL，静脉注射。

6）多巴胺：与硝普钠联用可提高各药有益作用，减少不良反应和扩大应用范围，治疗充血性心力衰竭效果良好。

7）异丙肾上腺素：与硝普钠联用对气管平滑肌松弛有协同作用。

8）硝普钠溶液：不得以任何方式与任何药物混合。

（2）硝酸甘油

1）抗胆碱药：可能减少舌下含服硝酸甘油吸收，然而尚无临床报道。

2）阿司匹林：可使硝酸甘油血药浓度升高，导致低血压、头痛等副作用增加。

3）普萘洛尔（心得安）：与硝酸甘油联用治疗心绞痛可增强疗效，并且相互抵消副作用，但剂量不可过大。心得安可引起血压下降，从而导致冠状动脉血流量减少，有一定危险。

4）利尿剂：可预防硝酸甘油耐药性，小剂量氢氯噻嗪可有效防止硝酸酯类耐药性形成，并有助于维护长效硝酸酯静脉扩张效应。

5）血管紧张素转换酶抑制剂：可加强硝酸甘油的抗血小板聚集作用。

6）利多卡因：静脉输入利多卡因患者，舌下含化硝酸甘油，可发生完全性房室传导阻滞，并可引起心脏停搏。

7）麦角生物碱：可能对抗硝酸甘油抗心绞痛作用。

8）乙醇：服用硝酸甘油者，饮酒后会感到虚弱和头晕。

9）肝素：与硝酸甘油联用可能降低抗凝作用。

10）硝酸甘油不可配伍任何药物。

11）参三七：与硝酸甘油联用治疗心绞痛，可提高疗效，并可减少硝酸甘油用量。

（3）甘露醇

1）两性霉素 B：甘露醇可防止其肾损害作用。

2）秋水仙碱：甘露醇可降低其毒副作用。

3）顺铂：与甘露醇溶液同时缓慢静脉滴注，可减轻顺铂的肾和胃肠道毒性反应。

4）亚硝脲类抗癌药、丝裂霉素：甘露醇可降低其毒性，但不影响化疗药物的疗效。

5）强心苷：与甘露醇联用可防治心力衰竭，并可控制脑脊液生成。

6）胰岛素：与甘露醇联用可减轻急性脑梗死（ACI）迟发性致害因素的毒性作用，减少迟发性神经坏死，降低神经系统损害的恶化程度，促进神经功能恢复。此种作用与胰岛素用量及降血糖程度有关。

7）不可配伍液体：血液。

8）不可配伍药物：氯化钾、头孢菌素类。

（4）呋塞米（速尿、速尿灵、利尿灵、呋喃苯胺酸、利尿磺胺）

1）先锋霉素类（头孢菌素类）：与速尿联用加重肾毒性，可引起肾小管坏死。速尿可加重头孢噻啶、头孢噻吩和头孢乙腈的肾毒性，必需联用时可选用头孢西丁。

2）氨基糖苷类抗生素（链霉素、庆大霉素、卡那霉素、新霉素）：与速尿均属于耳内淋巴 ATP 酶抑制剂，两药联用可引起耳聋。

3）非甾体抗炎药：可抑制利尿药的利尿和降压作用。速尿可使吲哚美辛（消炎痛）血药浓度降低。

4）卡托普利（巯甲丙脯酸）：与利尿剂联用偶可致肾功能恶化。

5）苯妥英钠、苯巴比妥：长期应用此类药物者，速尿的利尿效应降低可达50%。

6）筒箭毒：速尿可增加其肌肉松弛和麻痹作用。速尿降低升压胺的升压作用。手术前 1 周应停用速尿。

7）水合氯醛：与速尿（静脉注射）联用可出现潮热多汗、血压不稳、全身不适及心动过速等不良反应。

8）氯贝丁酯（安妥明）：与速尿联用可加重肾病综合征患者肾损害，安妥明半衰期延长 2 倍，并加重肌僵硬、腰背酸痛等不良反应。

9）茶碱：速尿可使茶碱血药浓度升高。

10）肼苯哒嗪：可减弱速尿的利尿作用，使尿量减少 50% 左右。

11）消胆胺、降胆宁：可降低口服利尿药吸收，联用时应间隔 2～3 小时服药。

12）口服抗凝药：利尿酸可使华法林抗凝作用延长，安体舒通（螺内酯）则可使其抗凝时间缩短。

13）降压药：与速尿联用，可增强降压效果，但应减少剂量。

14）甘露醇：与速尿联用，利尿作用加强。

15）环孢素：与速尿或噻嗪类利尿药联用可抑制尿酸排泄，引起痛风发作或产生痛风石。

16）丙磺舒：可延长速尿半衰期，使利尿总效应增强，但血中尿酸浓度增高，可引起痛风发作。

17）强的松：与速尿联用可加强排钾，加剧电解质紊乱。

18）酚妥拉明：与速尿直接混合可出现沉淀，如预先稀释则无配伍禁忌。

19）酸性溶液：可使速尿注射液析出沉淀（呋喃苯胺酸）。长期放置的 5%～10% 葡萄糖溶液呈酸性，与速尿注射液配伍可发生混浊或沉淀。

20）中药方剂（木防己汤、真武汤、越婢加术汤、分消汤等）：可增强利尿药效果，并可减轻利尿药所致口渴。但排钾利尿药不宜与甘草方剂联用，因可加剧假性醛固酮增多症。

21）大黄：与利尿药有协同性利尿作用。

22）利尿酸：与速尿作用相似，联用后两药的副作用相加，一般不予联用。

23）去甲肾上腺素：速尿可降低血管对去甲肾上腺素等升压胺的反应，使升压效应减弱。

24）降糖药：与速尿联用可致血糖升高。

25）多巴胺：少尿性肾衰应用多巴胺加速尿，静脉滴注可增加尿量，在肾实质严重损害之前使用很有价值。两药联用有协同保护作用，可使肾血管明显扩张。速尿与多巴胺腹腔注射，治疗顽固性腹水，总有效率 92.6%。

26）两性霉素 B：与速尿联用可增加肾毒性和耳毒性。

27）洋地黄类：速尿易引起电解质紊乱、低钾血症，与洋地黄类强心苷联用易致心律失常。

28）锂盐：与速尿联用肾毒性明显增加。速尿可升高碳酸锂的血浆浓度，诱发锂中毒。

29）抗组胺药：与速尿联用增加耳毒性，易出现耳鸣、头晕、眩晕等。

30）碳酸氢钠：与速尿联用增加发生低氯性碱中毒危险。

31）皮质激素、促肾上腺皮质激素、肾上腺素、雌激素：可降低速尿的利尿作用，并增加电解质紊乱和低钾血症发生机会。

32）味精：与利尿酸联用可协同排钾，造成低钾、低钠反应。

33）乙醇、药酒：与利尿酸联用扩张血管，加重体位性低血压反应。

34）不可配伍液体：10% 转化糖、10% 果糖。

35）不可配伍药物：任何酸性较强的药物，如维生素 C、肾上腺素、去甲肾上腺素、四环素等。

（5）地西泮（安定、苯甲二氮䓬）

1）胰岛素：与安定联用对于脑梗死神经系统有保护作用，可减少脑皮质坏死，提高恢复率和存活率，减少癫痫发生，对于伴有或继发高血糖患者，疗效更佳。

2）磺酰脲类降糖药：与安定竞争蛋白结合部位，使降血糖作用下降。

3）异烟肼：可延缓安定代谢，联用时应减少安定用量。

4）利福平：可使安定消除时间缩短 1/2（酶诱导作用）。安定可延缓利福平胃肠道吸收。

5）哌替啶（杜冷丁）：与安定联用可发生呼吸停止，联用时应减少哌替啶用量 1/3。

6）左旋多巴：安定有时可拮抗左旋多巴的治疗作用。

7）吩噻嗪类药物：与安定有协同作用，注射用易加深中枢神经系统抑制及发生呼吸循环意外。

8）锂盐：与安定联用可发生严重体温过低。

9）阿米替林：安定可使阿米替林血药浓度过高，并引起肝损害。

10）苯妥英钠：与安定有协同作用，联用时苯妥英钠血药浓度增高。

11）苯巴比妥：与安定有相加作用，联用时应减量，对于老年患者更应慎用。

12）肌肉松弛剂：与安定联用可增强肌肉松弛作用，并可致长时间呼吸抑制。

13）西咪替丁：可抑制安定代谢，延长半衰期达 50%，联用时可发生过度中枢镇静作用。

14）安博律定（茚丙胺）：安定可拮抗茚丙胺中枢神经毒性作用，但不减弱其抗心律失常疗效，两药可联用。

15）氨茶碱：可拮抗安定的镇静作用，但可以联用。

16）谷氨酸：与安定联用可控制癫痫大发作。

17）甲碘安：安定可使甲碘安的血药浓度增高。

18）氟尿嘧啶：不宜与安定配伍应用。

19）乙醇：与安定联用可加重中枢神经系统抑制，其相互作用强度大于利眠宁（氯氮䓬）与乙醇的相互作用。

20）单胺氧化酶抑制剂、抗抑郁药、抗惊厥药、麻醉药、巴比妥类：均可加强安定类药物的作用。

21）抗酸药：轻度延缓氯氮草和地西泮的吸收。

22）β受体阻滞药：心得安或美托洛尔可使地西泮代谢有所减少，患者可能更容易发生意外。

23）口服避孕药：可增加阿普唑仑、氯氮草、地西泮、硝西泮和三唑仑的作用，降低奥沙西泮、劳拉西泮和替马西泮的作用。

24）右丙氧芬：可升高阿普唑仑血药浓度，增加中枢神经系统的抑制效应大于相加作用。

25）双硫醒：可增加地西泮和氯氮草的血药浓度，加重嗜睡反应。

26）酮康唑：减少氯氮草在体内的消除。

27）大环内酯类抗生素：交沙霉素、红霉素、醋竹桃霉素可升高三唑仑的血药浓度，使其作用明显增强，联用时需减少三唑仑剂量。

28）奥美拉唑：可使地西泮的体内清除率降低一半，增强镇静作用。

29）丙磺舒：降低劳拉西泮的体内清除率，可增强镇静作用。

30）咖啡因、氨茶碱：氨茶碱可用于对抗地西泮或劳拉西泮引起的麻醉效应。咖啡因可降低地西泮的镇静作用和抗焦虑作用，茶碱也有类似的效应但作用稍弱。

31）吸烟：可增加苯二氮草类药物体内清除率，吸烟者比不吸烟者需要更大剂量。

32）氯普噻吨：与安定联用可引起急性中毒。

33）氟西汀：可能延长安定的半衰期。

34）泰尔登：与安定联用可引起急性中毒。

35）参桂术甘汤：可降低安定用量约2/3，并可消除嗜睡等不良反应。

36）安定拮抗剂：①毒扁豆碱：易通过血脑屏障，可对抗中枢抗胆碱症状，静脉给药1~2mg，可使安定所致呼吸抑制及昏迷在1~2分钟恢复，但常引起严重的恶心呕吐。②纳洛酮：可拮抗安定的作用（1~5mg以上），用量需大于治疗吗啡中毒（0.4~0.8mg）；可消除呼吸抑制、昏迷和安定的抗焦虑及镇静作用。③氨茶碱（60mg）：可对抗安定的镇静作用（阻断腺苷合成）及对抗安定的抗惊厥作用。④咖啡因：可消除安定的抗惊厥和肌肉松弛作用。⑤戊四氮：可对抗安定的抗惊厥、抗焦虑和肌肉松弛作用。

（6）β受体阻滞剂与其他肾上腺素能抑制剂或钙拮抗剂维拉帕米、地尔硫草合用，可加重负性变时性、变力性和心肌传导的抑制，并可能产生立位低血压或心动过缓，故不宜合用。

（7）同为中枢交感抑制降压药的可乐定与甲基多巴合用可加重嗜睡和减慢心率，特别对伴病窦综合征或房室传导阻滞的患者更应慎用或忌用。

（8）β受体阻滞剂可减弱可乐定的降压作用，乃由于β受体阻滞时外周β_1受体兴奋性相对提高，且如突然停用可乐安定而仍用β受体阻滞剂时易出现可乐定"停药综合征"，因此时外周β_1受体突然从抑制转入兴奋，而β受体仍处抑制状态，使β_1受体更趋兴奋，血压剧升。

（9）α_1 受体阻滞剂与 β 受体阻滞剂合用时易出现"首剂低血压"反应。

（10）硝苯地平和维拉帕米同为钙拮抗剂，可能以不同方式阻抑 Ca^{2+} 内流，合用后可增强降压疗效，但在个别病例可见明显急性降压反应，应慎用。

（11）钙拮抗剂与奎尼丁合用，常出现低血压，并可增加地高辛浓度，产生毒性反应。

（12）嗜铬细胞瘤患者用胍乙啶及同类药，因在早期能短暂促交感释放神经介质，且不能排除肾上腺髓质内儿茶酚胺，故使血压升高。若使用 β 受体阻滞剂，应加用 α 受体阻滞剂，以免前者使 α 受体相对兴奋而升压。最好不先用甲基多巴，因它为合成去甲肾上腺素（NA）酶的底物，其代谢产物能干扰对血、尿儿茶酚胺测定的可靠性。

五、高血压性心脏病

【概述】

高血压增加阻力血管和大动脉损害的危险性，这些损害导致心血管病的发病率和死亡率上升。由高血压引起的疾病多为动脉粥样硬化性心脏并发症。高血压的心脏并发症不主张用"高血压性心脏病"这一含糊笼统的术语，而分别采用每个并发症的名字。现仍俗称为"高血压性心脏病"。

1. 病因

引起本病的原因主要是严重的血压升高，原发性和继发性高血压均可出现。饮酒、吸烟、疲劳、精神过度紧张等均可诱发急进型高血压，而致心脏损害。

2. 临床表现

血压长期升高增加了左心室的负担，左心室因代偿而逐渐肥厚、扩张，形成了高血压性心脏病。最先受影响的是左室舒张期功能，而收缩功能正常。如测左室射血分数（EF）、心排出量（CO）、心脏指数（CI）和左室内径缩短率（SF）常无明显降低，表明心脏收缩功能基本处于正常。而心脏舒张功能已有异常表现，表现为心室舒张时压力下降速率降低，压力下降时间常数值（r）增大，舒张早期充盈量降低，高峰充盈率（DFR）下降，高峰充盈时间（TPFR）延长和心房收缩期充盈量增加，压力-容量曲线向左上移位。M型超声心动图检测舒张期二尖瓣活动曲线A峰增高（代表心房代偿性收缩力增强）。应用脉冲多普勒超声心动图检测舒张期二尖瓣跨瓣血液速度常有异常改变，等容舒张期延长等。随着高血压性心脏病病情加重，可出现心功能不全的症状，如心悸、夜间阵发性呼吸困难、咳粉红色泡沫样痰，肺底出现水泡音等急性左心衰和肺水肿的征象。心衰反复发作，左室可产生离心性肥厚，心腔扩大，此时，左室收缩舒张功能均明显损害，甚至可发生全心衰竭。

3. 辅助检查

（1）常规检查包括，血常规、尿常规、血肌酐、尿素氮、血钾、血钠、空腹血糖、血脂、心电图。

（2）补充检查，血尿酸、尿培养、胸片及超声心动图。

（3）心功能检查。

（4）寻找继发性高血压，测血浆肾素、血管紧张素Ⅱ、醛固酮、皮质类固醇、儿茶酚胺、主动脉和肾动脉造影、肾动脉及肾上腺超声、CT检查等。

【饮食宜忌】

1. 饮食宜进

（1）饮食原则

1）限制钠盐摄入：健康成人每日钠的需要量相当于 0.5g 食盐。我国人食盐的摄入量颇高（平均每日约 15g）。为了更好地做好高血压病的防治工作，必须广泛宣传低钠饮食的重要性。对于高血压患者或有高血压病家族史的个体，尤当提倡。从预防角度，应从儿童乃至婴儿开始，养成少盐、清淡的饮食习惯。

1944 年 Kemper 等采用的米饭 - 水果饮食（含钠 200mg），1945 年 Grollman 等改良此类饮食（含钠 500mg，相当于食盐 1.3g），对于治疗高血压相当有效，但很难在临床中普遍推广。从实际出发，对大多数高血压患者（无合并心力衰竭者），每日食盐的摄入量控制在 2~5g 为佳（但对从事高温及重体力劳动者可适当放宽）。在低钠饮食的同时，可适当补充钾盐或摄食一些含钾量较高的食物，这一点在使用利尿剂，特别是当血钾量偏低时尤为重要。但若使用保钾利尿剂（如螺内酯、氨苯蝶啶等）则钾盐摄入不宜过多（见心力衰竭部分）。此外，对于肾功能衰竭者，钠盐的限制不宜过严。

2）限制热能摄入：高血压患者常合并有肥胖或超重，而肥胖和高血压两者均可使心脏的工作负荷增加。控制总热能摄入可使体重维持在一个正常范围之内，对高血压病的防治十分重要。每餐的热能都需要限制，因为饱餐之后可使高血压病患者的血管舒张调节功能降低，从而引起血压的显著波动。临床观察表明，多数病人的血压常随体重的减轻而下降，即使血压变化不大，其临床症状，例如疲乏和呼吸困难等，也可得到显著改善。

3）适量摄入蛋白质：以往对高血压病患者强调低蛋白饮食，但目前认为，除合并有慢性肾功能不全者外，一般不必严格限制蛋白质的摄入量。关于蛋白质的来源，最近某些学者认为，鱼类蛋白可使高血压及脑卒中的发生率降低，而大豆蛋白虽无降低血压作用，但也能防止脑卒中的发生，这可能与氨基酸的组成有关。看来高血压病人进食豆类蛋白质颇为相宜。

4）限制食物脂肪：应适当控制胆固醇（每日少于 300mg）和饱和脂肪酸的摄入，同时增加多不饱和脂肪酸。由于高血压是动脉粥样硬化的主要易患因素之一，故此类饮食也有助于预防缺血性心脏病。

5）可食用的食物

①奶类：脱脂奶。

②蔬菜类：各种新鲜蔬菜，如芹菜、西红柿、茄子、菠菜、荠菜、豌豆等。

③水果类：各种新鲜水果及果汁，如苹果、山楂、西瓜、桃、香蕉等。

④主食类：米饭、馒头、面条等，肥胖者应控制主食量。

⑤油脂类：植物油，如色拉油、橄榄油、红花子油、玉米油等。

⑥调味品：糖（不宜过多）、醋、蒜、葱、淀粉、肉桂、五香粉、杏仁露等。

（2）饮食搭配

1）菜花与西红柿：菜花中含较多的维生素 C、维生素 A、维生素 E、核黄素、胡萝卜素等，能清血健身，增强抗毒能力。西红柿能健胃消食，对高血压、高脂血症患者尤为适宜。二者搭配，营养丰富，效能协同，适宜于高血压患者食用。

2）大蒜与黄瓜：二者同食能抑制糖类转变为脂肪，降低胆固醇，适宜于高血压、肥胖及心脑血管病患者食用。

3）芹菜与西红柿：芹菜有降血压作用，西红柿可健胃消食。二者搭配，营养更丰富均衡，适宜于高血压、高脂血症及冠心病患者食用

4）芹菜与花生：芹菜具有清热平肝、明目降压的作用。花生可止血润肺、和胃降压、调节血脂。二者搭配，可改善心脑血液循环，抗衰老，适宜于高血压、高脂血症、动脉硬化患者食用。

（3）药膳食疗方

1）芝麻核桃桑椹糊：芝麻 500g，胡桃仁、桑椹（干品）各 250g，蜂蜜适量。将芝麻入锅，微火炒至出香，趁热研成细末，备用。核桃仁、桑椹子研末后与芝麻充分混匀，瓶装备用。每次取 30g，沸水冲，调成糊状，稍凉后加蜂蜜，调匀后服用。每日 1～2 次。本品补而不燥，各型高血压病人均适用。

2）苦瓜炖豆腐：鲜苦瓜、豆腐各 200g，葱姜少许，调味品适量。将苦瓜洗净，去子后切成薄片，放在沸水中焯一下，捞出备用。嫩豆腐洗净后切成薄片，放入油锅中稍炸片刻，加适量清汤，入苦瓜片、精盐、葱花、姜末，中火煨煮 15 分钟，加味精调味。当菜佐餐，随意服食。本品清肝降压，适用于各型高血压病人。

3）苹果芹菜柠檬汁：苹果、芹菜各 200g，柠檬汁适量。将苹果洗净，去皮，与洗净的芹菜一起放入果汁机中榨取汁液，再加适量柠檬汁，搅匀即成。本品平肝降压，适用于肝阳型高血压病。

4）参三七鹌鹑：鹌鹑 1 只，参三七粉 3g，食盐、味精少许。将鹌鹑去毛及肠杂，洗净切块，同参三七粉同置瓷碗中，加食盐少许，上锅隔水蒸熟，调入味精即成。本品有活血止痛之功效，适用于冠心病易发生心绞痛者。

5）心悸怔忡茶：龙眼肉 6 枚，莲子、芡实各 10g，冰糖适量。加水炖汤，至莲子熟时服食。本品养心安神，用于冠心病伴心律失常者。

6）人参粥：人参 10g，薤白 12g，鸡子清 1 个，粟米 50g。先将人参加水用慢火煎汤取汁，然后加粟米煮粥，粥将熟时下鸡子清及薤白，煮熟即可。本品有益气通阳止痛之功效，适用于气虚心绞痛频繁发作者。

2. 饮食禁忌

（1）必须限制食用的食物

1）肉类：新鲜的鱼、肉、蛋类。

2）蔬菜类：含钠量高的蔬菜。

3）奶类：全脂奶。

4）调味品：食盐、酱油、味精等。

（2）应避免食用的食物

1）奶类：乳酪。

2）肉类：加盐或腌制品（腊肉、香肠、火腿、肉松、咸鱼、酱鸡、皮蛋、卤味制品等）、加工食品、鱼肉罐头，多脂肪的肉类、鱼类、内脏等，速食食品（炸鸡、汉堡包、牛肉饼等）。

3）蔬菜类：腌制品（榨菜、酱菜、雪里蕻等）、蔬菜罐头（如玉米罐头、草菇罐头等）、罐头蔬菜汁等。

4）水果类：干果类（蜜饯、脱水水果）、罐头番茄汁、果汁粉等含盐量高及含安息香酸的食品。

5）主食类：咸面包、咸饼干、苏打饼干、椒盐饼干、速食方便面等。

6）油脂类：猪油、奶油等。

7）调味品：蒜盐、花椒、豆瓣酱、番茄酱、豆豉、味精、芥末等含盐量高及辛辣刺激调味品。

8）嗜好品：酒精饮料、烟、浓咖啡、浓茶。

9）其他：矿泉水、鸡精、海苔菜、速食汤、油炸物、爆米花等。

注：食盐与其他含钠盐调味品的粗略换算方法如下：

1 小匙食盐 = 5 小匙味精 = 2 大匙酱油。每日食用酱油量应折合成食盐，从食盐量中扣除。

【药物宜忌】

1. 西医治疗

（1）降压治疗

1）常用降压药见表 10

表 10　常用降压药

药物	剂量范围 mg/d		
	常用最小剂量	常用最大剂量	用法（次/日）
①利尿剂			
a. 噻嗪类	12.5~25	50	1
氯噻酮、双氢氯噻嗪	12.5~25	50	1
吲达帕胺	2.5	5	1
b. 袢利尿剂			
布美他尼（丁尿胺）	0.5	2.5	1
速尿	20~40	240	1~2
c. 保钾利尿剂			
安体舒通（螺内酯）	25	100	2~3
氨苯蝶啶	50	100	1~2

药物	剂量范围 mg/d		
	常用最小剂量	常用最大剂量	用法（次/日）
②肾上腺素能阻滞剂			
a. β 受体阻滞剂			
氨酰心安	25	100	2
美多心安	50	150	2
心得安	40	240	3
b. 作用于中枢的 α 受体阻滞剂			
可乐定	0.1	1.0	3
甲基多巴	250	1500	3
c. 周围作用的肾上腺素能拮抗剂			
胍乙啶	10	100	1～2
利血平	0.1	0.25	1
d. α 受体阻滞剂			
哌唑嗪	1～2	15	3～4
特拉唑嗪	1～2	15	2～3
e. 兼有 α、β 肾上腺素能阻滞剂			
柳胺苄心安	200	1200	2～3
③血管扩张剂			
肼苯哒嗪	50	200	3
长压定	2.5	50	3
④血管紧张素转换酶抑制剂			
卡托普利	25～50	150	2～3
依那普利	2.5～5	30	2
苯那普利	5	80	1～2
西拉普利	2.5	5	1～2
⑤钙拮抗剂			
硝苯地平	30	120	3～4
尼群地平	5	20	2～3
维拉帕米（异博定）	120	360	3
地尔硫䓬	60	240	3
氨氯地平	2.5	10	1
非洛地平	5	20	1
⑥血管紧张素 II 拮抗剂			
芦沙坦	25	100	50

2) 根据血浆肾素水平的治疗方法

①高肾素型高血压：一般首选药物为 β 受体阻滞剂，该药有一定抑制肾素分泌作用。常选用阿替洛尔（氨酰心安）12.5～25mg，2 次/日，或美多心安 25～50mg，2 次/日，或其他选择性和疗效更强的长效 β₁ 受体阻滞剂，如 Bisonolol、Betaxolol、Celinlolo 等，如 1～2 周后效果不好时要加倍，也可选用心得安 10～20mg，3 次/日。如果 β 受体阻滞剂治疗无效或有禁忌证，可改用血管紧张素转换酶抑制剂治疗，如开博通 12.5～25mg，3 次/日，或依那普利 5～10mg，2 次/日，效果欠佳时剂量可加倍。近来出现长效制剂，如苯那普利、西拉普利等也可考虑选用。

②低肾素型高血压：首选药物是利尿剂，如双氢氯噻嗪 25～50mg，1 次/日，或氯噻酮 25mg，1 次/日。如用药 1～2 周后血压下降不满意，可选用钙拮抗剂，常用尼群地平 10～20mg，2～3 次/日，缓释硝苯地平 30～60mg，1 次/日。其他供选用的还有地尔硫草酸 30～60mg，3 次/日，长效制剂如氨氯地平、地西拉平和非洛地平等。

③肾素中间型高血压：此类高血压单用抗肾素活性或抗容量负荷药物常难以满意控制血压，治疗上宜二药联合，一般这种方法可使约 85% 的患者血压降到正常。其余治疗无效的（约占 15%）高血压患者，可加用其他一线药物治疗。

（2）控制心力衰竭，参见"高血压与心力衰竭"。

2. 中医治疗

（1）辨证论治

1）肝阳上亢

主症：头痛头胀，或见眩晕，急躁易怒，面红目赤，口干而苦，胸闷心悸。舌红苔黄，脉弦数有力。

治法：平抑肝阳，潜镇安神。

方药：天麻钩藤饮加减。

天麻、杜仲、山栀、黄芩、川牛膝、朱茯神各 10g，益母草、首乌藤、钩藤各 30g，龙骨、牡蛎各 15g。

2）痰浊内阻

主症：头晕目眩，耳鸣，心悸烦躁，胸闷胁胀。舌苔白腻，脉弦滑。

治法：化痰除湿，平肝潜阳。

方药：半夏白术天麻汤加减。

法半夏、白术、天麻、陈皮、竹茹、枳实、藿香、佩兰、泽泻、滑石各 10g，钩藤、茯苓各 30g。

3）气滞血瘀

主症：头晕头痛，痛如针刺，胸闷钝痛。唇舌青紫，或舌有瘀点、瘀斑，脉涩或迟。

治法：活血化瘀，通窍宁神。

方药：通窍活血汤加减。

川芎、桃仁、红花、老葱、赤芍、当归、枳壳各 10g，丹参、益母草各 30g，麝香 0.3g，茯神 15g。

4）水湿泛滥

主症：下肢或全身水肿，按之没指，头晕目眩，呼吸急促，喘促不安，心悸不寐，难以平卧，发绀。舌苔白滑，脉弦缓而紧。

治法：健脾泻肺利水，通阳化气宁心。

方药：五苓散、葶苈大枣泻肺汤加减。

猪苓、泽泻、焦术、桂枝、葶苈子、汉防己各10g，黄芪、茯苓、大腹皮、益母草各30g。

5）心肾阳衰

主症：头晕目眩，心悸气短，畏寒肢冷，尿少水肿，面色青紫，精神不振。舌质紫暗，苔白，脉沉弱或结代。

治法：温阳益气，活血利水。

方药：真武汤、五苓散、桃红四物汤加减。

人参或晒参（另煎）6g，炮附子、焦术、生姜、桂枝、泽泻、桃仁、红花、郁金、泽兰各10g，丹参、益母草各30g，赤芍20g，连皮茯苓60g。

6）心肝阴虚

主症：心悸健忘，失眠多梦，眩晕耳鸣，两目干涩，颧红盗汗，五心烦热。舌红少津，苔薄黄，脉细数。

治法：养肝平肝，滋阴安神。

方药：建瓴汤、酸枣仁汤加减。

生地黄、生杭芍、柏子仁、生怀山药、酸枣仁、知母各12g，生龙骨、生牡蛎各18g，菊花、天麻各10g，钩藤30g。

（2）验方

1）汉防己甲素：其降压作用迅速而可靠，可直接扩张周围血管，且对血管运动中枢、交感神经中枢有轻度抑制作用。多采用静脉注射给药，每次120mg，每日2次；片剂为每片20mg，每日3次，每次60～120mg。可广泛用于高血压危象、高血压心力衰竭和脑血管急症病人。

2）八厘麻毒素：有降压和减慢心率的作用，对窦性心动过速、阵发性室上性心动过速、房颤有较好疗效。与硝普钠相比，降压作用强，效速可靠。用量为1mg加入10%葡萄糖液200mL中静脉滴注，以每分钟20～30μg速度滴注。

3. 药物禁忌

（1）可乐定（可乐宁、氯压定、血压得平、110降压片、catapre、cataoresan）

1）育亨宾：可完全阻断可乐定促进心钠素释放作用，并拮抗可乐定调节眼压作用、抑制胃肠推进运动作用及降压作用。

2）纳洛酮：可部分阻断可乐定促进心钠素释放作用，并拮抗眼压调节作用。

3）三环抗抑郁药、酚妥拉明：可减弱可乐定降压作用。

4）噻嗪类利尿药：与可乐定联用可增强降压效果，消除水钠潴留，减少用量。

5）β受体阻滞药：可增强可乐定降压作用，导致低血压和心动过缓。心得安可控制可乐定"撤除症状"。索他洛尔（心得怡）与可乐定有拮抗作用。可乐定与心得安大剂量联用可发生噩梦和幻想。

6）哌唑嗪：与可乐定联用可增强抗高血压疗效，但有人认为可使可乐定降压效果降低。

7）芬太尼：麻醉前应用可乐定能明显减少术中芬太尼的用量。

8）氯胺酮：可乐定可增强氯胺酮的麻醉作用，减轻其不良反应。

9）洋地黄类：可乐定可增强洋地黄类的房室阻滞作用。

10）乙醇、巴比妥类、抗精神病药、抗组胺药：与可乐定联用，中枢神经系统抑制作用增强。

11）口服避孕药：可增强可乐定镇静作用。

12）钙通道阻滞药：与可乐定有较小的降压相加作用。

13）阿司匹林、氟诺洛芬、荷包牡丹碱：可拮抗可乐定的调节眼压作用。

14）左旋多巴：可乐定可对抗其抗震颤麻痹作用。

15）补气养阴中药（人参、麦冬、五味子、元胡、枳壳等）：与可乐定联用治疗阿片戒断症状有良好协同作用，优于单用可乐定。对可乐定所致低血压、心率缓慢等副作用也有改善作用。

16）普鲁卡因：可乐定作为麻醉前用药，可以有效地抑制静脉普鲁卡因复合麻醉下手术病人的应激反应。

17）麻黄碱：可乐定可增强麻黄碱的升压效应。

18）异氟醚：可乐定可降低异氟醚控制性低血压期间呼气末浓度和血糖水平。

19）硝普钠：术前口服可乐定可以加强硝普钠控制性降压效果，减少其并发症。

20）吗啡、苯哌利定：与可乐定的镇痛作用可相互加强。

（2）哌唑嗪（脉宁平、furazosin、hypovase、minipress）

1）交感神经元抑制剂（利血平、甲基多巴、可乐宁等）：与哌唑嗪联用可提高降压效果。

2）钙通道阻滞药：已应用哌唑嗪患者，加用钙通道阻滞药可发生血压急剧下降。

3）强心苷：哌唑嗪可致地高辛血药浓度迅速升高。

4）β受体阻滞剂、利尿药：与哌唑嗪联用易发生症状性、体位性低血压，但两药联用可以提高降压效果，可防止哌唑嗪所致心悸。

5）消炎痛：抑制前列腺素合成，可减弱哌唑嗪降压作用。

6）对实验诊断的干扰：哌唑嗪干扰肾素分泌，可使对肾素 - 血管紧张素 - 醛固酮系统活性测定结果的正确解释发生困难。

（3）利血平（血安平、蛇根碱、serpasil）

1）川芎：与利血平有协同性降压作用。

2）灵芝：可加强利血平、氯丙嗪的中枢镇静作用，拮抗苯丙胺的中枢兴奋作用。

3）五味子：可增强利血平对中枢神经系统的抑制作用。

4）两面针：利血平可拮抗两面针的镇痛作用。

5）含鞣质中药（四季青等）：可与利血平生物碱形成难溶性鞣酸盐沉淀，减少吸收，降低生物利用度。

6）有机酸类中药及其制剂（山楂、乌梅、女贞子、山茱萸、木瓜、白芍、银花、枳实、青陈皮、山楂丸、五味子丸、保和丸等）：可酸化尿液，使利血平（弱碱性）吸收减少，而排泄增加，联用时降低药效。

7）甘草：可与利血平发生中和反应产生沉淀，减少吸收，降低药效。

8）麻黄及其制剂：可竞争性阻断利血平在交感神经末梢的吸收，两药联用减低降压作用。

9）炭类中药：可吸附利血平，降低生物利用度。

10）乙醇、药酒：与利血平均有扩张血管作用，联用时可增强降压作用和不良反应。

11）福寿草片：与利血平联用易发生心律失常。

12）高脂肪食物、食盐：可使血压升高，影响利血平的降压效果。

13）安眠酮：与利血平联用可增强降压作用，亦加强中枢抑制作用。

14）三环抗抑郁药：应用三环抗抑郁剂无效时加用利血平偶可奏效。利血平的降血压作用可被丙咪嗪所增强。

15）奎尼丁：与利血平、胍乙啶、甲基多巴等降压药联用时心脏抑制作用增强，易出现心律失常。

16）筒箭毒、局麻药：可拮抗利血平的降压作用。

17）利尿剂：与利血平有协同作用，可以增强降压效应。

18）心得安：与利血平联用可增强降压作用，β受体阻滞剂与利血平联用可致心动过缓。

19）甲基多巴：与利血平有协同作用，联用可增强降压效应。但甲基多巴只能在利血平后使用，否则可能出现严重不良反应。

20）全身麻醉：手术前2周须停用利血平药物，否则手术中可能出现低血压反应。

21）美加明等交感神经阻滞剂：与利血平联用各药应减量50%，以免出现严重不良反应。

22）恢压敏、苯丙胺或间羟胺等胺类药物：对于利血平控制下的患者无明显升压作用。去甲肾上腺素及去氧肾上腺素与利血平联用可引起严重的高血压。

23）直接拟交感神经作用药物甲氧胺等：与利血平联用时可略降低剂量（敏感性增高）。

24）肼苯哒嗪：与利血平有协同作用，联用时可减少利血平的用量和副作用。

25）胍乙啶：与利血平联用增加体位性低血压、心动过缓和精神抑郁等不良反应。

26）吩噻嗪类：氯丙嗪和利血平均可引起锥体外系症状，联用时类似震颤麻痹的锥体外系症状更易发生，并有协同的降压作用。

27）弱安定药地西泮等：可与利血平减量联用。

28）利血平干扰尿中17-羟及17-酮的测定可致假性低值。可使尿中儿茶酚胺、

3－甲氧基－4－羟基扁桃酸（VMA）及5－羟基吲哚乙酸（5－HIAA）轻度增高或减少，但常无临床意义。

（4）二氮嗪（降压嗪、氯甲苯噻嗪、hyperstat）

1）苯妥英钠：二氮嗪增加苯妥英钠的代谢和清除率，可使血清苯妥英钠浓度明显下降。两药联用时需要增加苯妥英钠剂量才能维持对癫痫的控制，但在停用二氮嗪时要及时减少苯妥英钠剂量。苯妥英钠可缩短二氮嗪的半衰期，其临床意义尚不清楚。

2）降血糖药和降压药：二氮嗪具有降血压和升血糖效应，与任何增强或拮抗这两种作用的药物（抗高血压药、噻嗪类利尿剂、升血糖或降血糖药）联用时，必须监控其综合效应。在给予肼屈嗪前或后，给予二氮嗪可出现严重低血压，有时可致命。二氮嗪与其他具有升血糖活性的药物（如噻嗪类、氯丙嗪）联用时，可出现血糖过高。

3）利尿剂：可加强二氮嗪的高尿酸血症或高血糖作用。

4）心得安：可阻滞二氮嗪所致的肾素分泌，两药联用可减轻颜面潮红和心悸。

5）香豆素类抗凝药：二氮嗪可从血清白蛋白置换香豆素类抗凝药，增强抗凝作用。两药联用时应减少抗凝药剂量。

6）氯美噻唑：据报道，产妇静注二氮嗪和氯美噻唑，所生婴儿发生张力减低、通气减少或呼吸停止。

7）对实验诊断的干扰：此药可致高尿酸血症及高血糖症，使对它们的代谢情况难以判断。此药使肾素分泌增多及 IgG 浓度升高，而使皮质激素分泌减少。

（5）肼屈嗪（肼苯达嗪、肼肽嗪、apresoline）

1）苯丙胺：可对抗肼苯哒嗪的降压作用。

2）全身麻醉药：可加强肼苯哒嗪的降压作用造成严重的低血压，故应慎用。

3）其他降压药（利血平、胍乙啶等）：与肼苯哒嗪联用可增强降压作用，避免某些副作用，可以减量联用。

4）氯甲苯噻嗪：与肼苯哒嗪的作用机制相似，联用时可引起严重低血压、脑血管意外、心力衰竭等，故应慎用并控制用量。

5）β受体阻滞剂：可对抗肼苯哒嗪引起的心动过速，并能产生协同降压效果，联用时可相应减量。

6）利尿剂：可以消除水钠潴留，增加降压效果，并可减少肼苯哒嗪用量。

7）抗心律失常药（普鲁卡因胺、丙吡胺、奎尼丁），其他降压药（二氮嗪、肾上腺素能阻滞剂）：可明显增强肼屈嗪的降压作用。神经抑制药及治疗精神病药物也可加强肼屈嗪的降压作用。肼屈嗪也可明显增加口服普萘洛尔的生物利用度。

8）盐酸肼苯哒嗪不可配伍复方氯化钠溶液。

9）不可配伍药物：氨茶碱、氨苄西林、依地酸二钠钙、氯噻嗪、依他尼酸、氢化可的松、恢压敏、苯巴比妥钠、磺胺嘧啶钠。

（6）胍乙啶（guanethidine、lsmelin）

1）阿米替林：可拮抗胍乙啶的抗高血压作用。加用阿米替林5日后胍乙啶的降压作用消失，停用阿米替林18日后，胍乙啶才重现降压作用。

2）吩噻嗪类、抗组胺药：可阻滞胍乙啶的降压作用。氯丙嗪可逆转胍乙啶降压作用。

3）拟交感神经胺类（包括含麻黄碱的各种中西药物）：可以抵消胍乙啶降压作用，使血压升高。

4）乙醇：饮酒和剧烈运动均可加重胍乙啶体位性低血压反应。

5）单胺氧化酶抑制药（包括优降宁）：可使服用胍乙啶者发生高血压和中枢兴奋反应。

6）洋地黄：与胍乙啶联用可加重心动过缓。

7）苯丙胺、右旋苯丙胺、哌醋甲酯、甲基苯丙胺：均可拮抗胍乙啶降压作用。

8）肾上腺素、去甲肾上腺素、麻黄碱：服用胍乙啶者对这些药物敏感度增高，联用时可发生异常升压反应。

9）心得安：与胍乙啶有协同性抑制心肌作用，联用时两药均应减量。

10）三环抗抑郁药：可阻断胍乙啶降压作用。服用小于1日量的去甲丙咪嗪可消除以后1周内服用胍乙啶的降压效应。

11）全身麻醉：胍乙啶可增加麻醉期血管性虚脱，最好在麻醉前2周停用胍乙啶。

12）利血平：与胍乙啶联用可增强降压作用。

13）噻嗪类利尿药：可提高胍乙啶降压效应和减轻水肿反应，联用时应随利尿药用量增加而相应减少胍乙啶用量。

14）氟哌啶醇：可减低胍乙啶的降压作用。

15）左旋多巴：可使胍乙啶减量应用。

16）对实验检查结果的干扰：主要是减少尿中的3-甲氧基-4-羟基扁桃酸含量。偶可见有血糖减低。

（7）帕吉林（优降宁、巴吉林、eutonyl）

1）甲多巴、麻黄碱、苯丙胺、间羟胺：与优降宁联用可发生高血压危象。

2）镇静药、抗组胺药、三环抗抑郁药、麻醉药、去甲肾上腺素、胍乙啶：均不宜与优降宁联用。

3）含酪胺食物（鸡肝、奶酪、红葡萄酒、啤酒等）：可使服用优降宁及停药不足2周的患者发生高血压危象等酪胺中毒反应。饮酒可发生心跳、皮肤潮红等不良反应。

4）元胡：优降宁可消除或逆转元胡的作用。

5）葛根：其效应类似心得安，与利血平、优降宁等降压药有协同性效应。

6）麻黄及其中成药（止咳定喘膏、防风通圣散、麻杏石甘汤等）：可影响降压片、优降宁等的降压效果，并增加不良反应。

（8）硝普钠（sodium nitroprusside、sodium nitroferricyanide）

1）酸性药物：硝普钠遇光或在酸性介质中，可分解成亚铁离子呈现黑棕色或蓝色，不可应用。

2）碳酸氢钠：可纠正硝普钠所致酸中毒。

3）其他抗高血压药：硝普钠控制血压后，可逐渐过渡到应用其他口服降压药，但不可骤然停药，与可乐定或甲基多巴联用尤易发生急剧血压下降。

4）维生素 B_{12}：可预防硝普钠所致氰化物中毒样反应及维生素 B_{12} 缺乏症。

5）硫代硫酸钠：可降低血液和细胞内氰离子浓度而不影响硝普钠降压作用。用法：10% 硫代硫酸钠 2.5mL，加生理盐水 50mL，静脉注射。

6）多巴胺：与硝普钠联用可提高各药有益作用，减少不良反应和扩大应用范围，治疗充血性心力衰竭效果良好。

7）异丙肾上腺素：与硝普钠联用对气管平滑肌松弛有协同作用。

8）硝普钠溶液不得以任何方式与任何药物混合。

（9）甲基多巴（甲多巴、aldomet）

1）三环抗抑郁药：不宜与甲基多巴、阿密替林、乙醇或地西泮等联用，曾有发生昏迷的报告。甲基多巴不受三环抗抑郁剂的影响，联用时仍可保持其降压作用。

2）左旋多巴：此药在体内转化为多巴胺，进一步可转变为去甲肾上腺素，在周围产生升压作用，在中枢产生降压作用，故甲基多巴与之联用有时可能产生升压效应，有时则表现为降压效应，但以降压反应为多见。甲基多巴可拮抗左旋多巴的治疗作用。

3）麻醉用药：手术前用过甲基多巴的病人，麻醉期间可能发生代偿性低血压。

4）单胺氧化酶抑制剂（优降宁等）：联用可致高血压危象（参见优降宁项下）。

5）其他降压药：联用时，除噻嗪类利尿药可继续应用外，以前应用的各种降压药均应减量或停药，而将甲基多巴用量逐渐增加。甲基多巴可使心率减慢。故不宜与帕吉林、利血平联用，以免产生不良反应（参见利血平）。

6）间羟胺、恢压敏：甲基多巴可轻度增强间羟胺、恢压敏的作用。

7）噻嗪类利尿药：联用可增强降压效能，并可消除长期应用甲基多巴所致的钠潴留及血容量增加等不良影响。

8）安定剂、肌肉松弛剂或巴比妥类药物：联用时可增强它们对呼吸和循环的影响。

9）双硫醒：可降低甲基多巴的抗高血压作用。

10）氟哌啶醇、锂盐：与甲基多巴联用，可使前两药的中毒发生率增高。

11）铁盐：可减弱甲基多巴的抗高血压效应。

12）酚苄明：与甲基多巴联用，个别报道发生尿失禁。

13）对实验诊断的干扰：甲基多巴可致 Coombs 试验阳性，则难以进行交叉配血，并使尿中儿茶酚胺增多。用药患者的尿胆色素原试验（Watson – Schwartz 法）呈强阳性反应。

（10）卡托普利（甲巯丙脯酸、巯甲丙脯酸、开博通、刻甫定）

1）噻嗪类及袢利尿剂：与卡托普利联用降低血管阻力，增加尿钠排泄，降压作用增强，能引起危险性血压降低。

2）保钾利尿剂：理论上认为，与卡托普利联用可加重钾潴留，实际在肾功能正常者极少引起高钾血症。联用对需要补钾或接受地高辛治疗者有益。但是，卡托普利合用螺内酯或氨苯蝶啶可致严重高血钾，甚至引起高血钾猝死。

3）β 受体阻滞剂：与卡托普利联用可起到相加的降压作用，并可降低心率。

4）钙通道阻滞剂：与卡托普利联用降压效果较好，一般不用调整剂量。

5）地高辛：与卡托普利联用纠正心力衰竭效果优于单一用药。但卡托普利可增加地高辛清除率 35%，使其血药浓度降低 19%，也有相反结果的报道。两药联用时应监测地高辛血药浓度。

6）硝基血管扩张剂：与卡托普利联用降压效果平稳，并可消除硝基血管扩张剂反跳作用。

7）阿司匹林：可减弱卡托普利降压作用。

8）吲达帕胺（新型强效长效降压药，具有利尿和钙拮抗作用）：与卡托普利联用可提高疗效，减少不良反应。

9）米力农（甲氰吡酮，新型非苷类强心药）：与卡托普利联用治疗心力衰竭，可提高疗效、减少不良反应。

10）维生素 C：与卡托普利联用可提高降压效力，并增强降血脂作用。

11）哌唑嗪：与卡托普利联用可产生良好的血流动力学效应，并可消除哌唑嗪副作用。

12）依那普利（丙酯丙脯酸、enalapril）：为强效的血管紧张素转换酶抑制剂，比卡托普利强 10 倍，作用持久。依那普利与卡托普利联用，减少醛固酮的生成量，可能出现血清钾明显升高，肾功能衰竭者更易发生，需慎重。

13）别嘌醇：与卡托普利联用治疗痛风，从药理上分析较合理，但可出现阿 - 斯综合征或 Stevens - Johnson 综合征。

14）吲哚美辛：可能减低甚至消除卡托普利的抗高血压疗效；布洛芬和阿司匹林等非甾体抗炎药也有类似的相互作用。机制：抑制前列腺素的生物合成，拮抗卡托普利的血管扩张作用。

15）硫唑嘌呤：与卡托普利联用可引起白细胞减少。机制：两药均可抑制骨髓，引起白细胞减少，联用时这种作用可能相加。

16）抗酸药：含氢氧化铝、碳酸镁或氢氧化镁的抗酸药可降低卡托普利的生物利用度约 1/3。

17）西咪替丁：与卡托普利联用可出现末梢神经系统病变。

18）丙磺舒：与卡托普利联用，可提高对心力衰竭患者的血流动力学效应。

19）吗啡：卡托普利可加强吗啡的镇痛作用和延长作用时间，并可避免吗啡类药物引起的心血管系统和呼吸系统抑制作用。

20）消心痛：与卡托普利联用有增效作用，两药联用可逆转消心痛耐药性。机制：提供巯基。

21）硫酸镁：与卡托普利联用治疗老年人心力衰竭可提高疗效。

22）多巴胺：与卡托普利联用可消除心动过速，并可减少多巴胺用量。

23）抗高血压药：可乐定换成卡托普利时，后者的降压效应延迟。卡托普利与硝普钠、米诺地尔的降压作用可相加，联用时应减量，以防血压过低。

24）氯化钾：与卡托普利联用可致急性肾功能衰竭、高钾血症及心脏骤停。处理：停药。静脉注射速尿、葡萄糖酸钙、碳酸氢钠。两药不宜同时使用。

25）噻吗洛尔：不宜与其他 β 受体阻滞药合用。噻吗洛尔与其他 β 受体阻滞药（如普萘洛尔等）有协同作用，故不宜合用。

26）柳胺苄心定：不宜与利尿药合用。因两者并用易引起直立性低血压。

27）贝那普利：不宜与保钾利尿药或补钾药合用。贝那普利与保钾利尿药（如螺内酯等）或补钾药（氯化钾）合用，易导致高钾血症。

28）曲帕胺：不宜与巴比妥类及生物碱类麻醉药合用，因合用易引起直立性低血压。

29）氨苯甲噻二嗪：不宜与噻嗪类利尿药合用。氨苯甲噻二嗪与噻嗪类利尿药（如氢氯噻嗪）合用，可使本药的不良反应（高糖血症、高尿酸血症）加剧。

30）克罗卡林：忌与磺脲类降血糖药合用。克罗卡林与磺脲类降血糖药（如格列吡嗪等）合用，可引起药物拮抗作用。

31）吲哚拉明：不宜与单胺氧化酶抑制药合用。服用单胺氧化酶抑制药（如优降宁）的患者不能再服用本品，以免引起或加重不良反应。

32）喷布洛尔、阿替洛尔：忌与维拉帕米同用。因喷布洛尔、阿替洛尔与钙拮抗剂（维拉帕米）合用，可增加心肌传导阻滞的发生。

33）阿替洛尔：忌与氨苄西林同用。因氨苄青霉素可降低阿替洛尔的作用。

34）慎用具有升压作用的药物：枳实、陈皮、玉竹、生姜等中药有升压作用，在应用中药治疗本病的药物配伍中应慎用。肾上腺素、去甲肾上腺素、多巴胺等具有升压作用的西药则属忌用之品。

35）睡前服降压药：某些高血压患者入睡后心率减慢，血流速度降低，如睡前服降压药物，可使血压降低，血流过缓，导致冠状动脉和脑部供血不足，诱发心绞痛、心肌梗死和脑血栓。

36）水钠潴留药物：糖皮质激素，如泼尼松、地塞米松、氢化可的松、醛固酮等药物可引起水钠潴留，长期使用可致恶性高血压。

37）过量使用降压药：高血压患者如果血压降得过低，易导致中风发生。所以高血压患者在降血压的同时，应注意改善血管弹性，不能超量服用降压药，以防导致靶器官缺血而诱发他病。

38）慎用复方制剂：关于复方制剂的问题，越来越多的学者认识到其缺点，认为其在降血压的同时升高了血脂，因此在整体上并不延长寿命。20世纪90年代后，复方降压药物在逐渐被淘汰。所以选用降压药物应尽量避免复方制剂。

39）损肝肾阴精之品：如附子、肉桂、鹿角、麻黄、细辛等，均属燥热之品，可伤及肝肾阴精，致肝阳上亢，而使血压难以控制。

六、高血压与心力衰竭

【概述】

高血压日久不但可以导致高血压性心脏病，还促进冠心病的发生发展，严重时均可出现心力衰竭。心力衰竭是由不同病因引起的心脏泵血功能不能满足机体代谢需要的一种病理生理综合征，具有血流动力异常和神经激素系统激活两方面特征，多为各种心脏病进一步发展的结果。心功能不全可分为无症状与有症状两个阶段，前者有心室功能障碍的客观证据（如心室射血分数降低），但无典型充血性心力衰竭的症状，心功能尚属 NYHA（纽约心脏病学会）Ⅰ级，是有症状心力衰竭的前期，如不进行有效治疗，迟早会发展成有症状心功能不全。据心功能不全发生的缓急，循环系统代偿程度的差别，临床还有急性心功能不全、慢性心功能不全和代偿性心功能不全等不同表现。按心室舒张和收缩功能异常的差异，表现为心室收缩功能障碍为主者称收缩性心功能不全，心室舒张功能障碍为主者称舒张性心功能不全。

1. 病因

（1）急性心力衰竭

1）急性弥漫性心肌损害：引起心肌收缩无力，如急性心肌炎、广泛性心肌梗死等。

2）急起的机械性阻塞：引起心脏阻力负荷加重，排血受阻，如严重的瓣膜狭窄、心室流出道梗阻、心房内球瓣样血栓或黏液瘤嵌顿，动脉总干或大分支栓塞等。

3）急起的心脏容量负荷加重：如外伤、急性心肌梗死或感染性心内膜炎引起的瓣膜损害，腱索断裂，心室乳头肌功能不全，间隔穿孔，主动脉窦动脉瘤破裂入心腔，以及静脉输血或输入含钠液体过快或过多。

4）急起的心室舒张受限制：如急性大量心包积液或积血、快速的异位心律等。

5）严重的心律失常：如心室颤动（简称室颤）和其他严重的室性心律失常、心室暂停、显著的心动过缓等，使心脏暂停排血或排血量显著减少。

（2）慢性心力衰竭　成人充血性心力衰竭最常见于冠状动脉粥样硬化性心脏病（冠心病）、高血压性心脏病（高心病）、瓣膜病、心肌病和肺源性心脏病（肺心病）。其他较常见的有心肌炎、肾炎和先天性心脏病。较少见且易被忽视的有心包疾病、甲状腺功能亢进与减退、贫血、脚气病、动静脉瘘、心房黏液瘤和其他心脏肿瘤、结缔组织疾病、高原病及少见的内分泌病等。

（3）心力衰竭常见的诱因有

1）感染：呼吸道感染为最多，其次为风湿热。在儿童风湿热则占首位。女性患者中泌尿道感染亦常见。亚急性感染性心内膜炎也常因损害心瓣膜和心肌而诱发心力衰竭。

2）过度体力活动和情绪激动。

3）钠盐摄入过多。

4）心律失常，特别是快速性心律失常，如伴有快速心室率的心房颤动（房颤）、心房扑动（房扑）。

5）妊娠和分娩。

6）输液（特别是含钠盐的液体）、输血过快和（或）过多。

7）洋地黄过量或不足。

8）药物作用：使用抑制心肌收缩力的药物，如 β 受体阻滞剂、体内儿茶酚胺的消耗药物（如利血平类）、交感神经节阻滞剂（如胍乙啶）和某些抗心律失常药物（如奎尼丁、普鲁卡因胺、维拉帕米等）。水钠潴留、激素药物的应用，如肾上腺皮质激素等造成水钠潴留。

9）其他：出血和贫血、肺栓塞、室壁膨胀瘤、心肌收缩不协调、乳头肌功能不全等。

2. 诊断要点

（1）急性心力衰竭的临床表现

1）昏厥：急性心脏排血受阻或严重心律失常，致心排血量减少，引起脑部缺血，发生短暂的意识丧失，称为心源性昏厥。昏厥发作持续数秒钟时可有四肢抽搐、呼吸暂停、发绀等表现，称为阿－斯综合征。发作大多短暂，发作后意识常立即恢复。

2）休克：临床上心源性休克除一般休克的表现外，多伴有心功能不全，体循环静脉淤血，如静脉压升高、颈静脉怒张等表现。其机制为心排血量减少突然且显著时，机体来不及通过增加循环血量进行代偿，但通过神经反射可使周围及内脏血管显著收缩，尚可维持血压并保证心和脑的血供。

3）急性肺水肿：突发严重的左心室排血不足或左心房排血受阻，引起肺静脉及肺毛细血管压力急剧升高，当肺毛细血管压升高超过血浆胶体渗透压时，液体即从毛细血管漏到肺间质、肺泡，甚至气道内，引起肺水肿，是急性左心功能不全的主要表现。典型发作为突然、严重气急，每分钟呼吸可达 30～40 次，端坐呼吸，阵阵咳嗽，面色灰白，口唇青紫，大汗，常咯出泡沫样痰，严重者可从口腔和鼻腔内涌出大量粉红色泡沫液。发作时心率、脉搏增快，血压在起始时可升高，以后降至正常或低于正常。两肺内可闻及广泛的水泡音和哮鸣音。心尖部可听到奔马律，但常被肺部水泡音掩盖。X 线片可见典型蝴蝶形大片阴影由肺门向周围扩展。急性肺水肿早期肺间质水肿阶段可无上述典型的临床和 X 线表现，而仅有气促、阵阵咳嗽、心率增快、心尖奔马律和肺部哮鸣音，X 线示上肺静脉充盈、肺门血管模糊不清、肺纹理增粗和肺小叶间隔增厚，如及时做出诊断并采取治疗措施，可以避免发展成肺泡性肺水肿。

4）心脏骤停

（2）慢性左侧心力衰竭的临床表现　左心室衰竭多见于高心病、冠心病、主动脉瓣病变和二尖瓣关闭不全。急性肾小球肾炎和风湿性心脏炎是儿童和少年患者左心室衰竭的常见病因。二尖瓣狭窄时，左心房压力明显增高，也有肺充血表现，因无左心室衰竭因而称为左心房衰竭。

1）症状

①呼吸困难：是左侧心力衰竭最主要的症状。肺充血时肺组织水肿，呼吸道阻力增加，肺泡弹性降低，吸入少量气体或使肺泡壁张力增高到引起反射性呼气开始的水平。这就造成呼吸困难，浅而快。不同情况下肺充血的程度有差异，呼吸困难的表现有下列不同形式。

劳力性呼吸困难：开始仅在剧烈活动或体力劳动后出现呼吸急促，如登楼、上坡或平地快走等活动时出现气急。随肺充血程度的加重，可逐渐发展到更轻的活动或体力劳动后，甚至休息时，也发生呼吸困难。

端坐呼吸：一种由于平卧时极度呼吸困难而必须采取的高枕、半卧或坐位以解除或减轻呼吸困难的状态。程度较轻的，高枕或半卧位时即无呼吸困难；严重的必须端坐；最严重的即使端坐床边，两腿下垂，上身向前，双手紧握床边，仍不能缓解严重的呼吸困难。

阵发性夜间呼吸困难：又称心源性哮喘，是左心室衰竭早期的典型表现。呼吸困难可连续数夜，每夜发作或间断发作。典型发作多发生在夜间熟睡 1～2 小时后，患者因胸闷、气急而突然惊醒，被迫立即坐起，可伴阵咳、哮鸣性呼吸音或泡沫样痰。发作较轻的采取坐位后 10 余分钟至 1 小时左右呼吸困难自动消退，患者又能平卧入睡，次日白天可无异常感觉。严重的可持续发作，阵阵咳嗽，咯粉红色泡沫样痰，甚至发展成为急性肺水肿。发作时伴阵咳或哮鸣的可被误诊为支气管炎或哮喘。阵发性夜间呼吸困难的发生机制与端坐呼吸相似，可能与卧位时较多肺组织位于心脏水平以下，肺充血较重有关。同时，卧位时周围水肿液重分布使血容量增加，心脏负荷更为加重。

②倦怠、乏力：为心排血量低下的表现。

③陈－施呼吸：见于严重心力衰竭，预后不良。呼吸有节律地由暂停逐渐增快、加深，再逐渐减慢、变浅，直到再停，0.5～1 分钟后呼吸再起，如此周而复始。发生机制是心力衰竭时脑部缺血和缺氧，呼吸中枢敏感性降低，呼吸减弱，二氧化碳潴留到一定量时方能兴奋呼吸中枢，使呼吸增快、加深。随二氧化碳的排出，呼吸中枢又逐渐转入抑制状态，呼吸又减弱直至暂停。脑缺氧严重的患者还可伴有嗜睡、烦躁、神志错乱等精神症状。

2）体征

①原有心脏病的体征。

②左心室增大：心尖搏动向左下移位，心率增快，心尖区有舒张期奔马律，肺动脉瓣区第二心音亢进，其中舒张期奔马律最有诊断价值，在患者心率增快或左侧卧位并进行深呼气时更容易听到。左室扩大还可形成相对性二尖瓣关闭不全，产生心尖区收缩期杂音。

③交替脉：脉搏强弱交替。轻度交替脉仅能在测血压时发现。

④肺部啰音：虽然部分左侧心力衰竭患者肺间质水肿阶段可无肺部啰音，肺充血只能通过 X 线检查发现，但两侧肺底细湿啰音至今仍被认为是左侧心力衰竭的重要体征之一。阵发性呼吸困难或急性肺水肿时可有粗大湿啰音，满布两肺，并可伴有哮鸣音。

⑤胸水：左侧心力衰竭患者中的 25% 有胸水。胸水可局限于肺叶间，也可是单侧或双侧胸腔积液，胸水蛋白含量高，心力衰竭好转后消退。

3）早期 X 线检查：肺静脉充盈期左侧心力衰竭在 X 线检查时仅见肺上叶静脉扩张、下叶静脉较细，肺门血管阴影清晰。在肺间质水肿期可见肺门血管影增粗、模糊不清，肺血管分支扩张增粗，或肺叶间淋巴管扩张。

（3）右侧心力衰竭的临床表现　多由左侧心力衰竭引起。出现右侧心力衰竭后，由于右心室排血量减少，肺充血现象常有所减轻，呼吸困难亦随之减轻。单纯右侧心力衰竭多由急性或慢性肺心病引起。

1）症状：主要由慢性持续淤血引起各脏器功能改变所致，如长期消化道淤血引起食欲不振、恶心、呕吐等；肾脏淤血引起尿量减少、夜尿多、蛋白尿和肾功能减退；肝淤血引起上腹饱胀，甚至剧烈腹痛，长期肝淤血可引起黄疸、心源性肝硬化。

2）体征

①原有心脏病的体征。

②心脏增大：以右心室增大为主者可伴有心前区抬举性搏动（胸骨左缘心脏搏动有力且持久）。心率增快，部分患者可在胸骨左缘相当于心室表面处听到舒张早期奔马律。右心室明显扩大可形成功能性三尖瓣关闭不全，产生三尖瓣区收缩期杂音，吸气时杂音增强。

③静脉充盈：颈外静脉充盈为右侧心力衰竭的早期表现。半卧位或坐位时在锁骨上方见到颈外静脉充盈，或颈外静脉充盈最高点距离胸骨角水平 10cm 以上，都表示静脉压增高，常在右侧较明显。严重右侧心力衰竭静脉压显著升高时，手背静脉和其他表浅静脉也充盈，并可见静脉搏动。

④肝肿大和压痛：出现也较早，大多发生于皮下水肿之前。肝肿大剑突下较肋缘下明显，质地较软，具有充实饱满感，边缘有时扪不清，叩诊剑突下有浊音区，且有压痛，肝–颈静脉回流征阳性。右心衰竭突然加重时，肝脏急性淤血，肝小叶中央细胞坏死，引起肝脏急剧增大，可伴有右上腹与剑突下剧痛和明显压痛、黄疸，同时血清谷丙转氨酶常显著升高，少数人甚至高达 1000 单位以上。一旦心力衰竭改善，肝肿大和黄疸消退，血清转氨酶也在 1~2 周内恢复正常。长期慢性右侧心力衰竭引起心源性肝硬化时，肝触诊质地较硬，压痛可不明显，常伴黄疸、腹水及慢性肝功能损害。

⑤下垂性水肿：早期右侧心力衰竭水肿常不明显，多在颈静脉充盈和肝肿大较明显后才出现。先有皮下组织水分积聚，体重增加，到一定程度后才引起凹陷性水肿。水肿最早出现在身体的下垂部位，起床活动者以脚、踝内侧和胫前较明显，仰卧者骶部水肿，侧卧者卧侧肢体水肿显著。病情严重者可发展到全身水肿。

⑥胸水和腹水：胸膜静脉回流至上腔静脉、支气管静脉和肺静脉，右侧心力衰竭

时静脉压增高，可有双侧或单侧胸水。双侧胸水时，右侧量常较多，单侧胸水也以右侧为多见，其原因不明。胸水含蛋白量较高（2~3g/100mL），细胞数正常。大量腹水多见于三尖瓣狭窄、三尖瓣下移和缩窄性心包炎，亦见于晚期心力衰竭和右心房球形血栓堵塞下腔静脉入口时。

⑦心包积液：少量心包积液在右侧心力衰竭或全心衰竭时不少见，常于超声心动图或尸检时发现。

⑧紫绀：长期右侧心力衰竭患者大多有紫绀，可表现为面部毛细血管扩张、青紫和色素沉着。发绀是血供不足时组织摄取血氧相对增多，静脉血氧低下所致。

⑨晚期患者可有明显营养不良、消瘦，甚至恶病质。

3）实验室检查

①静脉压增高：肘静脉压超过1.4kPa（14cmH_2O）或重压肝脏0.5~1分钟后上升0.1~0.2kPa（1~2cmH_2O）以上的，提示有右侧心力衰竭。

②血清胆红素和谷丙转氨酶可略增高。

③尿的改变：可有轻度蛋白尿、尿中有少量透明或颗粒管型和少量红细胞，可有轻度氮质血症。

4）X线检查：示心影增大，上腔静脉增宽，右房、右室增大，可伴有双侧或单侧胸水。

（4）舒张性心力衰竭的临床表现　舒张性心力衰竭指心室收缩功能正常，但快速再充盈受限，导致心室充盈量减少和（或）充盈压增高，心搏量下降，从而引起的心力衰竭。大多由室壁肥厚和（或）僵硬度增高引起，心室增大可不明显。其主要病因为长期高血压、肥厚型心肌病、左心室流出道梗阻、冠心病、限制型心肌病等。舒张性心力衰竭的某些病因也同时影响心室收缩功能，但舒张功能障碍可能出现较早。

舒张性心力衰竭的主要临床表现为肺淤血。早期可能通过增高心房压和（或）加强心房收缩来代偿，肺淤血症状因而不明显。但运动时心室充盈常不能相应加快，可有不同程度的运动耐力降低，严重者可出现不同程度气促，甚至肺水肿。心率增快或发生心房颤动等室上性快速心律失常时，肺淤血表现加重。运动时心搏量过低可致昏厥。

X线检查：心影大多不增大，可有不同程度肺淤血表现。

超声心动图检查：目前大多采用多普勒超声心动图二尖瓣血流频谱间接测定心室舒张功能。观察指标包括等容舒张时间（IVRT）、舒张早期充盈减速时间（DT）、舒张早期和晚期充盈速度及其比值（E、A和E/A）。左室心肌松弛减慢表现为E峰低，A峰高，E/A下降和IVRT延长。左室心肌硬度增高时，则E峰高、A峰低、E/A增高，IVRT缩短。左室松弛性降低合并心肌硬度增高时，上述改变的联合反使二尖瓣频谱"假正常化"。此时必须同时检测心房收缩期肺静脉血流逆向流速（AR）和心房收缩开始至左室流出道内心室收缩期前流速（Ar）开始的时限。

（5）无症状心力衰竭的临床表现　无症状心力衰竭又称无症状左室功能障碍，无典型充血性心力衰竭症状，不需洋地黄或利尿剂治疗的，具有客观左室功能障碍证据

［如左心室射血分数（LVEF）低于40%或X线肺血流再分布提示轻度肺淤血］，心功能尚属NYHAI级。左室收缩功能障碍的客观指标按常用LVEF值（多普勒超声心动图或核素扫描），亦有用左室周边缩短率（超声心动图）和参考左室壁活动异常评估的。LVEF低于40%，左室周边缩短率低于1.1周/s，提示左室收缩功能障碍。左室壁收缩期膨展、无活动、活动感弱或反常活动均属室壁活动异常，评估时应结合活动异常的程度、范围和LVEF考虑。无症状左室收缩功能障碍是有症状心力衰竭的前期，这个阶段表面上病情相对稳定，但内部心肌重构与心室重塑持续进行，适应性状态迟早会转为适应不良，发展成有症状心力衰竭。无症状心力衰竭阶段的持续时间长短不一，短则数周，长可达数年，受患者年龄、心脏大小、LVEF值、初始心肌受损病因、基础病因的进展及基因等因素影响。

3. 心功能的分级

NYHA心功能分级：美国纽约心脏病学会据病人自觉症状的分级。Ⅰ级：体力活动不受限。一般体力活动不引起过度的乏力、心悸、气促和心绞痛。Ⅱ级：轻度体力活动受限，静息时无不适，日常活动量即致乏力、心悸、气促或心绞痛。Ⅲ级：体力活动明显受限，静息时无不适，低于日常的活动量即致乏力、心悸、气促或心绞痛。Ⅳ级：不能无症状地进行任何体力活动，休息时可有心力衰竭或心绞痛症状，任何体力活动都加重不适。

【饮食宜忌】

1. 饮食宜进

（1）饮食原则　心力衰竭患者营养治疗的目的在于控制体内钠、水潴留，减轻心脏负荷，促使患者早日康复。因此，应注意以下营养治疗原则：

1）限制钠盐摄入：这是控制充血性心力衰竭的最为适当的方法。因它无须限制患者的液体摄入量，而且可以避免排尿较多时引起的副作用，身体乏力、水肿的反复出现，低钾和低钠血症等。根据临床及营养学研究，一般认为轻度充血性心力衰竭患者每日摄入的总钠量应限制为2000mg（相当于5g食盐），中度充血性心力衰竭患者每日钠摄入量应限制为1000mg（相当于2.5g食盐），重度充血性心力衰竭患者则每日不得超过500mg（相当于1.25g食盐）。必须指出，钠不仅存在于食盐之中，而且也存在于各种食物及调味品（尤其是味精）、防腐剂、添加剂和一些药物之中，故在编制食谱及临床治疗时均须注意。临床实践表明，低钠饮食对于右心衰竭患者的皮下水肿、腹水、肝脏肿大均有良好作用，对左心衰竭的阵发性呼吸困难、肺水肿等也有明显的预防效果。但患者对于低钠饮食不易执行，常因低钠饮食乏味而引起食欲减退、恶心和虚弱无力等。长期低钠饮食加上利尿剂的应用可以产生电解质紊乱，尤其是低钾血症，故也要根据病情适当加以调整。对于老年人或已有肾功能损害的患者，低钠饮食尤当谨慎。

2）钾的摄入：如前所述，钾平衡失调是充血性心力衰竭中最常出现的电解质紊乱之一。临床中最常遇到的为缺钾，主要发生于摄入不足（如营养不良、进食减少和吸收不良等）、肾外丢失（如呕吐、腹泻、吸收不良综合征）、肾脏丢失（如肾病、肾上腺皮质功能亢进、代谢性碱中毒、利尿剂治疗），以及其他情况（如胃肠外营养、透析等）。缺钾可引起肠麻痹、严重心律失常、呼吸麻痹等，并易诱发洋地黄中毒，造成严重后果。故对长期使用利尿剂治疗的患者应鼓励其多摄食含钾量较高的食物和水果，例如香蕉、橘子、枣子、木瓜等。必要时应补钾治疗，或将排钾与保钾利尿剂配合应用，或与含钾量较高的利尿中草药，如金钱草、萹蓄、木通、夏枯草、牛膝、玉米须、鱼腥草、茯苓等合用。

另一方面，当钾的排泄低于摄入时，则可产生高钾血症，见于严重的心力衰竭，或伴有肾功能减退以及不谨慎地应用保钾利尿剂者。轻度患者对控制饮食中钾和钠，以及停用保钾利尿剂反应良好，中度或重度高钾血症患者宜立即采用药物治疗。

3）水的摄入：充血性心力衰竭患者水的潴留主要继发于钠的潴留。身体内潴留 7g 氯化钠的同时，必须潴留 1L 水，方能维持体内渗透压的平衡，故在采取低钠饮食时，可不必严格限制进水量。事实上，摄入液体反可促进排尿而使皮下水肿减轻。国外学者认为，在严格限制钠盐摄入的同时，每日摄入 2000～3000mL 水分，则钠和水的净排出量可较每日摄入量 1500mL 时为高，但超过 3000mL 时则不能使钠和水的净排出量有所增加，考虑到这种情况，加上过多的液体摄入可加重循环负担，故国内学者主张对一般患者的液体摄入量限为每日 1000～1500mL（夏季可为 2000～3000mL），但应根据病情及个人习惯而有所不同。对于严重心力衰竭，尤其是伴有肾功能减退的患者，由于排水能力减低，故在采取低钠饮食的同时，必须适当控制水分的摄入，否则可能引起稀释性低钠血症，这是顽固性心力衰竭的重要诱因之一。一旦发生此种情况，宜将液体摄入量限制为 500～1000mL，并采用药物治疗。

4）蛋白质：一般说来，对蛋白质的摄入量不必限制过严，但高蛋白饮食则似不相宜，因蛋白质的特殊动力学作用可能增加心脏额外的能量要求，故主张每日摄入量为每千克体重 0.8g。

5）热能：已知肥胖对循环或呼吸都是不利的，特别是心力衰竭发生时，由于肥胖可引起膈肌抬高、肺容量减少及心脏位置的变化，因而成为一个更加严重的因素。此外，肥胖还将加重心脏本身的负担，因此宜采用低热能饮食，以使患者的净体重维持在正常或略低于正常的水平。而且，低热能饮食将减少身体的氧消耗，从而也减轻心脏的工作负荷。

6）钙、镁、钴：钙与心肌收缩力密切相关，高钙可使收缩力增强，并引起期外收缩和室性异位节律。洋地黄治疗可使这些反应加重，故在充血性心力衰竭治疗中应予重视。另一方面，低钙将使心肌收缩力减弱和 S-T 段延长。钙的吸收需要食物中同时存在脂肪，但脂肪含量太高反可使其吸收减少。同样，为了使脂肪有最大吸收，也要求食物中含有一定量的钙。维持钙平衡在充血性心力衰竭的治疗中具有积极意义。

镁对心脏的重要性如前述。充血性心力衰竭时伴有镁的缺乏，可能与下列因素有关：尿中的镁排出增加，与对照组比较，充血性心力衰竭患者尿中镁的排泄比钾更多，组织无氧代谢及醛固酮增多症可引起缺镁，强利尿剂〔如依他尼酸（利尿酸）和呋塞米（速尿）］明显增加镁的排泄而导致缺镁［但噻嗪类对镁排泄影响极小，氨苯蝶啶（三氨蝶啶）既保钾又保镁，螺内酯无保镁作用］，强心苷本身可引起缺镁，内脏血管显著充血也影响对镁的吸收，而镁浓度降低更进一步加重心力衰竭并诱发洋地黄中毒。可见，增加镁的摄入对充血性心力衰竭患者是有好处的。

酒精性心肌病所引起的充血性心力衰竭，钴与酒精有协同的毒性作用。

7）维生素：充血性心力衰竭患者一般食欲较差，加上低钠饮食缺乏味道，故膳食应注意富含多种维生素，必要时应口服补充 B 族维生素和维生素 C 等。慢性维生素 B_1 缺乏可招致脚气性心脏病，并诱发高排血量型的充血性心力衰竭。叶酸缺乏可引起心脏扩大伴充血性心力衰竭。

8）其他：为了限制总热能的摄入，过量饮酒者难于获得足够的蛋白质、维生素以及其他必需的营养成分。此外，国外报道酒精可引起心脏病患者的排血量减少及动脉压下降，以及左心室工作效能和扩张时间指数（tension – time index）降低，故过量饮酒于本病防治不利。当然，少量饮酒并非绝对禁忌，应根据个体情况而定。啤酒含钠量较高，宜避免之。

较淡的咖啡和茶水可以随意饮用，但如引起患者失眠或心悸则宜避免。

香烟对心力衰竭患者有害无益，特别是对有气急、咳嗽和左心衰竭者尤为不利。吸烟尚可影响心率和血压，并诱发心律失常。

（2）允许随意选用的食物

1）粮食类：大米、面粉、小米、玉米、高粱。

2）豆类：各种豆类及其制品，如豆浆、豆腐等。

3）禽、畜肉类：鸡肉、鸭肉（瘦）、牛肉等。

4）油脂类：植物油为主。

5）水产类：淡水鱼及部分含钠低的海鱼。

6）奶、蛋类：脱脂牛奶、鸡蛋或鸭蛋（每周 2~3 个）。

7）蔬菜类：含钠量高的菜除外。

8）水果：各种新鲜水果。

9）调味品：醋、糖、胡椒、葱、姜、咖喱。

10）饮料：淡茶、淡咖啡。

（3）饮食搭配

1）冬瓜与芦笋：芦笋营养丰富，含有的门冬酰胺能有效地抑制肿瘤生长，且有降血压、降血脂作用，若配以甘淡微寒、清热利尿、解毒生津的冬瓜，不仅清凉爽口，而且有良好的保健效果，适宜于心力衰竭患者食用。

2）荠菜与瘦肉：二者搭配，营养丰富，有补心脾、益肾气、降血压、止血凉血的作用，适宜于心力衰竭患者食用。

3）蘑菇与油菜：蘑菇和油菜富含纤维素，可缩短食物残渣在消化道中的停留时间，减少有害物质及胆固醇的吸收，适宜于心力衰竭患者食用。二者搭配，亦可防老、抗衰、润肤。

(4) 药膳食疗方

1) 茯苓 15g，川贝 10g，梨 100g。将茯苓洗净，切成小块，川贝去杂洗净，将梨洗净，去子，切成小丁。将茯苓、川贝放入锅内，加入适量水煮熟，再加入梨、蜂蜜、冰糖，至梨熟时起锅。早、晚空腹适量服用。本品健脾利水，宁心安神，止咳平喘。适宜高血压病合并心力衰竭脾虚有湿者。

2) 虾米 40g，海带 25g，冬瓜 500g，黄芪 10g，冬菇 6g，适当的调料。将用料洗净，海带剪成 1 寸宽，冬菇切瓣。加 7 杯水，放入姜、葱、黄芪、虾米、海带、冬菇，煮滚后改用慢火煮 30 分钟，再加入冬瓜煮片刻即可。本品益气活血，利水降压。适宜高血压病合并心衰、气短、动则喘息、双下肢水肿者。

3) 黄芪 30g，三七片 10g，兔肉 500g，适当的调料。将黄芪、三七片、花椒装入纱布口袋扎口，将兔肉洗净后剁成块放入盆中，加水浸泡，至血水除去后捞出，用开水冲洗，沥干。将锅放旺火上，放油并烧热，下兔肉煸炒，放入黄酒、酱油，投入药袋，加水适量煮沸，放精盐、白糖，盖上锅盖，用文火烧至肉烂，捞出布袋，再用大火将汤汁浓缩至适量即可。本品益气活血。适宜高血压病合并冠心病气虚血瘀型者。

2. 饮食禁忌

(1) 空腹大量饮酒　酒中的乙醇对人体的神经、消化、循环系统都有一定的损害作用。空腹饮酒，乙醇的吸收量是平时饮酒的几十倍。乙醇被吸收后，就会刺激中枢神经，引起心搏加快，血液循环量增加，心肌耗氧量增加，从而加重心力衰竭症状。

(2) 大量饮用咖啡、茶叶等刺激性饮料　这些液体进入人体后，可引起兴奋、烦躁、呼吸加快、心搏加快、心律失常等，不利于本病症状的控制。因此，本病患者应当禁忌饮用刺激性饮料。

(3) 大量饮水　大量饮水可使有效循环血容量增加，加重心脏负担，从而加重病情。

(4) 暴饮暴食　过量的饮食会迅速使胃充盈，膈肌抬高，压迫心脏，增加心脏负担。心功能不全的患者往往不能适应这种变化，常导致病情加重，甚至死亡。

(5) 过食香蕉　因香蕉中含有丰富的钠，过食香蕉会增加钠在体内的潴留，导致水肿，对心力衰竭患者病情不利。

【药物宜忌】

1. 西医治疗

(1) 急性心功能不全　在进行原发疾病治疗的同时，重点注意以下几个方面的处理：

1) 心源性昏厥发作的治疗：心源性昏厥大多数较短暂，但有反复发作的可能。治疗应包括预防发作。昏厥发生于心脏排血受阻者，经卧位或胸膝位休息、保暖和给氧后，常可缓解。由于房室瓣口被血栓或肿瘤阻塞者，发作时改变体位可能使阻塞减轻或发作中止。由严重心律失常引起者，应迅速控制心律失常。彻底治疗在于去除病因，如手术解除流出道梗阻、切除血栓或肿瘤、控制心律失常发作等。

2）心源性休克的治疗：急性心肌梗死并发的心源性休克应就地、就近组织抢救，避免远距离转送，绝对卧床休息，立即吸氧，有效止痛，尽快建立静脉给药途径，尽可能迅速地进行心电监护和建立必要的血流动力学监测，留置导尿管以观察尿量，积极对症治疗，加强支持疗法。如有低血容量状态，先扩充血容量，首选低分子右旋糖酐静滴。若并发代谢性酸中毒，及时给予5%碳酸氢钠溶液150～300mL，纠正水、电解质紊乱。根据心功能状态和血流动力学监测资料，估计输液量和输液速度。一般情况下，每日补液总量宜控制在1500～2000mL。补足血容量后，若休克仍未解除，应考虑使用血管活性药物，常用的如多巴胺、多巴酚丁胺、间羟胺、硝酸甘油和硝普钠等。尽量缩小心肌梗死面积，挽救濒死和严重缺血的心肌，这些措施包括静脉和（或）冠状动脉内溶血栓疗法，施行紧急经皮冠脉扩张术和冠脉搭桥术。积极治疗并发症（如心律失常）和防治脑、肺、肝等重要脏器功能衰竭，预防继发感染。药物治疗无效，有条件单位可用机械性辅助循环，如主动脉内气囊反搏术，体外反搏术，左室辅助泵或双室辅助泵，甚至施行心脏移植术等。

3）急性肺水肿的治疗：急性肺水肿为内科急症之一，病情危急，治疗必须及时并有速效。

①使患者取坐位或半卧位，两腿下垂，使下肢静脉回流减少。

②给氧。

③镇静：静脉注射3～5mg吗啡，可迅速扩张体静脉，减少静脉回心血量，降低左房压。还能减轻烦躁不安和呼吸困难，降低周围动脉阻力，从而减轻左室后负荷，增加心排血量。皮下或肌肉注射在周围血管收缩显著的病人，不能保证全量吸收。

④舌下或静脉滴注硝酸甘油：可迅速降低肺楔嵌压或左房压，缓解症状的效果常很显著，但有引起低血压可能。确定收缩压在13.3kPa（100mmHg）或以上后，舌下首剂0.3mg，5分钟后复查血压，再给0.3～0.6mg，5分钟后再次测血压。如收缩压降低至12kPa（90mmHg）或以下，应停止给药。静脉滴注硝酸甘油的起始剂量为10μg/min，在血压测定监测下，每5分钟增加5～10μg，直至症状缓解或收缩压下降至12kPa（90mmHg）或以下。继续以有效剂量维持静脉滴注，病情稳定后逐步减量至停用，防止突然中止静滴引起症状反跳。

⑤静脉注射呋塞米40mg，在利尿作用开始前即可通过扩张静脉系统降低左房压减轻呼吸困难症状，给药后15～30分钟尿量开始增多，60分钟达高峰，大量利尿减少血容量，可进一步使左房压下降。对血压偏低的病人，尤其是急性心肌梗死或主动脉狭窄引起的肺水肿应慎用，以免引起低血压或休克。

⑥高血压性心力衰竭引起的肺水肿，静脉滴注硝普钠，可迅速有效地减轻心脏前后负荷，降低血压。用法为15～20μg/min开始，每5分钟增加5～10μg，直至症状缓解或收缩压降低到13.3kPa（100mmHg）或以下。有效剂量维持至病情稳定，以后逐步减量、停药。突然停药可引起反跳，长期用药可引起氰化物和硫氰酸盐中毒，因而近年来已渐被硝酸甘油取代。酚妥拉明静脉滴注0.1～1mg/min，也有迅速降压和减轻后负荷的作用，但可致心动过速，且降低前负荷的作用较弱，近年来已较少采用。

⑦洋地黄制剂对室上性快速心律失常引起的肺水肿有显著疗效。洋地黄减慢房室传导，使室率减慢，从而改善左室充盈，降低左房压。静脉注射毛花苷C或地高辛对1周内未用过地高辛者首次剂量毛花苷C 0.6mg，地高辛 0.5～0.75mg。1周内用过地高辛者则宜从小量开始。洋地黄制剂静脉注射可使阻力血管收缩，后负荷增高，因而较少用于呈窦性心律的肺水肿患者。

⑧伴低血压的肺水肿患者，宜先静脉滴注多巴胺 2～10μg/（kg·min），保持收缩压在 13.3kPa（100mmHg），再进行扩血管药物治疗。

⑨其他辅助治疗

a. 静脉注射：静脉注射氨茶碱 0.25mg（以 50% 葡萄糖 40mL 稀释，15～20 分钟注完）可解除支气管痉挛，减轻呼吸困难。还可能增强心肌收缩，扩张周围血管，降低肺动脉和左房压。

b. 静脉穿刺放血：静脉穿刺放血 300～500mL，可用于上述治疗无效的肺水肿患者，尤其是大量快速输液或输血所致的肺水肿。

（2）慢性心功能不全

1）常用的利尿剂

①噻嗪类和氯噻酮利尿剂：作用于远曲小管近端和袢升支远端，抑制该处 Na^+ 重吸收，利尿作用强度中等。肾小球滤过率低于 30mL/min 时，利尿作用明显受限，因而不适合治疗严重心力衰竭（肾血流量明显减少）或伴慢性肾功能不全的患者。但美托拉宗利尿作用在肾功能减退时不减弱，作用部位除远曲小管和袢升支远端外，可能还作用于近曲小管，利尿期长，一次剂量可维持利尿作用 12～24 小时，与呋塞米联用，利尿效果极佳，对伴肾功能不全的患者，非常有效。

②袢利尿剂：作用于髓袢升支粗段，抑制该处 Cl^- 和 Na^+ 的重吸收，使到达远端小管的尿液含 Na^+ 量高，大量 Na^+ 与水排出体外，利尿作用强，其中以呋塞米最常用，其次为布美他尼。袢利尿剂的利尿效应与单剂剂量密切相关，在未达到其最高极限前，剂量愈增大，利尿作用愈强。肾小球滤过率很低时，给予大剂量（如呋塞米 500～1000mg）仍有促进利尿的效果。静脉注射的效果优于口服。

③保钾利尿剂：用于远曲小管远端 $Na^+ - K^+$ 交换段，对抗醛固酮促进 $Na^+ - K^+$ 交换的作用，或直接抑制 $Na^+ - K^+$ 交换，增加 Na^+ 排出而减少 K^+、H^+ 分泌与排出。利尿作用弱，大多与上述两类利尿剂联合应用，以加强利尿效果并预防低钾血症。不宜与氯化钾联用，肾功能不全者慎用。保钾利尿剂一般不与 ACEI 合用，以免引起高钾血症。

2）正性肌力药物的应用

①强心苷类：强心苷治疗伴室上性快速心律失常心力衰竭患者的疗效肯定。地高辛治疗心功能 Ⅱ～Ⅲ 级、呈窦性心律的收缩性心力衰竭患者效果肯定。常用口服制剂为地高辛，静脉注射制剂有毛花苷C、毒毛花苷和地高辛。其中毒毛花苷作用最快，静脉注射后 7 小时内血药浓度可自 12mg/mL 迅速下降至 0.3mg/mL 以下，半衰期约为 22 小时。作用开始和到达高峰的时间均较毛花苷C 和地高辛快。毛花苷C 的半衰期与地

高辛相似，约 1.5 天。口服地高辛的体内半衰期约 1.5 天，口服后 80% ~ 85% 在肠道内吸收。与血清蛋白结合较少，主要经肾脏排泄，每日清除率与体存量成一定比例，肾功能障碍时排泄减少。给药方法：洋地黄的疗效与剂量呈线性相关，每日给予小剂量，经过 5 个半衰期（毒毛花苷 4 ~ 5 天，毛花苷与地高辛 C 6 ~ 8 天），血浆浓度也可达到稳定的治疗量水平。除急性情况需要在 5 个半衰期以前获得疗效者外，一般每日给予维持量即可。为使洋地黄制剂较早出现疗效，可选用毛花苷 C 或地高辛，先给负荷量继以维持量，负荷量可分次给予。3 日内用过地高辛的，一般不用负荷量，但如病情需要，可小剂量分次给药，并密切观察疗效及毒副作用。对急性左心衰竭和心室率快速的房性快速心律失常（伴或不伴心力衰竭）患者，宜将负荷量一次给予。急性心肌梗死、急性心肌炎、肺心病、黏液性水肿或贫血等引起的心力衰竭，负荷量不宜过大，并应分次给予。肾功能不全者禁用负荷量。

②cAMP 依赖性正性肌力药

a. β 受体激动剂：β 受体激动剂还作用于外周血管和冠状循环，并有益于心室舒张。静脉用 β 受体激动剂有多巴胺和多巴酚丁胺，前者小剂量激动多巴胺受体，中等剂量激动 β_1 和 β_2 受体，分别扩张肾血管使尿量增多与增强心肌收缩，扩张外周血管，能显著改善心力衰竭患者的血流动力学异常。多巴胺的潜在 α_1 受体激动作用仅在大剂量时出现，在大多数患者可以避免。多巴酚丁胺的致心动过速效应较轻，且无或仅有轻微血管收缩作用。二者均需静脉给药，常规剂量 2 ~ 10μg/（kg · min），对低心排血量、高充盈压和低血压的急慢性心力衰竭患者均有显著效果。连续滴注超过 72 小时，可能出现耐药性，因而大多间歇静滴。

b. 磷酸二酯酶抑制剂：通过抑制 cAMP 的裂解，而增高细胞内 cAMP 浓度，增加 Ca^{2+} 内流，产生正性肌力作用。除正性肌力作用外，磷酸二酯酶抑制剂还通过增高血管平滑肌细胞内 cAMP 含量而具有扩血管作用。各种制剂，如氨力农、米力农、依诺昔酮和伊马唑坦等，短期的血流动力效应如增加心排血量、降低左室充盈压效果明显，但长期口服氨力农、米力农、依诺昔酮、伊马唑坦改善心脏运动耐量的效果令人失望。米力农和大剂量依诺昔酮还增高病死率和室性心律失常发生率。

c. 具有多种作用机制的正性肌力药物：这类药物通过两种或多种生化途径增强心肌收缩力。氟司喹南、匹莫苯和维司力农是临床研究较集中的具代表性的药物。

3）血管扩张药的应用：ACEI 治疗虽使心力衰竭治疗有实质性的发展，但大多数患者此时心力衰竭的病理生理过程仍继续进展，病死率仍高，且有部分患者不能耐受治疗。近年来发展的血管紧张素 II 受体 AT_1 拮抗剂的长期治疗效果尚待评估。经证实能降低病死率的 ACEI 有卡托普利、依那普利和雷米普利，所用剂量分别为卡托普利每次 50mg，每日 3 次；依那普利每次 10mg，每日 2 次；雷米普利每次 5mg，每日 2 次。

4）β 受体阻滞剂的应用问题：对 β 受体阻滞剂治疗慢性心力衰竭患者的评价颇不一致，最近完成的美托洛尔治疗扩张型心肌病的前瞻性多中心随机对照长期随访临床试验结果表明，在常规强心利尿、扩血管治疗基础上，自极小剂量美托洛尔开始，逐周增加剂量，至第 7 周达每日 150mg 或仅达能耐受的最大剂量（2 ~ 3 次分服）后，继续治疗，平均连续治疗 18 个月。治疗组的心力衰竭恶化住院率、心力衰竭恶化需进行心脏移植的发生率均较安慰剂组明显降低，对总死亡率的影响则尚待更大系列临床试验确定。欧洲比索洛尔治疗心功能Ⅲ～Ⅳ级慢性心力衰竭患者的多中心随机对照长期临床试验结果显示，经利尿和扩血管治疗的慢性心力衰竭患者，加用比索洛尔治疗 2 年可使无既往心肌梗死史和扩张型心肌病、心功能Ⅳ级、心室率超过 80 次/分的患者生存率提高。

5）其他治疗：包括机械辅助循环措施、心脏移植及动力心肌成形术等。

2. 中医治疗

（1）辨证治疗

1）心肺气虚，痰饮血瘀

主症：心悸怔忡，咳嗽气喘，咳白痰或泡沫样痰，量多，头晕目眩，气短乏力，唇甲紫暗，面色黑，心下痞坚，口渴不欲饮，舌质紫暗，少苔或舌苔厚腻，脉或细弱或弦滑。

治法：补益心肺，温化痰饮，活血化瘀。

方药：生脉饮合小青龙汤加减。

人参 10g，麦冬 10g，五味子 10g，桂枝 12g，赤芍 10g，炙麻黄 10g，细辛 3g，半夏 10g，干姜 10g，炙甘草 3g，葶苈子 10g，大枣 15g，益母草 20g，泽兰 15g。

加减：气虚显著还可加黄芪 15g，白术 20g，以益气利水，改善心脏功能。

2）心脾阳虚，血瘀水停

主症：心悸怔忡，纳呆便溏，气短乏力，畏寒肢冷，肝脾肿大，肢体浮肿，唇甲舌质淡暗，苔薄润，脉细涩或细迟。

治法：温补心脾，活血利水。

方药：苓桂术甘汤合理中汤加减。

茯苓 20g，白术 15g，桂枝 12g，炙甘草 5g，干姜 10g，人参 10g，葶苈子 10g，大枣 15g，益母草 20g，泽兰 20g，北五加皮 2g。

加减：气虚明显，可再加黄芪 15g。

3）心肾阳虚，血瘀水停

主症：心悸怔忡，浮肿甚，尿量少，腰膝乏力，畏寒肢冷，神疲嗜睡，心下痞坚，唇甲舌质紫暗，苔薄白润，脉沉细微。

治法：温补心肾，活血利水。

方药：真武汤加减。

附子 6～10g，茯苓 12g，白术 12g，白芍 10g，生姜 15g，益母草 15g，泽兰 15g，泽泻 10g。

加减：心肾气虚明显可加山萸肉 10g，黄芪 20g，人参 10g。

4）阳气虚脱兼瘀

主症：心悸喘促，甚则张口抬肩，面色青灰，烦躁不安，大汗淋漓，四肢厥逆，甚者昏厥谵妄，舌紫暗，脉沉细欲绝。

治法：回阳救逆，活血化瘀。

方药：参附龙牡汤合四逆汤加减。

人参30g，附子12g，龙骨20g，牡蛎20g，干姜20g，炙甘草10g，山萸肉20g，丹参10g，红花10g，益母草12g。

加减：可紧急静脉注射生脉饮30～100mL或参麦注射液30mL。

（2）中药验方治疗

1）葶苈子30～50g，大枣5枚，枳实30g，水煎服，每日1剂。

2）党参、黄芪、川芎、郁金、益母草、葶苈子，水煎服，日1剂。

3）参附强心汤，党参、制附片、麦冬、五味子、玉竹、葶苈子、车前子、赤芍，水煎服，每日1剂。

4）生脉饮注射液30～100mL，加入5%葡萄糖注射液250mL中，静脉滴注，每日1次。

5）黄芪注射液10mL（含生药60g）、益母草注射液15mL（含生药75g）分别加于5%葡萄糖注射液250mL中滴注，每日1次。

3. 药物禁忌

（1）强心苷（cardiac glycoside）

1）影响吸收的药物：止泻剂（白陶土、活性炭）、制酸药和氢氧化铝、氧化镁、三硅酸镁、甲氧氯普胺、抗肿瘤药（环磷酰胺、长春新碱等）均可影响强心苷在肠道的吸收，降低血药浓度，影响药效。

2）红霉素、四环素类：杀灭肠内腐物寄生菌，使强心苷的生物利用度提高，血药浓度可升高50%～120%。

3）影响分布的药物：保泰松、磺脲类、香豆碱类均可使强心苷血药浓度升高15%，可致中毒。

4）影响代谢的药物：肝药酶诱导剂苯巴比妥、苯妥英钠、螺内酯、乙胺丁醇、异烟肼、利福平等均可增加肝药酶活性，加速强心苷的代谢，使其浓度降低50%。

5）影响清除的药物

①抗心律失常药：胺碘酮可使地高辛的血药浓度升高70%～100%，联用时应减少地高辛用量1/3～1/2。普罗帕酮可使地高辛浓度提高30%～90%，联用时应减少地高辛剂量30%～79%。奎尼丁可使地高辛血药浓度升高50%，联用时应减少地高辛剂量30%～50%。

②钙拮抗剂：维拉帕米可使地高辛血药浓度提高，联用时应减少地高辛剂量33%～55%，地尔硫䓬可使地高辛血药浓度提高20%～80%，使洋地黄毒苷浓度提高20%。

③血管扩张药：硝普钠、肼苯哒嗪可使地高辛血药浓度降低20%。

④AGE抑制药：卡托普利可使洋地黄血药浓度增加15%～30%。

⑤保钾利尿药：螺内酯可使地高辛血药浓度上升2～3倍，两药联用时应监测洋地黄血药浓度。

⑥免疫抑制药：环孢素可使地高辛血药浓度升高50%～100%。

⑦非甾体抗炎药：吲哚美辛可使地高辛的半衰期延长 1 倍，早产儿尤其明显。

6）药效学相互作用

①抗真菌药：两性霉素 B 可使钾丢失增加，两药联用时应及时纠正钾不足。

②排钾利尿药：呋喃苯胺酸、氢氯噻嗪引起钾丢失，可增加洋地黄的毒性。

③钙剂：可使强心苷的作用增强，故应用强心苷的患者应避免静脉注射钙剂。

④神经肌肉阻滞药：应用强心苷患者给予琥珀胆碱可出现严重心律失常，机制不清。

⑤β受体阻滞药：普萘洛尔与强心苷联用可导致房室传导阻滞，发生严重心动过缓，但不排除普萘洛尔用于洋地黄所致的快速心律失常。

7）抗结核药（利福平、异烟肼、对氨基水杨酸钠）：均可降低地高辛血药浓度。

8）细胞毒类药物：可降低洋地黄吸收率达 50%，对洋地黄毒苷影响较少。

9）北五加皮：与洋地黄联用增加毒性并干扰地高辛检测结果（假阳性）。

10）蟾酥及其中成药（六神丸、养心丹、活心、麝香保心丸、救心丸等）、金盏花、福寿草、附子、乌头及其中成药：均含有强心物质，不宜与强心苷类药物联用，需要联用时应减量和加强监测。

11）含鞣质较多中药及中成药（七厘散、槐角丸等）：与地高辛同时服用可产生沉淀，影响吸收。

12）颠茄类生物碱（阿托品、654-2、天仙子、华山参、骨碎补，以及中成药胃痛散、胃安片、固肠丸、陈香露白露片等）：可增加地高辛吸收，易发生中毒反应。

13）含钙较多中药（石膏、龙骨、海螵蛸、牡蛎，以及中成药牛黄解毒片、乌贝散、龙牡壮骨冲剂等）：可增加强心苷药理作用和毒性作用。患者伴有低钙血症时，两药可以联用，但强心苷应减量 1/3 ~ 2/3，以避免中毒反应。

14）麻黄及其中成药（麻杏石甘片、川贝精片等）：不宜与强心苷联用（兴奋心肌）。

15）黄杨宁：与地高辛联用可使血药浓度维持恒定的安全水平，提高疗效。用法：服用地高辛维持量以后，服用黄杨宁。

16）影响强心苷胃肠道转化或吸收的中药

①洋金花、颠茄类药物：可增加洋地黄类吸收，毒性增加。

②番泻叶、大黄、黄连：增加肠蠕动，使地高辛口服吸收不完全，减低生物利用度。

③酸性或碱性中药：硼砂及其制剂影响强心苷的胃肠道转化和吸收速率。山楂及其制剂可增强强心苷的作用，减轻毒性反应。

17）与强心苷有协同作用的中药

①槲寄生：减慢心率，增加心肌收缩力，可治疗西地兰（毛花苷 C）所致快速型室性心律失常。

②丹参注射液：可防治西地兰所致的心律失常。

③灵芝：可拮抗西地兰所致心律失常。

④当归流浸膏：有奎尼丁样作用，可对抗地高辛所致的心律失常，并可缓解垂体后叶素所致心肌缺血。

⑤五味子：可加速洋地黄类药物的代谢和排泄，具有解毒作用。

⑥连翘：可拮抗洋地黄类所致呕吐，其所含齐墩果酸具有强心利尿作用，与强心苷联用可加强疗效。

⑦麦门冬、生脉散（麦门冬、人参、五味子）或任氏液：可使强心苷中毒时心肌抑制得以恢复。

⑧附子：与强心苷有协同作用，可用于心力衰竭伴有房室传导阻滞及心室率降低者。

⑨黄芪：具有非强心苷性强心作用，并有中度利尿作用，与强心苷联用可提高疗效。

⑩山豆根：可对抗强心苷所致心律失常。

⑪刺五加：可降低强心苷毒性。

18）含有强心苷成分可增加强心苷毒性的中药

①铃兰：含总强心苷约0.2%，铃兰毒苷约为洋地黄毒苷效价的3.53倍，作用迅速，毒性较大。

②万年青：叶、根和种子含强心苷，强心作用约为洋地黄毒苷的3倍，积蓄作用强，易引起中毒。

③羊角拗：其种子含强心苷，易引起中毒。

④金盏花：其全草含强心苷成分。

⑤北五加皮：含强心苷。

19）对心肌产生协同作用，使强心苷毒性增加的中药

①麻黄及麻黄根：小剂量可拮抗洋地黄类的迷走神经兴奋作用，大剂量联用则易致室性心律失常。

②枳实及其制剂：含对羟福林及N-甲基酪胺，可兴奋α及β受体，具有类似肾上腺素作用，可增加强心苷的毒性作用。

20）与强心苷有抵抗作用或增强毒性反应的中药

①汉防己：粉防己碱与毒毛旋花子苷之间存在竞争性抵抗作用。汉防己甲素可对抗强心苷的毒性，延长诱发室性早搏时间，提高强心苷的致颤阈限和致死剂量。

②罗布麻：含四种强心苷成分的速效强心苷，类似毒毛旋花子苷K减慢心率，亦具有洋地黄样特点，毒性相似。体内蓄积量罗布麻较毒毛旋花子苷K大1倍左右，两药不宜联用。

③罗芙木：含有利血平，可减慢心律及心脏传导，引起心动过缓及传导阻滞，甚至可诱发异位节律，两药不宜联用。

④乌头：可增强毒毛旋花子苷G对心肌的毒性作用，可致心律紊乱。含乌头碱中药及其制剂包括川乌、草乌、雪上一枝蒿、附子、四逆汤、小活络丹、强筋英雄片等。

⑤升麻及其制剂（清胃散、补中益气丸等）：其药理作用与强心苷相反，对心脏有

抑制作用。

21）改变电解质平衡而影响强心苷作用的中药

①甘草、鹿茸及其制剂（六一散、麻杏石甘汤、玄参甘桂冲剂等）：具有去氧皮质酮样作用，可保钠排钾，使体内钾离子减少，导致心肌对强心苷的敏感性增高，易发生中毒反应。

②阿胶及其制剂：含甘氨酸，可促进钙吸收，提高血钙浓度，易致强心苷中毒。

③金钱草、泽泻：排钾利尿药，可致低血钾，易引起强心苷毒性反应，发生心律失常。

④木通：具有利尿、强心和潴钾作用，可增强洋地黄类的作用，对于心源性水肿效果尤佳，两药联用可不另行补钾。

⑤浮萍、马齿苋：含大量钾盐，可减轻强心苷的毒性作用并促进排泄，减少强心苷的体内蓄积。

⑥人参、地黄：人参可兴奋垂体-肾上腺系统，地黄含有促皮质激素物质，长期服用可导致药源性低钾血症，易致洋地黄类药物中毒。

22）含生物碱中药（黄连、黄芩、黄柏、附子、乌头、麻黄、延胡索、三颗针、十大功劳、苦参、黄连上清丸、清胃黄连丸、葛根芩连丸、牛黄清心丸、三妙丸、香连丸等）：在胃肠道具有强大抑菌作用，可改变肠菌群，使洋地黄类药物在肠内代谢减少，血药浓度增高，易发生中毒反应。

23）炭类中药：包括煅龙骨、煅牡蛎、煅蛤壳、侧柏炭、血余炭、蒲黄炭、十灰散等，可在消化道吸附强心苷，减少吸收，降低疗效。

24）含阳离子中药：包括明矾、滑石、磁石、紫雪丹、白金丸、磁珠丸、六一散等，可减少强心苷吸收，降低血药浓度和药效。

25）银杏叶：应用地高辛患者加服银杏叶提取液（天保宁），对地高辛血药浓度影响不明显，但静息缺血性心电图略有改善，对地高辛不能控制的胸痛、胸闷症状有所改善。

（2）氨力农（amrinone）（氨双吡酮、氨吡酮、氨利酮、lnocor、wincoram）

1）丙吡胺：与氨力农联用时可导致血压过低。

2）右旋糖酐、葡萄糖溶液：氨力农注射液不能用右旋糖酐或葡萄糖溶液稀释。

3）硝酸异山梨醇酯（消心痛）：与氨力农联用有相加效应。

4）洋地黄：氨力农可加强洋地黄的正性肌力作用，用药期间不必停用原用的洋地黄和利尿剂。

5）肼屈嗪：小剂量氨力农与血管扩张药（肼屈嗪）联用，治疗心力衰竭效果较好。

（3）卡托普利（captopril）（甲巯丙脯酸、巯甲丙脯酸、开博通、刻甫定）

1）噻嗪类及袢利尿剂：与卡托普利联用降低血管阻力，增加尿钠排泄，降压作用增强，但有可能引起危险性血压降低。

2）保钾利尿剂：理论上认为，与卡托普利联用可加重钾潴留，实际在肾功能正常者极少引起高钾血症。联用对需要补钾或接受地高辛治疗者有益。但是，卡托普利合用螺内酯或氨苯蝶啶可致严重高血钾，甚至引起高血钾猝死。

3）β受体阻滞剂：与卡托普利联用可起到相加的降压作用，并可降低心率。

4）钙通道阻滞剂：与卡托普利联用降压效果较好，一般不用调整剂量。

5）地高辛：与卡托普利联用纠正心力衰竭效果优于单一用药，但卡托普利可增加地高辛清除率35%，使其血药浓度降低19%，也有相反结果的报道。两药联用时应监测地高辛血药浓度。

6）硝基血管扩张剂：与卡托普利联用降压效果平稳，并可消除硝基血管扩张剂反跳作用。

7）阿司匹林：可减弱卡托普利降压作用。

8）吲达帕胺（新型强效长效降压药，具有利尿和钙拮抗作用）：与卡托普利联用可提高疗效，减少不良反应。

9）米力农（甲氰吡酮，新型非苷类强心药）：与卡托普利联用治疗心力衰竭，可提高疗效，减少不良反应。

10）维生素 C：与卡托普利联用可提高降压效力，并增强降血脂作用。

11）哌唑嗪：与卡托普利联用可产生良好的血流动力学效应，并可消除哌唑嗪副作用。

12）依那普利（丙酯丙脯酸、enalapril）：为强效的血管紧张素转换酶抑制剂，比卡托普利强10倍，作用持久。依那普利与卡托普利联用，减少醛固酮的生成量，可能出现血清钾明显升高，肾功能衰竭者更易发生，需慎重。

13）别嘌醇：与卡托普利联用治疗痛风，从药理上分析较合理，但可出现阿-斯综合征或 Stevens-Johnson 综合征。

14）吲哚美辛：可能减低甚至消除卡托普利的抗高血压疗效。布洛芬和阿司匹林等非甾体抗炎药也有类似的相互作用。机制：抑制前列腺素的生物合成，拮抗卡托普利的血管扩张作用。

15）硫唑嘌呤（azathiopurine）：与卡托普利联用可引起白细胞减少。机制：两药均可抑制骨髓，引起白细胞减少，联用时这种作用可能相加。

16）抗酸药：含氢氧化铝、碳酸镁或氢氧化镁的抗酸药可降低卡托普利的生物利用度约1/3。

17）西咪替丁：与卡托普利联用可出现末梢神经系统病变。

18）丙磺舒：与卡托普利联用，可提高对心力衰竭患者的血液动力学效应。

19）吗啡：卡托普利可加强吗啡的镇痛作用和延长作用时间，并可避免吗啡类药物引起的心血管系统和呼吸系统抑制作用。

20）消心痛：与卡托普利联用有增效作用，两药联用可逆转消心痛耐药性。机制：提供-SH。

21）硫酸镁：与卡托普利联用治疗老年人心力衰竭可提高疗效。

22）多巴胺：与卡托普利联用可消除心动过速，并可减少多巴胺用量。

23）抗高血压药：可乐定换成卡托普利时，后者的降压效应延迟。卡托普利与硝普钠、米诺地尔的降压作用可相加，联用时应减量，以防血压过低。

24）氯化钾：与卡托普利联用可致急性肾功能衰竭、高钾血症及心脏骤停。处理：停药。静脉推注速尿、葡萄糖酸钙、碳酸氢钠。两药不宜同时使用。

（4）呋塞米（furosemide）（速尿、速尿灵、利尿灵、呋喃苯胺酸、利尿磺胺、腹安酸）

1）先锋霉素类（头孢菌素类）：与速尿联用加重肾毒性，可引起肾小管坏死。速尿可加重头孢噻啶、头孢噻吩和头孢乙腈的肾毒性，必须联用时可选用头孢西丁。

2）氨基糖苷类抗生素（链霉素、庆大霉素、卡那霉素、新霉素）：与速尿均属于耳内淋巴 ATP 酶抑制剂，两药联用可引起耳聋。

3）非甾体抗炎药：可抑制利尿药的利尿和降压作用。速尿可使吲哚美辛（消炎痛）血药浓度降低。

4）卡托普利（巯甲丙脯酸）：与利尿剂联用偶可致肾功能恶化。

5）苯妥英钠、苯巴比妥：长期应用此类药物者，速尿的利尿效应降低可达50%。

6）筒箭毒：速尿可增加其肌肉松弛和麻痹作用。速尿降低升压胺的升压作用。手术前1周应停用速尿。

7）水合氯醛：与速尿（静脉注射）联用可出现潮热多汗、血压不稳、全身不适及心动过速等不良反应。

8）氯贝丁酯（安妥明）：与速尿联用可加重肾病综合征患者肾损害，安妥明半衰期延长2倍，并加重肌僵硬、腰背酸痛等不良反应。

9）茶碱：速尿可使茶碱血药浓度升高。

10）肼苯哒嗪：可减弱速尿的利尿作用，使尿量减少50%左右。

11）消胆胺、降胆宁：可降低口服利尿药吸收，联用时应间隔2~3小时服药。

12）口服抗凝药：利尿酸可使华法林抗凝作用延长，安体舒通则可使其抗凝时间缩短。

13）降压药：与速尿联用，可增强降压效果，但应减少剂量。

14）甘露醇：与速尿联用，利尿作用加强。

15）环孢素：与速尿或噻嗪类利尿药联用可抑制尿酸排泄，引起痛风发作或产生痛风石。

16）丙磺舒：可延长速尿半衰期，使利尿总效应增强，但血中尿酸浓度增高，可引起痛风发作。

17）强的松：与速尿联用可加强排钾，加剧电解质紊乱。

18）酚妥拉明：与速尿直接混合可出现沉淀，如预先稀释则无配伍禁忌。

19）酸性溶液：可使速尿注射液析出沉淀（呋喃苯氨酸）。长期放置的5%~10%葡萄糖溶液呈酸性，与速尿注射液配伍可发生混浊或沉淀。

20）中药方剂（木防己汤、真武汤、越婢加术汤、分消汤等）：可增强利尿药效果，并可减轻利尿药所致口渴，但排钾利尿药不宜与甘草方剂联用，因可加剧假性醛固酮增多症。

21）大黄：与利尿药有协同性利尿作用。

22）利尿酸：与速尿作用相似，联用后两药的副作用相加，一般不予联用。

23）去甲肾上腺素：速尿可降低血管对去甲肾上腺素等升压胺的反应，使升压效应减弱。

24）降糖药：与速尿联用可致血糖升高。

25）多巴胺：少尿性肾衰应用多巴胺加速尿，静脉滴注可增加尿量，在肾实质严重损害之前使用很有价值。两药联用有协同保护作用，可使肾血管明显扩张。速尿与多巴胺腹腔注射，治疗顽固性腹水，总有效率92.6%。

26）两性霉素B：与速尿联用可增加肾毒性和耳毒性。

27）洋地黄类：速尿易引起电解质紊乱、低钾血症，与洋地黄类强心苷联用易致心律失常。

28）锂盐：与速尿联用肾毒性明显增加。速尿可升高碳酸锂的血浆浓度，诱发锂中毒。

29）抗组胺药：与速尿联用增加耳毒性，易出现耳鸣、头晕、眩晕等。

30）碳酸氢钠：与速尿联用增加发生低氯性碱中毒危险。

31）皮质激素、促肾上腺皮质激素、肾上腺素、雌激素：可降低速尿的利尿作用，并增加电解质紊乱和低钾血症发生机会。

32）食物：可降低口服速尿的生物利用度及利尿效果。

33）味精：与利尿酸联用可协同排钾，造成低钾、低钠反应。

34）乙醇、药酒：与利尿酸联用扩张血管，加重体位性低血压反应。

35）不可配伍液体：10%转化糖、10%果糖。

36）不可配伍药物：任何酸性较强的药物，如维生素C、肾上腺素、去甲肾上腺素、四环素等。

（5）服保钾利尿药不宜食用含钾高的食品　因保钾利尿药（如螺内酯、氨苯蝶啶、阿米洛利可引起血钾增高，若与含钾高的食物（如蘑菇、大豆、菠菜、川冬菜等）同用，易致高钾血症。

（6）地高辛

1）忌与胍乙啶合用：胍乙啶可增强地高辛对心脏的毒性，故不宜同时应用。

2）不宜与新霉素、对氨基水杨酸合用：新霉素和对氨基水杨酸能干扰地高辛的吸收，所以在应用地高辛时应尽量避免应用新霉素及对氨基水杨酸。

3）不宜与奎尼丁同服：地高辛与奎尼丁合用时，地高辛血药浓度升高易致洋地黄中毒，所以二者必须联用时应将地高辛剂量减半。

4）不宜与硫酸镁合用：因为硫酸镁可加快肠道蠕动，两药合用可使地高辛血药浓度降低，作用减弱。

5）慎与碱性药物合用：碱性药物（三硅酸镁、碳酸镁、胶体次枸橼酸铋、氢氧化铝凝胶、胃舒平、泌乐得胃等）与地高辛合用时可减少地高辛的吸收，故合用时应注意地高辛的用量。

6）慎与维拉帕米合用：因合用可使地高辛总清除率降低，引起地高辛的生物半衰期延长，所以即使地高辛在正常剂量内，临床上两药合用也易引起地高辛中毒。因此，临床上两药合用时应适当减少药物剂量。

7）不宜与硝苯地平合用：硝苯地平可干扰地高辛的药物动力学，使地高辛的肾脏清除率降低，血药浓度增高，毒性增大。因此，合用硝苯地平时必须注意监测并随时调节地高辛的剂量。

8）不宜与活性炭同服：因活性炭具有吸附作用，两药同服将影响地高辛的疗效，而先服地高辛 2~3 小时，再服活性炭则无明显影响。

9）不宜与胺碘酮合用：两药合用可引起血浆地高辛浓度增高，致机体中毒。这可能是因为胺碘酮置换了与心肌组织结合的强心苷，或者阻止地高辛从肾脏排出的缘故。

10）不宜与四环素、红霉素等抗生素合用：因为一部分地高辛是由肠道内的细菌代谢的，抗生素引起肠道内菌群变化时，可使地高辛代谢减少，其血药浓度上升，导致地高辛中毒。

11）不宜与甲氧氯普胺合用：因为地高辛主要在十二指肠部位吸收，而甲氧氯普胺促进胃肠道蠕动，加强胃肠排空，使地高辛在十二指肠吸收部位停留的时间缩短，吸收减少，血药浓度降低，疗效相应减弱。

12）与氢氯噻嗪合用时应慎重：因为地高辛剂量较大时，能抑制 $Na^+ - K^+ - ATP$ 酶，使酶的构象变化而抑制 $Na^+ - K^+$ 交换，使细胞膜内 Na^+ 增加而 K^+ 减少，心肌细胞内 Na^+ 增多，K^+ 或 Mg^{2+} 降低均能增加心肌对地高辛的敏感性。氢氯噻嗪能引起血中电解质紊乱，如低镁、高钙及低钾。高钙能加强心肌收缩力，低钾时心肌对强心苷敏感性增强，可导致心率加快、心律失常等毒性反应。因此，两者合用时应检查肝、肾、心脏功能及水、电解质平衡，对血钾低者应补充氯化钾。

（7）多巴胺

1）慎与氯丙嗪及氟哌啶醇合用：氯丙嗪和氟哌啶醇可阻断心、肾等脏器血管上的多巴胺受体，从而拮抗多巴胺对这些部位血管的作用。

2）慎与普萘洛尔合用：因普萘洛尔可拮抗多巴胺对心脏的兴奋作用。

3）忌与环丙烷或卤代烃类麻醉药合用：因合用易因心肌应激性增加而诱发心律失常。

4）忌与单胺氧化酶抑制药、三环类抗抑郁药及麦角生物碱合用：多巴胺与单胺氧化酶抑制药（如呋喃唑酮、苯乙肼、甲基苄肼、异卡波肼、优降宁等）、三环类抗抑郁药（如丙米嗪、阿米替林等）及麦角生物碱（如麦角胺、麦角新碱）合用，易致升压作用增强和外周血管强烈收缩，故应避免合用。

5）忌与苯妥英钠合用：因二者合用可引起严重低血压。

（8）多巴酚丁胺

1）忌与 β 受体阻滞药合用：β 受体阻滞药（普萘洛尔、普拉洛尔等）可拮抗本药强心作用，故应避免合用。

2）忌与氟烷、环丙烷合用：二者合用可诱发心律失常。

（9）硝普钠　慎与可乐定、甲基多巴合用，二者合用易导致血压急剧下降。

（10）肼酞嗪　不宜与异烟肼合用，因两药均经乙酰化代谢失活，合用可使不良反应增加。

（11）忌饭前服氯化钾　氯化钾对胃肠道有刺激作用，空腹服用可加重胃肠道反应，而饭后食物可以起到屏障作用，保护胃肠道黏膜，减少或避免药物的不良刺激。因此，心力衰竭患者利尿后补充氯化钾时，应在饭后服用。

（12）水钠潴留药　肾上腺皮质激素，如泼尼松、地塞米松、氢化可的松、醛固酮等药物可引起水钠潴留，长期使用可加重心功能不全而致死亡。

（13）慎用具有升血压作用的药物　枳实、陈皮、玉竹、生姜等中药有升血压作用，在应用中药治疗本病的药物配伍中应慎用上述药物。肾上腺素、去甲肾上腺素、多巴胺等具有升血压作用的西药则属忌用之品。

七、高血压与冠心病

（一）心绞痛

【概述】

心绞痛是指由于冠状动脉粥样硬化狭窄导致冠状动脉供血不足，心肌暂时缺血与缺氧所引起的以心前区疼痛为主要临床表现的一组综合征。

1. 病因

冠心病的病因不十分清楚，一般认为是多因素综合引起的结果。心绞痛的主要病理改变是不同程度的冠状动脉粥样硬化。目前认为，引起冠状动脉粥样硬化的危险因素有血脂代谢紊乱、高血压、糖尿病、吸烟、肥胖、高原酸血症、高纤维蛋白原血症、遗传因素等。此外，男性、老年、不爱运动者多发。其中前五项在我国发病率高、影响严重，是我们主要控制的对象。

2. 临床表现

临床上常将心绞痛分为稳定型心绞痛和不稳定型心绞痛两种类型。

（1）稳定型心绞痛　是指在一段时间内的心绞痛的发病保持相对稳定，均由劳累诱发，发作特点无明显变化，属于稳定劳累性心绞痛。心绞痛以发作性胸痛为主要临床表现，疼痛的部位主要在心前区，有手掌大小范围，界限不很清楚。常放射至左肩、左臂内侧达无名指和小指，有时也可发生颈、咽或下颌部不适。胸痛常为压迫、发闷或紧缩性，也可有烧灼感，但不尖锐，不像针刺或刀扎样痛，发作时，患者往往不自觉地停止原来的活动，直至症状缓解。发作常由体力劳动或情绪激动（如愤怒、焦急、过度兴奋等）所激发，饱食、寒冷、吸烟、心动过速等亦可诱发。典型的心绞痛常在相似的条件下，早晨多发，疼痛一般持续 3~5 钟后会逐渐缓解，舌下含服硝酸甘油也能在几分钟内使之缓解，可数天或数星期发作一次，亦可一日内发作多次。

体检常无特殊发现，发作时常见心率增快、血压升高、表情焦虑、皮肤凉或出汗，有时出现第四或第三心音奔马律。

（2）不稳定型心绞痛　包括初发性心绞痛、自发性心绞痛、梗死后心绞痛、变异性心绞痛和劳力恶化性心绞痛。主要的特点是疼痛发作不稳定、持续时间长、自发性发作危险性大、易演变成心肌梗死。不稳定型心绞痛与稳定性心绞痛不同，属于急性冠状动脉综合征，和非 S-T 段抬高性心肌梗死的共同表现特点为心前区痛，但是疼痛表现形式多样，发作诱因可有可无，可以劳力性诱发，也可以自发性疼痛。发作时间一般比稳定性心绞痛长，可达到 30 分钟，疼痛部位和放射部位与稳定性心绞痛类似，应用硝酸甘油后多数能缓解。但是，也经常有发作不典型者，表现为胸闷、气短、周身乏力、恶心、呕吐等，尤其是老年女性和糖尿病患者。

和非 S – T 段抬高性心肌梗死的体征经常不明显，缺乏特异性。一般心脏查体可发现心音减弱，有时可以听到第三或第四心音，以及心尖部的收缩期杂音，严重者可发现伴随的周身异常改变。

3. 辅助检查

（1）心电学检查：是诊断冠心病最有价值的检查手段。其中常规 12 导联心电图是发现心肌缺血、诊断心绞痛最方便、最经济的检查方法。

（2）超声心动图：稳定型心绞痛病人的静息超声心动图大部分无异常表现，进行该项检查的主要目的在于评价心脏功能和发现其他类型心脏病，有助于鉴别诊断。

（3）放射性核素检查：这种检查主要有 201TI – 心肌显像或兼做负荷试验，在冠状动脉供血不足部位的心肌，可显示灌注缺损。

（4）冠状动脉 CT 检查：这项检查是近几年刚刚广泛用于诊断冠心病的方法，属于无创性，也需要应用对比剂显像，可以直接显示冠状动脉血管壁和腔内的情况，准确性稍差于冠状动脉造影。

（5）冠状动脉造影：目前仍然是诊断冠心病冠脉病变最准确的方法，因为它是有创性检查方法，通常在上述方法不能确诊时或者对于诊断明确者需要介入治疗时才进行。

（6）心脏生化标志物的检查：肌钙蛋白 I（cTnI）、肌钙蛋白 T（cTnT）是心肌损伤最敏感和特异的指标，比 CPK – MB 具有更高的特异性敏感性。目前认为 cTnI 或 cT-nT 检查超过正常范围提示非 5r 段抬高性心肌梗死，但是要排除继发性的其他个别原因。

（7）其他化验：包括血脂、血糖、尿酸、肝肾功能、血清离子、高敏感 CRP 有助于对患者的危险因素评估和指导下一步的处理。

【饮食宜忌】

1. 饮食宜进

（1）饮食原则

1）高营养素：应给予优质高蛋白，充足维生素，多食新鲜水果、蔬菜。

2）应少食多餐：主食宜多样化，适当多吃粗粮、杂粮。小麦（或荞麦）面、粳米、小米、玉米及豆类应调配食用。血糖高者应多食荞麦或豆类食品，大便秘结者宜多食小米粥，心绞痛患者宜适量食些玉米。

3）饮用温开水：不少冠心病患者在夜间或清晨突然出现心肌梗死和脑血栓，严重者将失去抢救机会。如果夜间和清晨注意喝 3 次（杯）温开水，能及时补充体内水分，降低血液黏稠度，加快血液流速，防止或减少冠心病发作。第一次水在临睡前半小时喝，第二次水在深夜醒来时喝，第三次水在清晨起床后喝。

4）新配方食物：最近，美国国家公共卫生和环境保护研究所提出一个有益于心脏的饮食新配方，每人每日至少吃 1 个苹果，喝 4 杯清茶水和 1 盘炒洋葱（不需饮牛奶），对心脏具有明显的保护作用，可以降低50%以上心脏病的患病率。其原因是这些饮食富含黄酮类素，能抑制脂质在血管壁上沉积，并消除自由基对血管壁的损伤。

5）葱：能防止血栓形成，减少胆固醇在血管壁上的积蓄。临床发现，人在吃了油脂性食物2小时后再吃葱，能使血液中的胆固醇降下来。血液中如果存在过量的纤维蛋白原，会使血液在血管中逐渐凝结，引起血栓。葱能破坏纤维蛋白原，防止血栓形成。因此，冠心病患者宜常吃葱。

6）鱼油：生活在格陵兰岛的爱斯基摩人几乎是以鱼为主食，他们的心血管病患病率大大低于全世界其他地区。研究认为，是鱼油类的物质在起作用。冠心病患者服用鱼油，每日2小匙，防治冠心病的效果十分显著。鱼油中还含有大量的多烯脂肪酸，这种脂肪酸与一般动物油和植物油中的脂肪酸不一样，它的碳链更长，鱼有更多的双链。食用鱼油比食用植物油的降血脂作用更强。

7）硬水：水的软硬度是根据水中所含镁和钙的浓度而划分的，水中的钙和镁含量越高，水的硬度就越大，饮软水易患心脏病。因此，冠心病患者宜饮用天然含无机盐水（矿泉水更好）。

（2）饮食搭配

1）茄子与黄酒、蛇肉：三者搭配，有凉血祛风、消肿止痛的功效。对高血压、动脉粥样硬化、冠心病、心绞痛、心源性水肿、风湿性关节炎有辅助治疗作用。

2）花生与红葡萄酒：红葡萄酒中含有阿司匹林等成分，有防血栓功效，二者搭配，对冠心病、心绞痛、脑梗死、动脉硬化有良好的辅助治疗作用。

3）莴苣与蒜苗：莴苣有利五脏、开胸膈、通经脉、强筋骨、洁齿、明目、清热解毒等功效。蒜苗有杀菌解毒、降血脂作用，二者搭配，适宜于心绞痛、高脂血症、高血压及冠心病等患者食用。

（3）药膳食疗方

1）浸发海带250g，香油、白糖、精盐适量。海带洗净，煮透，捞出，沥干后切丝。锅中放入香油，烧至七成热时加入海带丝，煸炒后焙炸，至海带丝变松脆时捞出，加白糖、精盐拌匀，时时服食，有预防和辅助治疗冠心病之效。消瘦者不宜多食。

2）海参50g，大枣10枚，冰糖适量。海参炖烂后，加大枣、冰糖再炖20分钟。每天早餐前服食或时时服食。适于气阴两虚见有气短乏力、耳鸣头昏、失眠多梦、心区时痛等症状之冠心病患者。苔腻、痰多、身重、肢肿属痰湿瘀阻型者不宜食用。

3）山楂50g，白扁豆50g，韭菜50g，红糖50g。先煎山楂、扁豆，将酥时加入韭菜，数沸后捞去韭菜，加糖调味。每日分2次服食，连食数日。适于心前区闷痛、头昏、恶心、纳呆、腹胀等痰湿瘀阻型冠心病患者。神疲乏力、耳鸣头昏、舌红苔净属气阴两虚者不宜服食。

4）羊心1个，红花6g，食盐少许。羊心、红花加水浸一昼夜，捞出羊心，涂上食盐，炙熟服食。每日1剂，连食3~5天。适于心胸刺痛、胸闷气短、舌质暗滞等气滞血瘀型冠心病患者。神疲乏力、眩晕心悸、失眠多梦属气血两虚者不宜多食。

5）猪胆汁200g，绿豆粉200g，红糖适量。猪胆汁拌绿豆粉，烘干，再研细末。每天2次，每次6g，加适量糖开水冲服，连续服完为1疗程。适于胸闷、心悸、头晕、头痛、急躁易怒等阴虚阳亢型冠心病患者。形寒肢冷、口淡、苔腻属阳虚或痰湿者不宜服用。

6）鲜鱼腥草根茎适量。洗净，每次用1~2寸于口中生嚼，每日3次，连食数日。可缓解冠心病心绞痛。

2. 饮食禁忌

（1）过量饮食　饱餐后，胃的体积骤增可使横膈的活动受限，影响肺的呼吸功能和心脏的收缩功能，同时可刺激迷走神经兴奋，抑制窦房结起搏，从而减慢心率，增加心脏猝死的几率。

（2）脂肪餐　大量、长期食用高脂食物，如油条、肥肉等，可导致冠状动脉粥样硬化，冠状动脉管腔变窄，心肌缺血缺氧，从而诱发或加重本病。

（3）酒　大量资料表明，长期酗酒者也是冠心病的高危人群。酒中乙醇等成分进入血液，可使心跳加快，血压升高，冠状动脉痉挛，心肌耗氧量增加，加重病情。

（4）辛辣刺激性食物　包括辣椒、生姜、大葱、大蒜、蜀椒等，这些食物性味辛温燥烈，食用后经吸收进入血液，可使心搏加快，加重心肌缺血缺氧情况，故心绞痛患者发病时严禁食用。

（5）鸡汤　鸡汤中的鸡油极易溶于水，属过饱和脂肪酸，喝多了能增加冠状动脉粥样硬化程度。

（6）富含胆固醇的食物　动物的脑、骨髓、肝脏，以及其他内脏和蛋黄、少数鱼类（如墨鱼、鱿鱼等）、贝壳类（如蚌、蛙、蟹黄等）、鱼子均富含胆固醇，经常食用可使血浆中胆固醇升高，引起或加重冠心病。

（7）浓茶和浓咖啡　浓茶和浓咖啡中所含的大量茶碱和咖啡因可兴奋中枢神经、心血管，从而引起心搏加快、心律失常、兴奋不安，使心肌耗氧量上升，易引起心绞痛。

（8）高糖饮食　糖尿病患者最易并发冠心病，说明了血糖的升高与冠心病关系密切。因高糖饮食可使体内甘油三酯的合成增加，引起血脂升高。此外，血糖升高可使血液呈高凝状态，血液流动减慢，引起或加重心肌缺血、缺氧。所以，冠心病患者应忌高糖饮食。

【药物宜忌】

1. 西医治疗

（1）一般治疗　发作时立刻休息，一般患者在停止活动后症状即可消除。平时应尽量避免各种确知足以诱导发作的因素，如过度的体力活动、情绪激动、饱餐等，冬天注意保暖。调节饮食，特别是一次进食不宜过饱，避免油腻饮食，禁绝烟酒。调整日常生活与工作量；减轻精神负担；保持适当的体力活动，以不致发生疼痛症状为度；处理诱发或恶化心绞痛的伴随疾病，治疗高血压、糖尿病、血脂紊乱等，减少冠状动脉粥样硬化危险因素。

（2）药物治疗

1）改善预后的药物

①阿司匹林：阿司匹林的最佳剂量范围为 75～150mg/d，1 次口服。

②氯吡格雷：常用维持剂量为 75mg/d，1 次口服。

③β 受体阻滞剂：最近公布的多种 β 受体阻滞剂对死亡率影响的荟萃分析显示，心肌梗死后患者长期接受 β 受体阻滞剂二级预防治疗，可降低相对死亡率 24%，具有内在拟交感活性的 β 受体阻滞剂心脏保护作用较差。要指出的是，目前被广泛使用的 β 受体阻滞剂阿替洛尔尚无明确证据表明能影响患者的死亡率。常用 β 受体阻滞剂剂量见表 11。

表 11　常用 β 受体阻滞剂剂量

药品名称	常用剂量	服药方法	选择性
普萘洛尔	10～20mg	每日 2～3 次，口服	非选择性
美托洛尔	25～100mg	每日 2 次，口服	β_1 选择性
美托洛尔缓释片	50～00mg	每日 1 次，口服	β_1 选择性
阿替洛尔	25～50mg	每日 2 次，口服	β_1 选择性
比索洛尔	5～10mg	每日 1 次，口服	β_1 选择性
阿罗洛尔	5～10mg	每日 2 次，口服	α、β 选择性

④调脂治疗：临床常用的他汀类药物剂量参见表 12。

表 12　临床常用他汀类药物剂量

药品名称	常用剂量	服用方法
洛伐他汀	25～40mg	晚上 1 次，口服
辛伐他汀	20～40mg	晚上 1 次，口服
阿托伐他汀	10～20mg	每日 1 次，口服
普伐他汀	20～40mg	晚上 1 次，口服
氟伐他汀	40～80mg	晚上 1 次，口服
舒瑞伐他汀	5～10mg	晚上 1 次，口服
血脂康	600mg	每日 2 次，口服

⑤血管紧张素转换酶抑制剂（ACEI）：临床常用的 ACEI 剂量见表 13。

表 13　临床常用的 ACEI 剂量

药品名称	常用剂量	服药方法	分类
卡托普利	12.5～50mg	每日 3 次，口服	巯基
依那普利	5～10mg	每日 2 次，口服	羧基

续表

药品名称	常用剂量	服药方法	分类
培哚普利	4～8mg	每日 1 次，口服	羧基
雷米普利	5～110mg	每日 1 次，口服	羧基
贝那普利	10～20mg	每日 1 次，口服	羧基
西拉普利	1.5～5mg	每日 1 次，口服	羧基
赖诺普利	10～20mg	每日 1 次，口服	羧基
福辛普利	10～40mg	每日 1 次，口服	磷酸基

2）减轻症状、改善缺血的药物：减轻症状及改善缺血的药物应与预防心肌梗死和死亡的药物联合使用，其中有一些药物，如β受体阻滞剂，同时兼有两方面的作用。目前，减轻症状及改善缺血的主要药物包括三类：β受体阻滞剂、硝酸酯类药物和钙拮抗剂。

①β受体阻滞剂：β受体阻滞剂能抑制心脏β肾上腺素能受体，从而减慢心率、减弱心肌收缩力、降低血压，以减少心肌耗氧量，可以减少心绞痛发作和增加运动耐量。用药后要求静息心率降至 55～60 次/分，严重心绞痛患者如无心动过缓症状，可降至 50 次/分。

②硝酸酯类：硝酸酯类药为内皮依赖性血管扩张剂，能减少心肌需氧和改善心肌灌注，从而改善心绞痛症状。临床常用硝酸酯类药物剂量见表 14。

表14　常用硝酸酯类药物剂量

药物名称	使用方法/剂型	剂量	用法
硝酸甘油	舌下含服	0.5～0.6mg	一般连用不超过 3 次，每次相隔 5min
	喷雾剂	5mg	15min 内不超过 1.2mg
二硝酸异山梨酯	普通片	10～30mg	每日 3～4 次，口服
	缓释片或胶囊	20～40mg	每日 1～2 次，口服
单硝酸异山梨酯	普通片	20mg	每日 2 次，口服
	缓释片或胶囊	40～60mg	每日 1 次，口服

③钙拮抗剂：早期小规模临床研究，如 IMAGE、APSIS、TIBBS 和 TI－BET 等比较了β受体阻滞剂与钙拮抗剂在缓解心绞痛或增加运动耐量方面的疗效，但结果缺乏一致性。比较两者疗效的荟萃分析显示，在缓解心绞痛症状方面β受体阻滞剂比钙拮抗剂更有效，而在改善运动耐量和改善心肌缺血方面β受体阻滞剂和钙拮抗剂相当。二氢吡啶类和非二氢吡啶类钙拮抗剂同样有效，非二氢吡啶类钙拮抗剂的负性肌力效应较强。

钙拮抗剂通过改善冠状动脉血流和减少心肌耗氧起缓解心绞痛作用，变异性心绞痛或以冠状动脉痉挛为主的心绞痛，钙拮抗剂是一线药物。临床常见钙拮抗剂剂量见表 15。

表 15　临床常用钙拮抗剂剂量

药品名称	常用剂量	服用方法
硝苯地平控释片	30～60mg	每日 1 次，口服
氨氯地平	5～10mg	每日 1 次，口服
非洛地平	5～10mg	每日 1 次，口服
尼卡地平	40mg	每日 2 次，口服
贝尼地平	2～8mg	每日 1 次，口服
地尔硫䓬普通片	30～90mg	每日 3 次，口服
地尔硫䓬缓释片或胶囊	90～180mg	每日 1 次，口服
维拉帕米普通片	30～40mg	每日 3 次，口服
维拉帕米缓释片	120～240mg	每日 1 次，口服

④其他治疗药物

代谢性药物：曲美他嗪通过调节心肌能源底物，抑制脂肪酸氧化，优化心肌能量代谢，能改善心肌缺血及左心功能，缓解心绞痛。可与 β 受体阻滞剂等抗心肌缺血药物联用。常用剂量为 60mg/d，分 3 次口服。

尼可地尔：是一种钾通道开放剂，与硝酸酯类制剂具有相似药理特性，对稳定性心绞痛治疗可能有效。常用剂量为 6mg/d，分 3 次口服。

（3）非药物治疗

1）血管重建治疗：慢性稳定性心绞痛的血管重建治疗主要包括经皮冠状动脉介入治疗（PCI）和冠状动脉旁路移植术（CABG）等。对于慢性稳定性心绞痛的患者，PCI 和 CABG 是常用的治疗方法。

2）顽固性心绞痛的非药物治疗：①外科激光血运重建术。②增强型体外反搏。③脊髓电刺激。

2. 中医治疗

（1）心血瘀阻

主症：心前区疼痛剧烈，如刺如绞，痛有定处，甚则心痛彻背，或痛引肩背，伴胸闷，舌质暗红或紫暗，有瘀斑，苔薄，脉涩。

治法：活血化瘀，通脉止痛。

方药：血府逐瘀汤加减。

桃仁、红花、川芎、赤芍、牛膝、柴胡、桔梗、枳壳、当归、生地、甘草各 10g。

加减：若兼寒者，加细辛 3g、桂枝 10g 等温通散寒之品；兼气滞者，加沉香 5g、檀香 6g，辛香理气止痛；如疼痛剧烈，加乳香 5g、没药 5g、郁金 10g、元胡 10g，加强止痛作用。

（2）痰浊内阻

主症：胸闷或胸痛，形体肥胖，痰多气短，遇阴雨天易发作或加重，伴有倦怠乏力，纳呆便溏，恶心，咳吐痰涎，舌体胖大有齿痕，苔白腻或白滑，脉滑。

治法：通阳泄浊，豁痰止痛。

方药：瓜蒌薤白半夏汤加味。

瓜蒌、薤白、半夏、枳实、陈皮、石菖蒲、厚朴、郁金各10g，茯苓12g，砂仁6g。

加减：痰热壅阻者治宜清热化痰，豁闭止痛。用黄连温胆汤加减。黄连、枳壳、郁金各10g，瓜蒌15g，竹茹、茯苓、石菖蒲各12g。痰瘀互结者，治宜豁痰通络、活血止痛，方选瓜蒌薤白半夏汤合失笑散加减。瓜蒌15g，薤白10g，半夏10g，桃仁、红花、生蒲黄、五灵脂、丹参、降香各10g。

（3）寒凝心脉

主症：心痛彻背，遇寒加重，得温痛减，形寒肢冷，面色㿠白，舌淡苔白，脉紧或迟。

治法：温经散寒，通络止痛。

方药：当归四逆汤加减。

桂枝、白芍、通草、枳实各10g，细辛3g，当归12g，丹参20g，檀香、甘草各6g。

（4）心气不足

主症：心痛隐隐，时作时止，动则气短喘息，自汗心悸，倦怠无力，少气懒言，面色㿠白，舌淡，舌体胖大有齿痕，苔薄，脉细弱。

治法：益气养心，活血止痛。

方药：生脉散合保元汤加减。

人参、五味子、桂枝、甘草各10g，麦冬、当归各12g，黄芪、丹参各20g。

（5）心肾阴虚

主症：胸痛，心悸胸闷，五心烦热，失眠多梦，腰酸耳鸣，口干便秘，盗汗，舌红少苔，苔薄，脉细数。

治法：滋阴清热，活络止痛。

方药：天王补心丹加减。

人参6g，生地黄、桔梗、当归各10g，麦冬、天冬、玄参、茯苓、远志各12g，酸枣仁20g，柏子仁、丹参各15g。

（6）心肾阳虚

主症：胸痛胸闷，心悸不安，神倦怯寒，遇冷胸痛加剧，气短自汗，动则加重，形寒肢冷，面色灰白，舌淡有齿痕，苔白腻或白滑，脉沉细。

治法：壮阳益气，温络止痛。

方药：参附汤加味。

人参、白芍、桂枝、牛膝各10g，制附子（先煎）6g，鹿角霜（冲服）3g，当归、甘草各 12g。

3. 药物禁忌

（1）硝酸酯制剂

1）硝酸酯制剂慎与巴比妥类药物同用：巴比妥类药物是肝脏酶诱导剂，能加速肝脏对硝酸酯制剂的代谢，从而使硝酸酯的血药浓度下降，作用减弱。

2）硝酸甘油慎与含乙醇的药酒或配剂同服：因为乙醇和硝酸甘油同服后，可引起血管扩张，出现低血压。常用的药酒和酊剂包括舒筋活络酒、胡蜂酒、丁公藤风湿酒、远志酊、姜酊、颠茄酊等。

3）硝酸甘油、双嘧达莫慎与肝素合用：临床资料显示，硝酸甘油可抑制肝素的抗凝血作用。已用肝素的患者，如果再用硝酸甘油，应增加肝素剂量，如果停用硝酸甘油，则应减少肝素剂量，否则可导致出血。肝素与双嘧达莫合用，则有加重出血的倾向。

4）硝酸异山梨酯（消心痛）忌与乙醇同用：硝酸异山梨酯与乙醇同用常可增加皮疹发生率，甚至发生剥脱性皮炎。

5）服硝酸甘油慎饮酒：因硝酸甘油与酒同服可引起血管扩张，易出现低血压。

（2）双嘧达莫

1）服双嘧达莫慎饮茶及咖啡：冠心病患者服用双嘧达莫期间，不宜饮茶及咖啡。因为双嘧达莫是通过增强体内腺苷而选择性地扩张冠状动脉血管，而茶叶和咖啡的主要成分为嘌呤类生物碱咖啡因和茶碱，这些成分有对抗腺苷的作用，因而能降低双嘧达莫的作用。

2）双嘧达莫不宜与抗凝血药同用：因为双嘧达莫能抑制血小板的黏滞性，若与肝素、双香豆素等抗凝药合用，可引起出血现象。

（3）阿普洛尔忌与乙醚合用　因二者合用可增强对心肌的抑制作用，易引起心律失常等不良反应。

（4）钙通道阻滞药

1）慎与洋地黄类药物同用：服用维拉帕米、硝苯地平、地尔硫草等钙通道阻滞药的患者，如同时用洋地黄类药物（如地高辛、西地兰等），很容易发生洋地黄中毒。因钙通道阻滞药可使洋地黄类药物在体内清除率下降，半衰期延长，从而诱发中毒，出现抑制心肌自律性和传导性的不良反应。所以，必须同时服用洋地黄时，应减少其用量。

2）忌与β受体阻滞药同用：维拉帕米、硝苯地平、地尔硫草等钙通道阻滞药与β受体阻滞药合用时，会产生相加的负性传导、负性肌力和负性频率作用，可出现低血压、严重心动过缓、房室传导阻滞，甚至心脏停搏，故禁忌同用。

（5）地尔硫草慎与利舍平等降压药合用　地尔硫草与利舍平等降压药合用，会增加降压作用，加剧心动过缓。

（6）布库洛尔

1）不宜与吡二丙胺、普鲁卡因胺合用：因布库洛尔与吡二丙胺、普鲁卡因胺合用时可过度抑制心功能。

2）不宜与可乐宁合用：因二者合用可增强可乐宁停药后的反跳现象。

（7）血管收缩药　冠心病患者血管腔变窄，血流量减少，因此慎用血管收缩药对防止血流减少是很有意义的。肾上腺素类药物，如肾上腺素、去甲肾上腺素、阿拉明、多巴胺等能收缩血管，致心脏缺血，故均当忌用。

（8）补益药物　人参、黄芪、十全大补丸等补益类药物用后易加重胸闷症状，不利于本病的治疗。

（二）急性心肌梗死

【概述】

急性心肌梗死（AMI）是冠状动脉急性、持续性缺血缺氧所引起的心肌坏死。本病在欧美最常见，美国每年约有 150 万人发生心肌梗死。中国近年来呈明显上升趋势，每年新发至少 50 万，现患者至少 200 万。

1. 病因

本病多发生在冠状动脉粥样硬化狭窄基础上，由于某些诱因致使冠状动脉粥样斑块破裂，血中的血小板在破裂的斑块表面聚集，形成血块（血栓），突然阻塞冠状动脉管腔，导致心肌缺血坏死。另外，心肌耗氧量剧烈增加或冠状动脉痉挛也可诱发急性心肌梗死，常见的诱因如下：

（1）过劳　过重的体力劳动，尤其是负重登楼，过度体育活动，连续紧张劳累等，都可使心脏负担加重，心肌需氧量突然增加，而冠心病患者的冠状动脉已发生硬化、狭窄，不能充分扩张而造成心肌缺血。剧烈体力负荷也可诱发斑块破裂，导致急性心肌梗死。

（2）激动　由于激动、紧张、愤怒等激烈的情绪变化诱发。

（3）暴饮暴食　不少心肌梗死病例发生于暴饮暴食之后。进食大量含高脂肪、高热量的食物后，血脂浓度突然升高，导致血黏稠度增加，血小板聚集性增高。在冠状动脉狭窄的基础上形成血栓，引起急性心肌梗死。

（4）寒冷刺激　突然的寒冷刺激可能诱发急性心肌梗死。因此，冠心病患者要十分注意防寒保暖，冬春寒冷季节是急性心肌梗死发病较高的时候。

（5）便秘　便秘在老年人当中十分常见。临床上，因便秘时用力屏气而导致心肌梗死的老年人并不少见。必须引起老年人足够的重视，要保持大便通畅。

（6）吸烟、大量饮酒　吸烟和大量饮酒可通过诱发冠状动脉痉挛及心肌耗氧量增加而诱发急性心肌梗死。

2. 临床表现

（1）先兆症状　突然发生剧烈心前区疼痛，时间较以往长，硝酸甘油疗效差。发作时常伴有恶心、呕吐、大汗、心动过缓、急性心功能不全，严重心律失常或血压有较大波动等，都可能是梗死先兆（梗死前心绞痛）。如果进行及时有效治疗，有可能使部分病人避免发生心肌梗死。

（2）急性心肌梗死发作的典型症状

1）疼痛：常是心肌梗死中最早和最突出的症状。这种疼痛比典型心绞痛严重，常发生于安静或睡眠时。疼痛范围较广，持续时间可长达数小时或更长，休息或含硝酸甘油多不能缓解。病人常烦躁不安、大汗淋漓、恐惧、有濒死感。急性心肌梗死15%～20%的患者可无疼痛症状，称之为无痛性心肌梗死。老年人多见，常表现突发的胸闷、气短、腹痛、倦怠和晕厥，或直接以休克状态而送到医院。此类病人多依靠心电图做出诊断。

2）胃肠症状：约1/3有疼痛的病人在发病早期伴有恶心、呕吐和上腹部胀痛。

3）全身症状：主要是发热，一般在疼痛发生后24～48小时出现，体温一般在38℃左右，持续约1周。

4）心律失常：见于75%～95%的病人，多发于起病1～2周内，尤其24小时内，以室性心律失常为最多，尤其是室性期前收缩。如室性期前收缩频发（每分钟5次以上），成对出现，心电图上表现为多源性室性期前收缩或表现为RonT现象时，常预示即将发生室性心动过速或心室颤动。各种程度的房室传导阻滞和束支传导阻滞也较多，严重者发生完全性房室传导阻滞。最严重者因室颤或心室停顿而引起心搏骤停。前壁心肌梗死易发生室性心律失常。下壁心肌梗死易发生房室传导阻滞，是供给房室结的右冠状动脉阻塞所致，其阻滞部位多在房室束以上，预后较好。前壁心肌梗死而发生房室传导阻滞时，往往是多个束支同时发生传导阻滞的结果，其阻滞部位在房室束以下处，证明梗死范围广泛，且常伴有休克或心力衰竭，故情况严重，预后较差。

左冠脉病变溶栓治疗再灌注相对多见室性心律失常，例如非阵发性室性心动过速、室性期前收缩、阵发性室性心动过速，严重者出现室扑及室颤等。右冠脉再灌注时则多见窦性心动过缓、房室传导阻滞等。

5）低血压和休克：疼痛期中血压下降常见，可持续数周后再上升，且常不能恢复以往的水平，未必是休克。如疼痛缓解而收缩压低于80mmHg，病人烦躁不安，面色苍白，皮肤湿冷，脉细而快，大汗淋漓，尿量减少（＜20mL/h），神志迟钝，甚至昏厥者则为休克的表现。休克多在起病后数小时至1周内发生，见于20%病人。主要因心肌广泛（40%以上）坏死，心排血量急剧下降所致，神经反射引起的周围血管扩张为次要因素，有些病人还有血容量不足的因素参与。严重的休克可在数小时内致死，一般持续数小时至数天，可反复出现。

6）心力衰竭：主要是急性左心衰竭，可在起病最初数日内发生或在疼痛、休克好转阶段出现，发生率为20%～48%，为梗死后心脏收缩力显著减弱和顺应性降低所致。病人出现呼吸困难、咳嗽、发绀、烦躁等，严重者可发生肺水肿或进而发生右心衰竭的表现，出现颈静脉怒张、肝肿痛和水肿等。右心室心肌梗死者，一开始即可以出现右心衰竭的表现。

3. 辅助检查

（1）心电图　近年来的心肌梗死指南都强调常规18导联心电图记录，而且应该是同步记录。病理性Q波或QS波，反映心肌坏死；S－T段抬高，反映心肌损伤；T波倒置，反映心肌缺血。S－T段及T波有规律性演变过程。根据心电图的异常Q波导联分布特征，可做出心肌梗死定位诊断。此外，要特别关注超急性期的心电图特征，以达到及早救治的目的。超急性期或急性期中，少数患者可以出现巨大T波以及墓碑形S－T段抬高，是指心电图的S－T段凸面向上快速上升达8～16mm，S－T顶峰大于其前的r波，r波振幅降低，间期变窄，<0.44s。

（2）血清酶检查　血清肌酸磷酸激酶（CK）发病6小时内出现，24小时达高峰，48～72小时后消失，阳性率达92.7%。门冬氨酸转氨酶（AST）发病后6～12小时升高，24～48小时达高峰，3～5日后降至正常。乳酸脱氢酶（LDH）发病后8～12小时升高，2～3日达高峰，1～2周才恢复正常。肌酸磷酸激酶有3种同工酶，其中CK－MB来自心肌，其诊断敏感性和特异性均极高，分别达到100%和99%，10～24小时达高峰，它升高的幅度和持续的时间常用于判定梗死的范围和严重性。乳酸脱氢酶有5种同工酶，其中LDH，来源于心肌，在急性心肌梗死后数小时总乳酸脱氢酶尚未出现前就已出现，可存续10天，其阳性率超过95%。

（3）血肌钙蛋白测定　肌钙蛋白T（cTnT）和I（cTnI）测定是诊断心肌梗死最敏感指标，可反映微型梗死。

（4）肌红蛋白测定　尿肌红蛋白排泄和血清肌红蛋白含量测定，也有助于诊断急性心肌梗死。

（5）白细胞计数　发病一周内白细胞可轻度增高，中性粒细胞多在75%～90%，酸性细胞减少或消失。白细胞计数明显者，应该除外其他感染因素。

（6）红细胞沉降率　红细胞沉降率增快，可持续1～3周。

（7）超声心电图及放射性核素检查　可以见到左心室出现局限性运动减低或出现矛盾性运动、左室或左房增大等相关心肌重塑改变。梗死区域可以在核素检查中见到放射性稀疏区等改变。

（8）选择性冠状动脉造影　需要考虑施行冠状动脉内注射溶血栓药物治疗，或需施行各种介入性治疗时，可先行选择性冠状动脉造影，明确病变情况，制定治疗方案。

【饮食宜忌】

1. 饮食宜进

（1）饮食原则

1）应食半流质饮食或软食：心肌梗死患者心功能差，应进食易消化、富有营养的流质或半流质饮食，如牛奶、米汤、藕粉、鸡蛋汤、菜汁、水果汁、面条、馄饨、蒸蛋羹等。进食不宜过饱，当少食多餐。

2）有选择地进食：食物以含必需的热能和营养，易消化、低钠、低脂肪而少产气者为宜。

3）微量元素：有些微量元素对心脏功能有益，如锰、铬、钒等，应注意摄入。

4）新鲜水果和蔬菜：它们可以使人体获得丰富的维生素、无机盐和纤维素。纤维素可减低胆固醇的生成，有助于人体对食物的消化、吸收，并能保持大便通畅，减轻心脏负担。食用梨、香蕉、李子、葡萄可促进胃肠蠕动，增强排便功能。多食菠菜、苋菜、胡萝卜、土豆、洋葱、生葱、萝卜亦有排便功能，而多食苹果可致便秘。

（2）饮食搭配

1）莴苣与黑木耳：莴苣有增进食欲、刺激消化的功效；黑木耳有益气养胃润肺、降脂减肥作用。二者同食，对心肌梗死患者有益。

2）人参、麦冬与鸡：去皮的鸡腿肉与人参、麦冬同炖烂服食。人参补气，鸡腿肉补气，麦冬甘寒养阴，能使心肌梗死缓解。

（3）药膳食疗方

1）干山楂、毛冬青各 10g。加水适量，煎汤代茶频饮，每日 1 剂。本品能活血通脉，适用于气虚血瘀型冠心病。

2）嫩豆腐 250g，紫菜 30g，兔肉 60g，盐、黄酒、淀粉芡、葱花适量。将紫菜撕成小片，洗净后放入盘中。兔肉洗净切成片，加盐、黄酒、淀粉芡搅匀。嫩豆腐切成厚片。起锅，倒入清水一大碗，先加豆腐片和食盐，中火烧开后倒入肉片，煮 5 分钟，放入葱花，立即起锅，倒入盛紫菜的盘中，搅匀即成。化痰清热，养心安神，各型冠心病患者均可食用。

3）鲤鱼 1 条，约重 500g，冬瓜 250g，料酒、葱花、姜片、胡椒粉、精盐、味精少许。将冬瓜洗净，去皮、瓤，切块备用。鲤鱼去鳞、腮及内脏，切块后用料酒、精盐渍 30 分钟。起锅，入油加热后爆香姜片，下鱼肉煎黄，再加清水适量，小火慢炖 30 分钟，加入冬瓜片、葱花，再煮 10 分钟，调入胡椒粉、味精即成。有利水之功效，用于冠心病伴水肿者。

4）鹌鹑 1 只，参三七粉 3g，食盐、味精少许。将鹌鹑去毛及肠杂，洗净切块，同参三七粉同置瓷碗中，加食盐少许，上锅隔水蒸熟，调入味精即成。有活血止痛之功效，适用于冠心病易发生心绞痛者。

5）玉竹、麦门冬、百合、石斛各 15g。上药洗净，水煎 30 分钟，代茶频饮，每日 1 剂。有滋阴生津之功效，适用于冠心病心肾阴虚、心烦口干、头晕目眩、舌红少苔者。

6）龙眼肉 6 枚，莲子、芡实各 10g，冰糖适量。加水炖汤，至莲子熟时服食。本品养心安神，用于冠心病伴心律失常者。

7）人参 10g，薤白 12g，鸡子清 1 个，粟米 50g。先将人参加水用慢火煎汤取汁，然后加粟米煮粥，粥将熟时下鸡子清及薤白，煮熟即可。本品有益气通阳止痛之功效，适用于气虚心绞痛频繁发作者。

8）黑芝麻、胡桃仁各 50g，粳米 100g。将胡桃仁捣碎，加入黑芝麻、粳米，文火煮粥。可作早餐用。滋补肝肾，用于冠心病辨证属肝肾阴虚型者。

9）银耳、黑木耳各 10g，冰糖适量。温水泡发双耳并洗净，放入小碗中，加水和冰糖少量，隔水蒸 1 小时，1 次服完。有清补作用，各型冠心病患者均可食用。

2. 饮食禁忌

（1）大量脂肪食物　长期进食高脂肪食物，可导致血液凝固性升高，冠状动脉易形成血栓，血栓一旦脱落则易发生心肌梗死。因此，本病患者平时应低脂饮食。

（2）饱餐　饱餐后，胃体积增大，可抬高膈肌，影响心脏搏动而加重病情。因此，本病患者饮食应定时定量。

（3）酒　酒中乙醇等成分进入血液，可使心搏加快，血压升高，冠脉痉挛，心脏耗氧量增加，从而加重病情。因此，本病患者应戒酒。

（4）长期高热能饮食　长期食用巧克力、可可、糖类等热能高的食物，可诱发肥胖，久则脂质代谢紊乱，加重冠状动脉缺血，因而加重病情。

（5）高胆固醇饮食　高胆固醇食物（如动物内脏、蛋黄、小虾米等）可诱发动脉粥样硬化，冠状动脉管腔狭窄，加重梗死灶缺氧缺血情况。所以，本病患者应以低胆固醇饮食为主。

（6）大量饮冷茶　冷茶在咽部可刺激迷走神经，引起迷走神经兴奋，导致心跳减慢，诱发心律失常，从而加重本病。

（7）辛辣食物　辛辣食物可助阳化热，耗灼津液，肠道津液少则易引起便秘，患者排便困难，导致排便时心肌耗氧增加，加重梗死症状。

（8）鸡汤　鸡油容易溶于汤汁中，而鸡油属于过饱和脂肪酸，心肌梗死患者多喝鸡汤后会因加重冠状动脉粥样硬化的程度而加重病情

【药物宜忌】

1. 西医治疗

（1）一般治疗

AMI 患者来院后应立即开始一般治疗，并与其诊断同时进行，重点是监测和预防 AMI 不良事件和并发症。

1）监测：持续心电、血压和血氧饱和度监测，及时发现和处理心律失常、血流动力学异常和低氧血症。

2）卧床休息：可降低心肌耗氧量、减少心肌损害。对血流动力学稳定且无并发症的 AMI 患者一般卧床休息 1~3 天，对病情不稳定及高危患者卧床日期应适当延长。

3）建立静脉通道：保持给药途径畅通。

4）镇痛：AMI 剧烈胸痛时患者交感神经过度兴奋，产生心动过速、血压升高和心肌收缩功能增强，从而增加心肌耗氧量，并易诱发快速性室性心律失常，应迅速给予有效镇痛剂，可给吗啡 3mg，静脉注射，必要时每 5 分钟重复 1 次，总量不超过 15mg。副作用有恶心、呕吐、低血压和呼吸抑制。一旦出现呼吸抑制，可每隔 3 分钟给予静脉注射纳洛酮 0.4mg（最多 3 次）以拮抗之。

5）吸氧：AMI 患者初起即使无并发症，也应给予鼻导管吸氧，以纠正因肺淤血和肺通气/血流比例失调所致中度缺氧。严重左心衰、肺水肿合并有机械并发症患者，多伴严重低氧血症，需要面罩加压给氧和气管插管并机械通气。

6）硝酸甘油：AMI 患者只要无禁忌证通常使用硝酸甘油，静脉滴注硝酸甘油应从低剂量开始，即 $10\mu g/min$，可酌情逐渐增加剂量，每 $5 \sim 10min$ 增加 $5 \sim 10\mu g$，直至症状控制、血压正常者动脉收缩压降低 10mmHg 或高血压患者动脉收缩压降低 30mmHg 为有效治疗剂量。

7）阿司匹林：所有 AMI 患者只要无禁忌证均应立即口服水溶性阿司匹林或嚼服肠溶性阿司匹林 300mg，每日 1 次。

8）纠正水、电解质及酸碱平衡失调。

9）阿托品：主要用于 AMI 特别是下壁 AMI 伴有窦性心动过缓或心室停搏、房室传导阻滞患者，可给阿托品 $0.5 \sim 1.0mg$，静脉注射，必要时每 $3 \sim 5$ 分钟可重复使用，总量应 <2.5mg。阿托品非静脉注射和用量大小（<0.5mg）可产生矛盾性心动过缓。

10）β 受体阻滞剂：常用的 β 受体阻滞剂为美托洛尔，常用的剂量为 $25 \sim 50mg$，每日 2 或 3 次；阿替洛尔 $6.25 \sim 25mg$，每日 2 次。用药须严密观察，使用剂量必须个体化。在较急的情况下，如前壁心肌梗死伴刚烈胸痛或高血压者，β 受体阻滞剂亦可静脉应用，美托洛尔静脉注射剂量为每次 5mg，间隔 5 分钟后可再给予 $1 \sim 2$ 次，继而口服剂量维持。

11）血管紧张素转换酶抑制剂：例如初始给予卡托普利 6.25mg 作为试验剂量，1 天内可加至 12.5mg 或 25mg，次日加至 $12.5 \sim 25mg$，每日 $2 \sim 3$ 次。对于 $4 \sim 6$ 周后无并发症或无左心室功能障碍的患者，可以停服 ACEI。若 AMI 特别是前壁心肌梗死合并左心功能不全，ACEI 治疗期应相应延长。

12）钙拮抗剂：在 AMI 治疗中不作为一线用药。对于无左心衰临床表现的非 Q 波 AMI 患者，服用地尔硫草可以降低再梗死的发生率，有一定的临床益处。AMI 并发心房颤动伴快速心室率，且无严重左心功能不全的患者，可使用地尔硫草，缓慢静脉注射 10mg（5 分钟内），随之以 $5 \sim 15\mu g/$（kg·min）维持静脉滴注，密切观察心率、血压的变化。如心率低于 55 次/分，应减少剂量或停用。静脉滴注时间不应超过 48 小时。

13）洋地黄制剂：AMI 24 小时内一般不使用洋地黄制剂。对于 AMI 合并左心衰的患者 24 小时后常规服用洋地黄制剂是否有益也一直存在争议。目前一般认为，AMI 恢复期在 ACEI 和利尿剂治疗下仍存在充血性心力衰竭的患者，可使用地高辛。对于 AMI 左心衰竭并发快速心房颤动的患者，使用洋地黄制剂较为适合，首次静脉注射毛花苷 C 0.4mg，此后根据情况追加 $0.2 \sim 0.4mg$，然后口服地高辛维持。

（2）再灌注治疗

1）溶栓治疗

①尿激酶：150 万 U，于 30 分钟内静脉滴注，配合低分子量肝素皮下注射，每日 2 次。

②链激酶或重组链激酶：150 万 U 于 1 小时内静脉滴注，配合肝素皮下注射 7500 ～ 10000U，每 12 小时 1 次，或低分子量肝素皮下注射，每日 2 次。

③重组组织型纤溶酶原激活剂（rt - PA）：首先静脉注射 15mg，继之在 30 分钟内静脉滴注 0.75mg/kg（不超过 50mg），再在 60 分钟内静脉滴注 0.5mg/kg（不超过

35mg)。给药前静脉注射肝素 5000U，继之以 1000U/h 的速率静脉滴注，以 APTT 结果调整肝素给药剂量，使 APTT 维持在 60~80 秒。鉴于东西方人群凝血活性可能存在差异，以及我国脑出血发生率高于西方人群，我国进行的 TUCC 临床试验证实，应用 50mg rt-PA（8mg 静脉注射，42mg 在 90 分钟内静脉滴注，配合肝素静脉应用，方法同上），也取得较好疗效，出血需输血及脑出血发生率与尿激酶无显著性差异。

2）经皮冠状动脉介入治疗（PCI）。

2. 中医治疗

（1）寒痰瘀血

主症：胸满，心痛，痛如刀割、针刺或绞痛，气短，心悸，头晕，咳白黏痰，痛剧则手足冷、脉弦，甚至紧细微弱，舌质淡红，有瘀斑，苔白或白腻滑。

治法：温阳豁痰，活血化瘀止痛。

方药：冠一号。

瓜蒌 15g，薤白 15g，半夏 9g，桃仁 9g，红花 9g，丹参 15g，五灵脂 9g，桂枝 6g，三七（冲）1.5g，琥珀（冲）1.5g。

（2）热痰瘀血

主症：胸满，心痛，痛如刀割、绞痛，心烦，尿赤，面赤口干，口苦，痰黄，恶心，脉弦滑或洪数，舌质红赤，舌苔黄腻。

治法：清热化痰，活血化瘀止痛。

方药：冠二号。

瓜蒌 15g，桃仁 9g，苦参、半夏、红花、生蒲黄、五灵脂各 9g。

（3）阴虚

主症：主要表现在心痛、心悸、气短、烦躁、口干、头晕、盗汗、失眠、腰酸无力、手足心热、脉细、舌质红或光红少苔。

治法：养阴清热，交补心肾。

方药：生脉散为基础加减。

（4）阳虚

主症：主要表现在心痛、心悸、气短、自汗、头眩、咳喘、浮肿、肢冷、腰酸腿软、脉虚无力或微弱、舌质淡胖、薄白苔。

治法：温补肾阳，交补心肾。

方药：右归饮加减。

肉桂 10g，制附子（先煎）5g，熟地黄 10g，山药 10g，山茱萸 10g，枸杞子 10g，杜仲 10g，丹参 20g，白芍 10g，川芎 10g，炙甘草 6g。

加减：阳虚水泛、咳嗽、喘息、气短、不能平卧、小便不利、浮肿较甚者，宜用真武汤，以温阳利水。

（5）阴阳俱虚

主症：表现阴虚和阳虚症状。

治法：温补心肾，益气养阴。

方药：炙甘草汤或金匮肾气汤。

（6）阴虚阳亢

主症：主要表现为肾阴虚肝阳亢，临床上有高血压表现，腰酸腿软、头晕、失眠、多怒、心烦、尿黄、脉搏有力、舌质红、苔黄。

治法：滋水涵木，镇肝降逆。

生地黄15g，杭芍15g，夏枯草9g，生决明15g，代赭石9g，牛膝9g，寄生9g，杜仲9g，菊花9g。

3. 药物禁忌

（1）吗啡

1）忌与中药牛黄同用：牛黄与吗啡等药合用可发生拮抗作用，所以不宜联合应用。

2）忌饮茶：吗啡与咖啡因（茶中含有）合用有拮抗作用，因而咖啡因可作为吗啡中毒后的解毒剂。

3）不宜与氯丙嗪、异丙嗪同用：氯丙嗪、异丙嗪能增强吗啡的呼吸抑制作用，所以一般不宜同用。如必须合用时，应减少剂量到 1/4～1/2。

4）忌与多巴胺合用：因为多巴胺能拮抗吗啡的镇痛作用。

5）慎与利尿药同用：因吗啡与利尿药（如氢氯噻嗪、呋塞米等）合用易引起直立性低血压。

6）吗啡、哌替啶不宜与单胺氧化酶抑制药同用：因单胺氧化酶抑制药（如呋喃唑酮、苯乙肼、甲基苄肼、异卡波肼、优降宁等）能增强吗啡对中枢的抑制作用，并能阻止哌替啶的去甲基过程和去甲哌替啶的水解过程，从而引起各种严重毒性反应。

（2）哌替啶　忌与异烟肼及其衍生物合用。哌替啶与异烟肼及其衍生物合用，可产生严重的不良反应，如昏迷、低血压等。这种反应可静脉注射氢化可的松和增压素来对抗。

（3）芬太尼、曲马朵　忌与单胺氧化酶抑制药合用。单胺氧化酶抑制药（如呋喃唑酮、苯乙肼、甲基苄肼、异卡波肼、优降宁等）能增强芬太尼、曲马朵的作用，二者合用可引起严重低血压、呼吸抑制等不良反应。

（4）曲马朵　忌与镇静药、镇痛药合用。因曲马朵与后者合用会引起急性中毒。

（5）间羟胺

1）忌与环丙烷、氟烷及其他卤代类麻醉药合用：因合用易诱发心律失常。

2）不宜与单胺氧化酶抑制药合用：单胺氧化酶抑制药（如呋喃唑酮、苯乙肼、甲基苄肼、异卡巴肼、优降宁等）可使本药升压作用增强，二者合用可因血压骤升而引起严重不良反应。故凡2周内使用过单胺氧化酶抑制药者，均不宜使用本药。

3）不宜与洋地黄或其他拟肾上腺素药并用：因间羟胺与洋地黄制剂（如地高辛、西地兰等）或其他拟肾上腺素药（如麻黄碱、异丙肾上腺素）合用易导致异位节律。

（6）去甲肾上腺素

1）不宜与呋塞米合用：因呋塞米能降低动脉对去甲肾上腺素等升压药的反应，减弱本药疗效。

2）忌与氯仿、氟烷、奎尼丁、洋地黄合用：因合用可诱发心律失常，甚至室颤。

3）慎与利舍平、胍乙啶、可卡因及三环类抗抑郁药合用：因利舍平、胍乙啶、可卡因及三环类抗抑郁药（如丙米嗪、阿米替林等）可抑制肾上腺素能神经突触前膜摄取去甲肾上腺素，合用可引起严重高血压。

（7）美芬丁胺

1）不宜与氢化麦角碱合用：因氢化麦角碱可拮抗美芬丁胺的作用。

2）忌与单胺氧化酶抑制药合用：单胺氧化酶抑制药（如呋喃唑酮、苯乙肼、甲基苄肼、异卡波肼、优降宁等）可增强本药的升压作用，故2周内应用过单胺氧化酶抑制药者禁再用本药。

3）忌与氯丙嗪及α受体阻滞药合用：因氯丙嗪和β受体阻滞药（如酚妥拉明、酚苄明等）可引起血压下降，若再用本品可导致血压进一步下降。

（8）酚苄明　忌与肾上腺素并用。两药合用可因酚苄明对受体的阻断作用而翻转肾上腺素的升压作用，导致低血压，并可出现心动过缓等反应，故二药禁忌并用。

（9）尿激酶　不宜与抗凝药并用。尿激酶与抗凝药（如肝素、双香豆素、华法林等）并用，可引起或加重出血等不良反应，故应用本药期间应避免并用抗凝药。

（10）服硝酸酯剂忌饮酒　因硝酸酯剂（如消心痛、硝酸甘油等）与酒同服可加重血管扩张，易引起低血压。

（11）洋地黄类药物

1）饭前服用：因洋地黄类药物（如地高辛、洋地黄毒苷等）对胃肠道有刺激作用，饭前服易加重胃肠道反应。

2）过食含钙高的食物：因钙离子能增强洋地黄的作用和毒性，所以服洋地黄期间应禁忌牛奶、乳制品、钙质饼干、海带、黑木耳、芹菜、田螺、泥鳅等含钙高的食物。

3）过食含钾高的食物：含钾高的食物，如蘑菇、大豆、菠菜、榨菜、川冬菜等如果在服洋地黄期间食入过量，可降低洋地黄效力，影响治疗效果。

4）饮酒：因酒中的乙醇可降低血钾浓度，增加心肌对洋地黄的敏感性，易诱发洋地黄中毒，故用药期间严忌饮酒。

5）过食碱性食物：因碱性食物如胡萝卜、黄瓜、菠菜、茶叶、椰子、栗子等可减少本品的吸收，故服药期间不宜过食。

（12）忌用降压药　心肌梗死患者如血压降得过低，可使冠状动脉血流速度减慢，血流量减少，诱发或加重心肌缺血。因此，本病患者血压不可降得过低，以免发生意外。

（13）慎用镇静药　镇静、催眠药（如氯丙嗪、苯巴比妥）对呼吸和心搏具有抑制作用，可加重二氧化碳潴留，使心肌收缩力减弱，故应慎用镇静药。

（14）不宜用补气药物　本病患者属气滞血瘀，常出现胸闷气短的症状，故一般不使用补气药，如人参、十全大补丸等。

八、肾血管性高血压

【概述】

肾血管性高血压是指单侧或双侧肾动脉主干或分支狭窄所导致的高血压，约占高血压人群的20%，其中以多发性大动脉炎为常见，约占70%，属动脉硬化者占10%左右。

1. 病因

肾动脉狭窄一般是由动脉粥样硬化斑块、肾动脉纤维性肌病、多发性大动脉炎、肾动脉瘤、肾移植术后或是先天原因形成。在我国以多发性大动脉炎为多见，尤其好发于青年女性。动脉粥样硬化斑块常见于50岁以上男性，多同时伴有其他部位，如冠状动脉、脑血管、腹主动脉的弥漫性动脉硬化病变，硬化斑块通常位于肾动脉口。纤维性肌病常见于青年人，特别是妇女和吸烟者，血管造影可见狭窄与扩张交替，呈串珠样改变。肾动脉狭窄可为单侧或双侧性病变。

2. 临床表现

患者在血压升高的同时，常伴有高肾素血症和继发性醛固酮增多症表现，以低钾性碱中毒为特征性表现。血压多为舒张压的中、重度固定性增高，有50%~60%的患者可在上腹部或背部肋脊角处听到血管杂音。多发性大动脉炎患者常出现上肢无脉症。有无家族性高血压病史也是可供鉴别的指标之一。

3. 辅助检查

（1）一般检查：常规血液生化、离子检查，腹部B超，静脉肾盂造影检查。

（2）血浆肾素激发试验：经过3天低盐饮食后，在采血前直立位2~4小时或在采血前静脉注射速尿40mg加直立位半小时。若血浆肾素活性高于10mg/（mL·h）者提示肾血管性高血压之可能。因与原发性高血压者多有重叠，所以假阳性率较高，因而是一般筛选试验。

（3）卡托普利－放射性核素肾图：卡托普利25mg嚼碎后吞咽，于服药1小时后进行放射性核素肾图检查。若病侧肾脏血流、肾小球滤过率下降则提示肾动脉狭窄所致的高血压，该项检查的敏感性及特异性可达85%左右。

（4）选择性肾动脉造影和动脉数字剪影：选择性肾动脉造影和动脉数字剪影是诊断肾动脉狭窄的金指标。

（5）磁共振成像：磁共振成像是筛选肾动脉狭窄的很好手段。

（6）多普勒超声检查：近年来采用多普勒超声检查，对血流速度、搏动指数进行分析，发现一侧指数下降，且两侧搏动指数差异>12%者为单侧狭窄病变，两侧搏动指数均降低，相差＜12％者为双侧狭窄病变，无信号者为血管完全闭塞。

【饮食宜忌】

饮食宜进

（1）饮食原则

1）高血压与钾摄入量及尿钠/钾比值存在密切关系，血压与钾排泄量呈反比，与尿钠/钾比值呈正比。不少学者注意到，补充钾的摄入通过促进钠排泄、抑制钠的升压效应而产生降压作用。因此，补充钾的摄入对高血压预防确有效果。西方国家每日摄入量为3000~4000mg。JNC－Ⅵ指出，钾每日摄取量90mmol以上，每日相当于3.5g。故最现实的方法是通过日常生活中多食用含钾丰富食物增加钾的摄入量。新鲜蔬菜中绿叶菜，如菠菜、苋菜、油菜、雪里蕻等含钾较多。豆类中豌豆、毛豆及土豆、甜薯等含量较高。此外，蘑菇、紫菜、海带、木耳、香菇等菌类含钾量也很高。水果中橘子、香蕉、西瓜含量较高。因此，全国营养学会建议每天摄入400g蔬菜、100g水果，则可预防高血压。

2）人群日均钙摄入量与其收缩压、舒张压呈显著负相关，补充钙的摄入有增加尿钠排泄的作用，故提高膳食钙有利于拮抗钠对血压的升高作用。中国营养学会建议日钙摄入量为1280mg。西方国家在1000mg左右，我国居民仅为其1/3，应增加钙的摄入量。食品中每100g牛乳含钙120mg，100g干黄豆含钙300mg，100g绿豆含钙80~120mg，100g豆腐及其他豆制品含钙约200mg。此外，新鲜蔬菜中，油菜、芹菜、萝卜缨、蘑菇、木耳、虾皮、紫菜等含钙较高。所以，提倡多饮牛乳及摄入豆制品补充钙。

3）应多食新鲜蔬菜、水果，以保证充足的维生素，蔬菜中含有大量纤维素，能帮助消化，防止便秘，有助减轻体重。

4）在一日三餐中应注意同一餐桌上的饮食搭配，荤素搭配，体重超标者，应素食多于荤食，每餐食量控制在七八分饱程度。

（2）饮食禁忌

1）控制热量摄入：减轻体重首先应控制热量摄入。中国营养学会推荐男性成人极轻劳动者每日能量供给应在2400~2600kcal。每克脂肪氧化代谢后能产生9kcal热量，糖类（米、面等淀粉主食）及蛋白质每克氧化后可产生4kcal热量，酒精每克能产生7kcal热量。根据个体的劳动强度计算出适合本人的每日热量，每日严格控制在标准范围内。若已有肥胖症，肥胖度在＋20％左右的男性每天摄入2000kcal，女性每天摄入1800kcal为宜。

饮食热量参考：100g米饭（350kcal），100g面食（360kcal），100g鱼（100kcal），100g豆腐（72kcal），1个鸡蛋（60kcal），10g油（90kcal），1个苹果（80kcal）。

2）改善饮食结构：首先减少动物油脂、肥肉等脂肪摄入。少食煎炸类食物。每日植物油不超过20g（2小汤匙）为佳。食肉类时应选用含蛋白质高而含脂肪较少的肉类，如牛肉、禽类，减少含脂肪较高的猪肉、肥肉等的摄入。

3）少食高糖高热量食品：少食巧克力、糖果、糕点、过甜的饮料、冰激凌、水果等。

余参见"原发性高血压"。

【药物宜忌】

西医治疗

（1）经皮血管内成形术（PTA） 在肾动脉内放置支架、术后行常规抗凝治疗，这是肾动脉狭窄所致肾血管性高血压较理想的治疗方法。

（2）手术治疗 主要包括血管重建术，自体肾移植手术，最后也可以选择肾切除治疗。

（3）药物治疗 血管重建术前的血压控制，或不宜做 PTA，或手术后仍存在持续性高血压者，或严重的全身性动脉硬化者可采用药物治疗。本病对一般降压药物反应较差，因而常常需要联合用药。ACEI 是比较理想的药物，但会导致肾小球滤过率降低，引发肾功能不全，尤其在合并使用利尿药时更为明显，需要注意，应定期复查血肌酐、尿素氮及 24 小时内生肌酐清除率。钙离子拮抗剂因可选择性地扩张肾小球小动脉，对肾小球滤过率没有影响，因而无论是单侧或双侧肾动脉狭窄者均可服用。目前血管紧张素受体抑制剂氯沙坦（科索亚）、β 受体阻滞剂、一氧化氮兴奋剂的作用正逐渐受到重视，可以尝试使用。

中医治疗及药物禁忌参见"原发性高血压"与"高血压急症"。

九、急性肾小球肾炎

【概述】

急性肾小球肾炎（AGN）简称急性肾炎，是一组多发于链球菌感染后的原发性肾小球疾病。临床上以起病急、血尿、少尿、水肿和高血压或伴短暂氮质血症为主要表现。AGN 是表现为急性肾炎综合征（ANS）的最常见疾病。本病两性均可发病，男女之比约为 2∶1，多为 5～14 岁儿童发病，4 岁以下较少。成年人甚至老年人发生急性肾炎者也不少见，据报告发病于 55 岁以上者占 12.2%。

1. 病因

急性肾炎是一种通过抗原 – 抗体免疫复合物引起的肾小球免疫炎症，其发病与链球菌、葡萄球菌等前驱感染有密切联系。其中链球菌感染后的急性肾炎最为常见，其他细菌如葡萄球菌、肺炎双球菌、伤寒杆菌等，以及病毒、立克次体、疟原虫、梅毒螺旋体等也可引起该病。根据国内统计，β 溶血性链球菌常致上呼吸道感染（常表现为扁桃体炎）、皮肤感染、猩红热等。大部分病例为免疫复合物型肾炎，即细菌体内的某些成分作为抗原，经过 2～4 周时间，与体内产生的相应抗体结合，形成抗原 – 抗体免疫复合物，通过血液循环，沉积于肾小球内，当补体被激活后，炎症介质（多形核白细胞、单核细胞等）浸润，导致肾小球损伤而发病。

2. 临床表现

本病多见于儿童，男多于女，上呼吸道感染后常有 1～3 周潜伏期。皮肤感染者潜伏期较长，为 3～6 周。链球菌感染过程中也可有一过性蛋白尿及镜下血尿，这是一般发热性疾病时常见的尿液改变，但也可能是肾炎的初期表现。本病起病较急，病情轻重不一，除有乏力、食欲减退、恶心、腰部钝痛等表现外，主要临床表现有以下症状。

（1）血尿 常为起病时最初出现的症状，几乎全部患者都有血尿，为肾小球原性，约 40% 出现肉眼血尿，肉眼血尿通常在尿量增多时消失，镜下血尿可持续较长时间，尿中红细胞多为严重变形的红细胞，此外还可见红细胞管型，为急性肾小球肾炎的重要特征。尿沉渣中还常见肾小管上皮细胞、白细胞，偶有白细胞管型及大量透明及颗粒管型，但一般不出现蜡样管型及宽大管型。如果出现此类管型，则提示原肾炎之急性加重或有全身系统性疾病，如狼疮性肾炎等。

（2）蛋白尿 尿蛋白一般为（＋～＋＋），约 75% 的患者尿蛋白 < 3.0g/24h，约 20% 的患者每日尿蛋白超过 3.5g，常为非选择性蛋白尿。尿中纤维蛋白降解产物（FDP）也增多。

（3）水肿 约 90% 病例出现水肿，典型表现为晨起眼睑水肿，儿童严重患者可见到全身性水肿。急性肾炎水肿时多由于肾小球滤过率降低,肾小管重吸收能力增强,球-管失衡而致水钠潴留。

(4)高血压 血压增高可见于30%~80%病例,多由于水钠潴留所致。可见轻、中度高血压。利尿治疗后渐恢复正常,偶尔可见严重高血压,甚至高血压脑病。

(5)少尿 伴随水肿患者尿量减少,少数为少尿(<400mL/d),并可由少尿引起氮质血症,大部分2周后尿量渐渐增多。

(6)肾功能异常 常有一过性氮质血症,肌酐及尿素氮轻度升高,但少数也可表现为急性肾功能衰竭。

(7)并发症 常见并发症主要有循环充血和高血压脑病。循环充血多由于水钠潴留、血容量扩大、循环负荷过大所致。表现为循环充血、心力衰竭,甚至肺水肿。临床表现为气促,肺底可闻及湿啰音,肺水肿,肝大压痛,心率快,奔马律等左右心衰竭症状。其治疗用强心剂效果不佳,而利尿剂常有效。

高血压脑病的发病率近年明显减少,多发生于急性肾小球肾炎发病后的1~2周。当肾炎高血压伴视力障碍、惊厥、昏迷三项之一时即可诊断。此时眼底检查可见视网膜小动脉痉挛,严重者甚至可见出血、渗出、视乳头水肿。

3. 辅助检查

(1)尿液检查 血尿为急性肾炎重要表现,肉眼血尿或镜下血尿。尿中红细胞多为严重变形红细胞,此外还可见红细胞管型,这是急性肾炎重要特点。尿沉渣还常见肾小管上皮细胞、白细胞,偶有细胞管型及大量透明和颗粒管型。一般无蜡样管型及宽大管型,如果出现此类管型,提示原肾炎之急性加重或有全身系统性疾病,如系统性红斑狼疮或血管炎。

几乎全部患者尿蛋白阳性。定性常为(+~++),多为中等量(<3.5g/24h),部分病人因就诊时尿蛋白已转阴或呈极微量,因而无尿蛋白阳性的记录。尿蛋白多为非选择性,尿中纤维蛋白降解产物(FDP)也增多。尿比重在急性少尿时多>1.020,尿常规改变较其他临床表现恢复得慢,常迁延数月,约有大部分儿童患者、1/2成人患者尿蛋白在4~6个月后转阴,1年以后大部分患者尿蛋白转阴。镜下红细胞可于数月甚至1~2年中迁延存在。

(2)血液检查 血常规可见轻度贫血,血清白蛋白浓度下降,主要与水潴留血液稀释有关,血沉常增快,为30~60mm/h,生化可见到一过性肌酐、尿素氮升高,可见稀释性低钠血症,轻度高钾血症。血中纤维蛋白原、第Ⅷ因子及大分子纤维蛋白原复合物、纤溶酶增加。尿中出现纤维蛋白降解产物,急性肾炎时肾脏中存在着小血管内凝血纤溶作用,血清中抗链球菌溶血素滴度升高,血液中总补体(CH_{50})、补体C_3及备解素下降,约10%的患者C_1q、C_4等短暂轻微下降,均于6~8周内恢复正常。

(3)超声检查 常提示肾脏体积增大。

(4)肾功能 一过性肾小球滤过下降,相应出现短期氮质血症为本病特点。肾小管功能多正常。

(5)抗溶血性链球菌"O"滴度增高。

【饮食宜忌】

1. 饮食宜进

（1）饮食原则

1）饮食宜清淡，易消化。要低盐、低钠、低钾、低磷、高糖、低脂饮食，限制蛋白质的摄取，可以多食一些深绿色的蔬菜等。

2）可适量食用优质蛋白质，如鸡蛋、牛奶、羊奶、瘦肉和鱼等，但不能过量。对于肾功能正常的急性肾小球肾炎患者，每日每千克体重1g蛋白质，对于有氮质血症的患者，每日每千克体重供给0.5~0.6g蛋白质就够了。

3）供给含丰富维生素的新鲜蔬菜和水果，如空心菜、青菜、菠菜，贡菜、包心菜、生菜、冬瓜、胡萝卜、梨、苹果、橘子、香蕉、山楂、西瓜、菠萝、桃、杨桃、枇杷。

4）可以多吃鲜蘑菇、大枣、贝类等低钾食物。

5）急性肾小球肾炎恢复期可选用山药、大枣、龙眼、莲子、芡实、核桃仁、赤小豆、绿豆、薏苡仁、甲鱼等。

6）急性肾小球肾炎患者尿液偏酸，可供给碱性食物，使尿液近中性，有利于治疗。裙带菜、海带、蘑菇、大豆、栗子、油菜、土豆、萝卜、果汁、豆腐、茶、咖啡都属碱性食物。

（2）宜进食物

1）莴苣，苦、甘，凉。归心、胃、肾经。治小便不利，尿血，乳汁不通。

①治小便不下，莴苣捣成泥，做饼贴脐中。

②治尿血，莴苣捣成泥，敷脐上。

2）南瓜，甘，温。入脾、胃、大小肠、心经。补中益气，消炎止痛，解毒杀虫。治小便赤涩不利，南瓜根煎汤饮，或食用蒸熟的南瓜。

3）葫芦，甘，寒。入肺、胃、肾经。利水清热，止渴，除烦。治水肿腹胀，烦热口渴，疮毒。用葫芦壳50g，冬瓜皮、西瓜皮各30g，红枣10g，加水400mL，煎至约150mL，去渣服，每日1剂。治肾炎水肿，小便不利。

4）冬瓜，甘、淡，凉。入肺、大小肠、膀胱经。利水消肿，消痰，清热解毒。

①冬瓜皮煮水，当茶饮，治肾炎所致水肿。

②冬瓜连皮切块，水煮沸，后改用小火煮30分钟，冬瓜汤当茶饮并吃冬瓜。

③冬瓜皮18g，西瓜皮18g，白茅根18g，玉米须12g，赤豆10g，水煎，每日3次，分服。治肾炎所致小便不利，全身浮肿。

5）萝卜（白），辛、甘，凉。入肺、胃经。消积滞，化痰热，下气，宽中，解毒，利尿，止渴。萝卜500g，玉米须100g，加水共煮，然后下白毛茶叶50g，取汤常饮。用于水肿、小便不利、腹胀等。

6）葡萄，甘、酸，平。入肺、脾、肾经。补气血，强筋骨，利小便。用葡萄捣汁，煎汤或浸酒，每日适量内服，可治肾炎水肿。

7）西瓜，甘，寒。入心、胃、膀胱经。清热解暑，除烦解渴，利小便。

①西瓜皮（须用连髓之厚皮，晒干者入药为佳，若中药店习用之"西瓜翠衣"则无著效）干者65g，白茅根鲜者100g，水煎，每日3次，分服。

②西瓜皮切碎，水煮浓缩成西瓜膏，开水化膏，每次1~2匙，每日2次。

8）玉米，甘，平。玉米入手、足阳明经。健胃。玉米须有利尿、泄热、平肝、利胆之效。玉米须15g，车前草15g（鲜草剂量加倍），加水煎服，每日1剂，每剂煎服2次。

9）红小豆，甘、酸，平。入心、小肠经。利水除湿，和血排脓，消肿解毒。

10）绿豆，甘，凉。入心、胃经。清热解毒，消暑，利水。

①治十种水气，绿豆二合半，大附子一只（去皮、脐，切成两片），水三碗，煮熟，空心卧时食豆，次日将附子两片作四片，再以绿豆二合半，如前煮食，第三日别以绿豆、附子如前煮食，第四日如第二日法煮食，水从小便下，肿自消，未消再服。忌生冷毒物及盐、酒六十日。

②绿豆适量加水煮熟，食豆喝汤。

11）花生，甘，平。入脾、肺经。润肺、和胃、化痰、补虚、润肠。肾炎水肿，年老体虚者可用花生米（连衣）60g，红枣60g，煎汤代茶饮，食花生米和枣，连服1周。花生米120g，蚕豆250g，加3碗水，微火煮，水呈棕红色并混浊时可服，服时加红糖。

（3）食疗药膳方

1）人参三七炖鸡：母鸡肉100g，人参5g（冬天宜用吉林参，夏天宜用西洋参），参三七粉4g，加葱、盐适量，共炖熟，佐餐食用。适用于急性肾炎脾肾气虚证兼有瘀血的患者。

2）生地黄芝麻粥：生地黄20g，黑芝麻15g，大枣10枚，粳米60g，共煮粥，早晚服用，可常服。适用于急性肾炎肾阴亏损证的患者。

3）鲫鱼蒸砂仁：鲫鱼1尾100~200g，砂仁6g，甘草末3g。将鲫鱼去鳃、除脏，洗净。先用豆油将砂仁、甘草末炒熟拌匀，纳入鱼腹用线缚扎，隔水蒸烂后，食肉喝汤。鲫鱼富含优质蛋白质、各种氨基酸及多种维生素，既有营养价值又有健脾利水之功，砂仁性温，行气利水，鲫鱼蒸砂仁，可治急性肾炎症见脾胃虚弱、水肿腹胀者。

4）赤小豆煲乌鱼：乌鱼1尾重250~500g，赤小豆60g，葱头5根。将新鲜乌鱼1尾去鳃和内脏，赤小豆60g，加葱头5根和水，煲汤服食，不加盐，佐餐食。另一种做法：将乌鱼剖腹，去内脏留鳞，取赤小豆填入鱼腹，用厚粗纸包裹数层，以铜或铁丝缚牢，放清水中浸至内外湿透，置炭火中煨熟，取出淡食，分数次，1日内服完。每日1条，连吃数日。乌鱼味甘，性寒，功能为健脾利水；赤小豆味甘、酸，性平，功能为利水除湿，消肿解毒。赤小豆煲乌鱼，有健脾、清热、和胃、利尿、消肿解毒之功用。

5）木耳黄花菜汤：木耳30g，黄花菜150g。将上2味，用水5碗，煎成2碗，每次1碗，日服2次，疗程7日。木耳味甘，性平，含脂肪、蛋白质、碳水化合物、纤维素、硫、磷、铁、钙等，功能为滋肾益胃和血，并有降压和减少血尿之功。黄花菜味甘，性凉，有安五脏、补心志和明目养血之功，适用于急性肾炎恢复期肝肾不足、血压偏高、头晕乏力者。

6）冬瓜羊肺汤：羊肺250g，冬瓜250g。羊肺洗净，切块。锅中油加热，入羊肺炒熟。冬瓜洗净，切片，加水和已熟羊肺及少许葱、姜，共煮汤。每日1剂，随意食用，连食1周。适于急性肾炎水肿者。

7）鲜葫芦汤：鲜葫芦1~2个（以开花小葫芦为优）。葫芦去子，水煎频频当茶饮服。适于急性肾炎少尿水肿者。无明显水肿、少尿者不宜饮服。

8）玉米汤：玉米须30g，玉米20粒，蝉衣10g。水煎服，每日1剂，连服3~4周。适于急性肾炎。纳呆、便溏者不宜多食。

9）鲫鱼汤：鲜鲫鱼1条（约250g），砂仁6g，甘草3g。鲫鱼去鳞、鳃及内脏，洗净，砂仁、甘草置鱼腹中，缝好，放碗内，隔水蒸熟，不加油、盐、酱、醋。每日1剂，分次服食，病愈为度。适于急性肾炎尿少水肿者。舌光红、无明显水肿者不宜多用。

10）瓜皮赤豆汤：干西瓜皮、干冬瓜皮、赤小豆各30g。共煎汤饮服。每日1剂，10天为1疗程。适于急性肾炎及心功能不全水肿者。无明显水肿、舌红少苔者不宜多食。

11）车前叶粥：新鲜车前叶45g，粳米60g，葱白1支。将干净切碎的车前叶及葱白同放入锅内，加水800mL，先用大火煮沸，再改用小火煎30分钟，过滤，去渣，取药液400mL。将粳米加入药液中，添加少量水，煮粥后供食用。有清热利尿，消水肿，降血压之效。

12）小白菜薏米粥：小白菜500g，薏米60g。薏米加水浸泡24小时后，放入锅内，加水1000mL，大火煮沸后再改用小火煮30分钟，然后将小白菜加入薏米粥中，煮沸后即可食用。有清热解毒，凉血益肾之效。

13）鲜荠菜100g（干品30g），洗净，加水3碗，煎至1碗时加鸡蛋1个（去壳搅匀），煮熟，喝汤吃蛋，每日1~2次。适用于小儿急性肾小球肾炎水肿、血尿症状者。

14）新鲜荠菜100g（干品50g），洗净，切碎，同粳米50g煮粥，每日分次吃完。适用于小儿急性肾小球肾炎出现水肿、血尿者。

15）银耳、赤小豆各30g，冰糖适量。将银耳用凉水浸泡，待涨发后择去根和变色部分，用凉水洗2~3遍，然后与赤小豆同煮至豆熟汤稠，加冰糖，每次1碗，每日服2次。有滋肾养胃，利水降压之功效。患急性肾小球肾炎的患者可作为点心食用。

16）赤小豆、粳米各100g。将红小豆、粳米洗净，放入锅中，加清水适量，熬粥即可。有清热，利水，消肿之功效。适用于湿热性急性肾小球肾炎水肿。

17）黄芪60g，粳米100g，红糖少许。黄芪切薄片放锅中，加清水，用中火煮沸，取药汁，粳米加药汁，清水适量，武火煮沸后，转文火煮至米烂成粥。每日2次，代餐或佐餐用。适用于急性肾小球肾炎有蛋白尿患者。

18）淡菜30g，松花蛋1个，粳米80g。将淡菜、松花蛋、粳米共同煮粥即可。有清热去火之功效。适用于急性肾小球肾炎眩晕、耳鸣而有水肿者。

19）蒲公英 40～60g（鲜品 60～100g），粳米 100g。先煎蒲公英取药液 200mL，加入粳米后煮粥，随量服用，每日 1 次，15 日为 1 个疗程。适用于急性肾小球肾炎证属有热者。

20）冬瓜（含青皮）200g，白糖少许。将冬瓜洗净，切成块，放入锅中，加适量清水，加入白糖，用小火焖熟即成。每日 1 次。有利水消肿，清热解毒之功效。适用于急性肾小球肾炎水肿而偏热者。

21）冬瓜 500g，鲜荷叶 1 张，味精少许。将冬瓜洗净，去皮，切片。鲜荷叶洗净，剪碎。将冬瓜片、鲜荷叶同放入砂锅中，加清水煮熟即成，不要放盐，加味精即可。有利水消肿，清热解毒之功效。适用于急性肾小球肾炎，症见水肿、口渴、咳嗽、心烦、小便短赤等。

22）扁豆 30g，香糯米、金银花各 15g，白糖适量。将扁豆、香糯米、金银花同放入锅中，加清水适量，煮熟，去渣取汁，调入白糖即成，每日 2 次。有清热解毒，健脾祛湿之功效。适用于急性肾小球肾炎初期眼睑水肿、咽喉疼痛、小便黄少等。

23）冬瓜 500g，味精、香油适量。将冬瓜洗净，去皮切块，放入锅中，加清水煮汤，用味精、香油调味即成，分次食用。有利水消肿之功效。适用于急性肾小球肾炎水肿者。

24）荆芥、紫苏叶、生姜各 10g，茶叶 6g，红糖 30g。将荆芥、紫苏叶洗净，与生姜、茶叶一起放入大盅内。将红糖放入另一盅内，加清水适量，烧沸使红糖溶解。将盛装中药的大盅置文火上煎沸，加红糖溶化即成。具有发汗解表，祛风止咳之功效。适用于急性肾小球肾炎，水湿犯肺而出现眼睑水肿、畏寒、身痛、无汗等症者。

25）带骨鸡肉 500g，火腿 50g，鲜笋 50g，大西瓜 1 个，生姜、食盐、酱油、熟猪油、鲜汤各适量。用刀拍打带骨鸡肉，将鸡骨打碎，切块；将鲜笋、火腿切成片。锅置火上，注油烧热，下入鸡肉块、笋片、火腿片，加入生姜、食盐、酱油等调料，再倒入鲜汤（以浸没鸡肉块为度），用文火煨炖。将西瓜洗净，用刀在上端片下一个盖，挖去瓜瓤，放开水中泡一下，取出沥干水分。鸡肉煨至熟烂时，立即舀入西瓜内盖好，上笼蒸 30 分钟，待瓜皮呈黄色即可。具有解暑利尿之功效。适用于急性肾小球肾炎恢复期。

26）兔肉 250g，枸杞子 25g，姜片、食盐、味精、料酒、植物油各适量。将新鲜兔肉洗净，切丁，与枸杞子同放入锅中，加清水适量，用文火焖熟，加入姜片、食盐、味精、料酒、植物油调味即成。每日 1 剂，随量食用，连服数日。具有滋肝肾，益精和血之功效。适用于急性肾衰竭恢复期肾阴虚患者。

27）鲫鱼 2 条，桑白皮 60g，赤小豆 90g，陈皮 6g，生姜 2 片。将鲫鱼去鳞及内脏，洗净。将桑白皮、赤小豆、陈皮、生姜洗净，与鲫鱼同放入砂煲内，加清水适量，用旺火煮沸后，改用文火煲 2 小时，调味食用。具有清热利湿，疏风消肿之功效。适用于急性肾小球肾炎，症见眼睑水肿，继则四肢及全身皆肿，四肢沉重，伴恶风发热、咳嗽气喘，小便短少，舌质红，苔薄白者。

28）鲜藿香 50g，生姜、红糖各 15g。将藿香洗净，切成短节；生姜洗净，切成薄片。将生姜、藿香、红糖同放入沸水中，熬 3 ~ 5 分钟，滤渣取汁。每日 1 剂，随量饮用，连服数日。具有益脾和胃止呕之功效。适用于急性肾小球肾炎初期面部水肿、发热恶寒、呕吐、周身不适者。

29）冬瓜 500g，绿豆 60g，砂糖少许。将冬瓜洗净，切块，与绿豆同放入砂煲里，加清水适量，用文火煲 2 小时，加入砂糖调味服用。具有清热利水，解毒消肿之功效。适用于急性肾小球肾炎早期，症见血尿、眼睑水肿较明显、蛋白尿和高血压者。

30）红茶、蚕豆壳各 20g，冬瓜皮 50g。将红茶、蚕豆壳、冬瓜皮同放入砂锅中，加水 1500mL，煎至 500mL，去渣，分 2 次饮服，每日 1 剂。具有健脾除湿，利尿消肿之功效。适用于肾小球肾炎水肿及心脏性水肿患者。

31）西瓜青皮 10g，绿茶适量。开水适量沏茶饮用。具有清热解毒，利水消肿之功效。适用于急性肾小球肾炎或慢性肾小球肾炎水肿，伴有上呼吸道感染，且表现为咽喉红肿疼痛、发热者。

32）绿茶 1g，鲜白茅根 50 ~ 100g（干品 30 ~ 50g），鲜车前草 150g。车前草、白茅根洗净，加水 300mL，煮沸 10 分钟，加绿茶，代茶饮用。具有清热利尿，凉血解毒之功效。适用于急性肾小球肾炎水肿患者。

2. 饮食禁忌

（1）限制水的摄入 急性肾炎有尿少，眼睑水肿，全身水肿及高血压，这是水代谢紊乱的表现，故限制液体的摄入量对消除水肿、减轻心脏压力有重要意义。急性期一般以 500mL 为限，以后视尿量而增加水量。水肿者控制饮水量能保证日需量即可，一般总入量为 800 ~ 1500mL。

（2）限制食盐 根据急性肾小球肾炎患者病情需要，应慎重选食含钠盐高的食物，如食盐、咸面包、挂面、火腿、虾米、咸肉、香肠、香肚、松花蛋、腌雪菜、咸菜、腌萝卜干、榨菜、豆腐乳、面酱、酱油等。对于水肿不明显，无高血压的急性肾炎患者，每天进食盐的量可以控制在 3 ~ 5g；对于有轻度水肿和高血压的患者每日进食的盐量控制在 1 ~ 3g；对于有高度水肿和严重高血压的患者应忌盐。

（3）限制含嘌呤高的食物 为了减轻肾脏负担，应限制刺激肾脏细胞的食物。常用食物中嘌呤含量如下：

1）含嘌呤最多的食物（每 100g 食物含嘌呤 150 ~ 1000mg）。动物的肝、脑、肾及胰腺，牛肚、羊肚、浓肉汤、肉精。

2）含嘌呤较多的食物（每 100g 食物含嘌呤 75 ~ 150mg）。扁豆、干豆类（包括干豌豆）、鲤鱼、大比目鱼、鲈鱼、贝壳类水产、熏火腿、猪肉、牛肉、牛舌、小牛肉、野鸡、鸽子、鸭、野鸭、鹌鹑、鹅、绵羊肉、兔肉、鹿肉、火鸡肉、鳗鱼、鳝鱼、浓鸡汤、浓肝汤。

3）含嘌呤较少的食物（每 100g 食物含嘌呤小于 75mg）。芦笋、龙须菜、四季豆、青豆、鲜豌豆、菜豆、麦片、花生、麦麸面包。

4）含嘌呤很少的食物（每 100g 食物含嘌呤小于 30mg）。奶类、奶酪、蛋类、水果、可可、咖啡、茶、海参、果汁饮料、豆浆、糖果、蜂蜜、精制谷类（如富强粉、精磨稻米）、玉米、紫菜、卷心菜、胡萝卜、芹菜、黄瓜、茄子、冬瓜、土豆、山芋、莴笋、番茄、葱头、白菜、番瓜、果酱。

（4）限制高钾食物　急性肾小球肾炎患者应低钾、低磷饮食，避免食用含钾太多的食物，多吃深绿色蔬菜等。

（5）限制高脂食物　选择脂肪应该选用含不饱和脂肪酸的植物油脂为好，尽量不吃动物脂肪。

（6）忌用刺激性大的调味品和辛腥发物　如葱、辣椒、大蒜、肉桂、茴香、花椒、胡椒、桂皮、生姜、咖喱、芥末、韭菜、芥菜、萝卜、芋头、马兰头、薄荷、兔肉、驴肉、骡肉、鱼、虾、佛手、橘饼，

（7）忌食含氮浸出物　氮质作为机体代谢废物之一，在肾功能减弱的情况下，对氮质排泄不能及时完成，应减少含氮浸出物的摄入，这类物质就是人们常认为是补品的鸡汤、鱼汤、肉汤、鸭汤等。

（8）限制蛋白质　蛋白质摄入量应视肾功能而定。若患者出现少尿水肿、高血压和氮质潴留时，每日蛋白质量减至 20～40g（相当于内生性代谢氮），以减轻肾脏的负担，避免非蛋白氮在体内积存。但这种低蛋白的饮食不能长期食用，最多只能用 7～10日，因长期应用营养价值低的饮食不仅对大脑皮质的兴奋及抑制过程不利，而且还会影响内分泌及机体内固有蛋白质的消耗。若血中尿素氮正常、肌酐清除率接近正常，蛋白质供应量每日应达每千克体重 1g。

（9）豆腐　豆腐属高蛋白食品，急性肾小球肾炎患者不宜食用过多。

【药物宜忌】

1. 西医治疗

急性肾小球肾炎尚缺乏特效的药物治疗，主要是对症治疗，纠正病理生理改变，防止合并症，保护肾功能，以利其恢复。

（1）卧床休息　急期应卧床休息 2～3 周，至肉眼血尿消失、水肿减退、血压恢复，方可逐渐起床活动，然后再观察 2 个月，直至病情稳定，尿常规检查和 12 小时尿细胞计数（艾迪计数）基本正常，可恢复上学或试行复工。但仍应密切随访，每 1～2周复查尿常规 1 次，若半年复查均正常时，即可认为痊愈。

（2）限盐及蛋白质　有水肿、血压高者应限盐（每日 <3g），有氮质血症者限制蛋白质（< 0.5g/kg），有少尿、循环充血者则应限水，每日不超过 1500mL，小儿酌减。到水肿消退，血压正常时，可逐渐恢复正常饮食。处于生长发育期的儿童，可适当增加优质蛋白质的摄入量。

（3）清除感染灶　常用青霉素，每次 400 万 U，每 12 小时 1 次，静注，疗程 7～10 天。对青霉素过敏者，可改用红霉素（每次 0.5g，每日 1 次，静滴）、克林霉素（每日 0.6～1.2g，2～4 次，静滴）或头孢类抗菌药（如头孢唑啉，每次 3.0g，每 8～12小时 1 次，静滴）。抗生素的应用是为了彻底清除原发病灶内残存的溶血性链球菌，而对急性肾小球肾炎本身作用不大。

（4）利尿　经控制水盐入量仍有水肿、血压高、尿少者应给予利尿剂。可选用：①氢氯噻嗪 2~4mg/（kg·d），分 2~3 次，口服。②袢利尿剂，如呋塞米，每次 1~2mg/kg，每日 1~2 次，口服、肌注或缓慢静注。禁用保钾利尿剂。

（5）降压　经休息、限盐、利尿治疗，血压仍高者应予降压治疗。可选用：①血管扩张剂，如肼屈嗪 10~20mg，每日 3 次，口服。②α_1 受体阻滞剂，如哌唑嗪 0.5~2.0mg，每日 3 次，口服。③钙通道阻滞剂，如氨氯地平 5~10mg，每日 1 次，或硝苯地平缓释片 20~40mg，每日 2 次。

（6）特殊治疗

1）充血性心力衰竭的治疗：除限制水、钠的摄入外，重点是给予利尿、降压及减轻心脏前后负荷。临床上常用袢利尿剂，再配合硝普钠，静脉滴注，开始按 0.5g/（kg·min），根据治疗反应以 0.5μg/（kg·min）递增，根据血压逐渐调整剂量（通常血压控制在 110/70mmHg 左右，不宜太低），常用剂量为 3μg/（kg·min），极量为 8μg/（kg·min），总量为 3.5mg/kg（配制方法：50mg 溶解于 5mL 5% 葡萄糖溶液中，再稀释于 250mL、500mL 或 1000mL 5% 葡萄糖溶液中，在避光输液瓶中静脉滴注）。因急性肾炎主要不是心肌收缩力下降所致，故一般不用洋地黄类强心剂。如药物治疗无效，可应用血液透析或血液滤过治疗。

2）高血压脑病的治疗：关键在于迅速降压止惊。①硝普钠：50mg 溶于 5% 葡萄糖注射液 500mL 中，以 1~2μg/（kg·min）速度静滴，静滴过程中需每 5 分钟测血压 1 次，并依降压效果调整滴数，但最高不得超过 8μg/（kg·min）。一旦血压降至正常，即可逐渐减量直至停药。②乌拉地尔：重症先静脉注射，12.5mg 用生理盐水稀释后缓注，其后可静滴维持。③止惊治疗：轻者可予地西泮 10mg，静注，重症可予生理盐水 100~200mL 加地西泮 40mg 维持静滴。

3）急性肾功能不全：一般治疗同急性肾衰竭。出现下列情况之一应给予透析治疗。①少尿或无尿 2 天。②血肌酐 >442μmol/L、尿素氮 >21mmol/L。③血钾高于 6.5mmol/L。④高血容量、左心衰竭、肺水肿。⑤严重的代谢性酸中毒，难以纠正。⑥尿毒症严重。可选用腹膜透析或血液透析。

（7）抗凝治疗　根据发病机制，肾小球内凝血是个重要病理改变，主要为纤维素沉积及血小板聚集。治疗时可采用抗凝疗法，如低分子肝素、双嘧达莫、尿激酶等可酌情选用。

（8）抗氧化剂应用　可应用超氧化物歧化酶（SOD）、含硒谷胱甘肽过氧化物酶及维生素 E。超氧化物歧化酶可使 O^- 转变成 H_2O_2，含硒谷肽甘肽过氧化物酶，使 H_2O_2 还原为 H_2O，维生素 E 是体内血浆及红细胞膜上脂溶性清除剂，辅酶 Q_{10} 可清除自由基，阻断由自由基触发的脂质过氧化连锁反应，保护肾细胞，减轻肾内炎症过程。

2. 中医治疗

（1）辨证治疗

1）风热证

主症：恶风发热，鼻塞流涕，咽痛，或咳嗽，面浮肢肿，或全身水肿，小便短赤，关节酸楚，舌红，苔薄腻或薄黄，脉浮数或弦数。

治法：疏风清热，利水消肿。

方药：银翘散加减。

连翘、荆芥、浮萍、板蓝根各 10g，金银花、白茅根、小蓟、半枝莲、车前子各 30g。

用法：每日 1 剂，水煎服。

2）风寒证

主症：恶寒无汗，发热不高，咳嗽，面浮肢肿，或全身水肿，小便短少，舌苔薄白，脉浮紧或弦。

治法：祛风散寒，宣肺利水。

方药：麻黄汤加减。

麻黄、桂枝各 6g，生姜 3g，紫菀 10g，紫苏、猪苓、茯苓各 15g，泽泻、车前子（包）各 30g。

用法：每日 1 剂，水煎服。

3）湿热证

主症：面浮肢肿，小便短赤，或为茶水样，口干苦，皮肤上有脓疱疮，舌苔薄或黄白腻，脉弦或数。

治法：清化湿热，利水止血。

方药：二妙丸合小蓟饮子加减。

苍术 15g，半枝莲、蒲公英、小蓟、白茅根各 30g，黄柏、栀子各 10g。

用法：每日 1 剂，水煎服。

4）寒湿证

主症：面浮肢肿，或全身水肿，小便短少，纳呆，腹胀，或大便溏薄，倦怠乏力，或畏寒肢冷，舌苔白腻，脉沉弦或细。

治法：散寒燥湿。

方药：胃苓汤加减。

桂枝、厚朴各 6g，苍术、茯苓、猪苓各 15g，车前子（包）30g，半夏、大腹皮、陈皮各 10g，砂仁、生姜各 3g。

用法：每日 1 剂，水煎服。

5）湿热未清证

主症：外感表证已解，水肿已退，无明显虚证，或口干不欲饮，纳呆或胸闷，小便黄，大便干，苔薄黄或黄腻，脉滑或濡数。

治法：清化湿热。

方药：甘露消毒丹加减。

黄芩、连翘、藿香、射干各 10g，白茅根、荠菜花各 30g，苎麻根、茯苓各 15g。

用法：每日 1 剂，水煎服。

6）阴虚证

主症：水肿已退，口干或有低热盗汗，腰酸，小便黄，大便干，舌红少苔，脉细数。

治法：滋阴清化。

方药：六味地黄丸加减。

牡丹皮 10g，生地黄、泽泻、茯苓、地骨皮、旱莲草各 15g，白茅根 30g。

用法：每日 1 剂，水煎服。

7）气虚证

主症：水肿已退，或晨起面部稍肿，神疲乏力，腰酸，舌淡红，脉濡细。

治法：益气健脾。

方药：补中益气汤加减。

党参、地骨皮、白术各 10g，黄芪、茯苓各 15g，甘草 4g，仙鹤草 30g。

用法：每日 1 剂，水煎服。

（2）中成药

1）百令胶囊，每次 1g，每日 3 次，口服。

2）保肾康片，每日 150mg，每日 3 次，口服。

3）黄葵胶囊，每日 2g，每日 3 次，口服。适用于湿热型，可用于本病迁延者。

（3）验方

1）鲜白茅根、玉米须各 50g，洗净后用水煎汁，或单味白茅根 60g，煎水，代茶饮，每日 3~5 次。适用于颜面水肿，恶寒发热，小便不利者。

2）鹿衔草 20g，益母草 30g，鱼腥草、白花蛇舌草、车前子、车前草各 15g，苍术 12g，麻黄 4g。水煎，每日 1 剂，分早晚 2 次服。适用于湿热内蕴，水湿不化型急性肾小球肾炎。

3）生地黄、茯苓、连翘各 15g，山药、泽泻各 12g，益母草 30g。水煎服，每日 1 剂，分早晚 2 次服。适用于肾阴不足，热蕴水停型急性肾小球肾炎。

4）白茅根、土茯苓、蝉蜕各 100g，夏枯草 25g，桑白皮 15g，大腹皮、小蓟各 12g。水煎，每日 1 剂，分早晚 2 次服。适用于外感风邪，肺气失宣，水道不利型急性肾小球肾炎。

5）鱼腥草、半枝莲、益母草、车前草各 15g，倒扣草、白茅根各 30g，灯草 1g。水煎，每日 1 剂，分 3 次服。适用于湿热瘀阻，毒热壅盛型小儿急性肾小球肾炎。

6）茯苓、白术、大腹皮各 12g，猪苓、泽泻、陈皮、益母草各 10g，车前子（包）12g。水煎，每日 1 剂，分 3 次服。适用于风热侵袭，肺肾气化失职，水液潴留型急性肾小球肾炎。

7）雪莲花、生黄芪、赤芍、川芎各 6~12g。水煎服，每日 1 剂。适用于小儿急性肾小球肾炎康复期。

8）麻黄 6~9g，蝉蜕 9~15g，白茅根、鱼腥草各 30g。水煎服，每日 1 剂。适用于小儿急性肾小球肾炎。

9）玉米须、白茅根各 20g，紫珠草 25g，金银花、车前草、蝉蜕、小蓟各 12g。水煎服，每日 1 剂。适用于小儿急性肾小球肾炎。

10）麻黄 3～10g，连翘、桑白皮、白扁豆、薏苡仁、车前子、蚕沙各 10～30g，杏仁、生姜皮各 5～10g，赤小豆、白茅根、益母草、土茯苓各 30～60g。水煎服，每日 1 剂。适用于急性肾小球肾炎。

11）金银花、连翘、紫花地丁、蒲公英、白茅根、茜草各 30g，赤芍 15g，生地黄 12g，牡丹皮 10g。水煎服，每日 1 剂。适用于急性肾小球肾炎。

12）黄芪、党参、茯苓、白术、山药、白茅根各 50g，杏仁、半夏各 15g。水煎服，每日 1 剂。适用于急性肾小球肾炎。

13）女贞子、墨旱莲、生地黄、丹参、益母草、小蓟、白茅根、连翘、茯苓、黄芪各 15g，当归 6g，甘草 3g。制成合剂，每日 2 次，每次 50mL。适用于小儿急性肾小球肾炎。

14）苍术、黄柏各 6g，薏苡仁、牛膝、茯苓各 9g，泽泻、车前子各 12g。水煎服，每日 1 剂。适用于小儿急性肾小球肾炎。

15）麻黄、杏仁、黄柏各 3～6g，桂皮 1～3g，蜜桑皮 12g，蜜紫菀 6～12g，白茅根 120～300g，麦冬 12g。水煎，温服，4～6 小时 1 次。适用于小儿急性肾小球肾炎。

16）茯苓、猪苓、泽泻、白术各 9g，白茅根 30g，车前子（包）15g，生甘草 6g。水煎服，每日 1 剂。适用于小儿急性肾小球肾炎。

17）地胆草、爵床、蝉蜕各 6g，麻黄、甘草各 3g，石膏、茯苓各 12g。水煎服，每日 1 剂。适用于小儿急性肾小球肾炎。

18）生麻黄 3～5g，炙杏仁 9～12g，桑白皮 12～15g，金银花、连翘各 15～30g，冬葵子、河白草各 30～50g，石韦 50～100g。水煎服，每日 1 剂。适用于急性肾小球肾炎。

19）藿香、苍术各 15g，半夏、陈皮、厚朴各 10g，桔梗、甘草各 5g，茯苓、仙鹤草各 30g，生姜 3 片。水煎服，每日 1 剂。适用于急性肾小球肾炎。

20）鲜大蓟、鲜蒲公英、鲜白茅根、鲜车前草各 30～100g，六神丸备用。六神丸每次 10 粒，每日 3 次。同时用四鲜汤，水煎服，每日 1 剂。适用于急性肾小球肾炎。

3. 药物禁忌

（1）汞利尿药一般禁用。

（2）利舍平应避免反复大量注射或与氯丙嗪合用，因偶可发生类帕金森症状，表现为发声不清、不自主震颤、肌张力增高等。

（3）磺胺类、氨基糖苷类抗生素在碱性尿中抗菌作用增强，可加服碳酸氢钠（小苏打），碱化尿液，增强抗菌作用。四环素族、呋喃妥因等药物在酸性尿中抗菌作用增强，故不可同时使用碱性药物，但可口服大量维生素 C，使尿液酸化。

（4）造成急性肾炎转慢性的原因，多数是急性期治疗不彻底，因此疗程是急性肾炎治疗成败的关键。不能足疗程用药，即使原治疗有效，往往不能彻底清除咽部、皮肤感染灶，应给予青霉素或其他敏感药物治疗 7～10 日，减少复发及病情迁延。同时，慢性肾小球肾炎急性发作时，应按急性肾小球肾炎的治疗原则用药，总疗程不少于 4 周。但不宜长期用抗生素预防。更忌滥用对肾脏有损害的药物，如庆大霉素、卡那霉素、链霉素等。这类药物主要经肾脏排泄，肾脏发生病变时排泄率降低，药物易在体内积蓄，引起中毒症状，加重肾脏负担。

（5）急性肾小球肾炎浮肿而高血压者，麻黄应慎用，因麻黄有升高血压的副作用，而且临床表明，服麻黄后血压升高的病例，极难使其恢复正常。高度浮肿时，禁用甘草，因甘草有抗利尿、促使水钠潴留的作用，可使尿量减少，浮肿加重。

（6）某些药物应用后可引起免疫反应而累及肾小球，这类药物有蛇毒、花粉、三甲双酮等，急性肾炎患者应忌用此类药物。

（7）硝普钠

1）酸性药物：硝普钠遇光或在酸性介质中，可分解成亚铁离子，呈现黑棕色或蓝色，不可应用。

2）其他抗高血压药：硝普钠控制血压后，可逐渐过渡到应用其他口服降压药，但不可骤然停药。与可乐定或甲基多巴联用尤易发生急剧血压下降。

3）维生素 B_{12}：可预防硝普钠所致氰化物中毒样反应及维生素 B_{12} 缺乏症。

4）硝普钠溶液中不得以任何方式与任何药物混合。

（8）呋塞米（速尿、速尿灵、利尿灵、呋喃苯胺酸、利尿磺胺、腹安酸）

1）先锋霉素类（头孢菌素类）：与速尿联用加重肾毒性，可引起肾小管坏死。速尿可加重头孢噻啶、头孢噻吩和头孢乙腈的肾毒性，必须联用时可选用头孢西丁。

2）氨基糖苷类抗生素（链霉素、庆大霉素、卡那霉素、新霉素）：与速尿均属于耳内淋巴 ATP 酶抑制剂，两药联用可引起耳聋。

3）非甾体抗炎药：可抑制利尿药的利尿和降压作用。速尿可使吲哚美辛（消炎痛）血药浓度降低。

4）卡托普利（巯甲丙脯酸）：与利尿剂联用偶可致肾功能恶化。

5）苯妥英钠、苯巴比妥：长期应用此类药物者，速尿的利尿效应降低可达50%。

6）筒箭毒：速尿可增加其肌肉松弛和麻痹作用。速尿降低升压胺的升压作用。手术前 1 周应停用速尿。

7）水合氯醛：与速尿（静脉注射）联用可出现潮热多汗、血压不稳、全身不适及心动过速等不良反应。

8）氯贝丁酯（安妥明）：与速尿联用可加重肾病综合征患者肾损害，安妥明半衰期延长 2 倍，并加重肌僵硬、腰背酸痛等不良反应。

9）茶碱：速尿可使茶碱血药浓度升高。

10）肼苯哒嗪：可减弱速尿的利尿作用，使尿量减少50%左右。

11）消胆胺、降胆宁：可降低口服利尿药吸收，联用时应间隔 2~3 小时服药。

12）口服抗凝药：利尿酸可使华法林抗凝作用延长，安体舒通则可使其抗凝时间缩短。

13）环孢素：与速尿或噻嗪类利尿药联用可抑制尿酸排泄，引起痛风发作或产生痛风石。

14）丙磺舒：可延长速尿半衰期，使利尿总效应增强，但血中尿酸浓度增高，可引起痛风发作。

15）泼尼松：与速尿联用可加强排钾，加剧电解质紊乱。

16）酚妥拉明：与速尿直接混合可出现沉淀，如预先稀释则无配伍禁忌。

17）酸性溶液：可使速尿注射液析出沉淀（呋喃苯胺酸）。长期放置的 5%～10% 葡萄糖溶液呈酸性，与速尿注射液配伍可发生混浊或沉淀。

18）中药方剂（木防己汤、真武汤、越婢加术汤、分消汤等）：可增强利尿药效果，并可减轻利尿药所致口渴，但排钾性利尿药不宜与甘草方剂联用，因可加剧假性醛固酮增多症。

19）利尿酸：与速尿作用相似，联用后两药的副作用相加，一般不予联用。

20）去甲肾上腺素：速尿可降低血管对去甲肾上腺素等升压胺的反应，使升压效应减弱。

21）降糖药：与速尿联用可致血糖升高。

22）两性霉素 B：与速尿联用可增加肾毒性和耳毒性。

23）洋地黄类：速尿易引起电解质紊乱、低钾血症，与洋地黄类强心苷联用易致心律失常。

24）锂盐：与速尿联用肾毒性明显增加。速尿可升高碳酸锂的血浆浓度，诱发锂中毒。

25）抗组胺药：与速尿联用增加耳毒性，易出现耳鸣、头晕、眩晕等。

26）碳酸氢钠：与速尿联用增加发生低氯性碱中毒危险。

27）皮质激素、促肾上腺皮质激素、肾上腺素、雌激素：可降低速尿的利尿作用，并增加电解质紊乱和低钾血症发生机会。

28）食物：可降低口服速尿的生物利用度及利尿效果。

29）味精：与利尿酸联用可协同排钾，造成低钾、低钠反应。

30）乙醇、药酒：与利尿酸联用扩张血管，加重体位性低血压反应。

31）不可配伍液体：10% 转化糖，10% 果糖。

32）不可配伍药物：任何酸性较强的药物，如维生素 C、肾上腺素、去甲肾上腺素、四环素等。

十、慢性肾小球肾炎

【概述】

慢性肾小球肾炎（CGN）：是由不同发病机制，多种病理类型所组成的一组原发性肾小球疾病。本病可以发生于不同年龄，以中、青年居多。虽然急性肾炎可以发展成慢性肾炎，但大多数慢性肾炎由病理类型决定其病情必定迁延发展，故早期的病理检查可协助诊断。

1. 病因

大多数慢性肾炎的病因不清楚。急性链球菌感染后肾炎迁延不愈，病程超过 1 年可转入慢性肾炎。其他，如细菌、病毒感染，尤其是乙型肝炎病毒感染等均可引起慢性肾炎。慢性肾炎患者中不足 15% ~ 20% 有明确的急性肾炎病史，而大部分慢性肾炎并非由急性肾炎迁延而来。慢性肾炎大部分是免疫复合物疾病，可由血液循环内可溶性免疫复合物沉积于肾小球，或由抗原（外源性种植抗原或肾小球固有抗原）与相应抗体在肾小球局部形成，激活补体等炎症介质，从而引起组织损伤。后期，免疫的起始因素可能已经终止，但由于肾小球病变引起的肾内动脉硬化、肾血流动力学等代偿性改变引起的肾小球损害及高血压对肾小球结构和功能的影响等非免疫介导的肾脏损害在本病的发生发展中亦可能起着很重要的作用。

2. 临床表现

慢性肾炎的起病方式不一，有的初期并无症状，只是在体格检查时才发现蛋白尿或血压升高，然后进一步检查而发现有慢性肾炎。不少人则出现无力、水肿、头痛、血尿等，检查发现蛋白尿、血压高、贫血。少数患者起病较急，水肿日益严重，尿中出现大量蛋白。极少数患者一直无症状，最后出现恶心、无力、出血等症状，检查证实已有尿毒症。因此，在门诊工作中应随时想到本病的可能。

（1）症状　慢性肾炎由于起病方式不一，故临床表现也不一样。常见的症状有水肿、血尿、蛋白尿、高血压及全身乏力、食欲缺乏、头晕头痛、腰酸腰痛、面色苍白等症状，严重时可出现恶心、呕吐、腹泻，甚至消化道出血等。

（2）体征

1）慢性肾炎的水肿程度不一，多数患者只有轻度水肿、眼睑水肿及踝部凹陷性水肿。但如高血压时间已久引起心力衰竭时，则水肿可以更明显。水肿可历时数周、数月，甚至数年不等，然后水肿消退，蛋白尿减少。

2）高血压是本病常见的体征之一，多为中等度的血压升高（150 ~ 180/90 ~ 120mmHg）持续存在，伴头痛头晕。有时血压可很高，舒张压在（120mmHg）以上，甚至可出现高血压性脑病及脑出血，这可见于疾病的晚期，但并不是常遇到的并发症。长时间的高血压可引起左心室肥大，最终出现左心衰竭。另外，高血压可引起肾小动脉硬化症，进一步加重肾小球肾炎的病情。一般来说，血压很高意味着肾脏损害比较重，损害范围比较大，不过这并不是绝对成比例的关系，有时病变重，但血压并不高。

3）眼底改变与病程长短及肾脏病理变化等因素有关。较轻时可见到动脉交叉，继而小动脉变细，动静脉交叉压迫明显。眼底出血及絮状渗出说明病情较重，但更严重的是视盘水肿。

3. 辅助检查

（1）蛋白尿　中等或中等以上程度的蛋白尿（通常每日大于2g），是诊断慢性肾炎的主要依据。患者常表现为非选择性蛋白尿（即尿中出现除白蛋白以外的其他大、中、小分子的蛋白质），且常因大量蛋白尿引起水肿，出现肾病综合征的表现。一般患者尿中蛋白量的多少对预后并无意义。

（2）血尿　血尿是诊断慢性肾炎的另一主要依据。目前用相差（位相）显微镜检查，对血尿的鉴别诊断有很大帮助。相差显微镜检查，90%以上的肾小球源性血尿表现为变（畸）形红细胞尿。90%以上的非肾小球源性血尿表现为均一（正常）红细胞尿。肾小球源性血尿常伴有中等或中等量以上的蛋白尿。一般来说，尿中红细胞增多反映疾病在活动期。

慢性肾炎患者的尿改变除蛋白尿和血尿外，尚可有管型尿，且根据患者蛋白尿的严重程度与肾功能损害程度，可有少尿或多尿的变化，尿比重和尿渗透压随病情出现变化。

（3）血红蛋白　轻度贫血是很常见的，血红蛋白与红细胞成比例下降，较严重的贫血只有在肾衰竭时才出现。

（4）肾功能　最重要的发现是肾小球滤过率减少。这在疾病的早期并不明显，但在后期则下降明显，可达每分钟30～40mL。病变愈严重，滤过率愈低，但有时不一定成准确的比例，有一些病理类型（如分叶性肾小球肾炎），其肾小球滤过率并不降低。在疾病的晚期除肾小球滤过率降低外，肾小管功能也受到损害，酚红排泄试验、尿浓缩及稀释功能都减退，与此同时出现电解质紊乱，经常有酸中毒、血钙降低，但很少有低钾血症。

【饮食宜忌】

1. 饮食宜进

（1）饮食要点　现代医学研究证实，合理的饮食调理对于慢性肾炎的发展及预后都具有重要的影响。因此，可从以下几方面着手：

1）一般轻症慢性肾炎患者尿蛋白流失量每日为1～3g，且无明显水肿及高血压，肾功能正常者，一般可普通饮食。蛋白质补充量计算方法为：每日尿蛋白定量×1.45 + 1g/kg体重。例如，患者每日尿蛋白定量为3g，体重为60kg，则每日所需的蛋白质补充量为：$3 \times 1.45 + 60 \times 1 = 64.35g$。

其中，优质蛋白占50%，以水产品为好（如鲤鱼、鲫鱼、青蛙、海蛤、白螺等），其他，如牛奶、鸡蛋等人体吸收利用率较高的食物亦佳。如有贫血现象者，可选用含铁质较丰富的食物，如猪肝、蛋黄、番茄、大枣等，可补充体内多种蛋白质和其他物质。此外，饮食宜清淡，忌食辛辣、肥甘及发物，以防加重病情。

2）有水肿及高血压者，应限制水、盐的摄入，要低盐饮食，高度水肿者应无盐饮食。随着水肿的逐渐消退，可渐渐过渡到普通饮食。中药方面应忌食滋腻碍胃和甘温助湿之药。另外，可多用西瓜汁、冬瓜、赤小豆等具有利尿作用的食物，还可选用具有降压作用的蔬菜（如芹菜）等。

3）兼有肾病表现者，低蛋白血症是慢性肾炎肾病型的特征之一，也是患者水肿顽固难消的主要原因，因此提高血浆蛋白含量十分必要。但过量的补充却会增加尿蛋白的排出，增加肾小球超滤过负担，对病情恢复不利。一般应给予动物蛋白为主的高蛋白饮食（每日 $1.0 \sim 1.5g/kg$ 体重），加上每日蛋白质丢失的补偿（24小时尿蛋白定量×1.45）。对部分食欲缺乏者，可短时间内静脉补充血清蛋白或血浆，以提高胶体渗透压，才能消除顽固性水肿。若出现肾功能损害而血浆蛋白又接近正常时，蛋白质摄入可按每日尿蛋白定量×1.45 + $(0.5 \sim 0.8g)$ /kg 体重公式计算，优质蛋白占60%以上。慢性肾炎肾病型往往伴有高脂血症，因此限制动物脂肪是有益的，特别对富含胆固醇的食物（如鱿鱼、虾、蟹、肥肉、蹄筋、动物内脏等）应予控制。但因在治疗过程中患者对药物的反应敏感，估计短时间内可获缓解，则不必限制过严，以照顾患者食欲，利于保证其他物质的摄入。有水肿时应限制，消肿后可放宽。

（2）饮食原则

1）慢性肾炎以蛋白尿为主者

①益气固肾，补而不滞：长期尿蛋白，精微流失，日久出现少气无力、面色萎黄、腰背酸痛，治以益气固肾。所用食物亦须从这个角度选择，用益气固肾，补而不滞的食谱，如乌骨鸡烩蛇羹、虫草炖鸭、黄芪蒸鸡等配生拌黄瓜、番茄豆腐、炒黄瓜片等。

②增加蛋白质，注意摄入量：蛋白的丢失，需适量补充，使之充分吸收，又不增加肾脏负担，如牛奶、豆浆、豆制品、肉类、禽蛋类在用量上要少而多次，并选择容易消化吸收的精细蛋白，如豆腐脑、纯牛奶等。

③随时增减解毒性寒之物：解毒性寒食物能调节排除体内毒素，由于肾功能下降，排泄尿毒作用减弱，因此要根据病情随时增减解毒性寒之物，如荠菜、马兰头、冬瓜、芦笋、茭白、莴苣、萝卜、荸荠等。

④多用血肉有情之品：蛋白质为人体的基本物质，许多动物性食物为血肉有情之品，含有大量蛋白质，因此在选择时需多用之，如鲍鱼、鲫鱼、田螺、羊肉、牛肉、鸡肉等。

⑤时时加用健脾利水之品：脾主运化水湿，肾病水湿内停，健脾则能利水，在食物选择上多用具有健脾利湿的食物，如薏苡仁、芡实、山药、莲子、茭白、肚片、南瓜、苦瓜等。

2）慢性肾炎以血尿为主者

①滋阴降火，多用寒凉食物：血尿可由尿检所知，多因阴虚火旺、迫血妄行所致，因此滋阴降火为治血尿的重要方法。选择食用寒性凉血之食物，多有凉血止血之功效，如黑木耳、黄花菜、马兰头、荠菜、藕、芦笋等。

②补阴止血，随时固摄血络：肾脏损害，血络受损，尿血不止，故须补阴止血。在食物配伍上应时时顾及，用固摄血络之品，如补阴止血的藕制食品，滋阴润燥的木耳等，其他，如菱角、黄花菜、荠菜、马兰头，以及含有大量维生素 C 的食物，如番茄、胡萝卜等。

③注意益气健脾以归脾统血：尿血属于气虚不能摄血而尿血不止者，当以补益脾气之药以统血归脾，在饮食上同样可选用益气健脾之菜肴，如黄芪虫草制作的菜肴、鲤鱼类及河鳗、甲鱼类菜肴等。

3）慢性肾炎以高血压为主者

①补肝肾、清肝火，重用补肾之品：高血压多因肝、肾两亏而肝阳上亢所致，肾性高血压患者常见面色潮红、头晕耳鸣、五心烦热等症。应选用滋补肝肾之品，如甲鱼、虾、鳗鱼、螃蟹、猪肉、蛇肉、鸭肉等，这些动物类食物常须配滋阴清凉的蔬果类食物（如苦瓜、马兰头、青瓜、冬瓜、芹菜、笋、豆制品）。

②利水湿、消水肿，多用淡渗之物：水潴留体内亦是引起肾性高血压的主要原因，因此，利尿可以降血压，在饮食上也需要选食淡渗利水、消肿的食物，如西瓜皮、丝瓜、冬瓜、茭白、鲤鱼、鲫鱼、田螺、河蚌、海带等。

③多用清蒸、水煮，少用煎炸爆炒：清蒸、水煮食物不但原汁原味，味道鲜美，而且无黏腻碍胃之弊，高血压患者一般以清淡食物为主，故常须以清蒸、水煮为基本烹调方法。煎炸爆炒多肥腻厚味，容易生痰生湿，而致水湿停滞、血压升高，因此必须掌握这个基本原则。

（3）常用保健食物

1）核桃仁：性温，味酸，无毒。具有补肾，温肺，润肠等功效。适用于肾虚腰膝冷痛、尿频、遗精或腰间重坠、起坐困难等症。食用或入药量为 10～30g。现代研究表明，核桃仁所含的锌、铬、锰等微量元素在降血压、降血糖和保护脑、心血管等方面具有重要作用，尤其适用于肾炎尿毒症兼有高血压者。

2）荠菜：性凉，味甘、淡。具有凉血止血，清利湿热等功效。适用于血热妄行所致的多种出血、湿热水肿、尿浊、痢疾等症。用量 10～30g。现代研究表明，能改善肾脏病理变化，降低血压。对肾炎尿毒症患者的湿热证，常吃荠菜能使尿蛋白减少、血压降低。

3）香菇：性平，味甘，无毒。具有益气补虚，健脾胃，托痘疹等功效。适用于年老体弱、久病体虚、食欲缺乏、气短乏力、痘疹不出、高血压、动脉硬化、糖尿病、佝偻病、高脂血症、便秘、贫血、肿瘤等患者。可佐餐用。现代研究表明，香菇中含有干扰素诱生剂，可以诱导体内干扰素的产生，具有防治流感的作用。香菇中还含有一种核酸类物质，可抑制血清和肝脏中的胆固醇增加，有阻止血管硬化和降低血压的作用。对于胆固醇过高引起的动脉硬化、高血压及急慢性肾炎尿蛋白增多和糖尿病患者，香菇无疑是食疗的佳品。香菇多糖还能增加机体的细胞免疫和体液免疫功能，对于调整肾炎尿毒症患者的免疫功能紊乱具有良好的作用。

4）冬瓜：性微寒凉，味甘淡。有清热解毒，利小便，止渴除烦，祛湿解暑，解鱼毒等功效。适用于水肿、胀满、脚气、暑热、消渴、痈肿等症。冬瓜皮善于利水消肿，善治水肿症。服用方法，冬瓜以食用为主，冬瓜皮入药用量 15～60g。现代研究表明，冬瓜中不含脂肪，而含有丙醇二酸，能阻止体内脂肪堆积，故而有利于减肥。冬瓜皮和肉中都含有较多的维生素 B_1，能改变食物中的淀粉，使其不转化为脂肪，有良好的轻身作用。此外，吃冬瓜能利尿，故此对肾炎尿毒症伴有水肿的患者具有良好的消肿作用。

5）西瓜皮：性凉，味甘，无毒。具有清暑解热，止渴，利小便功效。适用于肾炎尿毒症水肿、糖尿病口渴、尿浊、高血压病等。以做菜食用为主。中满寒湿盛者忌用。

6）葫芦：甜者供食用，苦者仅供药用。葫芦性平，味甘、淡。具有利水通淋，润肺止咳等功效。适用于肾炎尿毒症伴有水肿、腹胀、淋证者。入药用量为 10～60g。

7）韭菜：性温，味甘、平，无毒。具有温中行气，散血解毒等功效。适用于盗汗、遗尿、尿频、阳痿、尿血、呕血、鼻出血、反胃、腹泻、腹痛等症。用法以佐餐为主。现代医学研究表明，韭菜中的挥发油有降低血脂、扩张血管的作用。韭菜中还含有性兴奋物质，可辅助治疗遗精、阳痿、早泄等。适于肾炎尿毒症肾阳虚证患者长期食用。

8）莴苣：性凉，味苦。具有利五脏，通经脉，开胸膈，利气，坚筋骨，白牙齿，明耳目，通乳汁，利小便等功效。适用于肾炎尿毒症出现胸膈烦热、咳嗽、小便不利、尿血等。用法以佐餐食用为主。现代研究表明，莴苣的乳状浆液味道清新，稍带苦味，可刺激消化，有助于增强食欲。食用莴苣可增强胃液和消化酶的分泌，增加胆汁分泌量，刺激消化道各器官的蠕动。莴苣对于肾炎尿毒症患者的消化无力、酸度低及便秘等特别有用。值得注意的是，莴苣含钾量比较高，当患者出现尿少、高钾血症时应慎用。

⑨萝卜：性凉，味辛甘，无毒。具有消食，顺气，醒酒，化痰，治喘，止渴，利尿，散瘀和补虚的功效。适用于肾炎尿毒症出现食积胀满、胸闷气喘、尿血、呕血、鼻出血等。用法以佐餐食用为主。

10）莲藕：性寒，味甘，无毒。具有消瘀清热，生津解渴，止血健胃，益气醒酒的功效。适用于肾炎尿毒症患者因热邪而引起的咯血、呕血、鼻出血等症。熟用则性温，具有开胃消食，健脾止泻，养血生肌的功效。适用于肾炎尿毒症患者出现久痢、久泻、身疮溃烂久不收敛等症。用法以食疗佐餐为主。现代研究表明，藕中所含的氧化酶和过氧化酶等物质，可以减少体内脂褐素的存在，从而具有扶正抗衰作用。藕中的儿茶酚类等物质有止咳平喘及收缩血管的作用。

11）茄子：性寒、凉，味甘，无毒。具有清热活血，止痛消肿，祛风通络，利尿解毒等功效。适用于肾炎尿毒症患者的腹痛、腹泻、小便不利、肠风便血、口疮等。

用法以食疗佐餐为主，用量大小以自己能食为原则。现代研究表明，茄子中的维生素 E 和 B 族维生素含量较高，可以提高毛细血管抵抗力，改善毛细血管脆性，可防止出血，有利于肾炎各种出血性症状的恢复。

12）黑木耳：性平，味甘。具有补气益智，滋养强壮，补血活血，滋阴润燥，养胃润肠等功效。黑木耳适用于肾炎尿毒症患者伴有高血压、尿血、贫血、失眠、胃炎、多尿、白细胞减少、便秘、扁桃体炎等症。用法以食疗佐餐为主。现代研究表明，黑木耳中的一种核酸物质可显著降低血中胆固醇的含量，胶质可将残留在人体消化系统内的灰尘、杂质等吸附出来，排出体外，从而可以清胃涤肠，有利于肾炎尿毒症患者体内毒素的加速排出。

13）黄豆芽：性寒、凉，味甘。具有补益气血，清热解毒，善解脾胃郁热等功效。适用于肾炎尿毒症患者具有脾胃郁热证者。用法以食疗佐餐为主。现代研究表明，黄豆芽中的维生素 C 能预防坏血病、牙龈出血等，而且还能防止心血管的硬化，阻止肾炎尿毒症患者的肾动脉硬化与病情的加重。

14）绿豆芽：性寒、凉，味甘。具有清热解毒的功效，尤其能消暑清热。用法以食疗佐餐为主。现代研究表明，绿豆芽中维生素 C 能预防坏血病、牙龈出血，而且能防止心血管硬化。绿豆芽对降低血胆固醇水平有利，不饱和脂肪酸还可保护皮肤和毛细血管，营养毛发。同时，绿豆芽中还含有干扰素诱导剂，可增强免疫功能，有利于肾炎尿毒症患者免疫功的恢复与调整。

15）赤小豆：性平，味甘，无毒。具有健脾利水，清热除湿，和血排脓，消肿解毒的功效。适用于肾炎患者伴发水肿、泄泻、丹毒、痈肿疮毒、便血、小便不利等。用法以食疗佐餐为主。现代研究表明，赤小豆含热能低，且富含维生素 E 及钾、镁、磷、硒等活性成分，是典型的高钾食物，具有降血糖、降血压、降血脂作用。赤小豆煎剂对金黄色葡萄球菌、痢疾杆菌、伤寒杆菌等有较强的抑制作用，因此对于治疗慢性肾炎合并肠炎、痢疾、腹泻及疮痈疖肿都有良好的效果。

16）绿豆：性寒，味甘。具有祛热解毒，利尿消肿，润喉止渴，明目降压，清胆，养胃止泻的功效。适用于中暑、口渴烦热、湿热泄泻、痈疖、腮腺炎、丹毒、痘疹、中毒、视物不清等症。用法以食疗佐餐为主。现代研究表明，绿豆属高钾低钠食物，常食绿豆及绿豆制品可降血压。绿豆中还含有降血脂的有效成分，能防止动脉硬化、高血压等，并有保肝解毒的功效。

17）蚕豆：性平，味甘。具有益气健脾，利湿消肿，止血等功效。适用于慢性肾炎水肿、高血压及并发疮毒等。用法以食疗佐餐为主。现代医学研究表明，蚕豆中所含的植物蛋白可以延缓动脉硬化，同时蚕豆所含粗纤维，可以降低血胆固醇水平，并可促进肠蠕动，有通便作用。

18）黑米：性平，味甘。具有滋阴补肾，益气强身，养精之功效。适用于水肿患者。

19）玉米：味甘。具有清利湿热，利尿利胆之功效。适用于治疗水肿、尿路感染、慢性肾炎患者。

20）银鱼：性平，味甘。具有滋阴补肾，益肺，利水之功效。

21）鲢鱼：性温，味甘。具有温中，益气，利水的功效。

22）南瓜子：性平，味甘。具有利尿消肿，止咳之功效。

23）丝瓜子：性温，味苦、辛、甘。具有利水，除湿，消肿之功效。

24）牛奶：性平，味甘。具有补虚损，益肺胃，养血脉，润五脏的功效。

25）羊奶：性温，味甘。具有养血补虚，益气润燥功效。

26）鲤鱼：性平，味甘。具有营养、健胃、利尿的功效，适用于慢性肾炎、肝硬化、全身衰弱等。

27）鲶鱼：性温，味甘。具有补中，益阴，利小便功效，适用于慢性肾炎水肿的患者。

28）胡子鲶：性平，味甘。具有养血补虚，滋肾，调中，助阳之功效。

29）花鱼：性平，味甘。具有祛湿利尿，祛风之功效。适用于慢性肾炎伴水肿、小便不利的患者。

30）泥鳅：性平，味甘。具有利尿，消肿的功效。

31）鲮鱼：性平，味甘，无毒。具有活血行气，逐水利湿，通小便功效。

（4）食疗药膳方

1）麻黄6g，葡萄20g，松萝茶、透骨草各20g，大枣7枚。水煎代茶饮，每日1剂，连服4日。

2）黄芪15g，赤小豆20g，白茅根30g，薏苡仁、绿茶各10g。水煎后，置保温杯中随量饮用。

3）乌龙茶3～5g，鲜荷叶100g。水煎代茶饮。

4）生黄芪30～60g，粳米60g，红糖适量，陈皮末1g。生黄芪煎汤去渣，入淘洗好的粳米及红糖，成粥后加入陈皮末，稍沸即可食用。

5）黑豆50g，猪瘦肉250g。加水煮炖，入调料适量，分次服用。

6）鲫鱼250g，大蒜末10g。鲫鱼去除内脏，洗净，装入大蒜末，外包干净白纸，用水湿透，放入谷糠火内烧熟。鱼蒜全食，每日1条。

7）青头雄鸭1只，粳米适量，葱白3条。青头雄鸭洗净，将鸭肉切细，煮至极烂，加入淘洗干净的粳米及葱白条煮粥，或用鸭汤煮粥，温热食。5～7日为1个疗程。

8）葫芦皮、冬瓜皮、西瓜皮各30g，大枣10g。同放锅内，加水约400mL，煎煮去渣即成。饮汤，每日1剂，至水肿消退为止。

9）活鲫鱼1～2条，粳米50g，灯心草5～8根。鲫鱼去除内脏，洗净，与粳米、灯心草同放锅中，加水适量，煮成稀粥食用，每日1剂。

10）鲜白茅根200g，粳米200g。鲜白茅根洗净，加水适量，煎煮半小时，捞去药渣，再加入淘洗干净的粳米，继续煮成粥，分次1日内食完。

11）花生仁120g，蚕豆250g，红糖适量。花生仁、蚕豆洗净，同入砂锅内，加水3碗，微火煮，待水呈棕红色时，加糖，每日分2次服。

12）枸杞子30g，大枣10枚，粳米50g。加水同煮成粥，早晚食用。

13）新鲜黑鱼 100～150g，冬瓜（连皮）500g，赤小豆 60g，葱头 5 个。将黑鱼宰杀，去除内脏，清洗干净，切成块，与冬瓜、赤小豆、葱头一起放入砂锅内，加水适量，置于火上，先用武火煮沸后，改用文火煎成浓汤。食鱼肉，饮汤。适用于慢性肾炎引起的水肿。

14）甲鱼肉 500g，大蒜头 60g，白糖、白酒各适量。将甲鱼肉清洗干净，切成块，置入蒸锅内，加入大蒜头、白糖、白酒，加水适量，置于火上蒸煮食用甲鱼肉。

15）鲜鲫鱼 500g，醋 50g，茶叶 100g。鲫鱼去鳞及内脏，洗净，与醋、茶叶共放入锅内加水炖煮，空腹 1～2 次吃完。

16）花生仁、大枣各 60g。将花生、大枣分别清洗干净，放入砂锅内加水适量，置于火上，先用武火煮沸后，改用文火煎成浓汁。食用花生，喝汤。每日 2 次，7 日为 1 个疗程。

17）鲫鱼 1 条，砂仁 10g，北黄芪 20g。鲫鱼去鳞及内脏，与砂仁、北沙参同入锅内清炖煮烂，吃鱼肉喝汤。

18）芋头 500g，黑砂糖 250g。将芋头除去皮，清洗干净，切成片，放入锅内，置于火上，煅灰，研为细末，与黑砂糖和匀，用温开水送服。每次 50g，每日 3 次。

19）鲤鱼 1 条，黑豆 50g，冬瓜 200g，葱白、食盐各适量。将鲤鱼洗净，同黑豆、冬瓜一起煮汤，加葱白、食盐。每日 1 剂，分 2 次服，15～20 日为 1 个疗程。

20）白玉米 100g。玉米加水煎汤，早晚饮服，久而有效。适用于慢性肾炎水肿。

21）生大蒜 7～9 头，鲜黑鱼 1 条。将大蒜、鲜黑鱼用砂锅煮熟。随量食用。忌食盐等作料。适用于慢性肾炎水肿。

22）陈蚕豆 120g，红糖 90g。陈蚕豆、红糖同放砂锅内，加水 5 茶杯，文火熬至 1 茶杯，顿服。适用于肾炎水肿。

23）冬瓜 200g，葱白 3 茎，黄豆 50g，鲤鱼 1 条，食盐少许。将鲤鱼洗净，同黄豆、冬瓜一起煮汤，葱白后入，煮熟后加食盐调味。每日中午 1 剂，15～20 日为 1 个疗程。适用于慢性肾炎水肿。

24）墨鱼 1 条，冬瓜适量。墨鱼去内脏，洗净，加冬瓜，共煮为汤服，勿加盐，可加其他调料。每日 1 条，分 2 次服，连服 1 周。

25）甲鱼 1 只，冰糖少许。甲鱼洗净，加入冰糖少许，不加盐，入蒸笼清蒸。空腹吃或佐餐均可，隔日 1 次。

26）乌龟 200g，猪肚 200g，食盐少许。将乌龟、猪肚洗净，切为小块，入砂锅内加水适量，共炖成糊，加入食盐调味。早晚分服。

27）鲩鱼头 2 个，豆腐 3 块，植物油、姜片各适量。鱼头洗净，放植物油和姜片在锅内，把鱼头爆香，再放 4 碗水，然后放豆腐，煮 1 小时左右即成。佐餐服用，隔日 1 次。

28）鲜芦笋（切片）100g，鸡蛋 1 个，花生油、黄酒、食盐各适量。锅热后，放入花生油，先炒芦笋及调料，后放入鸡蛋炒熟即可食用。

29）鲫鱼 1 尾（250～500g），松萝茶 30g，砂仁、陈皮各 6g，椒目 12g，红皮大蒜

6 瓣。先将鱼洗净，将诸药用纱布包后入鱼肚内炖熟，吃鱼喝汤，勿用盐。每周 2～3 次。

30）野鸭 1 只，芡实 100g，大蒜 50g。将野鸭开膛洗净，芡实、大蒜填于鸭腹内，煮熟。食肉饮汤，每 2 日 1 只，连服数次。

31）黄芪 50g，乌骨鸡 1 只（约 500g），葱、生姜各适量。乌骨鸡、黄芪洗净，将黄芪放入鸡腹内，酌加葱、生姜，放入盆中，在盆中加水适量，隔水炖 1 小时左右，直至鸡肉熟烂为止。吃鸡肉，喝汤。

32）党参 30g，芡实 20g，猪肾 1 个。党参、芡实洗净，将洗净的猪肾与两味中药同入锅内，加适量水，文火煮熟。无盐或少量盐调味服食，每日 1 剂，连服 2～10 日。

33）鲤鱼 500g，冬瓜 200g，葱白、食盐各适量。将鲤鱼洗净，同冬瓜放入锅内加水煮至鱼熟烂、汤稠，服用前放入葱白、食盐，每日早晚各 1 次，吃鱼喝汤，每 1～2 日服 1 剂。

34）青头鸭 1 只（约 1000g），草果 1 只，赤小豆 250g。将青头鸭洗净，赤小豆洗净连同草果塞入鸭腹内，放入锅内，加水煮至鸭熟烂，汤稠如羹状即可。空腹食，每日 2 次，2 日内服完。

35）香蕉皮或柄 30～60g。将香蕉皮或柄煎汤代茶，随时饮用。

36）芹菜头 250g 或芹菜根 60g，白糖适量。芹菜头或根捣取汁，加白糖适量，水煎服，每日 2 次，每次 1 剂。

37）白木耳 40g，黄花菜 150g。白木耳、黄花菜洗净，加水煎至 700mL，每日 2 次，每次 1 剂。

38）蚕豆 300g，大蒜 150g，白糖 100g。将蚕豆放入锅内煮熟，放入大蒜（去皮）继续煎煮，待大蒜熟后，掺入白糖拌匀，每日 1 剂服食，5～7 日为 1 个疗程。

39）鲜木瓜 1 只，生姜丝 3g，砂仁 3g。木瓜上挖洞 1 个，纳入生姜丝、砂仁，蒸熟食之。

40）黄芪 60g，粳米 100g，红糖少许。黄芪切薄片，放锅内加清水，用中火煮沸取药汁，加入粳米及清水适量，武火煮沸后，转用文火煮至米烂成粥。每日 1 剂，分 2 次代餐食用。

41）楮叶 50g，粳米适量。楮叶切碎，加水 1000mL，煮取 500mL，去渣，加粳米适量煮粥。当饭食，常吃勿间断。

42）陈葫芦 15g，粳米 50g，冰糖适量。将粳米与葫芦共煮成粥，后放入冰糖，温热后顿服，每日 2 次，5～7 日为 1 个疗程。

43）鲜生姜 10g，桂枝 6g，大枣 6 枚，粳米 80g。先煎桂枝、生姜取汁 300mL，加入大枣、粳米煮成粥，早晚餐服用，可常服用。

44）山药片 60g（或鲜山药 120g），补骨脂 9g，吴茱萸 3g，粳米 60g。将补骨脂、吴茱萸水煎取汁 200mL，放入粳米共煮，粥成时加山药粉调匀。早晚服用，可常服。

45）茯苓 30g，栗子 10 枚，糯米 20g，小米 30g。糯米、小米煮成粥，后将茯苓粉、栗子粉加入粥中，煮沸 10～20 分钟，使成稠粥。早晚各服 1 次，每日服 1 剂。

46）芡实 30g，糯米 30g，白果（去壳）10 枚。共煮粥，每日 1 剂，每日 1 次，10 日为 1 个疗程。

47）党参 10g，大枣 20 个，糯米 60g，白糖 50g。党参、大枣煎汤取汁，加入糯米煮粥，粥成后加入白糖。每日 1 剂，分早晚服用。

48）生黄芪、薏苡仁、赤小豆、糯米各 30g，鸡内金粉 9g，金橘饼 2 枚。先用 600mL 水煮黄芪 20 分钟，去渣，依次加薏苡仁、赤小豆、糯米、鸡内金，煮成粥。分 2 次服用，食后嚼金橘饼 1 枚，每日 1 剂。

49）金樱子 30g，粳米 50g，食盐少许。将金樱子洗净与粳米一同加水煮粥，煮成粥后加食盐。每日 1 次，晚上睡前食用。

50）鲜荠菜 250g，粳米 100g。将荠菜洗净，切碎，加粳米共煮成粥。佐餐食用。

51）去子西瓜瓤 1000g，橘饼 30g，粳米 100g。橘饼切丁，与西瓜瓤同放锅内加水 500mL，煮粥。每日 2~3 次食用。

52）桑椹、葡萄干、粳米各 30g。上 3 味洗净煮粥，每日 2 次服用。

53）核桃肉 60g，黑豆 30g，粳米 100g。上 3 味共煮成粥，每日 1 剂，分 2~3 次服用。

54）黑豆 300g，猪肉 100g，食盐、味精、鲜汤、湿淀粉、植物油各适量。将黑豆先用清水泡软后除去皮，沥干水分，待用。把猪肉清洗干净，切成黄豆大小的细粒，待用。将砂锅置于火上，放入植物油烧至五成热，先下猪肉粒煸炒，至水分煸干，再下黑豆煸炒，加入鲜汤、淀粉、味精，盛入碗中，即可食用。具有滋阴补肾、活血利尿的作用，对治疗慢性肾炎效果较好。

55）黑鱼 1 条（约 250g），当归 15g，益母草 30g，红糖适量。将黑鱼除去内脏，清洗干净，加当归、益母草和水，一起炖至肉脱骨，除去骨和药渣，加红糖即可食用。具有祛湿利尿、益气消肿的功效。

56）熟扁豆粒 25g，玉米粉 50g，大枣 10 枚。将玉米用石磨碾成粉末，或直接购买市售玉米粉。将熟扁豆粒、玉米粉、大枣一起放入锅中，放入适量清水，用文火熬煮至熟透即可食用。每日早晚分食。具有健脾利尿的功效。

57）芥菜 300g，鲜香菇 50g，肉末 100g，水豆腐 1 碗，植物油、食盐各适量。将芥菜洗干净，拧干水，待用。锅中入植物油烧热，加入肉末、香菇丁煸炒至五成熟时，下芥菜，煸炒 2~3 分钟后，倒入水豆腐，烧沸后，酌加食盐，煮 3~4 分钟后，盛入汤碗中即可食用。具有开胃健脾、利尿消肿的功效。

58）竹叶菜 60g，淡竹叶 30g。将竹叶菜、淡竹叶分别清洗干净，放入砂锅内，加水同煎 2 次，每次用水 500mL，煎半小时，2 次汁混合，当茶饮用。具有清热祛湿，利尿通淋功效。

59）海带 500g。将海带泡软，切丝，再上炒锅炒干，装入瓷碗内，备用。每次 3g，用开水冲泡，代茶饮用。具有利尿消肿功效。

2. 饮食禁忌

（1）忌动物性脂肪食物　动物性脂肪对高血压和贫血都是不利因素，因为脂肪能加重动脉硬化和抑制造血功能，故慢性肾炎患者不宜食用。在日常生活中可用植物油代替，每日需要量以 60~70g 为宜。

（2）忌植物蛋白质　慢性肾炎患者每日丢失大量蛋白质，必须给予补充，但植物蛋白质中含有大量嘌呤碱，能加重肾脏中间代谢的负担，故不宜用豆制品作为主要营养来补充。

（3）限制液体量　慢性肾炎有高血压及水肿者必须限制液体量，每日摄入量为 1200~1500mL，其中包括饮料及菜肴中的含水量 800mL。如水肿严重，则进水量还要减少。在排尿正常情况下，对液体可不加限制。

（4）忌强烈调味品　因各种香料、胡椒、辣椒、咖喱、大葱、小葱、芥末等都对肾脏有刺激。

（5）限制食盐　有高血压及水肿的患者，应用无盐或少盐饮食，每日不应超过 2~4g。

（6）忌食含有高嘌呤的食物　嘌呤含量高，在代谢过程中会加重肾脏负担，不宜食用。

（7）忌食鸡蛋　鸡蛋的蛋白易形成尿酸，在肾功能不全时易使氮的最终产物积聚于体内，加重肾脏负担。

（8）忌食豆腐丝　因豆腐丝、豆腐皮等含盐量较高，多食可加重肾脏负担，甚至造成水、钠潴留，导致重度水肿。

（9）忌食菠菜　菠菜中草酸与钙盐可结合成草酸钙质的结晶体，大量积聚于肾脏，影响肾脏的功能，加重肾脏疾病。

（10）忌食酱　酱性寒，味咸，含盐量甚高，多食可加重机体的水、钠潴留，增加肾脏负担而加重病情，故肾炎患者不宜多食。

（11）忌食白糖　白糖有促使血液内脂代谢紊乱的作用，肾炎患者多吃白糖会使本已受损的血管系统更受损害，将影响疾病的痊愈。

【药物宜忌】

1. 西医治疗

（1）治疗高血压药

1）利尿药　有容量依赖性高血压及水肿患者可选用利尿药。

①氢氯噻嗪，每次 25~50mg，每日 2 次，酌情间日服用或每周 1~2 次服用，维持剂量可减至每日 12.5~25mg。

②氨苯蝶啶，每次 50~100mg，每日 3 次，饭后服，高血钾患者和严重肾功能不全、肝功能不全者禁用。

③螺内酯，每次 10~30mg，口服，每日 3~4 次；小儿每日 2mg/kg，分 3~4 次口服。用药 5 日后如效果不满意，可加用其他利尿药。大剂量或长期使用可引起低血钠、高血钾，严重肾功能障碍者应经常检查血钾、血钠。

利尿药为基本的一线降压药物，疗效肯定，一般配合其他降压药物联合使用，也可单独使用。长时间使用利尿药易导致电解质紊乱，故本类药物应间歇或与其他药物配合使用，并且定期检查血电解质水平。

2）钙离子拮抗药

①硝苯地平，每次 10mg，口服，每日 3 次。

②尼群地平，每次 10mg，口服，每日 2～3 次。

③氨氯地平（络活喜），每次 5mg，口服，每日 1 次。

④非洛平控释片（波依定），每次 5mg，口服，每日 1 次。

⑤硝苯地平控释片（拜新同），每次 30mg，口服，每日 1 次。

钙离子拮抗药具有抑制钙离子内流作用，能直接松弛血管平滑肌，扩张周围小动脉，降低外周血管阻力，从而使全身血压下降。无论是肾实质性高血压或肾血管性高血压，使用该类药都是安全而有效的，对于已有氮质血症的肾实质性高血压患者，该类药也同样适用。

3）β 受体阻滞药

①美托洛尔（倍他乐克），每次 12.5～25mg，口服，每日 2～3 次。

②阿替洛尔（氨酰心安），每次 50mg，口服，每日 2 次。

③比索洛尔，每次 2.5mg，口服，每日 1 次。

β 受体阻滞药，如美托洛尔、阿替洛尔有肯定的降压效果，此类药物虽降低心排血量，但不影响肾血流量和肾小球滤过率，有减少肾素作用，可治疗肾实质性高血压，但应注意肾功能不全时，要调整剂量和用药时间。上述药物在有房室传导阻滞、失代偿性心功能不全及显著心动过缓者禁用。

4）血管紧张素转换酶抑制药：对肾素依赖性高血压患者首选。

①卡托普利，每次 25mg，每日 3 次，饭前服用。

②贝那普利（洛汀新），每次 10mg，口服，每日 1 次。

③福辛普利（蒙诺），每次 10～40mg，口服，每日 1 次。

④培哚普利（雅施达），每次 4mg，口服，每日 1 次。

以上 4 种药物除降压作用外，尚有减轻蛋白尿、降低肾小球高滤过、减轻肾动脉硬化作用。应用血管紧张素转换酶抑制药时应注意其可引起高血钾（特别是肾功能不全者）。其他的不良反应有皮疹、发热、流感样症状，味觉减退和粒细胞减少较少见。此外，严重肾功能不全患者（血肌酐 >300μmol/L）应慎用或减量使用本类药，以免加重肾功能的损害。

5）血管紧张素 II 受体拮抗药（ARB）

①氯沙坦（科素亚），每次 50mg，口服，每日 1 次。

②缬沙坦（代文），每次 80mg，口服，每日 1 次。

以上两种为新型的降压药物，具体的降压作用机制类似于血管紧张素转换酶抑制药，但是没有后者常见的不良反应，如咽痒、干咳等。在双侧肾动脉狭窄或单侧肾动脉狭窄的患者，由于作用于肾素 - 血管紧张素系统的药物可能使血尿素和血清肌酐升高，建议应对患者监测使用该类药。

（2）抗凝和抗血小板聚集药

1）抗血小板聚集药物

①肠溶阿司匹林，每次 40～80mg，口服，每日 1 次。

②双嘧达莫（潘生丁），每次 75～100mg，口服，每日 3 次，餐前 1 小时服。

③西洛他唑（培达），每次 50mg，口服，每日 3 次；或每次 100mg，口服，每日 2 次。

④盐酸噻氯匹定（抵克立得），每次 250mg，口服，每日 2 次。

2）抗凝药物

①肝素 1000～2000U，深部肌肉注射，每 8 小时 1 次；或 5000～6000U，加生理盐水 100mL 中，静脉滴注，每分钟 20～30 滴。

②华法林，开始剂量为 5mg，口服，每日 2 次。3 日后改为维持剂量 2.5mg，口服，每日 2 次。测凝血酶原时间应在 25～30 秒，药物使用期间应定期（至少每 3～4 周 1 次）检测凝血酶原时间，以防出血。

③达肝素钠（法安明），5000U，每日 1 次，腹壁皮下注射。

④依诺肝素钠（速避凝），4000U，每日 1 次，腹壁皮下注射。

研究证实，抗凝和血小板聚集抑制药物可减轻肾脏病理损伤，延缓肾炎进展，保护肾功能，特别是对增生型肾炎尤为重要。上述药物除具有抗血小板解聚作用外，还有扩张血管及抗凝作用，有出血倾向者慎用或禁用。

（3）激素和细胞毒类药物　国内外对慢性肾小球肾炎是否应用激素和（或）细胞毒类药物尚无统一看法，一般不主张应用。如需应用，应在严格掌握适应证情况下应用。

（4）联合用药

1）水肿明显的患者，在给予降压治疗的同时应联合应用利尿药（如呋塞米、氢氯噻嗪等）利尿消肿。

2）对于高血压患者，用药应采用最小的有效剂量，以获得可能有的疗效而使不良反应减至最小。为使降压效果增大而不增加不良反应，用单药治疗疗效不佳时可采用两种或两种以上药物联合治疗（如利尿药＋血管紧张素转换酶抑制药，β 受体阻滞药＋钙离子拮抗药，血管紧张素转换酶抑制药＋钙离子拮抗药）。

3）下列情况可考虑联合抗凝及血小板解聚药

①有明确高凝状态和某些易引起高凝状态病理类型（如膜性肾病、系膜毛细血管性肾炎）。

②经糖皮质激素长期治疗疗效不佳，肾穿刺活检病理显示为局灶、节段性肾小球硬化症等对糖皮质激素不敏感的病理类型。

③虽然肾脏病理显示为轻度系膜增生性肾炎或微小病变肾病，但糖皮质激素治疗不敏感，且血浆纤维蛋白原降解产物明显增高，D－D 二聚体阳性者。

4）对于顽固性蛋白尿的患者，可以配合中医中药治疗，往往可以达到事半功倍的疗效。

2. 中医治疗

（1）辨证治疗

1）肺肾气虚，水湿内蕴证

主症：面色萎黄且见水肿，少气无力，易感冒，腰脊酸痛，舌淡，有齿痕，脉细沉。

方药：蝉蜕、防风各9g，茯苓18g，白术、泽泻各15g，黄芪、车前子、益母草各30g，泽兰12g，僵蚕6g。

用法：每日1剂，水煎服。

2）脾肾阳虚，水湿泛溢证

主症：面色㿠白，畏寒肢冷，神疲倦怠，遗精阳痿或月经不调，腰脊酸痛或肢酸腿软，纳呆或便溏，舌淡胖，有齿印，脉沉细或沉细无力。

方药：黄芪、茯苓、车前子（包）、益母草、太子参各30g，桂枝、锁阳、泽泻、蝉蜕、巴戟天各12g，山药15g，泽兰18g，僵蚕6g。

加减：如外感风寒者，用麻黄连翘赤小豆汤加减；属风热者，用银翘散合五苓散加减；全身中度以上水肿或胸腔积液、腹水者，选加黑白丑、椒目、大腹皮、陈葫芦。

用法：每日1剂，水煎服。

3）肝肾阴虚，湿热留恋证

主症：眩晕耳鸣，目睛干涩或视物模糊，口干咽燥，五心烦热，腰脊酸痛或梦遗或月经失调，小便短涩，大便不畅，舌红少苔，脉弦细或细数。

方药：生地黄、野菊花、牛膝各15g，知母、女贞子、枸杞子各12g，地龙、丹参各18g，益母草30g，僵蚕6g，蝉蜕9g。

加减：湿热致咽痛者，加黄芩、山豆根、虎杖各12g，牛蒡子9g，或六神丸含化；皮肤疖肿疮疡者，加七叶一枝花18g，半枝莲、金银花、蒲公英各3g，或牛黄解毒片；脘闷纳呆，苔黄厚腻者，加藿香12g，生薏苡仁30g，佩兰18g，厚朴15g，黄连9g；小便涩痛不利者，加车前草、土茯苓、白茅根各30g，萹蓄18g。

用法：每日1剂，水煎服。

4）气阴两虚，瘀血内阻证

主症：面色无华或面色晦暗，少气乏力或易感冒，午后低热或手足心热，口干咽燥或长期咽痛，咽部暗红，舌偏红，少苔，脉弦或细数或细涩。

方药：生黄芪、丹参、益母草、太子参各30g，生地黄、山茱萸、茯苓各15g，山药18g，女贞子、牡丹皮、泽泻、蝉蜕各12g，僵蚕9g。

加减：瘀血明显者，加莪术、水蛭各12g。

用法：每日1剂，水煎服。

（2）中成药

1）兼湿热证以胸脘痞闷，口苦咽干为主症，可选用火把花根片。

2）兼血瘀证以面色晦滞，眼圈发黑为主症，可选用大黄胶囊、水蛭素胶囊等。

3）肾阴不足，以五心烦热，腰酸遗精，头晕耳鸣为主症者，可选用六味地黄丸、知柏地黄丸、杞菊地黄丸等。

4）百令胶囊、金水宝胶囊、虫草胶囊适用于各种证型的慢性肾小球肾炎。

（3）验方

1）山药20g，附片、黄芪、车前子、泽泻、党参、补骨脂、白术、陈皮各10g，丹参30g，益母草、猪苓、茯苓各15g。每日1剂，水煎服。

2）白术、山药各9g，薏苡仁根、大蓟根各30g，石韦、扦扦活各15g，芡实12g，炒陈皮6g，莲须3g。每日1剂，水煎服。

3）楮实子、牛膝各15g，黄柏10g，鹿衔草、半枝莲、金雀根、益母草、草薢、徐长卿、白茅根各30g。每日1剂，水煎服。另服肿节风片5片。

4）党参、薏苡仁各15g，茯苓皮25g，黄芪20g，甘草6g，白术、山药、牛膝、猪苓、桂枝各12g。每日1剂，水煎服。

5）冬瓜子、冬瓜皮、黄芪各150g，猪苓、厚朴各30g，茯苓75g，炒苍术、炒白术、汉防己、炒泽泻、桂枝、白芍、大腹皮、萹蓄、党参各50g，炙甘草6g。上药研极细末，炼蜜为丸，每丸重10g，每次服1丸，每日3次。

6）生晒参（药汤炖）10g，杜仲、车前子（包）各20g，黄芪、茯苓皮各30g，地骨皮、泽泻各15g。每日1剂，水煎服。

7）莲子、芡实、山药、茯苓、党参、黄芪各20g，冬虫夏草、杜仲各10g。每日1剂，水煎服。猪脬1~2个共炖服（视患者食欲，可适当加猪瘦肉或猪排骨共炖服）。

8）荆芥、紫苏叶、连翘各10g，防风、甘草、麻黄各6g，忍冬藤20g，乌梅15g，大枣5枚。每日1剂，水煎服。

9）白术12g，防风、金银花、连翘、僵蚕各9g，蝉蜕6g，黄芪、党参、六月雪、玉米须、紫花地丁各15g，白茅根30g。每日1剂，水煎服。

10）黄芪、薏苡仁各30g，益母草20g，车前子、海螵蛸、芡实、茯苓、丹参、知母、杜仲各15g，泽泻、郁金各12g。每日1剂，水煎服。

11）连翘10g，益母草、金银花、萹蓄、瞿麦各15g，白花蛇舌草、半枝莲、蒲公英、紫花地丁各30g。每日1剂，水煎服。

12）黄芪、丹参、益母草、白茅根各18g，党参、白术、杜仲、桑寄生、草薢、大蓟、小蓟、茯苓各12g，金樱子9g，生牡蛎、山茱萸各15g，生甘草6g。每日1剂，水煎服。

13）黄芪、茯苓各15g，山茱萸9g，黄柏6g，牡蛎20g，杜仲、白茅根、金樱子各12g。每日1剂，水煎服。

14）炒白术10g，生甘草3g，金银花、制僵蚕各12g，玄参15g，桔梗、炒黄芩各6g，车前子、白花蛇舌草、太子参、茯苓、白茅根各30g。每日1剂，水煎服。

15）乌梅、桑螵蛸、五味子各4g，防风3g，甘草2g，雷公藤、白花蛇舌草各7g，生黄芪10g，柴胡、红花、桃仁各5g，熟地黄6g。每日1剂，水煎服。

16）猪苓20g，生地榆、泽泻、滑石、白芍、女贞子、墨旱莲各15g，茯苓、半枝莲、白茅根各30g，茜草、阿胶（烊化）、泽兰各10g。每日1剂，水煎服。

17）芡实 30g，白术、茯苓各 12g，山药 15g，菟丝子、金樱子、黄精各 24g，百合 18g，枇杷叶、党参各 9g。每日 1 剂，水煎服。

18）黄芪、丹参各 15～30g，仙茅、金樱子、白果、蝉蜕各 10g，山茱萸、猫爪草各 15g。每日 1 剂，水煎服。

19）熟地黄 24g，当归、麦冬、知母各 10g，牛膝 12g，白芍、丹参各 20g，生黄芪、白茅根、刘寄奴各 30g，艾叶炭 6g。每日 1 剂，水煎服。

20）豆豉 15g，生栀子 10g，荠菜 30g。每日 1 剂，水煎服。

21）丹参、当归各 20g，川芎、益母草各 15g，全蝎、水蛭各 6g。每日 1 剂，水煎取汁，浓缩至 100mL，早晚 2 次分服。

22）丹参 20～30g，益母草 30～60g，赤芍、当归、川芎各 15～20g。每日 1 剂，水煎服。

23）黄芪、益母草、白茅根各 30g，党参 20g，茯苓、泽泻、生地黄各 15g，牡丹皮 10g，山茱萸 5g。每日或 2 日 1 剂，水煎服。

24）太子参、黄精、玄参各 30g，麦冬、茯苓各 12g，生地黄、牡丹皮各 10g，山药、泽泻各 15g，百合 20g，甘草 6g。每日 1 剂，水煎服。

25）黄芪 15g，锁阳 12g，蝉蜕 10g，木香 10g，泽兰、山药各 18g，全蝎 2.5g。每日 1 剂，水煎服。

26）肾炎散：穿山甲（代）、海藻、乌梢蛇、僵蚕、龟甲各 3g，琥珀、血竭、海马各 1g。为成年人一日剂量，共为细末，装空心胶囊，分 3 次服，儿童酌减。肾炎合剂：白术 15～60g，黄芪 20～60g，太子参、山药各 20g，毛冬青、益母草各 30～60g，皂角刺、石韦、连翘各 15g，干蟾蜍皮 3～5g。

27）黄芪、党参、枸杞子、五加皮各 30g，茯苓 50g，白术、车前子、芡实各 20g，金樱子、白芍、生地黄各 15g，附子、肉桂、木香各 10g，葶苈子 7g。上药共研为细末，炼蜜为丸，每丸重 10g，每次 2 丸，每日 3 次，温开水送服，30 日为 1 个疗程。

28）黄芪、川芎各 30g，败酱草、益母草各 15g。每日 1 剂，水煎服。

29）党参、黄芪各 30～60g，当归、胡芦巴、锁阳、益母草、牛膝、鹿衔草、徐长卿各 10～15g。每日 1 剂，水煎服。

30）生黄芪 30g，地龙、桃仁、当归、泽兰各 10g，赤芍、益母草、马鞭草各 15g，红花 6g。每日 1 剂，水煎服。

31）黄芪、党参、白术、熟地黄、白芍、车前子、芡实、金樱子各 15g，山药、菟丝子各 30g，山茱萸 12g，甘草 6g。每日 1 剂，水煎服。

32）生地黄（或生地黄炭）30g，玄参、麦冬各 15g，知母、黄芩（或黄芩炭）各 12g。每日 1 剂，水煎服。

33）生黄芪 30～60g，白术、淫羊藿、菟丝子各 10～15g，丹参、益母草、石韦、白茅根、山药各 15～30g。每日 1 剂，水煎服。

34）丹参 25g，益母草 60g，赤芍、防己、大腹皮各 15g，红花、巴戟天各 10g，黄芪、川芎、淫羊藿、椒目各 12g。每日 1 剂，水煎服。

35) 白扁豆、赤小豆、黑大豆、忍冬藤各30g，紫花地丁、凤尾草、芡实各12g，玉米须10g。每日1剂，水煎服。

36) 当归、赤芍、川芎、红花各10~15g，丹参15g，桃仁10g，益母草、金银花、板蓝根、紫花地丁（或蒲公英）各20g。每日1剂，水煎服。

37) 生地黄20g，山药、墨旱莲各25g，牡丹皮、山茱萸、知母、黄柏、泽泻各10g，茯苓15g，生龙骨（先煎）、生牡蛎（先煎）、车前子各30g。每日1剂，水煎服。

38) 当归、川芎、猪苓、泽泻各12g，丹参、益母草、车前子、白茅根各30g，桃仁10g，金银花、连翘各18g。每日1剂，水煎服。

39) 黄芪、薏苡仁各30g，益母草、车前子、海螵蛸、芡实、茯苓、丹参、知母、杜仲各15g，泽泻、郁金各12g。每日1剂，水煎服。

40) 鲜小蓟、蒲公英各50g，石韦、白茅根、芡实、白术、黄芪、薏苡仁、生地黄、益母草各30g，茯苓、猪苓各15g，大黄、三七粉（冲）各5g。每日1剂，水煎服。

41) 蜈蚣4条，僵蚕、茯苓各12g，露蜂房、泽泻各10g，益母草15g，半枝莲、黄芪各20g。每日1剂，水煎服。

42) 清水全蝎、斑蝥、红娘子、橘皮、马钱子。上药按中等内服量匹配。炮制后共研为细末，装入胶囊，每粒0.3g，每次4~6粒（小儿及体弱者减量），每日1~2次，温开水送下，连服10日为1个疗程。

43) 巴戟天、萆薢各30g，黄芪60g，茯苓20g，桑白皮、大腹皮各15g，陈皮、生姜皮各10g，甘草6g，每日1剂，水煎服。

44) 黄芪60g，牡蛎（先煎）、泽泻、补骨脂、土茯苓、黄柏各12g。每日1剂，水煎服。

45) 金银花、蒲公英、焦山楂、牡丹皮各15g，连翘、黄柏各12g，菟丝子、白茅根各18g，生地黄90g，茜草、益母草各20g，红花5g。每日1剂，水煎服。

46) 川芎、红花各12~18g，丹参、鸡血藤各18~30g。每日1剂，水煎服。

47) 菟丝子、肉苁蓉、淫羊藿、熟地黄、女贞子、泽泻、白术各12g，生黄芪30g，茯苓、生甘草各9g。每日1剂，水煎服。

48) 川乌6g，熟附子、肉桂各3g，商陆、麝香各1g，鸡血藤、灵芝、枳实各10g，当归15g。每日1剂，水煎服。

49) 熟地黄、丹参、泽泻、黄芪、杜仲各15g，山药、茯苓、车前子、牡丹皮、山茱萸各10g，党参12g，肉桂6g。每日1剂，水煎服。

50) 黄芪、冬葵子各30~50g，白术、当归、苦参各10~15g，茯苓15~25g，丹参各15~30g。每日1剂，水煎服。

51) 地龙、马尾松针、石兰、山茶根、一枝花、连翘、龙葵草、红根、大黄各10g。上药加水1000mL，文火煎煮留取500mL，高压灭菌，加蔗糖、防腐剂装瓶备用。成年人每服100mL，每日2次。儿童视年龄每服10~15mL，每日2次。30日为1个疗程。

52）生地黄、玄参、石斛、白茅根、金银花各30g，牛膝、泽泻各10g，牡丹皮、知母、赤芍各12g。每日1剂，水煎服。

53）党参、山药、茯苓、白扁豆、芡实各15g，白术12g，薏苡仁25g，黄芪30g，砂仁、陈皮各6g，甘草5g。每日1剂，水煎服。

54）党参、白扁豆、薏苡仁各30g，白术20g，山药、茯苓各15g，鸡内金10g，陈皮8g，炙甘草5g。每日1剂，水煎服。

55）黄芪、茯苓、益母草各30g，党参20g，附子（先煎）、桂枝各10g，泽泻、车前子、防己、淫羊藿、补骨脂、女贞子、菟丝子、丹参各15g。每日1剂，水煎服。

56）枸杞子、野菊花、制何首乌各10g，生地黄、刺蒺藜、续断、豨莶草各12g，磁石（先煎）15g，生牡蛎（先煎）20g。每日1剂，水煎服。

57）黄芪、山药、薏苡仁、白茅根、益母草各30g，党参、泽泻各15g，茯苓25g，苍术10g，砂仁（后下）3g。每日1剂，水煎服。

58）山药、白术、苍术、党参、白芍、车前子各15g，茜草、炙甘草、陈皮、柴胡、荆芥炭各10g。每日1剂，水煎服。

59）鹿角片、巴戟天、杜仲、猪苓、商陆、黑白丑各9g，肉桂3g，附子（先煎）4.5g，黄芪、椒目各20g，泽泻、茯苓各15g。每日1剂，水煎服。

60）生黄芪、益母草各15～30g，汉防己、赤芍、白术、泽泻、芡实各15g，川芎10g，车前草30g。每日1剂，水煎服。

61）龙骨（先煎）、牡蛎（先煎）、金樱子、沙苑蒺藜各15g，炙黄芪30g，金毛狗脊、薏苡仁、芡实、地龙、萆薢各10g。每日1剂，水煎服。

62）芡实、山药各30g，菟丝子20g，黄芪、黄精、金樱子、百合各15g，白术、茯苓各12g，山楂、枇杷叶各10g，水蛭粉（冲）3g。每日1剂，水煎服。

63）党参25g，黄芪、山药、煅龙骨（先煎）、煅牡蛎（先煎）、益母草各30g，覆盆子、金樱子、芡实、白术、茯苓、丹参各15g。每日1剂，水煎服。

64）蝉蜕5g，制僵蚕、地龙、乌梢蛇各9g，土鳖虫3g，生黄芪、益母草、白茅根、芡实各15g，鹿衔草30g。每日1剂，水煎服。

65）知母、黄柏各10g，山茱萸、泽泻各15g，车前草、猪苓各12g，白茅根30g，茯苓、白花蛇舌草20g，桂枝6g。每日1剂，水煎服。

66）白术、山药各30g，党参6g，车前子（包）12g，黑芥穗、苍术各10g，甘草、陈皮、柴胡各3g。每日1剂，水煎服。

67）丹参30g，车前子20g，山药、生地黄、茯苓、牛膝各15g，山茱萸、泽泻、牡丹皮、桑白皮各10g，大黄2～6g。每日1剂，水煎服。

68）知母、益母草各15g，黄柏12g，生地黄20g，水蛭6g，车前子30g，红藤、桂枝各10g。每日1剂，水煎服。

69）黄芪15～30g，党参、白术、茯苓各12g，当归、桃仁、红花、川芎各10g，丹参30g，益母草12～30g，马鞭草30g，蜈蚣1～3条。每日1剂，水煎服。

70）党参、白术、黄芪、益母草各20g，茯苓、山药、芡实、白扁豆、车前子、丹参各 15g，甘草 10g。每日 1 剂，水煎服。

71）熟地黄、枸杞子、金樱子、黄芪、茯苓、党参、白术各 15g，菟丝子、淫羊藿各 20g，五味子 10g。每日 1 剂，水煎服。

72）黄芪、白花蛇舌草各 30g，党参、石莲子各 20g，地骨皮、银柴胡、白术、茯苓、麦冬、女贞子各 15g，甘草 10g。每日 1 剂，水煎服。

73）生地黄、枸杞子、山茱萸、女贞子、墨旱莲、白花蛇舌草各 20g，牡丹皮、桑寄生、白茅根、当归各 15g。每日 1 剂，水煎服。

74）生地黄、茯苓、萹蓄、败酱草、小蓟各 20g，白花蛇舌草各 30g，牡丹皮、茜草、车前子（包煎）各 15g。每日 1 剂，水煎服。

75）黄芪 25g，党参、白术、山药各 20g，茯苓、茜草各 15g，柴胡、甘草梢各 10g，当归 12～15g，藕节 30g。每日 1 剂，水煎服。

76）党参、黄芪各 20g，生地黄、苍术、白术各 15g，山茱萸、泽泻、墨旱莲各 10g，茯苓、白茅根、益母草各 30g，牡丹皮 2g，薄荷（后下）3g，三七粉（冲服）1.5g。每日 1 剂，水煎服。

77）女贞子、墨旱莲、侧柏叶各 18g，白茅根、石韦、益母草、马鞭草、白花蛇舌草各 30g。每日 1 剂，水煎服。

78）炙龟甲（先煎）、血余炭各 15～30g，鹿角胶（烊化）、阿胶（烊化）各 6～10g，生地黄、山药、白茅根各 30g，山茱萸、枸杞子、当归、女贞子、墨旱莲、柏子仁各 10g。每日 1 剂，水煎服。

79）太子参 20g，生地黄、墨旱莲各 15g，麦冬、牡丹皮、知母、女贞子、白芍、侧柏叶各 10g，五味子、生甘草各 5g。每日 1 剂，水煎服。

80）黄芪 50g，地龙、菟丝子各 15g，川芎、砂仁、人参各 10g，益母草、枸杞子各 20g。每日 1 剂，水煎服。

3. 用药禁忌

（1）不同人群的用药宜忌

1）老年期疾病特点之一即多病情，且呈慢性重症，使老年人用药机会和种类明显增多，疗程亦长。合并用药的机会多，必然出现药物的相互作用增多，不良反应发生率随着增多。另外，老年人各脏器功能减退，自身稳定机制降低，亦是药物不良反应发生率增多的原因。老年人用药一定要掌握少而精的原则，选择药物时要考虑到既往疾病及各器官的功能情况，有些病证可不用药物治疗的就不要滥用药物。老年人对药物耐受能力差，个体差异增大，半衰期延长，原则上用药剂量宜小，间隔宜长。一般情况下，65～80 岁者用成年人剂量的 3/4～4/5，80 岁以上者，则只需 1/2 即可。对于老年慢性肾小球肾炎患者的治疗以防止或延缓肾功能进行性减退为目标，一般不主张给予激素及细胞毒药物，多采用综合措施。

①限制食物中蛋白质及磷的摄入量，以此减轻肾小球内高压、高灌注及高滤过状态，延缓肾小球硬化。每克蛋白质中约含磷 15mg，限制蛋白摄入量后亦达到了低磷饮食（少于每日 600mg）的目的。

②积极控制高血压，可选择钙离子拮抗药、β 受体阻滞药、血管紧张素转换酶抑制药、血管扩张药，降压不宜过猛、过低，以免减低肾血流量。

③长期应用血小板解聚药，能延缓肾功能减退。双嘧达莫用量要大（每日 300～400mg），阿司匹林用量宜小（每日 40～80mg），才能起到抗血小板聚集作用。

2）婴儿及儿童抵抗力低，须采取积极的预防措施以防止感染的发生。一旦发生感染，应立即予以强有力的抗感染药物。用药上，由于肝、肾没有发育健全，婴儿及儿童对药物的代谢不及成人，故用药应严格采用婴幼儿及儿童用量，以免损害肝、肾功能。

①对肝、肾功能异常的患者，应尽量避免应用有损肝、肾功能的药物。如确须使用，应减量使用或选用肝、肾双通道排泄的药物，以减少药物对肝、肾功能的损伤，并定期复查肝、肾功能。

②对于有血小板减少史或过敏史，发生出血或有严重出血倾向的连续性凝血障碍者，应慎用抗凝和抗血小板聚集药，以免引起出血。

③伴有氮质血症的患者使用血管紧张素转换酶抑制药时剂量不宜过大，且应密切观察肾功能，更不宜使用保钾利尿药，以免发生高钾血症。

④血管紧张素转换酶抑制药（ACEI）不宜与钾盐、含钾药物及保钾利尿药（如螺内酯、氨苯蝶啶）合用。螺内酯与氨苯蝶啶均为保钾利尿药，两者亦不宜合用，否则均会导致高钾血症。

（2）用药过程中可能出现的问题

1）对于长期使用噻嗪类利尿药（如氢氯噻嗪）降压或消肿的患者，易出现低血钾症，症状表现为乏力、腹胀，严重者可有心律失常。因此，常结合保钾利尿药或血管紧张素转换酶抑制药使用，并应定期检查血电解质，必要时予以补钾。

2）应用钙离子拮抗药（如氨氯地平、非洛地平）时可引起面部潮红、头痛、心悸、头晕及疲劳。上述反应通常在治疗开始或增加剂量后出现，在治疗数日后可自行消失。

3）少数人服用血管紧张素转换酶抑制药后血尿素氮和肌酐增高，停用后即可恢复。对于这类并发有肾功能异常的患者，在应用本药的头几周要密切监测肾功能，以后应定期检查肾功能。

4）对于肝素过量应用引发的严重出血患者，可静脉注射鱼精蛋白急救，1mg 可中和 100～120U 肝素。

（3）给药方法

1）煎药：若在慢性肾小球肾炎的急性发作期或中途感冒期，用药一般以祛风药为主，一般用较大火急煎 10～15 分钟即可。平时，一般多用滋补之品，宜先用砂锅将药放入，加水以浸没全部药材为宜，浸泡半小时后，置于火上，武火煎沸，改用文火慢煎，滤后放温，备用。注意，一般有阳虚者用附片，该药应先煎，以消减其毒性。方法：可将附片先煎，沸后半小时，再放入其他药，一起煎煮，30～40 分钟可下火。石类药应先煎，方法同附片。胶类，如阿胶、鹿角胶等，宜烊化，即将药渣滤出后，放入胶类药，置火上煮沸，边煮边搅，直到完全溶化。若有贵重药，如人参，应单味先煎，煮好后另服或对入其他药液。若有其他药，如车前子等，宜用纱布包煎，以免混入药液。同时，若水肿明显、小便不利时，原则上限制饮水量，故药液应放在火上浓煎。

2）服法：一般情况下，中药每日服 2 次。解表药宜热服，服后加盖衣被，以助水邪从汗而出，但注意不可以大汗以防虚脱。若病重可采用每日 1.5 剂，即服 3 次，但应在医生的指导下进行。同时，应注意服药后的变化，记录病人的小便次数，以收集全面的资料，供医生参考。

3）灌肠药的煎煮方法：慢性肾炎若出现肾功能不全，需要灌肠治疗时，其药液的煎法同上，但一般需要浓煎，以保证药液的总液体量，浓缩后的药液多为100～300mL。

（4）服药饮食禁忌

1）服排钾利尿药期间不宜多吃味精：味精的主要成分为谷氨酸钠，在服用利尿药期间若过食味精，即可加重水、钠潴留，又可协同排钾，增加低血钾的发生率，故应少用味精。

2）服氢氯噻嗪不宜高盐饮食：服用氢氯噻嗪期间若食盐过多（如过食咸菜、腌鱼、腌肉等），不利于本药利尿作用的发挥。

3）服排钾利尿药忌同时饮酒及含醇饮料：排钾利尿药可导致体内钾减少，而酒及含醇饮料（啤酒等）亦可使钾减低，若两者同服则可加重体内低血钾症状。

4）服保钾利尿药忌食含钾高的食物：因保钾利尿药（如螺内酯、氨苯蝶啶等）可引起血钾增高，若与含钾高的食品（如蘑菇、大豆、菠菜、榨菜、冬菜等）同用，易致高钾血症。

5）服螺内酯忌高盐食品：在服螺内酯期间若过食高盐食品（如咸菜、腌肉等），会降低本药疗效。

6）服糖皮质激素药物忌过食含钙食物：因为服用糖皮质激素期间过食含钙食物（如牛奶、奶制品、精白面粉、巧克力、坚果等）会降低疗效。

7）服糖皮质激素忌高盐饮食：因为糖皮质激素具有保钠排钾作用，故高盐饮食易引起水肿。

8）服糖皮质激素忌大量食糖：由于糖皮质激素（如氢化可的松、泼尼松、地塞米松等）可促进糖原异生，并能减慢葡萄糖的分解，有利于中间代谢产物（如丙酮酸和乳酸等）在肝脏和肾脏再合成葡萄糖，增加血糖的来源，亦减少机体组织对葡萄糖的利用，故致血糖升高。因此，服用糖皮质激素要限制糖的摄取。

（5）本病用药禁忌

1）忌易引起免疫反应的药物：某些药物应用后可引起免疫反应而累及肾小球，如蛇毒、天花粉、三甲双酮等。

2）忌用有肾毒性的中药：药理研究发现，防己、厚朴、马兜铃可引起肾间质炎症和纤维化；甘草可导致水、钠潴留，加重水肿；大剂量木通可致肾衰竭；斑蝥可在体内蓄积中毒，有肾毒性作用。故以上药物本病患者均当禁用或慎用。

3）忌滥用对肾脏有损害的药物：抗生素中的庆大霉素、卡那霉素、链霉素及磺胺类药、四环素类等，主要经肾脏排泄，肾脏发生病变时排泄率降低，药物易在体内积蓄，引起中毒症状，加重肾脏负担，不利于病情的康复。故无明显感染体征者，一般不用抗生素，需要应用时亦应选择对肾脏无毒或毒性小的抗生素（如青霉素等）。此外，甲苯磺丁脲、丙磺舒、苯乙双胍等对肾脏也有损害，亦当慎用。

4）慎用钙离子阻滞药及硫酸镁降压：高血压为本病常见的并发症，钙离子阻滞药（如地尔硫草、硝苯地平等）能降低全身血压，但对肾小球无保护作用，其中硝苯地平对压力传导和肾小球损伤的有害作用已经证实。另外，硫酸镁降压效果并不可靠，如肾功能不佳者，还可引起高镁血症，故应慎用。目前多主张选用血管紧张素转换酶抑制药降低血压。

（6）直接肾毒性的药物

1）损害肾的药物：氨基糖苷类、多黏菌素类、青霉胺、万古霉素、保泰松、抑菌肽、吲哚美辛、紫霉素、布洛芬、两性霉素 B、非那西丁、二甲金霉素、对乙酰氨基酚、水杨酸钠、氨甲蝶呤、环孢素、甲氧氟烷，以及汞、锂、金剂等。

2）变态反应：青霉素类、先锋霉素类、磺胺类及利福平、呋塞米、硫唑嘌呤、三甲双酮、苯妥英钠，以及血管紧张素转换酶抑制药、噻嗪类利尿药易致变态反应。

（7）药物间禁忌

1）β 受体阻滞剂

①强心苷、利尿药：β 受体阻滞剂抑制心肌收缩力，可诱发心力衰竭，应先用强心苷与利尿剂。β 受体阻滞剂与洋地黄类联用，可发生房室传导阻滞而致心率过缓，应予严密观察。

②维拉帕米：心得安不宜与维拉帕米联用。在治疗血药浓度下，维拉帕米和甲磺丁脲均可显著抑制美托洛尔的总代谢。

③地尔硫草：与美托洛尔联用，在药效学和药动学上均有相互作用。两药联用，美托洛尔的血药峰浓度升高很多，并可出现心动过缓等不良反应。两药联用时应适当调整用药剂量。

④多巴酚丁胺类：与 β 受体阻滞剂有拮抗作用，两药不宜联合应用。

2）普萘洛尔

①地高辛：与心得安联用具有协同性抗心力衰竭效应，但易引起心动过缓和传导阻滞。

②奎尼丁：与心得安联用治疗快速型心律失常，疗效迅速可靠，但可加剧心肌抑制。

③维拉帕米（异博定）：与心得安联用治疗心绞痛有效，但加剧心肌抑制，剂量越大心功能越差。心得安与异博定联用有引起严重心衰或休克的病例报道。

④胺碘酮：与心得安联用可加重房室传导阻滞、心动过缓，甚至可发生晕厥和心脏停搏。

⑤双异丙吡胺：与心得安联用负性肌力作用增强，加重心动过缓和传导阻滞。

⑥利多卡因：心得安可使其血药浓度升高，必须联用时利多卡因应减量。

⑦慢心律：与心得安联用抑制室性早搏及室性过速有协同作用，联用时可减少用量和毒性反应。

⑧硝苯地平：与心得安联用可提高抗高血压疗效，并对劳力型和不稳定型心绞痛有较好疗效，但易致心力衰竭和低血压。

⑨可乐定：心得安可拮抗其降压作用，联用易发生停药反应，如已联用者，停药时应先停 β 受体阻滞剂，以防血压反跳。

⑩哌唑嗪：心得安可加重哌唑嗪"首剂晕厥反应"，发生低血压、心动过速等，联用应减少首剂用量。

⑪氟西汀：与心得安联用可引起心脏传导阻滞、心动过缓和晕厥。服用美托洛尔者加服氟西汀可产生严重嗜睡和心动过缓。

⑫利血平、胍乙啶、甲基多巴：与心得安联用可增强降压效果，但可诱发心力衰竭、心动过缓、昏厥及加重嗜睡等副作用。心得安与胍乙啶和甲基多巴呈相加性降压作用。

⑬单胺氧化酶抑制剂（如优降宁）：与心得安联用可导致高血压。

⑭酚苄明：可提高心得安降压效果，减少副作用，但心得安可降低酚苄明对肢端血管痉挛疾病的疗效。

⑮麦角胺：与心得安联用治疗偏头痛有效，但心得安可加强麦角胺血管收缩作用，易引起肢体血管痉挛。

⑯肾上腺素：与心得安联用可发生异常高血压和心动过缓（包括含有肾上腺素的局麻药）。

⑰舒喘灵：心得安可对抗舒喘灵的支气管舒张作用。

⑱多巴胺：其心脏活性作用可被心得安所拮抗，降低疗效。

⑲制酸剂：其所含钙、铝、镁离子的吸附作用，可降低心得安生物利用度，必须同服时应加大心得安剂量。

⑳西咪替丁：与心得安联用易引起心动过缓和低血压，应减少心得安剂量30%。甲氧乙心安可增加西咪替丁代谢。

㉑非甾体抗炎药：与心得安呈药理性相互拮抗作用，联用可降低抗高血压疗效。

㉒氯丙嗪：抑制心得安代谢，联用时两药作用均增强，易发生严重低血压和晕厥，联用 3~4 日后不良反应更加显著。

㉓巴比妥类：可增加心得安类代谢和排出，降低疗效。

㉔全身麻醉：可增加心得安类诱发低血压和心动过缓危险。应用心得安病人需要紧急全麻手术时，可选用胰高血糖素、阿托品或多巴胺等对抗其低血压、心动过缓及负性肌力作用。

㉕氨苄青霉素：可降低氨酰心安血浓度，必须联用时后者剂量应加倍。

㉖异丙肾上腺素：禁忌与心得安联用于哮喘患者，但甲氧乙心安与异丙肾上腺素等支气管扩张药之间，无不良相互作用。

㉗胰高血糖素：可拮抗心得安负性心肌力作用，心得安可减弱胰高血糖素升血糖作用。

㉘降血糖药：心得安可增强降血糖作用，并可遮盖低血糖症状。

㉙阿托品：可消除心得安所致心动过缓，心得安可消除阿托品所致心动过速。

㉚龟龄集：心得安可部分降低龟龄集的强心作用，但联用仍可增强心肌收缩作用。

㉛海风藤：心得安可阻断其降低冠状动脉阻力作用。

㉜肉桂、桂枝：心得安可抑制其增强心肌收缩力和增加心率作用。

㉝细辛：心得安可阻断细辛兴奋 β 受体效应。

㉞川芎：心得安可阻断川芎嗪强心、扩张冠状动脉等 β 受体激动剂样作用。

㉟丹参：可拮抗心得安收缩冠状动脉作用，而心得安可阻断丹参松弛支气管平滑肌作用。

㊱附子：心得安可减弱或完全拮抗附子（去甲乌药碱）的 β 受体激动剂作用。

㊲黄连：心得安预先给予可明显降低黄连解毒汤的降压作用，但可增强黄连素抗心律失常作用。

㊳佛手：佛手甾醇是 β 受体阻滞剂，与心得安属于同效药物，故两药不宜联用。

㊴买麻藤：其总碱及有效成分去甲乌药碱属于 β 受体激动剂，心得安可消除其部分作用。

㊵银杏叶：其支气管扩张作用可被心得安所拮抗。

㊶萝芙木：可增强心得安的 β 受体阻滞作用，造成心肌过度抑制，两药如须联用应监测心脏功能和血压。

㊷碱性中药：可延迟胃排空速率，降低心得安吸收。氢氧化铝凝胶可吸附心得安，使其血药浓度降低 57%。

㊸骨化三醇：可抑制心得安所致表皮异常角化和增殖，以及真皮内炎性细胞浸润。机制：骨化三醇可与角朊细胞膜上相应受体结合，抑制 DNA 合成，使角朊细胞分化为鳞状无核细胞。

㊹吗啡：与心得安联用中枢神经系统抑制作用加强，甚至引起死亡。

㊺利福平：可降低心得安作用（加速代谢）。

3）钙拮抗药

①钙通道阻滞药避免与下列药物联用，以避免发生非典型室性心动过速：部分 β 受体阻滞剂、奎尼丁、普鲁卡因胺、胺碘酮、利多卡因。

②钙拮抗剂应避免与下列药物联用，以避免诱发药源性帕金森综合征：利血平、甲基多巴等抗高血压药，吩噻嗪类及丁酰苯类抗精神病药，甲氧氯普胺等胃肠动力药，均可诱发药源性帕金森综合征。

③钙拮抗剂间的联合应用

a. 不同的钙拮抗剂对心血管有不同的选择性，对心脏和血管的选择性维拉帕米是 1∶1，地尔硫䓬是 5∶1，硝苯地平是 1∶2，前二者可抑制心脏，与硝苯地平联用可克服心率过快、增加心肌耗氧量的不良反应，但必须小心观察，以免引起不良后果。

b. 维拉帕米与地尔硫䓬不能联用，以免发生对传导系统和心肌抑制作用叠加。作用基本相同的二氢吡啶类联用也可使不良反应叠加。

c. 老年中度高血压患者合并脑血管疾病时，硝苯地平可与尼莫地平联用。清晨服用硝苯地平后 2～3 小时，降压作用最强，联用尼莫地平不增强此作用，说明尼莫地平首先是作用于脑血管，与硝苯地平无论短期或长期联用，在药效学和药动学方面的相互影响很少，相互的剂量不必调整。

④β 受体阻滞剂

a. 在高血压病的治疗中，二氢吡啶类钙拮抗剂与 β 受体阻滞剂是最有效的联用。钙拮抗剂能抑制 β 受体阻滞剂的收缩血管作用，而 β 受体阻滞剂可防止二氢吡啶类钙拮抗剂引起的心动过速和交感神经活化。两药联用可降低血清胆固醇等心血管疾病危险因素，提高患者的耐受性。

b. 非二氢吡啶类钙拮抗剂与 β 受体阻滞剂联用可产生明显的负性肌力作用、心动过缓和低血压，不宜提倡两药联用。

c. 不稳定型心绞痛、无症状的心肌缺血，单用钙拮抗剂效果不大时，联用 β 受体阻滞剂可增强疗效。

⑤碳酸锂：维拉帕米可使锂盐作用和毒性增强，并可发生心搏徐缓。

⑥抗癫痫、抗惊厥药物：维拉帕米、地尔硫䓬可引起血清卡马西平浓度显著升高，发生中毒。苯巴比妥和苯妥英钠可显著降低维拉帕米的浓度。

⑦钙通道阻滞药：可使强心苷血药浓度轻度升高，有时需减少强心苷的剂量。地尔硫䓬可提高硝苯地平的血药浓度。

⑧钙盐：可拮抗维拉帕米的疗效。

⑨西咪替丁：可使地尔硫䓬血药浓度升高，联用时需要减量。

⑩布比卡因：可使服用维拉帕米患者出现严重低血压。

⑪利福平：可降低维拉帕米血药浓度，联用时应增加维拉帕米剂量。利福平亦可使硝苯地平血药浓度降低。

⑫磺吡酮：可使维拉帕米清除率明显提高。

⑬奎尼丁：硝苯地平使奎尼丁的清除率降低。

⑭哌唑嗪：与钙通道阻滞药联用可发生血压急剧下降，应严密监护。

⑮降血糖药：硝苯地平、地尔硫䓬可使血糖升高，需要增加胰岛素用量。

⑯乙醇：维拉帕米能使血中乙醇浓度升高，并维持较长时间。

⑰丹曲林：与维拉帕米或地尔硫䓬联用，可引起急性高钾血症和心血管系统性虚脱，与硝苯地平联用不出现这样结果。

⑱局麻药：应用布比卡因硬膜外腔麻醉后，服用维拉帕米的病人可出现严重的低血压和心动过缓，利多卡因麻醉剂不出现这种情况。

⑲X 射线对比介质：钙通道阻滞剂可增加冲击剂量，静脉注射离子型 X 射线对比介质引起的降血压作用。

4）硝苯地平（硝苯吡啶、心痛定、利心平）

①镁盐：与硝苯地平联用，个别患者发生肌无力和瘫痪。

②万古霉素：已用硝苯地平扩张血管者，快速输注万古霉素可发生低血压。

③胺碘酮：硝苯地平可反射地引起心动过速和心肌收缩加强，可对抗胺碘酮的交感神经阻滞作用，抑制胺碘酮所致心动过缓，防止心率减慢，故对缓慢性心律失常疗效较好。但是，两药联用可引起心律失常。

④哌唑嗪：与硝苯地平可能作用于不同的血管平滑肌受体，两药联用时可引起血压急剧下降，但有人认为两药联用可降低硝苯地平的副作用。一般主张两药尽量不联用。但哌唑嗪与小剂量硝苯地平联用，对顽固变异型心绞痛可有效。

⑤硫氮䓬酮：与硝苯地平联用可产生协同作用，发挥不同的抗心绞痛特点，减少单独大剂量应用时的不良反应。在治疗冠状动脉痉挛所致心绞痛时，联用最佳平均剂量为硝苯地平 61（30～90）mg/d、硫氮䓬酮 206（90～360）mg/d，但不良反应极为多见且较严重。两药联用均应尽可能使用小剂量，以减少不良反应的发生。

⑥奎尼丁：与硝苯地平联用后，若停用硝苯地平，则奎尼丁血药浓度明显升高，第 4 日可以达高峰，10 日后可恢复正常水平。两药联用时应谨慎观察。硝苯地平使奎尼丁血药浓度降低，而后者则提高硝苯地平血药浓度，联用时需要调整用量。

⑦普萘洛尔：与硝苯地平联用时降压作用增强，但应防止心脏过度抑制及低血压发生。普萘洛尔阻滞心衰时神经体液因素，常表现为两药的负性肌力作用相加，使心力衰竭加重，因此，心力衰竭或心衰合并高血压患者不宜两药联用。β 受体阻滞剂与硝苯地平联用可引致严重副作用（心力衰竭、严重低血压）。

⑧阿替洛尔：与硝苯地平联用可增强降压作用。但有报道，两药联用可引起严重的低血压和心力衰竭，停用阿替洛尔后患者发生不稳定型心绞痛。

⑨西咪替丁：可减少肝血流量，抑制肝药酶，使硝苯地平清除率降低、代谢减慢、血药浓度增加，导致窦性心动过缓、低血压。两药联用时，硝苯地平用量应减少 40%。

⑩雷尼替丁：可抑制肝酶降低硝苯地平代谢，两药联用可致硝苯地平中毒。

⑪氨茶碱：与硝苯地平联用可提高平喘疗效。硝苯地平能缓解支气管平滑肌痉挛，抑制过敏物质的合成及释放，减少黏液腺分泌。但是，硝苯地平能明显升高氨茶碱的血药浓度，两药联用时应注意监测氨茶碱的血药水平。硝苯地平可使氨茶碱血药浓度升高，可引起茶碱中毒。降低肺动脉高压作用的强度是：硝苯地平＞脑益嗪＞氨茶碱。

⑫硝酸酯：硝苯地平与硝酸甘油舌下含片或长效硝酸酯类药物联用，可产生相加的抗心绞痛作用。另有报道，硝酸甘油与硝苯地平联用可引起头痛、面赤、血压下降和心率增加等副作用。

⑬抗癫痫药：硝苯地平可使苯妥英钠、苯巴比妥的血药浓度升高，而后者增加硝苯地平代谢（清除率增加 3 倍）。联用时苯巴比妥和苯妥英钠毒性增加，而硝苯地平作用锐减（卡马西平不引起毒性增加）。

⑭降血糖药：与硝苯地平联用，应根据血糖反应调整用量。

⑮麻醉药：硝苯地平在氟烷或芬太尼、泮库溴铵麻醉中对心脏有负性肌力作用，

可发生严重心动过缓（可用阿托品治疗）。异氟烷能降低硝苯地平清除率，从而加强或延长其作用。

⑯环孢素：可增加硝苯地平致潮红、药疹等副作用。硝苯地平可对抗环孢素肾毒性。

⑰利福平：可加快硝苯地平代谢，降低或缩短其作用。

5）尼莫地平（硝苯甲氧乙基异丙啶）

①其他钙拮抗剂（维拉帕米等）、β受体阻滞剂：尽可能避免与尼莫地平同时应用。

②抗凝血药：二氢吡啶类钙拮抗剂均可诱发出血，与活血化瘀药或抗凝血药联用可加重出血倾向，发生出血性不良反应。

6）卡托普利（甲巯丙脯酸、巯甲丙脯酸、开博通、刻甫定）

①噻嗪类及袢利尿剂：与卡托普利联用降低血管阻力，增加尿钠排泄，降压作用增强，但有可能引起危险性血压降低。

②保钾利尿剂：理论上认为，与卡托普利联用可加重钾潴留，实际在肾功能正常者极少引起高钾血症。联用对需要补钾或接受地高辛治疗者有益。但是，卡托普利合用螺内酯或氨苯蝶啶可致严重高血钾，甚至引起高血钾猝死。

③β受体阻滞剂：与卡托普利联用可起到相加的降压作用，并可降低心率。

④钙通道阻滞剂：与卡托普利联用降压效果较好，一般不用调整剂量。

⑤地高辛：与卡托普利联用纠正心力衰竭效果优于单一用药，但卡托普利可增加地高辛清除率35%，使其血药浓度降低19%，也有相反结果的报道。两药联用时应监测地高辛血药浓度。

⑥阿司匹林：可减弱卡托普利降压作用。

⑦依那普利：为强效的血管紧张素转换酶抑制剂，比卡托普利强10倍，作用持久。依那普利与卡托普利联用，减少醛固酮的生成量，可能出现血清钾明显升高，肾功能衰竭者更易发生，需慎重。

⑧别嘌醇：与卡托普利联用治疗痛风，从药理上分析较合理，但可出现阿-斯综合征或Stevens-Johnson综合征。

⑨吲哚美辛：可能减低甚至消除卡托普利的抗高血压疗效。布洛芬和阿司匹林等非甾体抗炎药也有类似的相互作用。机制：抑制前列腺素的生物合成，拮抗卡托普利的血管扩张作用。

⑩硫唑嘌呤：与卡托普利联用可引起白细胞减少。机制：两药均可抑制骨髓，引起白细胞减少，联用时这种作用可能相加。

⑪抗酸药：含氢氧化铝、碳酸镁或氢氧化镁的抗酸药可降低卡托普利的生物利用度约1/3。

⑫西咪替丁：与卡托普利联用可出现末梢神经系统病变。

⑬丙磺舒：与卡托普利联用，可提高对心力衰竭患者的血液动力学效应。

⑭吗啡：卡托普利可加强吗啡的镇痛作用和延长作用时间，并可避免吗啡类药物

引起的心血管系统和呼吸系统抑制作用。

⑮多巴胺：与卡托普利联用可消除心动过速，并可减少多巴胺用量。

⑯抗高血压药：可乐定换成卡托普利时，后者的降压效应延迟。卡托普利与硝普钠、米诺地尔的降压作用可相加，联用时应减量，以防血压过低。

⑰氯化钾：与卡托普利联用可致急性肾功能衰竭、高钾血症及心脏骤停。处理：停药。静脉注射速尿、葡萄糖酸钙、碳酸氢钠。两药不宜同时使用。

7）肝素钠

①理化性质的配伍禁忌

a. 阿米卡星、庆大霉素、卡那霉素、妥布霉素、头孢噻啶、头孢孟多、头孢哌酮、头孢噻吩钠、乳糖红霉素、万古霉素、多黏菌素 B、青霉素、链霉素等抗生素禁忌与肝素配伍。

b. 柔红霉素、阿霉素等抗肿瘤药禁忌与肝素配伍。

c. 麻醉性镇痛药、氢化可的松、异丙嗪、氯丙嗪、氯喹等禁忌与肝素配伍。

②药理学相互作用，增加出血危险性

a. 肝素与阿司匹林等非甾体抗炎药均可延长出血时间，两药联用可引起显著出血。

b. 低分子右旋糖酐可降低血黏度，防止红细胞聚集，影响血小板功能，与肝素有独立的协同作用，两药联用可增加出血危险性。

c. 肝素可使口服抗凝药治疗复杂化，两药联用可引起出血前状态，终致严重出血。

d. 双嘧达莫（潘生丁）：可抑制血小板功能，与肝素联用增加出血危险性。

e. 链激酶、组织型纤维蛋白溶酶原激活剂（t‑PA）：与肝素联用易增加出血危险。

f. 肾上腺皮质激素、促肾上腺皮质激素、依他尼酸（利尿酸）、甲巯咪唑（他巴唑）、丙硫氧嘧啶：与肝素有协同作用，联用时增加出血危险性。

③其他药理学相互作用

a. 血管紧张素转换酶抑制剂：肝素能抑制 18‑羟基化酶，从而影响肾上腺皮质合成醛固酮，即使应用小剂量肝素几天后也会产生低醛固酮症。肾功能衰竭病人应用血管紧张素转换酶抑制剂治疗时，加用肝素可引起急性高钾血症。应用肝素时，如补充钾盐或应用保钾利尿药须注意监测血钾。

b. 硝酸甘油：可以干扰肝素的抗凝血作用。停用硝酸甘油后，肝素剂量也必须减少，以防过量发生出血症。这种作用在硝酸甘油低浓度时亦可存在，但在应用硝酸甘油后再给予肝素，两药则无相互作用。

c. 降血糖药：肝素可间接使降糖药蛋白结合率减少，以及可能抑制其代谢和清除，使降糖药血药浓度增高，引起低血糖反应。肝素与胰岛受体相互作用，可以改变胰岛素的亲和力和作用。

d. 抑肽酶：此药用于心脏搭桥手术减少出血，但可引起凝血时间延长，在大剂量应用此药后，肝素用量增加。但有人主张，在无血栓危险时肝素仍用原剂量。

e. 羟苄西林、氨苄西林、甲氧西林、青霉素、替卡西林等可影响血小板功能，在大剂量用药时联用肝素有可能增加出血。

④强心苷、抗组胺药、烟碱类药物：均可降低肝素的临床效应。

⑤新鲜全血：可降低肝素抗凝作用。

⑥维生素 K：可拮抗肝素抗凝作用。

⑦水杨酸钠、阿司匹林、对氨基水杨酸钠、保泰松、布洛芬、消炎痛：与肝素联用可增加出血倾向。

⑧潘生丁：与肝素联用可增加抗凝效应和出血倾向。

⑨头孢菌素：可增加肝素致出血危险（相加作用），应避免头孢菌素与 20000U/d 以上的肝素联用。

⑩乙胺碘呋酮：在水溶液中与肝素可形成复合物，增强抗凝作用。

⑪三七：可对抗肝素的抗凝作用。

⑫右旋糖酐：可增强抗凝作用，两药联用时可减少肝素用量 1/3～1/2，提高对弥漫性血管内凝血的疗效。

⑬碳酸氢钠、乳酸钠：纠正酸血症，可促进肝素抗凝作用。

⑭硝酸甘油：可能降低肝素作用。

⑮丙磺舒：可加强肝素作用，易发生出血。

⑯不可配伍液体：最好不与含糖液体配伍。

⑰不可配伍药物：巴比妥、头孢菌素Ⅰ、苯海拉明、红霉素、庆大霉素、麻醉药、普鲁卡因胺、氯丙嗪等。

十一、肾病综合征

【概述】

肾病综合征是一组多种原因引起的临床症候群。它不是一种独立的疾病，而是许多疾病过程中，损伤了肾小球毛细血管滤过膜的通透性而发生的以大量蛋白尿为特征的一个症候群。肾病综合征的典型表现为大量蛋白尿（24小时 > 3.5g）、低蛋白血症（血浆白蛋白 < 30g/L）、高脂血症和水肿。现代医学研究从流行病学中发现，许多疾病可引起肾小球毛细血管滤过膜的损伤，均可导致肾病综合征。

1. 病因

根据病因可分为原发性和继发性两大类。原发性肾小球疾病引起的肾病综合征原因尚待探讨，目前所知的大部分与免疫有关。2/3的成年人和大部分儿童的肾病综合征均为原发性，在45岁以上发病的，须注意除外可能伴有的恶性肿瘤，如膜性肾炎伴以肺、乳房、胃肠道实体瘤等。继发性肾病综合征的原因很多，常见的有糖尿病肾病、系统性红斑狼疮肾炎、过敏性紫癜性肾炎、类淀粉样变、感染、药物、肿瘤、毒素及过敏等。成年人肾病综合征的1/3和儿童的10%可由上述病因继发。临床上在进行肾病综合征的病因诊断时，应认真除外继发性肾病综合征的可能性，方可下原发性肾病综合征的诊断。在临床上要除外继发性肾病综合征常比较困难。对于不明原因的肾病综合征，肾穿刺活检有助于确诊。根据临床报道，在我国继发性肾病综合征中，以系统性红斑狼疮、糖尿病和过敏性紫癜最为常见。

2. 临床表现

以往有上呼吸道感染、病毒、毒物过敏，或患过系统性红斑狼疮、过敏性紫癜、糖尿病等病证，呈现大量蛋白尿和低蛋白血症。

（1）蛋白尿　正常成年人每日蛋白排泄量不超过150mg。大量蛋白尿的产生是由于肾小球滤过膜异常所致。24小时尿蛋白定量 ≥ 3.5g，此为本病的主要诊断依据。主要成分为白蛋白，亦可包括其他血浆蛋白成分，与尿蛋白的选择性有关。

（2）低蛋白血症　见于大部分患者，血浆白蛋白 ≤ 30g/L。其主要原因是尿中丢失白蛋白，但两者并不完全平行，因为血浆白蛋白值是白蛋白合成与分解代谢平衡的结果。

（3）水肿　患者表现为轻重不同程度的水肿，严重时可出现胸腔积液、腹水、心包积液、颈部以下水肿及纵隔积液，以致呼吸困难。发生机制主要与血浆白蛋白下降所致胶体渗透压下降及继发性水、钠潴留有关。

（4）高脂血症　血浆胆固醇、甘油三酯均明显增高。目前认为，低蛋白血症的胶体渗透压低或尿中丢失一种调节因子而引起肝脏脂蛋白的合成增加，同时外周利用和（或）分解脂蛋白减少，从而引起高脂血症。

3. 辅助检查

（1）尿液检查　大量蛋白尿伴管型，24 小时尿蛋白定量≥3.5g，呈选择性或非选择性蛋白尿，纤维蛋白降解产物（FDP）阴性，尿 C_3 阳性，尿 γ 巨球蛋白及 IgM 测定阳性。

（2）生化检查　血浆总蛋白（主要是白蛋白）明显下降，血浆白蛋白低于 30g/L，是诊断的必备条件。α_1 球蛋白正常或降低，α_2 球蛋白、β 球蛋白相对增高，总胆固醇、甘油三酯、极低密度脂蛋白和低密度脂蛋白水平常升高，有些患者表现尿素氮、肌酐升高。血容量明显减少时，则可有肾小球滤过率明显下降，偶会发生可逆性少尿性肾衰竭。

（3）病理检查　肾活检病理分型有助于本病的诊断及预后。

（4）其他检查　肾图、B 超、CT、磁共振等均有助于本病的诊断。

4. 病理分型

肾病综合征常见的病理类型依靠肾脏穿刺活检，常见的原发性肾病综合征的几种病理类型：

（1）微小病变性肾病　好发于青少年儿童。光镜下肾小球无明显改变，偶见上皮细胞肿胀，部分肾小管上皮细胞颗粒样变性及空泡样变性，老年患者可见不超过 10% 的肾小球硬化。免疫荧光一般阴性。电镜下可见肾小球上皮细胞广泛足突融合。临床表现为典型的肾病综合征，血尿及高血压少见，绝大多数对激素治疗敏感，但经常复发，在发病后约一半患者自行缓解。

（2）IgA 肾病　好发于青少年男性，多在前驱感染后发病。主要病理特征是免疫球蛋白 IgA 在肾小球系膜区沉积，在毛细血管壁沉积者病理表现较重，多数伴有 C_3 沉积。光镜下从无明显病变、轻度系膜增生、局灶增生、FSCS 样病变、中度系膜增生、毛细血管内增生性肾小球肾炎，直至增生硬化和硬化性肾炎均可见。临床上除了有肾病综合征的表现外，多有血尿、高血压及肾功能不全，治疗反应与病理改变的轻重密切相关。

（3）系膜毛细血管性肾小球肾炎　好发于青壮年男性，常有前驱感染病史。光镜下按系膜细胞、系膜基质单独或系膜细胞伴有系膜基质不同程度增生。除有肾病综合征的表现外，常伴有肾炎综合征，几乎所有患者均有血尿及低补体血症，高血压、贫血、肾功能损害等出现早且严重，治疗较困难。

（4）膜性肾病（MN）　好发于中老年男性，除出现肾病综合征外，部分患者出现镜下血尿，极易出现血栓栓塞并发症，尤其是深静脉血栓常见。40% ~ 50% 病变呈良性进展，25% 的 MN 患者有自愈倾向，25% 进展至终末期肾病。文献报道特发性膜性肾病（IMN）伴肾病综合征（IMN-NS）的患者，预后较差，10 年的肾存活率仅为 52% ~ 63%，低于不伴肾病综合征的患者。虽然 IMN 患者病情有自动缓解的可能，但研究显示，免疫抑制剂治疗后可以改善患者的肾存活率。尿蛋白水平，尿中 IgG、β_2M、α_1M、血清肌酐水平可作为判断 IMN 预后的指标。

（5）局灶性节段性肾小球硬化　好发于青少年男性，隐匿性起病，病理分为五型：非特殊型、脐部型、细胞型、顶部型和塌陷型。临床上呈肾病综合征的表现，常有血尿、高血压、肾功能减退，多数患者出现近曲肾小管功能障碍，对药物治疗反应较差。

【饮食宜忌】

1. 饮食宜进

（1）饮食原则　给予优质蛋白质饮食，水肿和大量蛋白尿期间每日蛋白摄入量应为 1 ~ 1.5g/kg，非水肿期蛋白摄入量适当减少。饮食原则以高热能、富含维生素及糖类、低脂肪为主，食物应清洁、新鲜、易消化。根据水肿的程度，给予低盐或无盐饮食，水肿消后无须限盐。水肿严重时尚须限制进水量。饮食上合理采用补益精血的食物，对水肿期及恢复期尤为需要，诸如鱼、蛋、奶、鲜果、鲜菜等，其中鲫鱼健脾、墨鱼祛风、鲤鱼行水，都对水肿患者有益，但须补充得法，防止油腻厚味损伤脾胃，碍湿助满。

（2）宜进饮食

1）赤小豆：具有除热毒，消肿满，利尿的功效。

2）皇姑鱼：具有补肾，利尿，消水肿的功效。

3）竹笋：具有解毒透湿，利尿消肿，美容的功效。

4）金针菜：具有养血平肝，健脑益智，利尿消肿，清热利湿的功效。

5）杨桃：具有清热解毒，利尿通淋的功效。

6）芒果：具有益胃生津，通经利尿的功效。

7）菠萝：具有祛湿消肿，消食止泻，利尿抗炎的功效。

8）西瓜：具有清热解暑，利小便，消水肿的功效。

9）李子：具有清泄肝热，生津利水的功效。

10）羊肾：具有补肾气，益精髓，助阳的功效。

11）牛肉：具有补气养血，强筋健骨，利尿消肿的功效。

（3）食疗药膳方

1）大蒜 60 ~ 90g，西瓜 1 个（1500 ~ 2000g）。先用尖刀在西瓜皮上挖一个三角形的洞，大蒜去皮纳入西瓜内，再用挖出的瓜皮塞住洞口，将瓦片向上用瓦碟盖好隔水蒸熟，趁热服下蒜和瓜瓤。

2）鲤鱼 1 条，去肠脏，不去鳞，蒜瓣填入鱼腹，用纸包好，再用线缠住，外以黄泥封裹，于灰火中煨熟，去掉纸、泥，食鱼。

3）鲤鱼 1 条（约 250g），冬瓜 1000g，不加盐煮食。

4）母鸡 1 只，黄瓜 120g，炖熟烂，喝汤吃肉。

5）3 年以上绿头老鸭 1 只，去毛，剖腹，去肠脏，填入大蒜 4 ~ 5 头，煮至熟烂（不加盐或略加糖），吃鸭、蒜并喝汤，可隔若干日吃 1 只。

6）鳖肉 200g，不加盐，清炖，分 2 次服。

7）新鲜羊奶每日饮 300～600mL。

8）大鲫鱼 1 条，去内脏及鳞，加茶叶 6g，醋 3mL，炖熟后空腹吃即可。调治水肿不退。

9）黑鱼 1 尾，将茶叶放入水中煮沸，加鱼煮食。祛湿利尿、消水肿。

10）黑鱼 1 尾，去肠脏杂物，留鳞，将赤小豆和大蒜瓣填入鱼腹内，以满为度，不加盐，蒸熟后可加糖醋，分数次吃完。

11）黑鱼 200g，冬瓜 50g，葱白适量煮汤即可。祛湿利尿。

12）黄豆荚壳 60g，红糖 15g。将黄豆荚壳清洗干净，放入锅内，加水适量，置于火上，先用武火煮沸后，改为用文火熬成浓汁，去渣，取汁，加红糖内服，每日服用 3 次。调治水肿。

13）黄皮果叶 4～5 片。将黄皮果叶清洗干净，放入砂锅内，加水适量，置于火上，先用武火煮沸后改为文火煎成浓汤，去渣，取汁，凉服。调治小便不利。

14）麦麸 80g，青嫩南瓜 250g，粟米 50g。将青嫩南瓜洗净，切成小方块，入锅，加水煮至六成熟时，放入洗净的粟米，煮沸后，加麦麸，充分拌和均匀，煮至粟米熟烂即可。每日早晚 2 次食用。调治水肿、高血压、高脂血症。

15）燕麦片 100g，南瓜 200g。先将南瓜洗净，剖开去子，切成 1cm 见方的小丁块，入锅，加水煮至半熟，撒入燕麦片，搅拌均匀，以文火再煮至沸，继续煨煮 10 分钟即可。每日早晚食用。调治高脂血症、高血压。

16）玉米须 50g。将玉米须洗净，切成几段，装入纱布袋中，放入砂锅，加清水 600mL，用小火煎成 300mL 即可。调治高血压、水肿。

17）绿豆 50g，豌豆 50g，蜂蜜 30g，湿淀粉适量。将绿豆、豌豆分别去杂后洗净，放入砂锅，加水适量，大火煮沸后，改用中火煮至熟烂，成开花状，以湿淀粉勾成糊，停火，放入蜂蜜，拌和均匀即可。每日早晚 2 次食用。调治高血压、高脂血症、水肿。

18）冬瓜子 20g，粳米 30～60g。将冬瓜子捣碎，放入砂锅内，加水适量，置于火上，煎成浓汤，去渣，取汁，入粳米煮粥。空腹每日食用 1～2 次。调治水肿、尿少。

19）虫笋、葫芦干各 100g，冬瓜皮 50g。虫笋、葫芦干和冬瓜皮加水煎汤，每日 1 剂，连用 5～7 日。调治水肿。

20）白果 10 枚，糯米 30g。白果去皮与糯米同入锅内，用文火煮成粥。可常食。

21）皇姑鱼 100g。皇姑鱼肉不加盐，清蒸鱼肉即可。食用，每日 1 次。

22）泥鳅 100g，大蒜 20g。泥鳅洗净，与大蒜共炖熟，不加盐。食肉喝汤。隔日 1 次，连食 1 个月。调治水肿。

23）冬瓜 250g，猪瘦肉 50g，食盐、植物油、酱油、葱、姜各适量，放入锅内煸炒，每日 1 次，连食 15～20 日。调治肾病综合征水肿。

24）栗子 1000g，白糖 500g。将栗子下锅水煮 1 小时，待冷后去皮，同白糖捣烂如泥，用酒瓶盖为模制成糕点。酌量食用。

25）山药 50g，白糖 90g，糯米 500g。将山药捣碎成粉，放入蒸锅内蒸熟，加白糖调成馅备用，糯米泡后，磨成汤圆米粉，分成若干小团，将山药馅与糯米小团包成汤圆，下沸水锅中煮熟即成。每日 1 次，佐餐食用。

26）栗子、粳米各 100g，冰糖 30g。将栗子用刀切开，去壳取肉，切成碎米粒大小，与粳米共入锅中，加水适量，待熟后下冰糖稍炖片刻即成。供早晚餐服食，连服数日。

27）栗子 40g，大枣 8 枚，生姜 3 片，山药、粳米各 60g。将栗子去皮切粒，山药洗净切片，同大枣、粳米、生姜入锅中，加水煮烂成粥，调入红糖即成。供早餐用，每日 1 次。

28）桑椹 1000g，糯米 500g。将鲜桑椹洗净，捣汁，再用药汁与糯米供烧煮，做成干饭，待冷。将酒曲打碎，加入冷却的糯米饭内，拌匀，装入瓷盆内，加盖盖好，放置发酵数日，即成酒酿。每日取 2～3 匙，加适量水，煮沸后即可食用，每日 1 次。

29）杜仲 15g，丹参 30g，川芎 20g，粳米 100g。先煎杜仲、丹参、川芎，去渣取汁，加入洗净后的粳米煮粥，粥将熟时入白糖适量，稍煮即可。每日 2 次，温热服，7～10 日为 1 个疗程。

30）茯苓 25g，赤小豆 30g，大枣 10 枚，粳米 100g。先将赤小豆用冷水浸泡半日，与茯苓、大枣、粳米同煮为粥。早晚餐温热服食。

31）扁豆 15g，山药 25g，芡实 20g，莲子 20g，冰糖 30g。将前 4 味洗净，共入锅中，加水适量，炖熟后，调入冰糖使溶化即成。每日 1 剂，连用 5 剂为 1 个疗程。

32）鲜白茅根、粳米、赤小豆各 200g。鲜白茅根加水适量，煎汁去渣，加入粳米、赤小豆煮成粥，每日分 3～4 次食用。

33）玉米 50g，白扁豆 25g，大枣 50g。将上 3 味共煮成粥，每日食用 1 次。

34）枸杞子、白糖、松子仁各 30g，鲜虾 100g，植物油、葱、绍酒各适量。将鲜虾仁洗净，枸杞子、松子仁去杂质，将炒锅加植物油，烧六成热时，加入葱、虾仁、松子、枸杞子、绍酒、白糖，炒熟即成。每日 1 次，佐餐食用。

35）鲍鱼 50g，胎盘粉、冰糖各 30g。将鲍鱼切片、冰糖打成屑，放入蒸碗内，加入胎盘粉，加清水适量，上笼蒸 40 分即成。每日 1 次。

36）巴戟天 20g，龙虾 200g，食盐、绍酒、姜、葱各适量。将巴戟天、龙虾洗净，放入蒸盆内，抹上食盐、绍酒，加入葱、姜，上锅蒸 15 分钟即成。佐餐用，每日 1 次。

37）黑豆 50g，田鸡 500g，食盐适量。将田鸡清洗净后放入锅中，加水适量，并放入洗净黑豆及食盐，炖至豆烂肉熟为止。分次吃肉、豆，喝汤。

38）枸杞子 10g，植物油 30g，虾仁 20g，粳米饭 100g，葱、姜各适量。将洗净的虾仁、枸杞子与切好的葱、姜待用，将锅里的油加热至六成热时，放入葱、姜，入虾仁炒 1 分钟，加入米饭，翻炒，再加入枸杞子炒 3 分钟即成，每日 2 次。

39）带皮花生仁 1000g，陈皮 50g，米醋 150g，茴香少许。花生洗净，将花生、陈皮放入大砂锅内，加水煮沸 15 分钟后，加米醋、食盐、茴香，改小火煮约 1 小时，至花生仁熟烂，后弃陈皮渣，将花生经过几次烘、晒，至花生干透后备用。每日 2～3 次，每次 20～30 粒，作零食用。

40）荸荠、荠菜各 100g，水发香菇 50g，植物油适量。荠菜洗净，并切末，荸荠去皮、切丁，香菇切丁，锅内放植物油烧热，倒入荸荠丁和香菇丁，翻炒后加水煮沸，再入荠菜末，调味，勾薄芡即可。每日1次，单食或佐餐用。

41）冬瓜250g，蚕豆、绿豆各60g，扁豆15g。冬瓜洗净，去皮切块，同蚕豆、绿豆、扁豆共入砂锅中，加水适量煮汤。每日1剂，连用7~10日。

42）蚕豆250g，冬瓜皮100g。将蚕豆、冬瓜皮洗净后，共入砂锅内，加水煮熟即成。吃豆饮汤，每日分2次食完，连用7日为1个疗程。

43）核桃仁10枚，蜂蜜30g。核桃仁加水适量，煮沸15分钟后调入蜂蜜即可，每日1剂，长期服用。

44）燕麦片100g，赤小豆50g。将赤小豆除去杂质，清洗干净，放入锅内加水适量，置于火上，煮至赤豆熟而开花，下入燕麦片搅匀，离火出锅，即可食用。具有利水除湿，消肿解毒的作用，对治疗肾病综合征有奇效。

45）墨鱼200g，冬菇片10g，笋片75g，葱段10g，辣椒干、胡椒粉、食盐、米醋、酱油、味精、黄油、湿淀粉、食用油各适量。将上述原料下锅炒熟，即可食用。具有益胃、滋阴、利尿的作用。

46）海带500g。将海带泡软切丝，再上炒锅炒干，装入瓷碗内，备用。每日服用1次，每次3g，用开水冲泡，代茶饮用。具有利尿、泄热的作用。

47）鲜竹叶菜50g，加水250mL，煎至150mL，取汁。每日分1~2次服用。具有清热透表，利水通淋的作用。

48）绿茶9g，绿豆30g，红糖适量。将绿茶放入纱布袋内，绿豆打碎，一起放入锅内，加水300mL，去茶叶包，加红糖调溶饮服，每日服用1剂，分1~2次饮用。具有清热解毒、利尿消肿的作用。

49）糯米200g，红小豆100g，白糖、桂花各适量。将红小豆淘洗干净，再把糯米淘洗干净，将二者放入锅内，加入清水，用武火烧开后，转文火熬至黏稠，盛入碗内，加入白糖、桂花，搅匀即成。具有健脾养血、利尿消肿的作用。

50）大枣15枚，红小豆100g，花生100g。将大枣、红小豆、花生仁分别清洗干净，放入锅内，加水适量，置于火上，先用武火煮沸后，改为用文火熬煮至熟烂，即可食用。每日早晚各食用1次。具有补益心脾、利尿消肿的作用。

51）番茄500g，蜂蜜30g。将番茄清洗干净，用沸水冲烫片刻，连皮切成小块，放入果汁机中，快速绞打成浆汁，收取汁液，倒入杯中，调入蜂蜜搅匀即可。每日早晚分饮。具有养血补血、利尿降压的作用。

2. 饮食禁忌

（1）忌有刺激性、含嘌呤高的食物　刺激肾脏细胞的食物有菠菜、芹菜、小萝卜、豆类及其制品、鸡、鱼、鸭、肝脏、猪头肉等。因这些食物含嘌呤量高或含氮量高，在肾功能不全时，其代谢产物不能及时排出，对肾脏不利。

（2）忌长期禁盐　正常人每日摄入的食盐为10g，限盐对本病水肿者有重要意义。但如果长期忌盐，或用利尿剂过多，或因感染吐泻使盐摄入不足，排出过多，就可引起低钠综合征。此外，病人因禁盐饮食无味而食欲不振，还会影响蛋白质和热量的摄入。因此，限盐饮食应以病人耐受且不影响食欲为度。低盐饮食的食盐量以每天 3~5g 为宜，如水肿严重，食盐每日应限制在 2g 以下或进食无盐饮食。

（3）忌低蛋白饮食　由于大量的蛋白从尿中排出，易导致低蛋白血症、水肿、抵抗力下降及血栓形成，因此，肾病综合征患者应进高蛋白饮食。但高蛋白饮食又可引起肾小球损害，而血浆蛋白水平并不增加，为此，必须供给优质蛋白，如牛奶、鱼、瘦肉、鸡蛋等，每日蛋白质的摄入量为 1~1.2g/kg 体重。

（4）忌过食辛辣肥甘之品　辛辣之品（如辣椒、花椒等）可助火伤津，肥甘之品（如肥肉、油炸食品等）可助湿，湿热内蕴，损伤脾胃，阻滞气化，使水湿内停，水肿加重，不利于病情的恢复。

（5）忌高动物脂肪饮食　肾病综合征多伴高脂血症，患者往往有不同程度的贫血，动物脂肪对贫血是不利因素，可加重动脉硬化，抑制造血功能，但如没有脂肪摄入，机体会变得更加虚弱，故可用植物油代替，每日摄入量以 60~70g 为宜。

【药物宜忌】

1. 西医治疗

肾病综合征的治疗不仅以减少或消除尿蛋白为目的，而且应当重视保护肾功能，减缓肾功能恶化的程度，预防合并症的发生。

（1）休息　当肾病综合征发生时应以卧床为主，可在床边或床旁做适当活动。当肾病综合征缓解后可逐步增加活动，但应注意观察尿蛋白的情况，如果尿蛋白在活动后增加，则应酌情减少活动。

（2）对症治疗

1）利尿治疗：常用的利尿剂有噻嗪类利尿剂、保钾利尿剂及袢利尿剂，在应用时常以前两种利尿剂作为基础治疗，常用氢氯噻嗪 25mg，每日 3 次，螺内酯 20mg，每日 3 次，两者并用可提高利尿效果，减少电解质的紊乱，尤其是钾的代谢紊乱。在上述利尿剂效果不佳时，可在提高血浆胶体渗透压、补充血容量的基础上，应用袢利尿剂。

肾病综合征的患者血浆渗透压低，临床常用渗透性利尿的方法来利尿消肿。常用不含钠的右旋糖酐 40 或 706 代血浆静脉滴注，隔日 500mL 静脉滴注，在血浆内可提高胶体渗透压，又可经肾小球全部滤过，在肾小管内不能被重吸收而形成高渗，起到渗透性利尿作用。

静脉输注血浆白蛋白，可以提高血浆胶体渗透压，防止血管内水分外渗，并促进组织中水分回吸收，也可起到利尿作用。但是，近年来的研究表明，过多过频的应用血浆白蛋白，可引起肾小球脏层上皮及肾小管上皮细胞损伤，从而影响药物的疗效，使疾病延迟缓解，严重时可损坏肾功能。

2）减少尿蛋白：肾病综合征时持续性大量蛋白尿可加重肾脏病变，促进肾小球硬化，因此对症性减少尿蛋白有时很有必要。以往常用非类固醇类消炎药通过抑制前列腺素的合成来减少肾小球血流量及滤过率，使尿蛋白减少。但这类药物本身对肾脏不利，现已经少用。

近年来，血管紧张素转换酶抑制剂应用于临床肾脏病的治疗，该类药物通过降低肾小球内高压，可对症性减少尿蛋白。常用卡托普利，每次 12.5~25mg，每日 3 次，用药期间应注意血钾的变化，尤其是在肾功能不全时。

3）降脂治疗：针对肾病综合征时的高脂血症，建议积极应用降脂药物治疗。羟甲戊二酸单酰辅酶 A 还原酶抑制剂是比较有效的药物，可口服洛伐他汀 40mg，每日 2 次，或辛伐他汀 20mg，每日 2 次，均无明显的不良反应。目前，国外有报道用双滤过血浆置换法。

4）抗凝治疗：肾病综合征患者易发生血栓、栓塞并发症，一般认为，血白蛋白低于 20g/L 时，提示高凝状态，应开始预防性抗凝治疗。常用肝素 25~50mg，每 12 小时 1 次，深部肌肉注射，维持凝血时间高于正常 1 倍。也可服用华法林或其他双香豆素类药物，注意监测凝血酶原时间，一般凝血酶原国际标准化比率（INR）维持在 2.0~3.0。同时，可辅助应用血小板聚集药双嘧达莫 300~400mg/d，或阿司匹林每次 50~100mg。

（3）主要治疗 抑制免疫与炎症。

1）糖皮质激素：该类药物通过以下几个方面发挥抗炎作用。抑制 IL-2 等的合成，从而阻止 T 细胞的活化。降低毛细血管通透性，促使水肿消退及组织中各种活性物质释放减少。减少巨噬细胞和粒细胞与受损的毛细血管内皮粘连，抑制趋化因子的产生。干扰巨噬细胞吞噬抗原及其在细胞内的转化。抑制磷脂酶 2 的作用，使前列腺素和白三烯的合成减少。阻断受伤和炎症组织所释放的缓激肽的活化。抑制中性蛋白酶、胶原酶和弹性蛋白酶的作用。临床常用泼尼松口服，如患者有肝功能损害时，常用泼尼松龙口服。临床用药方案原则如下：

①起始用量要足，一般泼尼松首次剂量为 1mg/（kg·d）（最大量一般不超过 80mg），用药 8~12 周。

②减撤药要慢，一般有效患者每 2~3 周减原用量的 5%~10%，当减至每日 20mg 左右时，应当谨慎减药，此时也可改为隔日顿服。

③维持用药要久，一般以最小有效量（每日 5~10mg）作为维持量，至少维持 3 个月以上。

长期大量应用激素最常见的不良反应为并发和（或）加重感染、类肾上腺皮质功能亢进症、水及电解质平衡失调、神经精神症状等。

2）细胞毒药物：常用于激素依赖性或激素无效型肾病综合征，常配合激素治疗可提高缓解率，一般不作为首选用药及单独应用。临床常用的细胞毒药物有以下几种：

①环磷酰胺：是目前国内外临床最常用的细胞毒药物，有较强的免疫抑制作用。剂量为 100mg/d，或每日 2mg/kg 体重，分 1~2 次，口服，也可用 200mg 隔日静脉注射，累计用药量达到 6~8g 后停药。不良反应有骨髓抑制、脱发、出血性膀胱炎，以及肝功能、性腺损害。

②其他细胞毒药物：如氮芥、本丁酸氮芥、硫唑嘌呤、长春新碱等亦有用于治疗肾病综合征的报道，它们不是因为不良反应大，就是因为疗效较弱，故临床上现已少用。

3）近年来，一些新的免疫抑制剂应用于难治性肾病综合征的治疗，比较常用的是环孢素和霉酚酸酯（MMF）。环孢素一般开始用量为每日 3～5mg/kg 体重，而后根据血药浓度调整剂量，一般维持血药物谷值浓度在 100～200ng/mL，用药时间至少 6 个月。该药物由于有明显的肾脏毒性及停药后易复发，限制了临床应用。另一种药物霉酚酸酯，用药剂量为 0.75～1.0g，口服，每日 2 次，在用药 3～6 个月后减量维持。到目前为止，除有报道应用霉酚酸酯偶可出现肝功能损坏外，未见其他毒副反应的报道。

4）要提高肾病综合征的疗效，减少不良反应，除按上述要求合理用药外，还必须做到有区别的进行个体化治疗。参考患者年龄、体重及体质调整剂量固然重要，但更重要的是依据肾小球疾病病理类型制定相应的治疗方案。

①微小病变性肾病：此类型肾病综合征对激素治疗较为敏感，但病情缓解后常常复发，且复发率与首次激素治疗有关。因此，强调首次治疗必须激素剂量要足够：每日泼尼松 1mg/kg（≤80mg）、甲泼尼龙 0.8mg/kg（≤64mg）。用药时间要充分：一般足量激素治疗 6～8 周，如足量激素治疗 8 周末获得完全缓解时，可适当延长足量激素治疗至 12～16 周，但应注意防治副作用，合用细胞毒素药物，可减少激素用量，减少复发。有效者减药速度要慢：蛋白尿转阴后 2 周逐渐减量，每 2 周减去原剂量的 5%～10%。减药至小剂量时需维持治疗：减量到 5～10mg/d（甲泼尼龙 4～8mg/d）时，至少维持 3 个月以上。

②系膜增生性肾炎：如系轻度系膜增生，治疗按照微小病变肾病治疗方案的基础上，适当延长疗程，对激素无效或部分缓解的患者，宜加用细胞毒性药物。如中重度系膜增生，首先用标准剂量激素治疗，无效时减量至最小剂量（泼尼松隔日 1mg/kg 体重）持续治疗 1 年，也可以加上一个疗程细胞毒性药物。此方案仍无效，应进行对症治疗。

③局灶节段性肾小球硬化（FSGS）：治疗有一定争议。过去认为，对激素的反应差，目前发现延长激素治疗的时间可以使 FSGS 的缓解率增加 30%，总缓解率可达 40% 以上。糖皮质激素是 FSGS 治疗的基础药物，但对 FSGS 的患者应有足够的疗程，延长治疗时间至 4～6 个月才能评估其是否为激素抵抗，同时缓慢减量，在泼尼松减至 10～15mg/d 时酌情维持 2～3 个月，再缓慢减量，总疗程约 9 个月至 1 年，减少 FSGS 的复发率。对于激素抵抗的患者，激素联合环孢素 A 治疗，可使 FSGS 的缓解率（完全缓解和部分缓解）达 70%。环孢素 A 是激素抵抗（依赖）FSGS 的首选药物，疗效明显，尽管其停药后复发率高和有潜在的肾毒性，但环孢素 A 能明显改善患者预后。在获得完全缓解后，环孢素 A 逐步减量至最小有效维持剂量 0.5mg/(kg·d)，治疗 1～2 年，部分缓解患者需最低剂量环孢素 A 维持。同时，仔细监测环孢素 A 的血药浓度和肾功能。激素联合静脉使用环磷酰胺和口服环磷酰胺治疗 FSGS 的效果较差。霉酚酸酯治疗激素抵抗 FSGS 能增加缓解率，降低复发率，减少不良反应。目前，尚无有关霉酚酸酯治疗激素抵抗的原发性 FSGS 的 A 级循证医学依据。在其他药物治疗效果差或出现严重不良反应不能耐受时，可考虑用 MMF 治疗。他克莫司在原发性 FSGS 中的应用报道不多。对于环孢素 A 治疗无效的 FSGS 患者，使用他克莫司可以提高缓解率，但停药

后复发率高。目前，有关他克莫司治疗激素抵抗的原发性 FSGS 的循证医学依据比较少，仅作为对于环孢素 A 治疗无效的 FSGS 的二线药物选择。

④膜性肾病：首先应对症治疗：应用 ACEI/ARB 类药物不仅可以提高肾小球基底膜蛋白的选择性，减少尿蛋白，也可控制高血压，延缓肾功能不全的进展。应用抗凝剂预防血栓栓塞并发症，应用他汀类及贝尔类降脂药调节脂代谢紊乱。对于原发性膜性肾病，其自发缓解率大约30%，缓解时间大概在 18～23 个月。目前，应用糖皮质激素治疗仍存在争议。一般认为，单用糖皮质激素在诱导膜性肾病患者肾病综合征缓解或保护肾功能方面常常无效或疗效非常有限，不主张单独使用，应联合使用免疫抑制剂。2012 年 KDIGO 指南建议，表现为肾病综合征的膜性肾病患者经过 6 个月降尿蛋白治疗，但尿蛋白仍持续大于4g/d 或维持在高于基线水平50% 以上，且无下降趋势，或存在肾病综合征相关的严重并发症，或 6～12 个月内血清肌酐升高≥30% 者，应启动免疫抑制治疗。指南推荐首选糖皮质激素联合烷化剂。初始方案：第 1、3、5 月初给予甲泼尼龙（1.0g/d）静滴 3 天，之后改为 0.5mg/（kg·d）口服27 天；第 2、4、6 月停用激素，给予苯丁酸氮芥 0.15～0.2mg/（kg·d）或环磷酰胺 2.0mg/（kg·d）口服 30 天。研究表明，该方案无论在降低尿蛋白还是肾功能保护方面均有统计学差异。

⑤IgA 肾病：原发性 IgA 肾病的临床和病理表现多样，应根据肾脏病理和临床表现选择适当治疗方法，强调激素联合其他药物（免疫及非免疫药物）的综合治疗。对于尿蛋白≥3.5g/24h，临床表现为肾病综合征的 IgA 肾病患者，若肾功能正常，可应用糖皮质激素，起始剂量：泼尼松 0.5～1.0mg/（kg·d）或甲泼尼龙0.4～0.8mg/（kg·d）。减量：持续给药 6～8 周后逐渐减量。维持用量：每日或隔日 5～10mg。总疗程：6 个月或更长时间。若肾功能减退，肾活检病理为活动性的、增殖性病变为主，可以考虑糖皮质激素治疗或联合应用免疫抑制剂。临床表现为急进性肾炎，肾病理提示为 Ig AN－新月体肾炎类型治疗同急进性肾炎甲泼尼龙冲击治疗。甲泼尼龙 0.5～1g/d 冲击 3 天，根据病情可重复 1～2 疗程，然后予泼尼松（龙）0.6～1.0mg/kg 或甲泼尼龙 0.5～0.8mg/kg 口服治疗，疗程同上。若病理提示严重的肾小球硬化及间质纤维化，则激素疗效常较差，如用药后尿蛋白无明显减少，则根据病情及时减量并停药。

⑥膜增生性肾小球肾炎：糖皮质激素和免疫抑制剂的疗效不肯定，目前没有较为统一的治疗方案，糖皮质激素治疗可能对改善 Ⅰ 型 MPCN 患者的肾功能有效，尤其对儿童。尽管此型肾病较多出现大量蛋白尿、肾小管间质病变及肾功能恶化，但对其治疗仍然缺乏有效的方法，且其合理治疗仍然有争议。儿童患者出现大量蛋白尿或肾功能不全时，对大剂量激素的治疗可能有反应，但必须维持在 6～12 个月以上。对于成年人，建议应用对症处理，加用双嘧达莫 50～100mg，每日 3 次，口服，阿司匹林75～100mg，每日 3 次，口服，以延缓肾功能恶化。如有广泛的新月体形成，则应使用强有力的免疫抑制剂。

2. 中医治疗

（1）水肿阶段中医中药治疗

1）脾虚湿困

主症：肌肤或全身水肿，持续较久或轻度水肿，气短乏力，尿有大量蛋白，纳呆，腹胀满，面色萎黄少华，血清蛋白明显降低，苔薄白，脉濡软。

方药：泽泻、抽葫芦、厚朴各 10g，陈皮、炒白术、甘草各 6g，紫苏梗、知母、茯苓、炒枳壳、麦冬、猪苓各 9g。

加减：感受风热，出现发热、咳嗽、咽痛时，可去紫苏梗、白术，加薄荷、荆芥穗、连翘、金银花；感受风寒而症见畏寒、身热、肢冷者，可加羌活、防风、紫苏叶；兼受时邪者，可加太子参、葛根、柴胡，仿人参败毒散之意，以扶正祛邪；病久气阴两虚，或久服激素，出现面赤火升，阴虚阳亢时，可去白术、猪苓，重用知母、麦冬，配生地黄以甘润滋阴。

用法：每日 1 剂，水煎服。

2）脾肾阳虚

主症：水肿较甚，以下肢腰背为主或伴有腹水，胸腔积液，小便不利，纳差便溏，面色㿠白，形寒肢冷，舌质淡，体胖大，苔薄白，脉沉细，并具备典型的三高一低症状。

方药：熟附片（先煎）6～30g，干姜 9～15g，茯苓 30g，白术 15g，白芍 9～12g，桑白皮 12～30g，陈皮 9～18g，生姜皮 12g，大腹皮 18～30g。

加减：为增加利尿消肿之速度，加牛膝、车前子、防己；若水肿重而用上方不佳者，可合用己椒苈黄汤（防己、椒目、葶苈子、大黄），辛宣苦泄，导水从小便而去，攻坚决壅，逐水从大便而去，前后分消，以除水湿；效果仍欠佳者，可合用十枣汤（大戟、芫花、甘遂各等份，另以大枣 10 枚煎汤，药末每服 3～6g，日服 2 次）峻下逐水。两方应用均应适可而止，或攻补交替。

用法：每日 1 剂，水煎服。

（2）与激素联合应用阶段中医中药治疗

1）肝肾阴虚

主症：大剂量应用激素之后，出现面部烘热，兴奋易动，烦躁易怒，口干苦而燥，舌质红，脉细数或弦数。

方药：炙龟甲、炙鳖甲各 15g，女贞子 60g，生地黄、墨旱莲各 30g，黄柏、知母、山药、茯苓、牡丹皮、泽泻各 10g。

加减：应用本方后，医源性库欣病症状逐渐减轻，糖皮质激素用量逐步减少，尿蛋白消失，可先减去炙鳖甲，然后再减去炙龟甲，加入枸杞子、黄精等。若医源性库欣病消失，糖皮质激素减少到维持量时，加用紫河车 10g，分 2 次吞服。若激素没有停用，尿蛋白消失，一切化验正常，去炙鳖甲、炙龟甲，加用仙茅、淫羊藿、巴戟天。

用法：每日 1 剂，水煎服。

2）阴阳两虚

主症：撤减激素时出现依赖或者反跳，阳气虚弱、肾精亏损较为显著，症见下肢及腰部明显水肿，食欲缺乏，大便溏，小便不利，面色㿠白，形寒肢冷。

方药：何首乌、山药、黄芪、太子参、甘草、紫河车各等份。

加减：肾病未愈而继发医源性皮质醇过多症或继发感染，是由于水去浊留，蕴积化热，临床表现为面红体胖、五心烦热、夜寐少安、心悸头晕、咽干溲赤、大便秘结、舌红苔腻、脉滑而数，服上方时可加清热解毒之品，如白花蛇舌草、紫花地丁、带心连翘。出现库欣病，可配生地黄、甘草、知母使用。病久瘀浊交阻，肌肤甲错，舌紫苔白，脉弦而数，可加活血化瘀药（如丹参、益母草、泽兰、水蛭等）。若肾阳虚衰显著时，加用巴戟天、仙茅、淫羊藿、制附片、肉桂等，以加强温阳补肾之效果。在撤减激素时，若阴阳出现偏颇，可用生地黄 30～60g，淫羊藿 10～30g 为对药，增补阴阳，偏阴虚重用生地黄，偏阳虚时，随激素逐渐减少而逐渐增加淫羊藿的用量。

用法：共为散剂，每次 1.5g，每日 3 次，温开水送下。

（3）水肿消退阶段中医中药治疗

1）补益脾肾，固涩精微

主症：尿蛋白长期不消，出现虚证与实证夹杂的证候。症见全身水肿，形寒肢冷，口干而燥，兴奋易动。

方药：黄芪 40g，莱菔子 25g，芡实、菟丝子、草薢、泽兰、益母草、丹参、地龙各 20g，山药 15g。

加减：脾肾气虚者，加五味子以补脾肾；肾阳虚甚者，加益智仁以温肾阳；肾阴虚甚者，加生地黄以滋肾阴。

用法：每日 1 剂，水煎服。

2）益肾健脾

主症：蛋白尿长期不消，伴脾胃虚弱，症见全身皆肿，腰膝酸软，神疲肢冷，胸闷难卧。

方药：黄芪 12g，党参、白术、茯苓、泽泻、石韦、野山楂、丹参、山茱萸各 9g。

加减：肾阳虚明显者，加淫羊藿、巴戟天、淡附片以温补肾阳；伴有肾阴虚者，加女贞子、墨旱莲、枸杞子、生地黄、熟地黄以滋补肾阴；若蛋白尿高者，加薏苡仁、玉米须甘淡健脾利湿。

用法：每日 1 剂，水煎服。

3）益气活血

主症：尿蛋白长期不消，伴易于感冒及瘀血症状，以及唇、舌、肌肤瘀点，面部烘热等。

方药：黄芪 60g，党参、白术、茯苓、车前子（包煎）、丹参、益母草各 30g，当归 15g，赤芍、川芎各 10g。

加减：脾虚湿泛者，加薏苡仁、猪苓以健脾利湿；脾阳虚者，可加制附子、淫羊藿、巴戟天、菟丝子以温补脾肾；湿热偏盛者，可加知母、黄芩、栀子以清热祛湿。

用法：每日 1 剂，水煎服。

4）温肾助阳，化气行水

主症：尿蛋白长期不消，属于难治性肾病者，症见全身乏力，面部及全身水肿，胸闷心悸，形体难卧。

方药：熟地黄、黄芪各 30g，肉桂 3g，麻黄、白芥子、干姜各 6g，鹿角胶（另烊）12g，益母草 15g。

加减：若喘促、汗出、脉虚面浮者，宜重用人参（另炖）10g，加五味子、煅牡蛎以益气固脱，宁心定悸。

用法：每日 1 剂，水煎服。

（4）中医辨证治疗

1）风热犯肺

主症：眼睑颜面水肿，迅速遍及全身，而以面目尤甚，小便短少，恶寒发热，咽喉肿痛，头身疼痛，肢节酸楚，舌红，苔薄白，脉浮而数。

方药：麻黄 6 ~ 9g，连翘 12g，桑白皮 15 ~ 30g，石膏、赤小豆各 30g，白术 10g，甘草 3g，生姜 9g。

加减：风热表证明显者，加荆芥、金银花、羌活；咳喘较甚者，加杏仁、前胡；小便热涩短少者，加猪苓、玉米须、白花蛇舌草；汗出恶风、一身悉肿、卫阳已虚者，可选用防己黄芪汤加减。

用法：每日 1 剂，水煎服。

2）水湿浸渍

主症：肢体水肿，按之没指，下肢尤甚，小便短少，身重困倦，胸闷腹胀，纳呆泛恶，舌苔白腻，脉沉缓。

方药：桑白皮 15 ~ 30g，橘皮 12g，大腹皮 30g，茯苓皮 20 ~ 30g，生姜皮 6 ~ 12g，苍术 6g，厚朴 6 ~ 15g，泽泻 20g，桂枝 5 ~ 10g，白术 10g。

加减：上半身肿甚、咳喘气逆者，加麻黄、杏仁、葶苈子；腹胀脘痞者，加干姜、椒目；纳呆泛恶者，加制半夏、神曲、竹茹；脾气素虚者，加黄芪、党参。

用法：每日 1 剂，水煎服。

3）湿热壅盛

主症：遍体水肿，肿势多剧，皮肤绷紧光亮，面红气促，口苦口黏，口干不欲饮，胸脘痞闷，腹大胀满，或痤疮感染，或继发性痈疖、疮痍溃烂，小便短赤，大便不畅，舌边尖红，苔黄腻或薄黄，脉沉数或滑数。

方药：金银花 30g，野菊花、紫花地丁各 12g，紫背天葵 9g，黄柏 10 ~ 15g，防己、苍术各 10g，蒲公英、萆薢各 15g。

加减：若风毒过盛者，加荆芥、防风；皮肤痒疹、红赤灼热、血热盛者，加赤芍、牡丹皮、紫草、地肤子；大便干结，加生大黄；若湿盛口苦黏腻，加藿香、佩兰、薏苡仁；小便短涩不利，加白茅根、泽泻、玉米须。

用法：每日 1 剂，水煎服。

4）脾肾阳虚

主症：全身皆肿，腰背以下尤甚，按之凹陷不易恢复，或伴胸水、腹水、小便不利，腰膝酸软，神疲肢冷，纳减便溏，脘腹胀闷，甚则心悸气促，胸闷难卧，面色萎黄或㿠白，颜面虚浮，舌质淡胖，舌苔白润或薄腻，脉沉细无力。

方药：肉桂5g，附子（先煎）、山药、牛膝、泽泻、白术各15g，茯苓15～30g，白芍、生地黄、山茱萸各12g，车前子（包煎）30g，牡丹皮10g，生姜6g。

加减：阳虚明显者，加淫羊藿、巴戟天；气虚明显者，加黄芪、党参；尿蛋白长期不消者，加金樱子、芡实、薏苡仁；心悸、唇绀、脉虚数或结代者，宜重用附子，再加桂枝、炙甘草、丹参；若见喘促、汗出、脉虚而数者，宜重用人参、蛤蚧、五味子、山茱萸、牡蛎。

用法：每日1剂，水煎服。

5）阴虚湿热

主症：多见于久服激素之后，面呈满月状，面红肢肿或不肿，怕热汗出，手足心热，疖肿满布，口苦口黏，小便短涩，大便干结，舌质偏红，舌苔薄黄而腻或少苔，脉弦滑数或沉细数。

方药：生地黄、山药、茯苓各20g，知母12g，黄柏、牡丹皮各10g，山茱萸、泽泻各15g。

加减：若兼疮疖感染、热毒较盛者，加板蓝根、金银花、蒲公英；大便秘结者，加芒硝、大黄；面烘热、手足心热、易汗出者，加地骨皮、女贞子、墨旱莲；口干咽燥者，加麦冬、玉竹、石斛。

用法：每日1剂，水煎服。

6）瘀水互结

主症：尿少水肿，肿势轻重不一，水肿日久不消，面色黧黑，口唇色暗，肌肤紫暗或呈瘀斑、瘀点，妇女月经不调或闭经，皮肤粗糙，舌质暗红或紫暗，舌边有瘀斑、瘀点，苔薄白，脉细涩或弦涩。

方药：桃仁、生地黄、白术各12g，红花、当归、赤芍、川芎各10g，茯苓20g，泽泻15g。

加减：若伴气虚者，加人参、黄芪；伴阳虚者，加淫羊藿、巴戟天；伴阴虚者，加生地黄、鳖甲、地骨皮；伴血尿者，加白茅根、藕节炭、蒲黄、大蓟、小蓟；水肿甚者，加猪苓、车前草。

用法：每日1剂，水煎服。

（5）在激素治疗过程中的中医中药治疗

1）激素治疗早期

主症：在激素治疗的早期，由于激素疗效尚未显示，水、钠潴留的不良反应常不很明显，故原有水肿、尿少的患者，此期水肿可加重，尿量更少，若用健脾利水或温阳利水之剂，常可减轻激素引起的水、钠潴留。

方药：制附子9g，猪苓、茯苓各15g，白术、泽泻各12g，白芍10g，干姜6g。

加减：水肿明显者，加车前子；腹胀者，加大腹皮；畏寒肢冷者，加巴戟天、肉桂。

用法：每日 1 剂，水煎服。

2）激素治疗中晚期

①阴虚内热

主症：五心烦热，失眠多梦，潮热盗汗，口干舌燥，腰酸膝软，尿赤，咽痛，舌质红嫩，脉细数。

方药：知母、黄柏各 9g，熟地黄、龟甲、山药、茯苓各 15g，山茱萸、牡丹皮各 12g，泽泻 20g，甘草 6g。

加减：若口干喜饮者，可加沙参、麦冬以生津止渴。

②阳盛热炽

主症：面色红或潮红，兴奋失眠，多汗，食欲亢进，五心烦热，或有头晕头痛，舌红，苔薄黄，脉数有力。

方药：金银花、连翘、蒲公英、紫花地丁各 15g，桔梗 9g，芦根、白茅根各 30g，白花蛇舌草、板蓝根各 20g，甘草 6g。

加减：如全身水肿，可加清热利水之通草、滑石、车前子。

③湿热郁积

主症：咽痛，皮肤痤疮、疖肿，口干口苦，怕热多汗，小便短赤，大便秘结不畅，舌边尖红，苔薄白腻或黄腻，脉滑数。

方药：知母、黄柏各 10g，金银花、紫花地丁各 15g，苦参、野菊花、蒲公英各 20g，牡丹皮 12g，生地黄 24g，薏苡仁、茵陈各 18g。

加减：若热郁日久不解，可加浮萍、蝉蜕以发散风热；小便黄赤重者，加通草、白茅根利尿清热，使邪有出路。

（6）对免疫抑制药不良反应的中医中药治疗

1）早期（或胃肠道反应期）

主症：恶心，呕吐，纳差或吞酸，口淡无味，舌淡，苔白，脉细数。

方药：木香 6g，砂仁 9g，陈皮、半夏各 10g，党参 30g，白术 12g，茯苓 15g，黄芪 20g，甘草 5g。

加减：若呕恶明显，可加代赭石、竹茹。

2）中期（免疫力低下期）

主症：四肢乏力，少气懒言，面色㿠白，食欲缺乏，腰膝酸软，舌淡，苔薄白，脉细弱。

方药：黄芪 30g，党参、何首乌各 20g，白术、当归、川芎各 12g，茯苓、白芍、熟地黄各 15g，砂仁 9g。

加减：若肾虚明显者，加淫羊藿、肉苁蓉等。

3）晚期

主症：脱发，头晕耳鸣，潮热颧红，舌红少津，脉沉细。

方药：熟地黄 18g，肉苁蓉、山药、菟丝子、龟甲胶（烊化）各 15g，枸杞子、山茱萸、牛膝、鹿角胶、阿胶（烊化）各 12g，生牡蛎 10g。

加减：伴阴虚内热之象者，加知母、地骨皮；口干者，加沙参、麦冬。

（7）激素减量过程中的中医中药治疗　在激素减量过程中，机体阳虚证逐渐明显。

方药：肉桂 3g，制附子、熟地黄、山茱萸、山药、巴戟天、补骨脂各 9g，淫羊藿、仙茅各 15g。

加减：若阴虚明显者，加紫河车、鹿角胶、阿胶、龟甲等。

（8）激素、免疫抑制药撤减后的中医中药巩固治疗

1）阳虚

主症：形寒肢冷，面色㿠白，肢肿或周身水肿，腰酸膝软，尿少，夜尿多，小便清长，舌质淡胖或淡红，苔薄白，脉沉细。

方药：熟附子 6g，仙茅、淫羊藿、白术各 10g，猪苓 12g，泽泻 20g，茯苓、车前子各 15g。

加减：如虚寒较甚，加胡芦巴、巴戟天、肉桂；如水邪凌肺，肾不纳气者，可加党参、炙甘草、五味子；如出现泛恶欲吐、困倦，甚至口有尿味者，宜加大黄、半夏以解毒降浊。

2）气虚

主症：面色萎黄，少气乏力，下肢困倦，腰膝酸软，纳呆，食后腹胀，便溏，轻度水肿，舌质淡红，苔薄白，脉细弱。

方药：黄芪 30g，党参 20g，白术 12g，茯苓、陈皮、薏苡仁、猪苓、胡芦巴各 15g。

加减：如水湿过重，可加桂枝、泽泻；食欲欠佳者，可加砂仁、神曲；呕恶者，加半夏、生姜。

3）湿热

主症：面色潮红，体肿，怕热多汗，心烦心悸，失眠，头胀痛，鼻流脓涕，咽部干痛，口干苦，痤疮，小便短赤，大便秘结，舌尖边红，苔黄腻或薄黄，脉滑数或弦数。

方药：金银花、连翘、猪苓、茯苓各 15g，牡丹皮 10g，泽泻、薏苡仁各 12g，滑石、金钱草各 20g，白茅根 30g。

加减：腹部胀满，大便秘结者，加大黄；若反复外感风热者，可加白术、防风、荆芥。

4）血瘀水滞

主症：面色黧黑或萎黄，唇舌肌肤瘀点或色素沉着，尿少，水肿，食欲缺乏，舌质紫暗，脉沉细或涩。

方药：泽兰、益母草各 30g，防己 10g，丹参、猪苓各 15g，泽泻 20g，牛膝 12g，甘草 5g。

加减：若呕恶明显者，多为浊邪不降，加熟大黄、半夏以降浊通便。

5）肝肾阴虚

主症：五心烦热，头晕耳鸣，潮热盗汗，口干咽燥，少寐多梦，腰膝酸软，便干尿赤，胁肋隐痛，舌尖红，少苔或苔薄黄，脉弦数或细数。

方药：熟地黄、牡丹皮、山药、茯苓、泽泻各15g，山茱萸、龟甲各12g，知母、黄柏、牡蛎各10g。

加减：如有内热口干，舌绛少津，加玄参、石斛；有潮热烦躁者，加银柴胡、地骨皮、竹叶；瘀血明显者，加川芎、丹参、益母草。

6）湿郁络阻

主症：全身困重乏力，胃纳减退，呈满月脸、水牛背、围裙腹，腹部及大腿内侧常有紫纹，或溺黄而不畅，舌质暗淡，苔白滑，脉细涩。

方药：制苍术、神曲、陈皮、茯苓各15g，生薏苡仁18g，制香附、郁金、红花、川芎、桃仁各10g，芦根20g。

加减：肿势不消者，加泽兰、车前子、赤小豆、玉米须；若湿浊壅盛者，加半夏、瓜蒌；兼有热象者，加栀子、黄芩。

（9）验方

1）厚朴、抽葫芦各10g，知母、茯苓、枳壳、麦冬、猪苓、泽泻、苏梗各9g，陈皮、白术、甘草各6g。每日1剂，水煎服。

2）鲤鱼（1尾）250g，黄芪、赤小豆各30g，砂仁、生姜各10g。以适量水煮药30分钟，之后将已去内脏并洗净的鲤鱼入药同煎，不得入盐，沸后以文火炖40分钟。吃鱼喝汤，每日或隔日1剂。慢性肾衰竭末期的水肿勿用。

3）生黄芪、石韦各15~30g，玉米须、白茅根各30g，川芎9g。每日1剂，水煎服。

4）甘草6g，当归、泽泻、天花粉、白术、桂枝各15g，白芍12g，川芎10g，茯苓30g，龙骨、牡蛎、黄芪各20g。水煎2次，合取汁450mL，每次150mL，每日3次，空腹服下。

5）川芎、神曲、制苍术各5g，合欢皮24g，半夏、橘皮、橘络各6g，薏苡仁、制香附、郁金、白芍、茯苓各9g，糯稻根须12g，鲜芦根（去节）60g。每日1剂，水煎服。

6）紫苏叶6g，蝉蜕3g，熟地黄、山药各18g，黄芪15g，山茱萸、牡丹皮各9g，桃仁5粒，玉米须12g，泽泻、益母草各10g。每日1剂，水煎服。

7）鲜乌韭60g，鲜茅根、蒲公英各30g，大黄10g，枳壳、木通各9g，赤小豆、车前草、连翘、益母草各15g，甘草3g。每日1剂，水煎服。

8）党参、丹参、当归各9g，黄芪、益母草、薏苡仁各12g。每日1剂，水煎服。

9）太子参、茯苓、麦冬、白芍、莲须、芡实、山药、大蓟根各12g，黄芪、石韦、薏苡仁根各18g，白术、当归、生地黄、柴胡各9g，甘草、生姜各3g，陈皮、泽泻各6g，大枣5枚。每日1剂，水煎服。

10）生地黄30g，知母15g，甘草9g；或黄芪、菟丝子各15g，锁阳、仙茅、淫羊藿各 9g，补骨脂 12g，五味子 5g。每日 1 剂，水煎服。

11）党参、桑寄生、生地黄、牛膝、泽泻各 12g，黄芪 30g，茯苓、猪苓、石韦各 15g，山茱萸、牡丹皮各 9g，益母草 30g，炙甘草 4g。每日 1 剂，水煎服。

12）黄芪、益母草各 30g，茯苓、猪苓各 15g，芡实 10g，石韦、党参、白术、泽泻、生地黄、当归、牛膝各 12g，丹参 18g，红花 9g。每日 1 剂，水煎服。

13）石韦、猪苓、生地黄各 15g，知母、山茱萸、牡丹皮、红花各 9g，女贞子、泽泻各 12g，丹参 18g，益母草、黄芪各 30g，萹蓄 20g。每日 1 剂，水煎服。

14）红花、制附片（先煎）、知母各 9g，黄芪 40g，白术、芡实各 12g，党参、猪苓、石韦各 15g，鱼腥草、鹿衔草、萹蓄各 20g。每日 1 剂，水煎服。

15）海龙、生姜各 2g，黄芪 15g，桂枝 15g，生龙骨、生牡蛎各 24g，白术 6g，白芍 10g，大枣 10 枚，防风、生甘草各 3g。上述诸药由制剂室采用先进工艺提取精制而成，每安瓿 10mL。3 岁以下每日 3 次，每次 5mL；3～6 岁每日 2 次，每次 10mL；6 岁以上每日 3 次，每次 10mL。饭前服。3 个月为 1 个疗程，可连服 2～3 个疗程。

16）菟丝子、山药各 20g，茯苓、生地黄各 15g，赤小豆、白茅根各 30g，柴胡、五味子各 9g。每日 1 剂，水煎服。

17）黄精 15g，山茱萸、茯苓、泽泻、牡丹皮各 10g，山药、黄芪各 12g，附子（先煎）、肉桂各 4g，陈皮 8g，砂仁 5g，益母草 18g。文火煮 20 分钟，水煎 2 次，取汁 300mL，分次服用，每日 1 剂。

18）生地黄、泽泻各 15g，山药、山茱萸各 12g，牡丹皮、茯苓、车前子（包）、附子各 10g，益母草、白茅根、白花舌蛇草各 30g，桂枝 6g。每日 1 剂，水煎服，头煎须煎 40 分钟以上，以去除附子之毒性。

19）山茱萸、淫羊藿各 15g，黄芪、党参、山药、枸杞子、白花舌蛇草、半枝莲、泽泻、薏苡仁、益母草各 30g，黄柏、炙甘草各 9g，红花、干蟾各 6g。每日 1 剂，水煎服。以上为成年人量，依据病情可增减剂量及其药味，其中黄芪、山茱萸、白花蛇舌草、薏苡仁、益母草等药必不可少，否则影响疗效，如用鲜薏苡仁疗效更好。

20）党参 30g，人参 20g，肉桂 1g，黄芪、白术、茯苓各 15g，木香、丹参、葶苈子各 12g，大黄（后下）5g，制附子、甘草、地龙各 6g。每日 1 剂，水煎服。

21）肉桂 2g，荠菜花 30g，生大黄 5g，泽泻 20g，党参 12g，附子（先煎）、茯苓、猪苓、炒白术、淫羊藿、生地黄、牡丹皮各 9g。每日 1 剂，水煎服。

22）熟地黄、赤小豆各 9～30g，巴戟天、炙黄芪、墨旱莲、山楂各 9～15g，太子参、丹参各 6～15g，山茱萸、车前子、鸡内金各 3～9g。每日 1 剂，水煎服。

23）生附子（先煎）24g，细辛 6g，麻黄、葱白各 10g，白术 12g，茯苓 14g，甘草 3g。每日 1 剂，水煎服。方中生附子切片，米水洗，先下久煎，麻黄以红糖炙（小儿量酌减）。

24）金银花 10g，连翘 9g，芦根、白茅根各 15g，蝉蜕、竹叶、桔梗、泽泻各 6g，甘草 3g。每日 1 剂，水煎服。

25）生黄芪 30g，生地黄、沙参、麦冬、地龙、土鳖虫各 10g，党参、金樱子、覆盆子、诃子肉各15g。每日1剂，水煎服。病情较重者，治疗初期每日2剂，等病情减轻后每日1剂。

26）熟地黄24g，山茱萸、山药各12g，牡丹皮、泽泻、茯苓各9g，莲子、芡实各30g。每日1剂，水煎服。

27）桃仁、红花、当归、生地黄、川芎、赤芍、柴胡、枳壳、桔梗各6g，牛膝12g，黄芪18g。每日1剂，水煎服。

28）黄芪30g，桂枝、熟附子（先煎）、生姜、白术各10g，茯苓15g，白芍12g。每日1剂，水煎服。

29）黄芪、太子参、生地黄、蒲公英各30g，知母、黄柏、丹参、当归各15g，防风、红花、甘草各10g。每日1剂，水煎服。

30）生地黄、熟地黄各24g，山药、山茱萸、丹参各12g，白茅根、牡蛎、泽泻、郁金、地龙、附子（先煎）、桂枝各10g，茯苓15g。每日1剂，水煎服。

31）炙甘草、茯苓各20g，金钱草、虎杖各30g，麦冬、党参各15g，桂枝6g，生地黄60g，阿胶（烊化）12g，火麻仁、生姜各10g，大枣30枚。每日1剂，水煎服。

32）甲鱼1只，紫河车、人参、鹿茸各30g，蛤蚧1对，黄芪、党参、茯苓、白术、山药、甘草、生地黄、熟地黄、山茱萸、墨旱莲、女贞子、金毛狗脊、淫羊藿、杜仲、当归、川芎、丹参、红花、菟丝子、桑螵蛸、黄柏、防风各60g。先将甲鱼去内脏，洗净，烘干，研细末；与其他研为细末的中药一起炼蜜为丸，每丸9g，每次1丸，每日2次，配合泼尼松，每日每千克体重口服1.5mg。

33）淫羊藿、黄芪各15g，牛膝、半枝莲、泽泻各12g，丹参、生地黄各20g，山药、茯苓各30g，山茱萸、附子（先煎）、巴戟天各10g，肉桂（后下）5g，车前子（包煎）18g。每日1剂，水煎服。

34）鱼腥草、金银花、白茅根各15g，益母草、夏枯草、败酱草、茯苓皮、大腹皮、桑白皮、蒲公英、土茯苓各10g，汉防己、大黄各5g。每日1剂，水煎服。

35）生地黄、泽泻各15g，山药、山茱萸各12g，牡丹皮、茯苓、牛膝、车前子（包）、附子（先煎）各10g，益母草、白茅根、白花蛇舌草各30g，桂枝6g。每日1剂，水煎服。

36）黄芪60g，白术30g，茯苓、山药、山茱萸各24g，菟丝子、泽兰、芡实、水蛭各12g，车前子18g，黄柏9g。每日1剂，水煎服。

37）黄芪60g，党参、益智仁、石韦、泽泻、益母草、芡实、金樱子、红花、桃仁、土茯苓、丹参各15~30g，白术、土鳖虫各12g。每日1剂，水煎服。

38）防己、茯苓各18g，炙甘草5g，生黄芪、白术、山药、丹参、巴戟天、淫羊藿、泽泻各15g，炒川芎、红花各10g。每日1剂，水煎服。

39）生黄芪、太子参、山药、白花蛇舌草各30g，炒白术、牛膝、陈皮、泽泻、知母、黄柏、枸杞子、川芎各15g，土茯苓20g，益母草50g，大黄12g。每日1剂，水煎服。

40）菟丝子、枸杞子、覆盆子、车前子、桃仁、白术、白芍各20g，五味子、红花、附子（先煎）各 15g，茯苓 50g，生姜 3 片。每日 1 剂，水煎服。

41）黄精 25g，厚朴 12g，七叶一枝花 15g，蜈蚣 2 条，生地黄、石韦、白花蛇舌草、鱼腥草、益母草各 30g。每日 1 剂，水煎服。

42）生黄芪、丹参、益母草、车前子（包）各 30g，炒白术、太子参各 15g，肉桂、干姜各 5g，仙茅、牛膝、当归、川芎、泽兰各 10g，猪苓、茯苓各 20g。每日 1 剂，水煎服。

43）覆盆子、菟丝子、莲子、白术、党参、茯苓各 15g，山药、芡实各 30g，枸杞子、金樱子、五味子、车前子（包）、赤芍各 12g，蜈蚣（焙黄研末冲服）2 条。每日 1 剂，水煎服。

44）黄芪 30g，丹参 15g，当归、牡丹皮、牛膝、菟丝子、枸杞子、女贞子、金银花、连翘各 12g，甘草 3g。每日 1 剂，水煎服。

45）白芍 45g，黄芩、黄连、生大黄（后下）、当归各 10g，木香 12g，槟榔 15g，生甘草 6g。每日 1 剂，水煎服。

46）蝉蜕 9g，泽泻、茯苓各 15g，地肤子、石韦各 18g，益母草 24g，丹参、玉米须各 30g。每日 1 剂，水煎服。

47）黄芪、益母草各 30g，党参、生地黄各 20g，丹参、蛇莓、半枝莲各 15g，当归、川芎、红花、甘草各 10g。每日 1 剂，水煎服。

48）黄芪、党参各 50g，山药、茯苓各 20g，杜仲、山茱萸、莲子、薏苡仁、蒲公英、白茅根各 15g，白术、连翘、牛膝、益母草各 12g，甘草 3g。每日 1 剂，水煎服。

49）麻黄、杏仁各 10g，茯苓 50g，泽泻、大腹皮、桔梗各 20g，桑白皮 25g，陈皮、猪苓、防己、葶苈子各 15g，黄芪 30g。每日 1 剂，水煎服。

50）白丑 10g，芦荟、五味子各 5g。每日 1 剂，水煎服。

51）黄芪 60g，丹参、车前子、茯苓各 30g，制附子（先煎）、苍术、槟榔、木瓜、厚朴、赤芍、红花各 10g，干姜 6g，炙甘草 3g。每日 1 剂，水煎服。

52）附子（先煎）10g，北黄芪 30g，生地黄、丹参、益母草、泽泻各 20g，茯苓、车前子各 15g。每日 1 剂，水煎服。

53）雷公藤 15g，生黄芪 20g，生甘草 6g。雷公藤去皮，切片，打粉，以 95% 乙醇浸泡提取后加入余药制成合剂。每日总量 45mL，分 3 次服，疗程为 2～3 个月。

54）麻黄、熟附片（先煎）各 5g，细辛 1.5g，莲子、芡实、山药、马鞭草、车前子（包）各 10g。每日 1 剂，水煎服。

55）党参、黄芪、丹参各 15g，女贞子、墨旱莲、山茱萸、川芎、仙茅、淫羊藿各 10g，水蛭（冲服）6g。每日 1 剂，水煎服。

56）紫苏梗、叶各 6g，厚朴、神曲、白术、枳壳、陈皮、茯苓、泽泻各 9g，抽葫芦、太子参各 12g，知母、麦冬、黄精各 6g。每日 1 剂，水煎服。

57）白花蛇舌草、蒲公英、白茅根、金银花各 15g，杏仁 6g，桔梗、蝉蜕、猪苓各 9g，泽泻、滑石各 10g。适用于小儿原发性肾病综合征。每日 1 剂，水煎服。上方剂量多用于 7 岁以上患儿，7 岁以下患儿酌减。

58）太子参、茯苓各 9 ~ 12g，白术、陈皮各 6 ~ 9g，鸡内金 6g。每日 1 剂，水煎服。适用于小儿肾病综合征。

59）雷公藤总苷片（另服）1 ~ 4 片，生黄芪、益母草、茯苓各 15g，生地黄、乌药各 9g，小蓟、丹参各 12g。每日 1 剂，水煎服。适用于小儿肾病综合征。

60）党参、茯苓、白术、牡丹皮、赤芍、泽泻各 9g，知母、黄柏各 6g，山药 12g，甘草 3g。每日 1 剂，水煎服。适用于小儿肾病综合征。

61）紫苏、知母、陈皮、麦冬、黄精各 6g，茯苓、泽泻、白术、猪苓各 12g，厚朴、太子参各 9g。每日 1 剂，水煎服。适用于小儿肾病综合征。

62）黄芪 18g，太子参 12g，生地黄、刺五加、淫羊藿各 9g，丹参、白花蛇舌草各 15g，五味子、水蛭各 3g。每日 1 剂，水煎服。适用于小儿肾病综合征，证属难治性肾病者。

63）红参、当归、杜仲各 6g，茯苓 15g，地锦草、白花蛇舌草、蒲公英各 12g。每日 1 剂，水煎服。适用于小儿肾病综合征。

64）黄芪、党参、丹参、川芎、当归各 12 ~ 15g，黄芩 12g，蒲公英、金银花各 15g，白术 9 ~ 12g，红花 3 ~ 6g。每日 1 剂，水煎服。适用于小儿肾病综合征。

65）水牛角、牡丹皮、蝉蜕、益母草、白茅根、女贞子各 10g，生地黄 20g。每日 1 剂，水煎服。适用于小儿肾病综合征。

66）党参、阿胶（烊化）、熟地黄、枸杞子各 10 ~ 15g，黄芪 15 ~ 30g，肉桂、水蛭、紫河车（冲服）各 3 ~ 6g，白芍、赤芍各 6 ~ 12g，茯苓 10 ~ 20g，川芎、附子（先煎）、干姜各 5 ~ 10g。每日 1 剂，水煎服。适用于小儿原发性肾病综合征。

67）白茅根、带皮茯苓各 10g，生地黄、麦冬、栀子、黄芩各 4.5g，桔梗、牛蒡子各 6g，陈皮、生姜皮各 3g，荠菜花、赤小豆各 9g。每日 1 剂，水煎服。适用于小儿肾病综合征。

68）红参（另煎）5g，当归、杜仲各 10g，茯苓、地锦草、白花蛇舌草各 15g，蒲公英 20g。每日 1 剂，水煎服。适用于小儿肾病综合征。

69）刺五加片，每片含黄芪 1g，刺五加 0.1g。每次服 2 ~ 4 片，每日 3 次，疗程 1 ~ 1.5 年。适用于小儿原发性肾病综合征复发。

70）砂仁、白术、覆盆子、茺蔚子、牛膝各 15g，茯苓、太子参、淫羊藿、仙茅各 20g，法半夏 10g，老头草 30g。上药浓煎为合剂 200mL。5 岁以下每次 30mL，6 岁以上每次 60mL，10 岁以上每次 100mL，每日 2 次。适用于小儿复发性肾病综合征。

71）黄芪、白术、丹参、墨旱莲、白花蛇舌草各 10g，防风 5g。每日 1 剂，水煎服。适用于小儿频繁复发型肾病综合征。

72）党参、陈皮、白术各 10g，黄芪、山药各 15g，防己、桂枝各 8g。每日 1 剂，水煎服。适用于小儿肾病综合征属肺脾两虚者。

73）黄芪、茯苓各 15g，红花、赤芍、当归各 12g，山茱萸、牡丹皮、泽泻各 10g，桂枝、制附子各 6g。每日 1 剂，水煎服。适用于肾虚血瘀型小儿肾病综合征患者。

74）制附子、桂枝各 6g，白术、补骨脂各 12g，茯苓 15g，泽泻 10g。每日 1 剂，水煎服。适用于脾肾阳虚型小儿肾病综合征。

75）茯苓15g，猪苓、苍术、白术、槟榔各9g，泽泻10g，桂枝4g，木香6g，陈皮4.5g，甘草3g，滑石、鱼腥草各12g。每日1剂，水煎服。适用于脾虚湿困型小儿肾病综合征。

76）黄芪、丹参、茯苓、山药各15g，党参、白术、猪苓、泽泻、桑白皮各10g，陈皮、大腹皮、赤芍各6g，生姜、生姜皮各1.5g，桂枝3g。每日1剂，水煎服。适用于脾虚湿困型小儿肾病综合征。

77）生地黄20g，黄柏、知母、山药、女贞子、墨旱莲、丹参、泽泻各15g，山茱萸、焦山楂各9g。每日1剂，水煎服。适用于肝肾阴虚型小儿肾病综合征。

78）党参12g，黄芪18g，山药、山茱萸、当归各9g，泽泻、丹参各15g，黄芪、益母草各18g，当归、附子各6g。每日1剂，水煎服。适用于儿童肾病综合征。

79）生地黄、枸杞子、制何首乌、山药、黄芪、泽兰各15g，薏苡仁、丹参、徐长卿各30g，水蛭、甘草各3g。每日1剂，水煎服。适用于难治性肾病综合征。

80）蝉蜕、紫苏叶各6g，泽泻、茯苓、地肤子、石韦各12g，益母草、玉米须、丹参各18g，泽兰9g。每日1剂，水煎服。适用于难治性肾病综合征。

81）茯苓、益母草、芡实、泽泻各15g，桂枝、甘草各6g，白茅根20g，白术12g。每日1剂，水煎服。适用于难治性肾病综合征。

82）桂枝、茯苓、赤芍、桃仁、牡丹皮、生地黄、黄柏、柴胡、雷公藤各15g，黄芪50g，丹参、薏苡仁各30g。每日1剂，水煎服。适用于难治性肾病综合征。

83）黄芪、鸡血藤、土茯苓各15~30g，防风6g，白术、牛膝、杜仲、续断、防己各10g，石韦、桑寄生各15g。每日1剂，水煎服。适用于难治性肾病综合征。

84）柴胡、黄芩、党参、猪苓、茯苓、丹参、川芎、车前子、泽泻、生地黄各15g，白术、甘草各10g。每日1剂，水煎服。适用于难治性肾病综合征。

85）党参、黄芪、丹参各15g，女贞子、墨旱莲、山茱萸、川芎、仙茅、淫羊藿各10g，水蛭（冲）6g。每日1剂，水煎服。适用于难治性肾病综合征。

86）玉米须50g，黄芪、益母草、石韦、茯苓、薏苡仁、蒲公英各30g，车前子、鸡内金各15g，泽漆、大黄各10g，三七、水蛭、冬虫夏草（冲服）各5g。每日1剂，水煎服。适用于难治性肾病综合征。

3. 用药禁忌

（1）不同人群的用药宜忌

1）老年患者：老年人应用糖皮质激素及细胞毒类药物治疗时，要特别注意这些药物的不良反应。应用激素可引起白内障、溃疡穿孔、类固醇性糖尿病等，骨病也时有发生，出现精神症状的危险性也有所增加。因此，应用该类药物要慎重，尽量使治疗个体化，避免剂量过大，忌盲目延长疗程。老年人泼尼松的推荐剂量应为常规剂量的75%。

2）儿童患者：长期每日分剂量服用糖皮质激素会抑制儿童生长，故通常采用隔日疗法以避免或减少这一不良反应。另外，环磷酰胺有抑制性功能的不良反应，可致闭经、月经失调及少精、无精，对儿童患者的作用尤为明显，儿童患者应慎用该药。

3）并发肝功能不全患者：对活动性肝病或转氨酶持续性明显增高的患者应禁用羟甲基戊二酸单酰辅酶 A 还原酶抑制剂降脂药（如氟伐他汀、辛伐他汀等）。因为该类药物主要经肝脏代谢，易加重肝脏损害。

4）并发消化道溃疡、胰腺炎的患者：糖皮质激素可增加胃酸、胰液的分泌和黏稠度，从而诱发溃疡穿孔或出血和胰腺炎的发生，并且糖皮质激素会掩盖溃疡的症状，使穿孔或出血在未感到明显疼痛时就出现。该类患者在激素治疗同时可适当配合使用抑酸药或黏膜保护药。

（2）用药过程中可能出现的问题

1）长时间使用利尿药会导致体液和电解质失衡，如低钠血症、低钾血症、低镁血症和血容量过低，如需长期用药者，最好采用间歇或联合用药。

2）长期大剂量应用糖皮质激素极易导致代谢紊乱，表现为激素性糖尿病、骨质疏松及高脂血症、满月脸和向心性肥胖等库欣病表现。消化系统多表现为激素性溃疡和胰腺炎。由于抑制了免疫系统，更易引起细菌和真菌感染。

3）长期使用细胞毒类药物（如环磷酰胺、盐酸氮芥等），常会出现消化道反应、脱发、骨髓抑制及性功能抑制等不良反应。

（3）服药的有关问题

1）煎药时注意事项：肾病综合征患者需要长期服用中药，所以中药的煎熬对于能否起效具有很重要的作用。医生在辨证用药、确定药量时都是经过认真思考的，如果对煎药掌握不好，就不能真正发挥药物的作用。因此，在煎药时要注意下面一些问题：

①首先根据药方核对药物，看是否齐全，有没有与药方不符的药。

②药入锅煎熬以前，先用清水冲一下，去掉尘土和非药物的杂物，达到清洁的目的。

③把药放在锅内，煎药以前用凉水浸泡 1～2 小时，将药物浸透（特别是块状药物，如茯苓等），这样在煎熬时才能把药内成分全部溶解出来。

④一定要用砂锅熬药，不能用铁锅，也不能用铝锅。锅的大小以药量来确定，要使加入的水浸没所有的药物。水不要加太多，以免煎熬后药量太多；水也不能太少，以免有的药物因尚未浸泡充分，而妨碍有效成分的溶解与发挥。

⑤治疗肾病综合征的一般常用药，煎的时间以 30 分钟为宜，要用小火，不要用急火，要防止糊锅底，特别是药方中有山药时更应注意。车前子、滑石一定要用布包起来煎。

⑥煎完所剩药液至少在 100～200mL，依药量多少而定。

⑦每剂药要煎 2 次，第 2 次时间可以短些，一般 20 分钟即可。把两次煎液混在一起备用。

⑧有些药要先下煎熬（如附子等），然后再放其他药物；有些药物要后下（如大黄、芒硝等），待其他药煎的时间差不多了再把它放进去煎一下；有的药则是用煎好的药冲服（如三七粉等）；还有的是溶化后与煎药一起服（如阿胶等）。药物的煎煮方法

和时间与能否起效有密切关系，这一点患者应给予充分重视。

2）中药的毒性作用：大多数人都认为中药比较安全，一般没有什么毒性作用，长期服用也不会有危害。但是，最近的研究表明，一部分中药如果长期服用不合理的话，也会产生不良影响和危害。临床研究发现，长期或大量服用木通、雷公藤、木防己等，都有可能诱发或加重肾病综合征的病情和症状。但我们不能"因噎废食"，而要科学合理地应用好中药，因为中药治病，正是利用中药之偏性来纠正机体的阴阳之偏颇。按照医嘱应用好中药就能避免中药的毒性作用产生。

3）服药时注意事项：中药的服用，一般都是将两次煎好的药汁对在一起，分早晚2次服用。但是，一些特殊的服用方法也要引起患者的注意，如益气温阳的药物，一般在早上和中午服用，而滋肾养阴的药物一定要在下午或晚上服用。解表药服用后，一般要避风寒，微汗以使表邪外解，而发热时，则应在发热之前服用，以便使药物起效后退热。食欲不佳者，服药一定注意量和次数，可少量顿服，或在饭间服用，以免影响食欲。小儿服药时，一定要避免大量按次服用，可采取小量频服的方法，使患儿能够接受，不然一旦形成恶性循环，则可能会影响整个治疗过程。此外，在服药期间还应注意饮食禁忌，如生冷油腻之物，不仅会影响食欲，甚则还可能会诱发肾病综合征的病情加重或恶化，一定要按照医嘱去行事。

4）"偏方"不可信："有病乱求医"这是久治不愈患者的一种心情。"偏方治大病"也是患者求治心切的一种心理寄托。

偏方不可信的理由，主要有以下3方面：

①不一定对症。有些偏方别人吃了确实有效，但对你不一定有效。因为肾病综合征有多种类型，各种类型的病变不同，病情轻重也不一样。中医讲的是辨证论治，根据不同的证型，采用不同治疗方法，所用的药物侧重点也可能不同，如阴虚患者不能用大剂量补阳药。因此，如果偏方不对症，不仅无效，甚至会起不良作用。

②某些药物有毒性。如治疗肾炎水肿的秘方，有的含有芫花、甘遂、大戟等峻泻药，而此类药多有一定的毒性作用，不宜长期服用。还有一些消蛋白尿的药物，多夹杂有西药（环磷酰胺类）的成分，以此来长期服用，有时蛋白尿可能会减少，但患者还可能会出现贫血、肾功能恶化等一系列恶性并发症。

③在肾病综合征类型还未确定之前，盲目吃偏方，即使药物无害，也容易贻误病情，失去了早期诊断和治疗的时机。如红斑狼疮引起的肾病综合征早期治疗可以彻底缓解，而误诊误治则有可能失去治疗时机而导致病情恶化，甚至死亡。

总之，在肾病综合征的治疗中，千万不要自己随便用药，特别是正在医院治疗期间，更不要自行加服其他药物，应在医生指导下合理用药。

（4）服药的饮食禁忌

1）服糖皮质激素药物忌过食含钙食物：因服用糖皮质激素期间过食含钙食物（如牛奶、奶制品、精白面粉、巧克力、坚果等）会降低疗效。

2）服糖皮质激素忌高盐饮食：因为糖皮质激素具有保钠排钾作用，故高盐饮食易引起水肿。

3）服糖皮质激素忌大量食糖：由于糖皮质激素，如氢化可的松、泼尼松、地塞米松等能促进糖原异生，并能减慢葡萄糖的分解，有利于中间代谢产物，如丙酮酸和乳酸等在肝脏和肾脏再合成葡萄糖，增加血糖的来源，亦减少机体组织对葡萄糖的利用，故致血糖升高。因此，服用糖皮质激素要限制糖的摄取。

4）服环孢菌素A忌过食含钙高的食品：因钙离子与血清蛋白结合，可导致蛋白质的构象改变，故应用本药时也应避免过食含钙量高的食物（如牛奶、豆制品、巧克力、骨头汤等）。

（5）忌使用对肾脏有损害的药物

1）抗菌药物：氨基糖苷类抗生素，如庆大霉素、卡那霉素、妥布霉素、新霉素及链霉素等；多肽类抗生素，如多黏菌素、万古霉素；头孢类抗生素，如头孢噻吩钠、两性霉素B；磺胺类药，如磺胺嘧啶。

2）造影剂：过量或短期内重复使用。

3）肿瘤化疗药及免疫抑制药：如顺铂、丝裂霉毒、环孢素A、D-青霉胺。

4）农药：如有机磷农药、杀虫剂及灭鼠剂。

5）重金属中毒：如锑、铋、钡、镉、铜、金、铅、银等。

6）生物毒素中毒：如蛇毒、蝎毒、蜂毒、生鱼胆等。

7）其他药物：如氨氟醚、甲乙醚等，以及右旋糖酐、大量甘露醇、甘油（注射剂）、汞利尿剂及海洛因等。

此外，血清、疫苗引起的过敏性休克可导致急性肾衰竭。

（6）禁用致急性肾炎综合征或肾病综合征药物　如布洛芬、利福平、青霉素、青霉胺、海洛因、丙磺舒、卡托普利、α干扰素、三甲双酮和对三甲双酮、依地酸二钠、抗肿瘤药（柔红霉素）、汞利尿剂、含金抗风湿药（金诺芬）、造影剂、花粉或疫苗过敏等。此外，在肾病治疗过程中，综合使用氢氯噻嗪、呋塞米、环戊噻嗪、青霉素、磺胺、硝西泮、复方阿司匹林及中药黑豆、肾炎四味片等药物后出现次量蛋白尿（尿蛋白 $6.0 \sim 12.8g/24h$）症状的亦有报道。

（7）药物相互禁忌

1）环孢霉素A忌与钙制剂同服：因钙离子与血清蛋白结合，可导致蛋白质构象改变，故应用本药时应禁用钙制剂（如葡萄糖酸钙、氯化钙等）。

2）环孢霉素A忌与疫苗同用：接种疫苗（如伤寒菌苗、狂犬菌苗、天花菌苗、脊髓灰质炎菌苗等）可减弱本药的免疫抑制活性，故应避免同时应用。

3）环孢霉素A不宜与呋塞米、氢氯噻嗪合用：因为环孢霉素A虽可抑制肾排泄尿酸，但一般并不引起痛风。若与利尿药呋塞米、氢氯噻嗪合用，则可竞争性抑制尿酸的分泌排出，使血清尿酸浓度进一步提高，从而诱发痛风。

4）环孢素A忌与其他免疫抑制剂合用：本药除肾上腺皮质激素外，一般不得与其他免疫抑制剂（如硫唑嘌呤、氨甲蝶呤等）同用，以免增强不良反应。

5）环孢霉素A慎与影响肝脏酶活性的药物合用：本药与红霉素、多西环素、酮康唑、西咪替丁、硝苯地平等均能影响肝细胞内细胞色素P450酶的活性，使本药的代谢速率降低，血药浓度增加，有增加毒性的危险。卡马西平、苯妥英钠、苯巴比妥、异烟肼、利福平等均能加速本药代谢，使其血药浓度降低，免疫抑制作用减弱。

余参见"急性肾小球肾炎""慢性肾小球肾炎""高血压与慢性肾衰竭"。

（8）本病用药禁忌

1）忌用苦寒或甘寒类中药：中医学认为，本病主要由于肺、脾、肾三脏功能失调，气化失司所致。治疗应以补气温阳、化气利水为原则。滥用苦寒或甘寒中药（如黄柏、大黄、黄芩等），可克伐中阳，损伤脾肾，脾不制水，肾不主水，则水液泛溢，病情日趋加重。

2）忌不合理使用利尿药：肾病综合征的水肿与低蛋白血症相关，乃由于血浆蛋白低，血浆胶体渗透压下降体液外渗而引起。所以，单纯利尿消肿作用不大。当本病合并肾衰竭时，大剂量使用利尿药，会加重低蛋白血症和低血容量，使肾衰竭更趋恶化。因此，应在补充血浆蛋白后再用利尿药。

3）忌滥用白蛋白：大量应用白蛋白有免疫抑制、诱发心力衰竭、延迟缓解和增加复发率等不良反应，且白蛋白进入人体后迅速丢失，故应用静脉滴注白蛋白时应严格掌握适应证，谨防滥用。严重的全身水肿而静脉注射呋塞米达不到利尿效果者，使用利尿药后出现血容量不足的临床表现者，因肾间质水肿引起急性肾衰竭者，为使用白蛋白的适应证。

4）忌利尿不补钾：用利尿药和糖皮质激素治疗期间，随着尿液的大量排出，钾也大量流失，此时若不能及时补充氯化钾或配用保钾利尿药（如螺内酯），易产生低钾血症，出现腹胀、乏力、精神不振、心音低钝等症状。

十二、高血压与慢性肾衰竭

【概述】

高血压病是导致慢性肾衰竭（CRF）的主要疾病之一，而各种疾病导致的慢性肾衰竭在其某一阶段又可出现继发性高血压。大约有10%的高血压患者最终死于肾衰竭。高血压的肾脏病变主要是肾脏动脉的病变，在高血压的自然进程中，动脉的病变是在长期病程中逐渐形成的，在形态上表现为细小动脉的痉挛，使肾脏水肿及玻璃样变，导致缺血性改变而最终发生肾衰竭。血压对肾脏的损害与血压的水平相关，当舒张压在14.5kPa（110mmHg）以上时会发生，血压继续升高时，肾小球滤过率降低，若有效控制血压则可改变这个进程。在高血压早期，肾脏血流不减少，双肾形态及功能无异常。在后期，高血压对肾脏的影响主要是肾血流量减少，肾小球滤过率降低，血中尿素氮和肌酐升高，最终导致CRF。

1. 病因

病因大致可分为三类：①局部病变：疾病主要侵犯肾脏，且以肾脏为主要表现。如各种慢性肾小球肾炎、慢性间质性肾炎（包括慢性肾盂肾炎）等。其中以慢性肾小球肾炎最为多见，约占55.7%；其次为慢性肾盂肾炎，约占21.2%。②下泌尿系梗阻：如前列腺肥大、前列腺肿瘤、尿道结石等，主要表现为膀胱功能失调，容易继发感染，反复感染而引起肾衰竭。③全身性疾病与中毒：如高血压、糖尿病、系统性红斑狼疮、各种肾毒性药物、重金属中毒等，常可影响肾脏，导致肾衰竭。

CRF所致继发性高血压多与如下因素有关：①水钠潴留。②继发性醛固酮分泌过多。③肾素－血管紧张素活性增强。④交感神经兴奋性增强。⑤产生血管舒张因子减少。⑥产生血管收缩因子增加。

2. 诊断要点

根据血压升高的严重程度和速度，可分为良性小动脉性肾硬化和恶性小动脉性肾硬化。良性小动脉性肾硬化的早期可没有明显临床表现，常仅有轻中度高血压及相应症状，如头晕、头痛。如血压长期维持在高水平，则会出现夜尿增多、多尿，尿常规检查发现有蛋白尿、红白细胞等，随着病情发展会越来越严重，会逐渐出现下肢浮肿，少数患者可转化为恶性高血压而发展为肾功能减退，血肌酐、尿素氮、尿酸逐渐升高。恶性小动脉性肾硬化常表现为血压急剧升高、视力障碍，肾脏病变表现为不同程度的蛋白尿和镜下血尿，少见肉眼血尿。起病初期，肾功能可正常，如不及时诊断干预治疗，随着病情发展会迅速出现肾功能衰竭，肾小球滤过率下降，血肌酐、尿素氮升高，尿量减少，尿比重、渗透压固定。突发恶性高血压病患者，肾功能衰竭出现早且严重，并可同时伴有心脏、呼吸、血液、消化、神经等各系统损害，出现心包积液、心力衰竭、感染、贫血、恶心、呕吐、皮肤瘙痒等表现，甚至威胁生命。

诊断时应按肾功能损害的程度进行临床分期：①肾功能不全代偿期：内生肌酐清除率降低至 70～50mL/min，血尿素氮正常或暂时性升高，血肌酐正常或在 132.6～176.8μmol/L，可无肾功能损害的症状。②肾功能不全期：内生肌酐清除率小于 50mL/min，大于 25mL/min，血尿素氮大于 7.5mmol/L，血肌酐大于 185.61μmol/L，可有轻度乏力、食欲减退和不同程度贫血等症状。③肾功能衰竭早、中期：内生肌酐清除率降至 24mL/min 以下，血尿素氮小于 37.5mmol/L，血肌酐肾功能衰竭早期大于442.0μmol/L、中期大于707.2μmol/L。④肾功能衰竭终末期（尿毒症晚期）：内生肌酐清除率低于 10.02mL/min，血尿素氮大于 37.5mmol/L，血肌酐大于 1060.8μmol/L。X 线尿路平片和造影、MRU 成像、放射性核素肾图、肾扫描、肾穿刺活组织检查等，对于病因诊断有重要意义。

【饮食宜忌】

1. 饮食宜进

（1）饮食原则　现代研究表明，低蛋白饮食对延缓慢性肾衰竭患者的病情进展、防止病情恶化，具有重要的临床意义。这一现代营养疗法的基本要求是：二低（低蛋白、低磷），二高（高热能、高必需氨基酸），二适当（适当的维生素和适当的无机盐与微量元素）。

1）优质低蛋白饮食

①开始时间：一般认为，当血尿素氮在 21.4mmol/L 时，应开始低蛋白饮食，营养不良可以避免，症状也得以改善。但单凭尿素氮水平常不准确，须同时观察血肌酐水平互相参照。肾功能已有损伤或有发展至尿毒症的可能者，均应限制蛋白摄入，至于何时执行严格的低蛋白饮食，则应根据患者的具体情况而定。

②蛋白质的摄入量：一般认为，每日每千克体重 0.5～0.6g 蛋白质，对于多数尿毒症患者可以维持氮平衡，但每日摄入蛋白质总量中至少 24g 为优质蛋白，而且同时应有足够的能量供给患者。

③合理供应：优质蛋白（如鸡蛋、牛奶、瘦肉等）摄入量应达 50%～70%，且均分在三餐，以利于更好地吸收和利用。含植物蛋白高的食品，如豆类、豆制品及硬果类（花生、核桃、瓜子、杏仁等）均在限制范围。这类食品可增加尿毒症患者的病情恶化程度，可部分采用麦淀粉（玉米淀粉、土豆淀粉，或用含淀粉较高的食物，如白薯、山药、芋头、藕粉等）作为主食，或采用淀粉类制品（如粉丝、粉条、粉皮等）代替小米、面粉。为了达到足够的热能，可增加食糖和植物油。

2）供应足够的热能：充足的热能供应可减少负氮平衡。为减少非必需氨基酸的摄入，可选用麦淀粉、藕粉、甜薯、蜂蜜、白糖、植物油作为热能来源。麦淀粉可以自制：将面粉加适量水揉成面团，用手捏至光泽不黏手为止，放置室温下 1～2 小时，然后在面团内加水，水为面团的 3～4 倍，用手捏面团，将淀粉洗入水中，反复加水数次，至洗不出淀粉为止，再将浆水集中，过滤，静置，去上清水，沉淀物置于布中晒干，即为麦淀粉。因其含蛋白很低，适用于尿毒症患者，可作为低蛋白饮食的主食。为了补足热能，脂肪可占 40% ~ 50%，因此可以多吃一些含脂肪和热能的食品。一般植物油食入量不限，可以吃奶油、黄油、猪油，但不可吃奶酪。

3）水、盐的平衡：患尿毒症时，尿量可能减少，也可能增多，特别是夜尿增多。由于肾脏功能下降，体内代谢产物需要较多的水才能从肾脏排泄，因此如无水肿、心力衰竭等，不应盲目限水，每日入水量应补足前日尿量，并外加入水量每日 400 ~ 500mL，如有出汗、发热、室温高等情况，入水量应适当增加。如果尿量少，体内水、钠潴留，特别是已有肺水肿、心力衰竭、稀释性低钠血症时，入水量必须严加限制。钠的摄入可根据患者体重、血压、尿量、肌酐清除率、血清钠、24 小时尿钠等予以调整，一般每日食盐量在 2 ~ 3g。

4）低磷饮食：磷的摄入量一般须控制在每日 500mg 以下。食用食物时一般用水煮，弃汤后再服食，有助于减少磷的摄入。为了减少磷的摄入，除尽可能不食用含磷丰富的食品（如蛋黄、动物内脏、动物脑、动物骨髓等）外，一般瘦肉、鱼可煮后去汤再食用，或服用碳酸钙，可与肠道中的磷结合而排泄，使血磷降低。

（2）饮食要点　由于饮食疗法在慢性肾衰竭中占据重要地位，而上面讲的方法虽然科学，但在具体掌握时难度较大。鉴于这种情况，临床上多年研究表明，若从血清尿素氮和血清肌酐数值来参考把握饮食要点比较简单。这就是依据每个患者的化验结果，如饮食不增加，上述化验数值则表明患者目前的饮食摄入合理；如果目前饮食增加尿素氮的数值达 24.99 ~ 32.13μmol/L，表明患者的饮食中蛋白质的摄入量须降低在 20 ~ 25g 以下；若发现患者的血清肌酐数值上升至 618.8μmol/L 以下时，则表明蛋白质目前摄入量不足，若伴血浆蛋白降低，则需要增加蛋白质的摄入量 25 ~ 35g。在具体过程中，还要注意以下方面的问题：

1）健脾益气，和胃降浊，重在食欲：慢性肾衰竭多见的症状有食欲缺乏，因此在饮食上要注意选用能开胃、和胃、增进食欲，并兼能益气健脾、利尿降浊的食物，如莲子类食物、山药、薏苡仁类食物、笋及瓜类食物。

2）阴阳并补，掌握适度，以利康复：慢性肾衰竭多有进行性贫血，因此出现一系列阴阳两虚的症状，如头晕耳鸣，腰酸无力，畏寒怕冷，皮下出血等，这时须选用阴阳并补的食物。但不能峻补，须缓缓进补，补中带清，补中有疏，如虫草炖鸡、黄芪蒸鸡、蒜头鸽肉煲、冰糖甲鱼、红烧龟肉等。在食用时可分餐分次，少量多次，不强求一次顿服，并视食欲增减食量。

3）标本兼治，扶正固本，祛邪治标：慢性肾衰竭患者由于全身衰弱，常弱不禁风，容易发生上呼吸道感染而致病情恶化，这时需要用标本兼治之法，既用清利之品，又兼补养之属，如奶油冬瓜、虾皮烧冬瓜、扒黄花菜、金针木耳汤、开洋萝卜汤等。

4）淡、清、利、消、补的基本饮食原则：淡即无盐饮食；清即清凉解毒、养阴清火之品；利为利尿消肿、排浊化湿之物；消为消导和胃、增进食欲之品；补为补益五脏、调节机体、有利康复的食物。应尽可能地根据条件和爱好选择多样化的食谱以促进食欲，改善患者的营养，提高机体抵抗力。

（3）饮食搭配

1）人参与龙眼：人参与龙眼肉共煮汤内服，有养血安神之功效。适用于慢性肾衰竭证属气血虚弱者。

2）茵陈与橘皮：两者加水煎煮，去渣取汁，有清利湿热，理气健胃之功效。适用于慢性肾衰竭证属湿浊化热上逆者。

3）扁豆与山药：两者加适量水共煮粥，具有健脾收涩之功效。适用于慢性肾衰竭证属脾虚湿盛者。

4）黑豆与红花：两者加适量水煮至黑豆熟烂，去渣取汁，加适量红糖内服，有活血通络之功效。适用于慢性肾衰竭证属邪热入血，血瘀络阻者。

（4）麦淀粉食谱参考　一个患者若每日摄入20g蛋白质的食谱（下面各种食物后面括号内数量均为蛋白质的含量）如下：

1）早餐

①麦淀粉油塌饼100g（0.6g），可加果酱少许，另加粳米粥25g（1.7g）。

②小白薯100g（1.1g），麦淀粉100g（0.6g）做成年糕汤。

③桂花白糖芋头汤，芋头125g（2.8g），可加适量桂花、白糖及少量麦淀粉成糊。

④桂花白糖红薯汤，红薯125g（2.8g），可加适量桂花、白糖及少量麦淀粉成糊。

上述4项中任选1项，或轮流服用。

2）上午点心：麦淀粉甜饼50g（0.3g），牛奶100mL（3.1g）。

3）午餐

①麦淀粉油塌饼100g（0.6g），蛋1只（6.3g），烧成荷包蛋，加油炒包心菜150g（1.95g）。

②麦淀粉油塌饼100g（0.6g），肉圆50g（肥瘦各半5.9g），或鱼圆32g（6.0g），加油炒莴笋250g（1.5g）或香油拌用。

③白菜蛋花年糕汤，大白菜100g（1.4g），蛋1只（6.3g），烧成蛋花汤，再加入麦淀粉100g（0.6g），做成年糕片食用。

④鸡毛菜肉丝年糕汤，鸡毛菜100g（2.0g），肉丝50g（肥瘦各半5.0g），麦淀粉100g（0.6g），做成年糕汤。

⑤以小白菜100g（1.1g），鸡蛋半只（3.2g）为馅，麦淀粉100g（0.6g），做成油塌饺子。另小白菜少许，鸡蛋半只（3.2g），做成蛋花汤。

⑥以小白菜100g，肥瘦各半的肉糜50g（5.0g）为馅，麦淀粉100g（0.6g），做油塌饺子。另小白菜少许，鸡蛋半只（3.2g），做蛋花汤。

⑦以小白菜100g（1.1g），肥瘦各半的肉糜50g（5.0g）为馅，麦淀粉100g（0.6g），做油塌饺子。另榨菜少许，加瘦肉丝20g（3.2g）或肥瘦各半牛肉丝25g（2.5g），做成榨菜肉丝汤。

上述7项中任选1项，或轮流服用。

4）下午点心：麦淀粉甜饼50g（0.3g），可加水果糖数粒，或加苹果100g

（0.2g），或橘子100g（0.9g），或生梨100g（0.3g），或番茄100g（0.6g），或西瓜（可食部分）100g（1.2g）。

5）晚餐

①麦淀粉油塌饼100g（0.6g），加鸡蛋半只（3.2g），胡萝卜150g（1.5g），油炒。

②麦淀粉油塌饼100g（0.6g），加入虾米5g（2.4g）、土豆100g（1.9g）为馅，做油煎饼。

③麦淀粉油塌饼100g（0.6g），茭白100g（1.5g），炒肉丝25g（4.2g）。

④麦淀粉油塌饼100g（0.6g），加油煎鲫鱼或河虾100g（带壳为4.7g），加炒小白菜100g（1.1g）。

⑤麦淀粉油塌饼100g（0.6g），加鸡蛋1只（6.3g），炒小白菜150g（1.69g）。

上述5项中任选1项，或轮流服用。

（5）常用保健食物

1）烟管鱼：味咸，性温。煮食。具有利尿消肿，清热解毒的功效。

2）墨鱼：味咸，性微温。煎汤、炒食。具有滋阴养血，利水的功效。

3）甲鱼：味咸，性寒。煎汤，煮食。具有滋阴凉血，补肾健骨的功效。

4）黑木耳：味甘，性平。煎汤，凉拌。具有滋阴润燥的功效。

5）田螺：味甘，性寒。煎汤食用。具有利大小便，消手足水肿的功效。

6）海参：味甘、咸，性温。煎汤食用。具有补肾益精，养血润肤的功效。

7）海带：味咸，性寒，滑，无毒。煎汤，凉拌。具有清热利尿，补血，润肠通便的功效。

8）绿豆：味甘，性凉。煮食。具有清热解毒，利尿消肿的功效。

9）四季豆：味甘，性平，无毒。煎汤或煮食。具有滋阴养血，利尿消肿的功效。

10）白菜：味甘，性平。煎汤，煮食，凉拌。具有宽中养胃，利尿解毒的功效。

11）芹菜：味甘、苦，性凉，无毒。煎汤、绞汁、凉拌均可。具有消肿清热的功效。

12）竹叶菜：味甘、淡，性寒，无毒。煎汤。具有解毒消肿，利尿通淋，止血的功效。

13）紫葡萄：味甘，性平。直接食用。具有补气血，利小便的功效。

（6）药膳食疗方

1）鲜橘叶、甜酒各适量。将上述原料放入砂锅内，加水适量，置于火上，先用武火煮沸后，改用文火煎成浓汤，去渣，取汁，服之。适用于水肿患者。

2）鲫鱼1尾，黑大豆300g。煮成浓汤，淡吃。适用于水肿患者。

3）大鲫鱼1条，茶叶6g，醋3mL。鲫鱼去内脏及鳞，炖熟后空腹吃。适用于水肿不退患者。

4）黑鱼1尾，大蒜瓣适量。黑鱼腹内纳入大蒜瓣，用纸泥封固，在炭火上煅存性，研细末，每日3次，每次2g，温开水送服。适用于各种水肿患者。

5）黄颡鱼3条，绿豆50g，大蒜3瓣，商陆末3g。将黄颡鱼、绿豆、大蒜分别清洗干净，放入砂锅内，加水适量，置于火上煮熟食用。适用于水肿患者。

6）皇姑鱼肉适量。皇姑鱼用清水洗干净，不加食盐，置于火上，清蒸食之。适用于肾炎水肿患者。

2. 饮食禁忌

（1）限制蛋白质　当肾功能低下时，蛋白质的代谢物（氮质）排泄受到障碍，故蛋白质的摄入量必须根据内生肌酐清除率、血尿素氮等指标而定。当内生肌酐清除率在每分钟 10mL，血尿素氮在 $10.71 \sim 24.99$mmol/L 时，血肌酐在 $265.8 \sim 618.8\mu$mol/L，蛋白质的摄入量为 $25 \sim 35$g；当内生肌酐清除率每分钟 $5 \sim 10$mL，血尿素氮在 $24.99 \sim 32.13$mmol/L，血肌酐在 $618.8 \sim 795.6\mu$mol/L 时，蛋白质摄入量为 $20 \sim 25$g。

一般情况下，如不能及时进行抽血化验，患者的蛋白质摄入量在 25g 左右为宜，并采用生物价值高的蛋白质，如牛奶、鱼类、肉类。食用鱼类、肉类，如先煮沸后去汤则更好，因煮沸后大量对肾脏有害的嘌呤进入汤中，可减少肾脏负担。

植物蛋白质应减少至最低量，这类食品有大豆及豆制品等。禁食植物蛋白质有利于防止尿毒症的发展，尽量减少米面的食入，以减少非必需氨基酸的摄入。有的医院对尿毒症的患者采用麦淀粉（面粉抽提去蛋白质即麦胶面的制品，其蛋白质的含量为 0.6%，50g 麦淀粉的热能为 175kcal），这样既保证了机体必需氨基酸，又在降低蛋白供应的情况下，利用非蛋白氮合成必需氨基酸，从而降低氮质血症。

（2）限制脂肪　肾功能不全者往往与贫血同在，摄入过多脂肪可抑制造血功能，故尿毒症患者脂肪供给量应采用低于正常人的需要量。

（3）忌食盐　患者如有明显水肿，应采用无盐饮食。如患者呕吐较重，氯离子损失较多，而水肿不明显时，可给低盐饮食（每日 $1 \sim 2$g）。

（4）忌含嘌呤高的食物　嘌呤含量高的食物在代谢过程中产生过多尿酸而加重肾脏负担，如粳米、大豆、芹菜、菠菜、菜花、花生、猪头肉、沙丁鱼、带鱼、动物内脏，以及鸡、鹅、牛肉。

（5）忌强烈调味品　包括芥末、辣椒粉、胡椒、咖喱、桂皮等。

（6）葛粉　葛粉寒凉下趋。《本草衍义》说："多食行小便。"葛粉容易损伤肾脏的功能，故肾衰竭的患者禁忌食用。

（7）大豆　肾衰竭、氮质血症者不宜多食。大豆含蛋白质甚高，多食可以加重肾衰竭及氮质血症患者肾脏的负担，加重病情。

（8）赤小豆　肾衰竭阳气衰微所致水肿应温阳益肾利水，不能投寒凉渗利，本品偏凉渗利伤肾，故不宜食用，食用必加重病情。

（9）葫芦　肾功能不良者不应食用利水伤肾的食物，而葫芦的利尿作用较强，容易对肾脏造成损伤，加之水分和无机盐丧失过多，可导致水、电解质失衡，加重患者的病情。故慢性肾衰竭患者不宜食用。

（10）紫菜　紫菜咸寒渗利下趋，容易损伤肾脏，肾衰竭者食用，将会加重病情。故慢性肾衰竭患者不宜食用。

（11）燕窝　燕窝含有丰富的蛋白质，在体内代谢后的产物通过肾脏随尿排出体外，肾衰竭时尿量减少，含氮废物排泄受到影响，将会加重肾衰竭的病情。故慢性肾衰竭患者不宜食用。

（12）火腿　本品含蛋白质较高，肾衰竭患者排尿困难，蛋白质的代谢产物不能及时排泄，食用火腿易导致尿毒症。故肾衰竭患者不应食用火腿。

（13）蛙肉　本品含蛋白质较高，食用后其分解代谢产物对肾脏有一定的不良影响，可加重肾衰竭的病情。故肾衰竭患者不宜食用。

（14）鸡肉　鸡肉含有较丰富的蛋白质，食后可增加氮质血症和加重尿毒症的病情。故肾衰竭患者不宜食用。

（15）鸽肉　鸽肉含蛋白质较多，多食可以增加氮质血症并加重尿毒症的病情。

（16）鱼鹰肉　本品渗利下趋，容易损伤肾脏，故肾功能不良患者不宜食用。

（17）葡萄　葡萄渗利下趋。《百草镜》说："利水甚捷。"容易损伤肾脏，故肾衰竭者不宜多食。

（18）茶叶　具有苦凉清热利水的作用，多饮茶水可以损伤肾脏，加重肾脏疾患及尿失禁患者的病情。故肾衰竭患者不宜食用。

（19）汽水　肾功能不良者多饮汽水，使体内的血容量增加，会导致肾脏负担加重，出现心慌、乏力、尿频等症状。

（20）其他　忌食咸菜、酱豉、腌腊制品和海味等，以减轻肾脏负担。

【药物宜忌】

1. 西医治疗

（1）必需氨基酸疗法　由于长期低蛋白饮食可导致营养不良，负氮平衡，铁、锌离子及蛋白缺乏会加剧贫血、心功能不全而加速肾功能恶化，反而有可能促使提早进入透析阶段。为防止低蛋白饮食的这些不利因素，应增加体内蛋白质的合成，纠正蛋白质代谢的负平衡和氨基酸比例失调，很多人在低蛋白饮食同时加用 EAA，补充足够的热量。一般静滴必需氨基酸 250mL，隔日 1 次，或肾灵 4～8 片，每日 3 次，饭中服用。

（2）CRF 时高血压的治疗　高血压在 CRF 的进程中起着重要作用，合理的降压治疗可以延缓肾功能恶化，对这类病人的高血压药物治疗，应选择不影响肾血流量和肾小球滤过率的药物，如哌唑嗪、ACEI、钙拮抗剂、肼苯达嗪、甲基多巴等（用法用量参见"急性肾小球肾炎""慢性肾小球肾炎"）。目前，尚无确切的统一降压标准，在轻度原发性高血压〔舒张压 12.0～13.9kPa（90～104mmHg）〕经治疗可减少并发症的发生率和死亡率基础上，临床上治疗 CRF 高血压的通常标准为降低舒张压，使其小于 12.0kPa（90mmHg）。

在治疗肾衰竭病人的高血压时也可采用"修正"的阶梯方案。

修正的阶梯方案如下：第一步，限盐（钠摄入 50～70mEq/d），此措施对于容量依赖型高血压、严重肾衰、充血性心力衰竭有效。但限盐本身很少可将血压完全降至正常，所以应配合其他药物治疗。第二步，加 ACEI、钙拮抗剂或 β 受体阻滞剂。利尿剂特别是袢利尿剂可用于水肿严重伴充血性心力衰竭者。第三步，加抗肾上腺素能药物或血管扩张药，用于上述方案疗效不好、血压不能降至正常时。第四步，对于顽固性高血压可加用长压定等加强血管扩张药。

（3）透析病人的降压治疗　在终末期肾衰竭时，肾小球滤过率小于10mL/min，常伴有高血容量性高血压，须采用血液透析或腹膜透析滤掉体内过多的水分。对于伴有急性左心衰高血压危象者，应进行强化超滤，快速去除体内多余的水分，使血压下降，改善心脏功能。对于较稳定的病人，超滤应逐渐进行，使得每周水负平衡1~2kg，直至血压正常或达到干体重。对于所有透析病人的高血压都应先采用限盐治疗，每天钠摄入量限制在1g。在开始透析治疗时，许多伴有高血压的病人需用降压药物控制血压。当脱水达到干体重时，多数病人血压可维持正常，而不用降压药物。在透析期间，血压与患者水钠潴留的程度相关，如舒张压不超过13.3kPa（100mmHg）时，通常不用降压药。当舒张压超过13.3kPa时，则应同时应用降压药物，并首选不易透析清除的药物，如持续非卧床腹膜透析（CAPD）可有效地控制高血压，与其能良好地控制体内容量有关。

（4）对症处理　CRF患者易出现高血压，水、电解质、酸碱平衡紊乱，感染，少尿，水肿，心力衰竭，尿路梗阻等，都是肾功能恶化的加剧因素。纠正各种失衡状态，忌用肾毒性药物，已被公认是防止肾功能急剧恶化的重要措施。慢性肾衰竭最常见的并发症有肾性贫血，由于促红细胞生成素（EPO）的开发成功，足量定期使用可以达到纠正肾性贫血目的，常用量为皮下注射EPO每次1500~3000U，每周2~3次。

2. 中医治疗

（1）辨证治疗

1）脾肾气（阳）虚证

主症：倦怠乏力，气短懒言，纳少腹胀，腿酸，腿软，口淡不渴，大便不实，夜尿清长，甚则畏寒肢冷，腰部发冷，舌淡有齿痕，脉象沉弱。

方药：党参、黄芪、山药各15g，茯苓20g，白术、制半夏各12g，甘草6g，木香、砂仁、陈皮、仙茅、淫羊藿、巴戟天各10g。

加减：脾肾阳虚较著者，可改用实脾饮或金匮肾气丸加减。

用法：每日1剂，水煎服。

2）脾肾气阴两虚

主症：面色少华，乏力，腰膝酸软，皮肤干燥，饮水不多，或有手足心热，或有手足不温，尿少色黄，夜尿清长，舌淡有齿痕，脉沉细。

方药：人参（另煎）、牡丹皮、陈皮、砂仁各10g，黄芪、麦冬各30g，熟地黄、枸杞子、茯苓各15g，山药、太子参各20g，当归12g。

加减：便干者，加火麻仁、肉苁蓉、黑芝麻以润肠通便；若脾气虚较明显而面色少华、纳呆腹胀、便溏者，可配合香砂养胃汤以健脾益气；若以肾气虚为主而见腰膝酸软、小便清长者，可配合金匮肾气丸以温补肾气；若气阴不足，心慌气短者，可合用生脉散益心气，养心阴。

用法：每日 1 剂，水煎服。

3）肝肾阴虚

主症：头痛头晕，口舌咽干，渴喜冷饮，五心烦热，全身乏力，腰膝酸软，大便干结，尿少色黄，舌淡红无苔，脉沉细或弦细。

方药：熟地黄 20g，枸杞子、菊花、山药、茯苓、女贞子、墨旱莲各 5g，何首乌 18g，山茱萸、牡丹皮、泽泻各 10g，炒杜仲 12g。

加减：热象明显者，加龙胆草、黑栀子清肝泻火；若血压高而足冷面红者，可加附子、肉桂，或将附子捣烂用醋调敷足心涌泉穴以引火归原；痰多者，加石菖蒲、郁金；若肝风内动，风阳上扰而见头痛眩晕、震颤心烦者，可用羚角钩藤汤、天麻钩藤饮加减以镇肝息风。

用法：每日 1 剂，水煎服。

4）阴阳两虚

主症：极度乏力，畏寒肢冷，手足心热，口干欲饮，腰腿酸软，大便稀溏，小便黄赤，舌淡，白胖有齿痕，脉沉细。

方药：鹿角胶（片）、山茱萸、山药、陈皮、巴戟天各 10g，紫河车粉（冲服）5g，冬虫夏草 3g，炒熟地黄、牛膝各 20g，枸杞子、茯苓、车前子（包）、肉苁蓉、黄芪、当归各 15g。

加减：若偏于阳虚者，加淡附子、肉桂；偏于阴虚者，加何首乌、龟甲；肾衰血亏、肤燥失润、指甲苍白、面色少华、血红蛋白下降者，加磁石、骨碎补、补骨脂补肾填精，益气养血。

用法：每日 1 剂，水煎服。

5）寒湿阻滞

主症：畏寒蜷卧，恶心呕吐，口中尿臭，口淡口黏，胸脘痞满，大便秘结，舌淡体胖，苔白腻，脉沉细。

方药：甘草、干姜各 6g，附子 9g，陈皮、半夏各 12 g，茯苓 5g，枳实、大黄（后下）、人参（另煎）、厚朴各 10g。

加减：湿浊较重，身重困倦者，加苍术、薏苡仁以运脾燥湿；湿浊蒙蔽心窍者，加石菖蒲、郁金豁痰开窍；胃气上逆，嗳气呕吐者，合旋覆代赭汤降逆止呕；浊阴上扰、头痛、干呕、吐涎沫者，合吴茱萸汤暖肝降逆。

用法：每日 1 剂，水煎服。

6）湿热中阻

主症：口中秽臭，口苦口黏，胸脘痞闷，腹胀纳呆，或心烦失眠，便秘，或大便秽臭，舌质红，边尖有齿痕，苔黄腻或干燥，脉弦数或弦滑。

方药：薏苡仁 30g，姜半夏、陈皮各 12g，茯苓 15g，生姜、甘草各 6g，黄连、紫苏叶、枳实、竹茹、砂仁、大黄各 10g。

加减：湿热下迫大肠者，可用葛根芩连汤清热化湿；三焦湿困者，用三仁汤宣畅气机，清热利湿；下焦湿热者，用滋肾通关丸清热化气利湿。

用法：每日 1 剂，水煎服。

7）水气不化

主症：水肿腰以下尤甚，胸腹胀满，畏寒肢冷，腰膝酸软，大便溏薄，小便短少，舌淡苔腻，脉沉迟或沉细。

方药：山药 15g，熟地黄、山茱萸、牡丹皮、白术、泽泻各 10g，牛膝 20g，车前子（包）、茯苓、茯苓皮各 30g，干姜、肉桂各 6g，附子、大腹皮、木瓜各 12g。

加减：若水肿以虚为主而无阳虚之象者，可用五苓散合五皮饮加减，以健脾利水；若水气凌心射肺而见眩晕、心悸、咳喘短气，用苓桂术甘汤合葶苈大枣泻肺汤加减，以温化水湿，泻肺逐饮。

用法：每日 1 剂，水煎服。

（2）验方

1）半夏 30g，生姜 10g，茯苓 15g，陈皮 6g，炒麦芽、炒稻芽各 24g，伏龙肝 60g。先煎伏龙肝，再煎前 6 味药，煎出药液 150 ~ 200mL，每次服 1 小匙，间歇频服直至吐止。党参、生姜、白术各 10g，茯苓 30g，陈皮 6g，半夏、炒麦芽、炒稻芽各 24g。待情况好转时配合水煎服用。适用于慢性肾衰竭中毒呕吐。

2）吴茱萸 3g，姜半夏、干姜各 9g，沉香 2.5g，茯苓 25g，泽泻 12g，生姜 3 片，土炒白术、厚朴、荷叶各 6g。每日 1 剂，水煎服。

3）西洋参、三七、鸡内金、琥珀各 10g，珍珠粉 2g，麝香（代）0.3g。上药共研细末，调匀，每次服 2g，每日 2 ~ 3 次。

4）土茯苓 30 ~ 60g，防己 15 ~ 30g，绿豆衣 30g，甘草 10g。每日 1 剂，水煎服。

3. 药物禁忌

（1）药物相互禁忌

1）肾灵片慎与其他含钙药物同服：本品长期服用可导致高钙血症，尤其是与其他含钙药物（如碳酸钙等）合用时，可引起严重的高钙血症。

2）肾灵片忌与含钙的微溶配伍药物同服：含钙的微溶配伍药（如四环素、多西环素等）与本品同服，会影响其吸收。

3）骨化三醇忌与含镁制剂同服：因在服用骨化三醇时，同时服用含镁制剂（如氧化镁等），可引起高镁血症。

4）骨化三醇忌与维生素 D 制剂同服：因骨化三醇是维生素 D_3 的重要代谢产物之一，故服用本品期间不能同时给予维生素 D 制剂（如鱼肝油等）及其衍生物（如二氢速甾醇等）。

5）罗钙全

①忌与含镁制剂同服：因在服用罗钙全时，同时服用含镁制剂（如氧化镁等）可以引起高镁血症。

②忌与维生素 D 制剂及其衍生物合用：因罗钙全是维生素 D_3 的重要代谢产物之一，故服用本药期间不能同时给予维生素 D 制剂（如鱼肝油、骨化三醇胶囊等）及其衍生物（如二氢速甾醇等）。

（2）药食禁忌

1）服用肾灵片期间，过食含钙食物，会引起高钙血症。

2）在服用降压药期间或停药2周内，应禁饮酒或含乙醇的饮料，否则会引起低血压反应。

（3）肾功能减退患者抗感染药物的禁忌

1）可应用，按原治疗量或略减量：红霉素、阿奇毒素等大环内酯类及利福平、克林霉素、多西环素、氨苄西林、阿莫西林、哌拉西林、美洛西林、苯洛西林、头孢哌酮、头孢曲松钠、头孢噻肟、头孢哌酮、氨苄西林、阿莫西林、替卡西林、克拉酸钾、哌拉西林、他唑巴坦、氯霉素、两性霉素B、异烟肼、甲硝唑、伊曲康唑口服液。

2）可应用，治疗量需减少：青霉素、羧苄西林、阿洛西林、头孢唑林、头孢噻吩、头孢氨苄、头孢拉定、头孢呋辛、头孢西丁、头孢他啶、头孢唑肟、头孢吡肟、氨曲南、亚胺培南、西司他丁、美罗培南、左氧氟沙星、加替沙星、环丙沙星、磺胺甲噁唑、甲氧苄啶、氟康唑、吡嗪酰胺。

3）避免使用，确有指征应用者调整给药方案：庆大霉素、妥布霉素、奈替米星、阿米卡星、卡那霉素、链霉素、万古霉素、去甲万古霉素、替考拉宁、氟胞嘧啶及伊曲康唑静脉注射液。

4）不宜选用：四环素、呋喃妥因、萘啶酸、特比萘芬。

（4）其他药物禁忌

1）含钾高的药物：使用含钾高的药物时应慎重，以免引起高钾血症。

2）肾损伤的药物：氨基糖苷类抗生素、磺胺类药物、四环素类抗生素及两性霉素B等，主要经肾脏排泄，肾脏发生病变时，排泄率降低，药物易在体内蓄积，引起中毒症状，加重肾脏负担，不利于疾病的康复。故无明显感染症状者，一般不用抗生素，需要应用时，亦应选择对肾脏无毒或毒性小的抗生素。

3）有肾毒性的中药：可引起肾间质炎症和纤维化，导致水、钠潴留，加重水肿。大剂量应用可致肾衰竭。滥用苦寒或甘寒类中药，如黄柏、大黄、黄芩等，可克伐中阳，损伤脾肾，脾不制水，肾不主水，则水液泛溢，病情日趋加重。

十三、溶血尿毒综合征

【概述】

溶血尿毒综合征（HUS）是以微血管病性溶血性贫血、血小板减少和急性肾衰竭为特征的一组临床综合征，如同时伴有神经系统症状和发热则称之为血栓性血小板减少性紫癜（TIP），两者统称为血栓性微血管病（TMA）。HUS 在成人和儿童均可发病，但典型 HUS（D＋HUS）主要发生于幼儿，起病急骤，是小儿急性肾衰竭常见的原因之一。典型的 HUS 如能及时诊断，予以正确治疗，多数恢复较好，非典型 HUS（D－HUS）预后较差，有些遗留慢性肾衰竭。

1. 病因

（1）感染 感染是诱发 HUS 的首要因素，大肠杆菌、志贺痢疾杆菌、肺炎链球菌、肺炎双球菌，以及柯萨奇病毒、埃可病毒、人类免疫缺陷病毒（HIV）、立克次体等感染均可诱发。

（2）遗传性因素 HUS 部分患者有家族史，多为常染色体隐性遗传病，偶有显性遗传病例的报道，家族性 HUS 预后不良，死亡率高。

（3）药物 包括环孢素，他克莫司，化学药物，如丝裂霉素、长春新碱、阿糖胞苷、柔红霉素等，此外，口服避孕药、奎宁及反射性照射也可诱发 HUS。

（4）继发性 HUS 可继发于系统性红斑狼疮、系统性硬化症、干燥综合征、链球菌感染后肾小球肾炎、膜增生性肾小球肾炎。另外，妊娠、肿瘤及器官或骨髓移植患者也可出现 HUS。

（5）特发性 HUS 病因不明，病变可以复发，有些病例可有补体缺乏。

2. 临床表现

（1）一般症状 多数患者起病时有乏力、恶心、呕吐、食欲缺乏，伴或不伴有腹泻。部分患者起病时有上呼吸道感染。

（2）主要症状

1）微血管病性溶血性贫血：其是 HUS 的重要标志，数天内血红蛋白明显下降，急性溶血有腰背酸痛、血红蛋白尿，约半数患者有黄疸和肝大，间接胆红素升高，乳酸脱氢酶升高。末梢血涂片红细胞碎片（破碎红细胞呈头盔形、芒刺状等）阳性和抗人球蛋白试验（Coombs）阴性，是诊断微血管病溶血性贫血的必要条件。典型的 HUS 有白细胞总数增加伴核左移，而非典型 HUS 白细胞计数常在正常范围。

2）血小板减少：HUS 可有明显血小板减少，多数（30～100）×10^9/L，重者常有明显出血，表现为鼻出血、皮肤瘀斑、眼底出血、呕血、便血、咯血等。有些 HUS 患者血小板计数可完全正常或接近正常。凝血功能检查通常正常,凝血时间(PT)和活化部分凝血活酶时间(APTT)常有缩短,无纤维蛋白原水平降低。

3)急性肾衰竭:90%以上的 HUS 有急性肾衰竭,多数 HUS 可持续少尿或无尿,应进行透析治疗。血容量负荷过重,心力衰竭、肺水肿是成人 HUS 常见症状。但少数患者由于腹泻与呕吐、内皮细胞损伤后毛细血管通透性增加,可出现有效血容量不足的症状。绝大多数 HUS 可出现高血压,通常是高肾素性高血压。HUS – TTP 高血压更加严重,血压升高也与病情复发有关。儿童腹泻相关的 HUS 高血压通常较轻,且为一过性,并随肾功能恢复而好转。

(3)神经系统症状 表现为头痛、行为改变、视力障碍、言语困难、感觉异常、瘫痪、抽搐,其至昏迷。典型 HUS 出现神经症状相对少见,非典型 HUS 则多见。

(4)肾脏病理改变 典型儿童 D + HUS 患者以肾小球受累为主,成人患者病变主要位于动脉和小动脉,肾小动脉内膜增厚,管腔及肾小动脉内血栓栓塞,伴肾小球毛细血管祥缺血、皱缩。

3. 辅助检查

(1)尿液检查 尿蛋白 1~2g/d,尿常规镜下血尿、管型尿,偶有肉眼血尿,重度溶血可有血红蛋白尿。

(2)血尿素氮、肌酐升高,可有高血钾、低钠、低钙及高尿酸血症。

腹泻后出现微血管病性溶血性贫血、急性肾功能不全和血小板减少,则典型的 D + HUS 诊断可确定。但在临床实践中,HUS 与血栓性血小板减少性紫癜(TTP)的临床区别并不绝对,HUS 也可出现神经系统表现,而 TTP 患者也可有明显的肾功能异常。实验室检查有助于 HUS 和 TTP 的鉴别。TTP 患者可有不正常的凡登白因子(vWF)多聚体及 vWF 裂解蛋白酶缺乏,HUS 患者血浆中很少有 vWF 裂解蛋白酶活性的下降。HUS、TTP 与弥漫性血管内凝血有相似之处,但缺乏弥漫性血管内凝血的凝血指标异常。

【饮食宜忌】

1. 饮食宜进

(1)饮食原则

1)高热能饮食:摄入足量的糖类和脂肪,以供给人体足够的热能,这样就能减少蛋白质为提供热能而分解,故高热能饮食可使低蛋白饮食的氮得到充分利用,减少体内蛋白质的消耗。可多食用植物油和食糖,如觉饥饿,可食甜薯、芋头、马铃薯、苹果、马蹄粉、淮山粉、藕粉等。

2)应食含有足够必需氨基酸的低蛋白高热量饮食:蛋白宜以优质蛋白占多数(蛋、奶、瘦肉、鱼肉等),宜进食藕粉、荸荠粉、生粉、麦淀粉及乳化油脂以保证热源。严重者宜给予少量米汤、菜汁、果汁、糖、蜜等。

3)需给予充足维生素,如维生素 A、维生素 B_1、维生素 B_2、维生素 C 和叶酸等。并适量补充无机盐。

4）当食疏利之品，如适当进食蔬菜、水果等。

5）宜饮用适量水以利排出代谢产物，排尿正常不必严格限制水量，不出现水肿时也不需严格限制食盐摄入。

6）长期排出大量蛋白尿可使钙、磷缺乏，故宜多食含钙、磷丰富的食物，如绿叶蔬菜、虾皮等。

7）饮食能供给足够造血原料：在平衡膳食的基础上，以富含蛋白质、高纤维素、高铜铁食物为主，宜适量食瘦肉、肝脏、肾脏、动物血、蛋类、蔬菜、水果等。

8）宜食软烂易消化食物：患者宜进食易消化、富有营养的流质或半流质饮食，如牛奶、米汤、藕粉、鸡蛋汤、菜汁、水果汁、面条、馄饨、蒸蛋羹等。

（2）食疗药膳方

1）黑白木耳羹：黑木耳15g，白木耳15g。分别泡发后，共炖酥，加适量糖调味服食。每日1剂，时时服食。适于尿毒症见有头痛、嗜睡、食欲不振、贫血等症状者。有苔腻、水肿显著、便溏、肢冷等症状者不宜食用。

2）红茶炖鲫鱼：红茶15g，鲫鱼1条。鲫鱼去鳞、鳃及内脏，红茶放鱼肚内，蒸熟，调味，吃鱼肉。隔日1剂，时时服食。适于尿毒症见神疲乏力、尿少、水肿者。尿毒症神昏、惊厥及舌光红者不宜应用本方。

3）番茄肉丝炒鸡蛋：番茄250g，猪瘦肉丝50g，鸡蛋2只，生姜5g。肉丝旺火煎炒片刻，加入番茄片、鸡蛋糊、姜片，炒熟，时时佐餐用。适于尿毒症贫血、乏力、尿少、肢肿者。神志昏迷、恶心呕吐者不宜服食。

4）苁蓉羊肉粥：肉苁蓉15g，羊肉100g，粳米100g，盐、葱白、生姜片适量。将羊肉洗净切碎，肉苁蓉切碎入锅，加水适量，煎取汁，去渣。将羊肉下入苁蓉汁内，再加入粳米，煮沸后，加入盐、葱白、生姜片，续煮成粥即可食用。肉苁蓉补肾助阳，羊肉补虚益气，温中暖下，粳米益五脏，补虚弱。本品温补脾肾，适用于脾肾两虚贫血诸症。

2. 饮食禁忌

（1）有刺激性、含嘌呤高的食物　为减轻肾脏负担，应限制刺激肾脏细胞的食物，这类食物中含嘌呤或含氮量高，在肾功能不全时，其代谢产物不能及时排出，对肾脏不利。

（2）高盐饮食　如有水肿、高血压和少尿，食盐每日应限制在2~3g，如水肿严重，食盐应限制在每日2g以下或无盐饮食。

（3）高蛋白质饮食　若肾小球滤过率减退，则蛋白质摄入量应适当限制，但一般不低于50g。

（4）高脂肪饮食　肾功能不全患者往往有不同程度贫血，动物脂肪对贫血是不利因素，因为脂肪可加重动脉硬化，抑制造血功能，故肾功能不全者应少食用。但尿毒症患者如没有脂肪摄入，机体会变得更加虚弱，故日常生活中可用植物油替代，每日摄入量以60~70g为宜。

（5）高磷饮食　动物实验发现，如果饲以高磷饮食，可引起动物肾小球纤维化、肾小管扩张、皮质纤维化，限制摄磷，则上述改变可以明显减轻，提示高磷饮食对本病的危害性。低磷饮食可减轻蛋白尿，使血胆固醇、甘油三酯水平下降。因此，肾衰竭患者的磷摄入量每日应低于750mg。

（6）含钾多的食物　肾衰竭时钾的排泄少，酸中毒时钾离子从细胞内移至细胞外，此时血钾较高，若进食含钾多的食物，会使血钾升高，易引起高钾血症，出现肢体湿冷、心率减慢等，甚至导致心脏骤停而死亡。

（7）鸡汤　鸡汤内含有一些小分子蛋白质，急性肾炎、尿毒症等肾功能不全患者的肾脏对蛋白质分解不及时，会加重病情。

（8）强烈调味品及味精　强烈调味品（如芥末、胡椒、咖喱、辣椒等）对肾脏有刺激作用，应忌食；味精多食后会产生口渴而欲饮水，故在限制饮水时也应少用。

（9）鸡蛋　肾炎患者肾脏功能和新陈代谢明显下降，尿量减少，体内毒素不能完全排出体外，此时如果进食鸡蛋，就会增加其代谢产物，甚至发生尿毒症，所以肾炎患者在急性期应禁食鸡蛋。

（10）坚硬、油炸、刺激性食物　贫血病人常常伴有血管脆性增加，机体凝血功能障碍，若进食坚硬、油炸及各种刺激性食物，容易造成牙龈出血，甚至消化道出血，故应忌食。

（11）隔夜的饭菜　此类病人大多胃肠功能低下，抵抗力低下，吃隔夜饭菜极易引起食物中毒，导致腹泻的发生。

（12）忌偏食　正常人每天需要摄入一定量的铁，婴幼儿每日食物中大约需10mg铁；青年妇女需30～40mg；男子和停经妇女约需10mg。粳米、牛奶、面粉中含铁量少，绿叶蔬菜中含铁丰富，如果偏食易导致铁的摄入量不足而引起缺铁性贫血。

【药物宜忌】

1. 西医治疗

（1）营养支持治疗　HUS患者存在高分解状态，应重视加强营养支持，避免负氮平衡，宜注意补充碳水化合物和必需氨基酸制剂。

（2）降压治疗　HUS时高血压常见，应积极控制。高血压除高血容量因素外，还可能有高肾素因素存在。除常规降压治疗外，对顽固性严重高血压可使用硝普钠（50mg溶于5%葡萄糖注射液500mL或生理盐水中，以1～2μg/（kg·min）速度静滴，静滴过程中应检测血压，并依降压效果调整滴数，但最高不得超过8μg/（kg·min），一旦血压降至正常即可逐渐减量直至停药），血管紧张素转换酶抑制剂（如贝那普利，每次10mg，每日1～2次，口服），或血管紧张素Ⅱ受体拮抗剂（如缬沙坦，每次80～160mg，每日1～2次，口服）。

（3）止惊治疗　可静脉使用地西泮（10mg开始，每隔3～4小时加5～10mg，24小时总量40～50mg为最大限量，癫痫持续状态和严重频发癫痫，开始静注10mg，每隔10～15分钟可按需增加，甚至达最大限用量）或苯妥英钠（150～250mg应用5%葡萄糖注射20～40mL稀释，缓慢静脉注射，每分钟不超过50mg，需要时30分钟后可再次静滴 100~150mg，一日总量不超过 500mg），除非癫痫或大面积脑梗死反复发作，一般不主张长期使用抗惊厥药物。

（4）避免输血小板　除非有活动性出血或外科手术需要，如血红蛋白低于 60g/L，可输新鲜红细胞，应缓慢输血以免诱发或加重高血压。

（5）对肠炎无特效治疗　胃肠道休息非常重要。抗生素不能改善志贺菌毒素（Stx）相关的 HUS，有些药物（如磺胺类）会增加 Stx 的释放，故不推荐使用抗生素。严重的缺血性肠病和肠穿孔有时需要外科手术治疗。

（6）抗凝、纤溶药物、抗血小板制剂、免疫球蛋白、新鲜冰冻血浆及血浆置换均无确切疗效，目前典型 D+HUS 的治疗以支持及透析疗法为主。

2. 中医治疗

（1）辨证治疗

1）热毒炽盛

主症：高热，神昏，口渴喜冷饮，全身皮肤出现瘀斑、瘀点，尿少，色黄，大便干结，舌红绛少苔，脉数。

治法：清热解毒。

方药：清瘟败毒饮加减。

生石膏 30g，生地黄 15g，水牛角、黄连、桔梗、栀子、黄芩、知母、赤芍、玄参、丹皮、淡竹叶各 10g，连翘 15g，甘草 3g。

加减：大便秘结加大黄；恶心呕吐加竹茹、半夏；尿赤短少加小蓟、白茅根；瘀血发斑加紫草。

2）邪毒内侵

主症：高热不退，神昏谵语，嗜睡，口渴喜饮，二便不通，恶心呕吐，肌肤、巩膜黄染，舌红绛，脉数。

治法：清泄里热、毒邪。

方药：黄连解毒汤（《外台秘要》）加减。

黄连、黄芩、黄柏、栀子各 10g。

加减：口渴多饮加天花粉、石膏、玄参、生地；二便不通加大黄、炒槐花、白茅根；恶心呕吐加竹茹、半夏、陈皮；瘀热发黄加茵陈、大黄、郁金；舌苔厚腻，加茵陈、菖蒲、滑石。

3）瘀血内阻

主症：全身疼痛，口渴喜饮，但漱水不欲咽，小便不通，便秘，舌紫暗有瘀斑、瘀点，舌下脉瘀阻，脉涩。

治法：活血化瘀。

方药：血府逐瘀汤（《医林改错》）加减。

生地、赤芍、牛膝各 15g，柴胡、桔梗、当归、甘草、桃仁、红花各 10g。

加减：若小便不通、蓄血发狂，加大黄，去柴胡、桂枝；大便秘结不通加大黄、芒硝；尿少尿闭，加益母草、猪苓、大黄；腰痛，加续断、杜仲、大黄。

4）阴竭阳脱

主症：呕吐不止，腹泻，汗出不止，心悸气短，手足厥冷，舌红少苔，脉微欲绝。

治法：滋阴补阳。

方药：生脉散（《内外伤辨惑论》）加减。

人参、五味子、当归各10g，麦冬15g，玄参、黄芪各30g，生地24g。

加减：若大汗不止者，加山萸肉、附子片、龙骨、牡蛎；脉微欲绝，心悸者，重用人参，加酸枣仁、太子参；失血者，重用人参，加山萸肉、旱莲草、大小蓟，生地改为生地炭；腹泻所致者，加炒乌梅、炒白术、炒山药；呕吐不止者，加生姜、半夏、竹茹。

5）湿热瘀结

主症：尿频，尿急，尿痛，小便滴淋不禁，甚至伴有腰腹部绞痛，舌苔黄厚，脉滑数。

治法：清热利湿化瘀。

方药：八正散（《太平惠民和剂局方》）加减。

瞿麦、丹参、车前草、滑石粉各30g，甘草、栀子、大黄、木通各10g，赤芍、萹蓄各15g。

加减：石淋所致者，加金钱草、石韦、海金沙、冬葵子、枳壳；前列腺肥大所致者，加浙贝、昆布、海藻、丹皮，去甘草；若保守疗法无效，采用针对疗法治疗。

6）气阴两虚

主症：体倦乏力，少气懒言，纳差，口渴喜饮，舌红少苔，脉细数。

治法：益气滋阴。

方药：十全大补汤加减。

党参、川芎、当归、甘草、白术各10g，黄芪30g，白芍、熟地各15g，大枣5枚，生姜3片，肉桂3g。

加减：若舌质红，口干，阴虚较甚者，去肉桂、党参，加太子参、麦冬、五味子；腰酸乏力者，加炒杜仲、桑寄生；若湿热不解者，去党参、黄芪、肉桂，加陈皮、半夏、炒槐花、大黄炭、猪苓等。

以上方药均每日1剂，水煎服。

（2）验方

1）鲜车前草60g，鲜藕60g，共捣汁，1次服。用于溶血尿毒综合征少尿或无尿者。

2）蝼蛄6个，蜣螂虫（去翅、足）6个，研末，分3次，白水冲服。孕妇忌用。用于溶血尿毒综合征少尿、无尿者。

3. 药物禁忌

（1）引起肾血管性损害药物

1）环孢素：其所致肾毒性分为功能性与器质性，机制可能为入球小动脉收缩，导致血管阻力增加及肾小球滤过率下降。功能性肾损害多见于用药1个月内，而器质性病变则多发生于用药 1 个月以上。环孢素可直接或间接引起肾小管损害。肾小管典型病变包括巨形线粒体、空泡、嗜酸性包涵体及细胞内钙化。少数急性环孢素肾损害出现肾小球血管内纤维蛋白栓塞。肾移植术后 7～60 日内的肾功能不全多为环孢素过量引起的急性肾毒性，约占 70%。慢性肾毒性多累及血管，造成肾内缺血，导致肾小管萎缩及间质纤维化，血管病变呈进行性发展，仅少数可逆转。一些药物可增加或降低环孢素的肾毒性。

2）其他药物：①丝裂霉素 C：治疗转移性癌可发生慢性肾小球微血管病，大剂量用药可发生致死性溶血性尿毒症综合征，其发生与剂量有关。其病理表现为肾微血管内有微血栓形成，血管发生不全性堵塞，当血流强行通过时发生血管内溶血和血小板破坏。可应用血浆置换疗法或抗血小板制剂治疗。②口服避孕药及儿童应用甲硝唑：可引起溶血性尿毒症综合征。③麦角新碱：用于产科可造成红细胞破坏及肾小动脉栓塞，导致产后肾功能衰竭。④噻嗪类利尿药、磺胺类药物可致肾过敏性脉管炎。别嘌醇、卡马西平、格列本脲、苯妥英钠及奎尼丁等可引起坏死性肉芽肿性脉管炎。临床上除肾功能衰竭外，表现有皮疹及血嗜酸性细胞增多，预后往往较差。应用泼尼松治疗有效。⑤青霉胺：可引起致死性肾脉管炎伴轻微肾小球肾炎。⑥链激酶：可致血清病伴肾脉管炎，表现为肾小球性尿蛋白及血尿。⑦马血清制剂、疫苗：导致免疫复合物型肾炎伴肾脉管炎。⑧苯丙胺：滥用时可引起典型的多动脉炎综合征。⑨吡罗昔康：可致亨诺赫－舍恩莱因综合征伴肾炎。

（2）易引起免疫性溶血的药物　如奎尼丁、青霉素、甲基多巴等，易造成药物性免疫性溶血性贫血。

（3）伯氨喹啉、磺胺类药物　可作用于有遗传性缺陷的红细胞，引起易感性溶血。另外，这些药物本身可刺激机体产生抗体，通过免疫机制而导致溶血性贫血的发生。

（4）铁剂　本病是由于红细胞破坏过速，超过造血补偿能力而造成贫血，非缺铁所致，如果服用铁剂治疗，则可能引起含铁血黄素沉着，导致心脏扩大等副作用。

（5）地西泮（安定、苯甲二氮䓬、valium、diapam、stesolid、stesolin）

1）磺酰脲类降糖药：与安定竞争蛋白结合部位，使降血糖作用下降。

2）异烟肼：可延缓安定代谢，联用时应减少安定用量。

3）利福平：可使安定消除时间缩短 1/2（酶诱导作用）。安定可延缓利福平胃肠道吸收。

4）哌替啶（杜冷丁）：与安定联用可发生呼吸停止，联用时应减少哌替啶用量 1/3。

5）左旋多巴：安定有时可拮抗左旋多巴的治疗作用。

6）吩噻嗪类药物：与安定有协同作用，注射用易加深中枢神经系统抑制及发生呼吸循环意外。

7）锂盐：与安定联用可发生严重体温过低。

8）阿米替林：安定可使阿米替林血药浓度过高，并引起肝损害。

9）苯妥英钠：与安定有协同作用，联用时苯妥英钠血药浓度增高。

10）苯巴比妥：与安定有相加作用，联用时应减量，对于老年患者更应慎用。

11）肌肉松弛剂：与安定联用可增强肌肉松弛作用，并可致长时间呼吸抑制。

12）西咪替丁：可抑制安定代谢，延长半衰期达50%，联用时可发生过度中枢镇静作用。

13）氨茶碱：可拮抗安定的镇静作用，但可以联用。

14）甲碘安：安定可使甲碘安的血药浓度增高。

15）氟尿嘧啶：不宜与安定配伍应用。

16）乙醇：与安定联用可加重中枢神经系统抑制，其相互作用强度大于利眠宁与乙醇的相互作用。

17）单胺氧化酶抑制剂、抗抑郁药、抗惊厥药、麻醉药、巴比妥类：均可加强安定类药物的作用。

18）抗酸药：轻度延缓氯氮䓬（利眠宁）和地西泮的吸收。

19）β受体阻滞药：心得安或美托洛尔可使地西泮代谢有所减少，患者可能更容易发生意外。

20）口服避孕药：可增加阿普唑仑、氯氮䓬、地西泮、硝西泮和三唑仑的作用，降低奥沙西泮、劳拉西泮和替马西泮的作用。

21）右丙氧芬：可升高阿普唑仑血药浓度，增加中枢神经系统的抑制效应大于相加作用。

22）双硫醒：可增加地西泮和氯氮䓬的血药浓度，加重嗜睡反应。

23）酮康唑：减少氯氮䓬在体内的消除。

24）大环内酯类抗生素：交沙霉素、红霉素、醋竹桃霉素可升高三唑仑的血药浓度，使其作用明显增强，联用时应减少三唑仑剂量。

25）奥美拉唑：可使地西泮的体内清除率降低一半，增强镇静作用。

26）丙磺舒：降低劳拉西泮的体内清除率，可增强镇静作用。

27）咖啡因、氨茶碱：氨茶碱可用于对抗地西泮或劳拉西泮引起的麻醉效应。咖啡因可降低地西泮的镇静作用和抗焦虑作用，茶碱也有类似的效应但作用稍弱。

28）氯普噻吨：与安定联用可引起急性中毒。

29）氟西汀：可能延长安定的半衰期。

30）泰尔登：与安定联用可引起急性中毒。

31）安定拮抗剂：①毒扁豆碱：易通过血脑屏障，可对抗中枢抗胆碱症状，静脉给药1~2mg，可使安定所致呼吸抑制及昏迷在1~2分钟恢复，但常引起严重的恶心呕吐。②纳洛酮：可拮抗安定的作用（1~5mg以上），用量需大于治疗吗啡中毒剂量（0.4~0.8mg），可消除呼吸抑制、昏迷和安定的抗焦虑及镇静作用。③氨茶碱（60mg）：可对抗安定的镇静作用（阻断腺苷合成）及对抗安定的抗惊厥作用。④咖啡因：可消除安定的抗惊厥和肌肉松弛作用。⑤戊四氮：可对抗安定的抗惊厥、抗焦虑和肌肉松弛作用。

十四、高血压与脑卒中

高血压性脑卒中可分为缺血性脑卒中与出血性脑卒中，是高血压的最常见死亡原因。

（一）缺血性脑卒中

【概述】

缺血性脑卒中是由颅内或颅外供血动脉一过性或持续性闭塞，导致急性脑供血不足，并引起脑组织软化或坏死的一种急性缺血性脑血管疾病，占脑血管病总发病的53.6%～70%，以中年以后患者为多见，发病率随年龄增加而急剧升高。

根据本病不同病因和发病特点，临床常分短暂性脑缺血发作、脑血栓形成、脑栓塞、腔隙性脑梗死等数种。由于缺血性脑卒中是一个演进过程，根据临床病程时相又可分成短暂性脑缺血发作（TIA）、卒中进展期（进行性卒中）、卒中完成期（完全性卒中）三期。

1. 病因

（1）短暂性脑缺血发作 本病系颈内动脉或椎-基底动脉系统的短暂性血液供应不足，是一种多病因的综合征。主要病因是主动脉-颅脑动脉系统的动脉粥样硬化，动脉粥样硬化管壁微栓子脱落。此外，脑血流动力障碍、颈椎病、血液凝固障碍、心脏病，以及某些非动脉粥样硬化之病因，如烟雾病、结节性动脉炎、脑肿瘤等均可引起TIA。

（2）脑血栓形成 脑动脉血管壁粥样硬化是血栓形成的首要病因，高血压、高脂血症、糖尿病等可加速脑动脉硬化。此外，各种动脉炎、先天性动脉狭窄畸形、血液成分的改变（如真性红细胞增多、血小板增多症、高黏血症等）、血流动力学异常（如安静和睡眠时血流变慢、心功能不全、血压降低时血流量过低）等都是血栓形成的重要因素。脑血栓形成好发于大脑中动脉、颈内动脉虹吸段和基底动脉的中下段。

（3）脑栓塞 常见于心源性栓塞，如风湿性心脏病、急性或亚急性细菌性心内膜炎、心肌梗死、先天性心脏病、非细菌性血栓性心内膜炎等，当附壁血栓或瓣膜赘生物脱落，随血流进入脑血管，使其供血区缺血、坏死，导致相应的脑功能障碍。此外，癌性栓塞、空气栓塞、脂肪栓塞等也是脑栓塞的病因，以颈内动脉系统及大脑中动脉为好发。

（4）腔隙性梗死 基本病因是持续性高血压，微动脉粥样硬化、糖尿病性微小动脉病变而引起脑深部100～400μm小穿通动脉梗死，由大吞噬细胞将梗死处的脑组织移走，而遗留下腔隙灶。腔隙直径 2 ~ 20mm，表现为多发、不规则空洞。好发部位在基底核、丘脑、苍白球、尾状核、内囊、放射冠和小脑白质等处。

2. 诊断要点

（1）短暂性脑缺血发作

1）为短暂的、可逆的、局部的脑血液循环障碍，可反复发作，少者 1 ~ 2 次，多至数十次。多与动脉粥样硬化有关，也可以是脑梗死的前驱症状。

2）可表现为颈内动脉系统和（或）椎 – 基底动脉系统的症状和体征。

3）每次发作持续时间通常在数分钟至 1 小时，症状和体征应该在 24 小时以内完全消失。

（2）脑梗死

1）常于安静状态下发病。

2）大多数发病时无明显头痛和呕吐。

3）发病较缓慢，多逐渐进展或呈阶段性进行，多与脑动脉粥样硬化有关，也可见于动脉炎、血液病等。

4）一般发病后 1 ~ 2 天内意识清楚或轻度障碍。

5）有颈内动脉系统和（或）椎 – 基底动脉系统症状和体征。

6）应做 CT 或 MRI 检查。

7）腰穿脑脊液一般不应含血。

（3）脑栓塞

1）多为急骤发病。

2）多数无前驱症状。

3）一般意识清楚或有短暂性意识障碍。

4）有颈动脉系统和（或）椎 – 基底动脉系统的症状和体征。

5）腰穿脑脊液一般不含血，若有红细胞可考虑出血性脑梗死。

6）栓子的来源可为心源性或非心源性，也可同时伴有其他脏器、皮肤、黏膜等栓塞症状。

（4）腔隙性梗死

1）发病多由于高血压动脉硬化引起，呈急性或亚急性起病。

2）多无意识障碍。

3）应进行 CT 或 MRI 检查，以明确诊断。

4）临床表现都不严重，较常见的为纯感觉性卒中、纯运动性轻偏瘫、共济失调性轻偏瘫、构音不全 – 手笨综合征或感觉运动性卒中等。

5）腰穿脑脊液无红细胞。

（5）无症状性梗死　为无任何脑及视网膜症状的血管疾病，仅为影像学所证实，可视具体情况决定是否作为临床诊断。

【饮食宜忌】

1. 饮食宜进

（1）饮食原则

1）富含植物蛋白的食物：应多食植物性蛋白质，特别是豆类蛋白质。豆类植物固醇较多，有利于胆酸的排除，使胆固醇的合成减少，可防止动脉硬化的形成。

2）含微量元素的食物：有些微量元素，如锰、铬、矾等对血管有益，应注意摄入。

3）食新鲜水果和蔬菜：可使人体获得丰富的维生素、无机盐和纤维素。纤维素可减低胆固醇的生成，有助于人体对食物的消化、吸收。

4）橄榄油：因其含有单链不饱和脂肪酸。

5）含水溶性纤维素的食物：因可降低人体中的胆固醇含量，对于防止脑梗死有非常重要的意义。柠檬、大麦、燕麦和豌豆等，其中以燕麦和大麦中的含量最高。

6）含铜的食物：微量元素铜的充分供应可明显减少脑动脉硬化的发病。含铜丰富的食物有牡蛎、向日葵子、核桃仁和果仁等。

（2）适当食补

1）有人认为，凡是营养丰富，对人体有补益的物品，就可叫补品。如金元时期名医张从正说："五谷、五菜、五果、五肉皆补养之物。"从营养学观点来说，这种看法是正确的。民间则往往认为有特别滋补作用的物品，如燕窝、鱼翅、海参、银耳、阿胶、人参、鹿茸、黄芪等才是补品。因此，有些人把自身的健康寄托在这些昂贵的补品上。其实，价格昂贵并不一定都是补品。例如，燕窝含蛋白质虽然高达50%左右，但却是不完全蛋白质，吸收不好。再如，鱼翅含蛋白质更高，达80%以上，但缺乏色氨酸，也是一种不完全蛋白质。因此，它们的营养价值并非人们想象得那么高。当然，价格昂贵的物品中，确实也有具有特殊功用的，如阿胶含蛋白质在93%以上，其中赖氨酸含量也很高，可与谷类蛋白质发生互补作用，并有生血作用，在营养上、补血上都有特殊价值。再如海参，含蛋白质达61.6%，而脂肪则很低，仅为0.9%，而且不含胆固醇，铁、碘、矾等微量元素含量丰富，矾还能降血脂。由于海参不含胆固醇，脂肪含量又很低，矾又能降血脂，所以是高脂血症和冠心病患者的理想食品之一。近年来，还从海参中提出一种叫"海参素"的物质，据研究，有抑癌作用。有些价格高的食品确系宝贵的补品，应该研究发掘其营养作用和药理作用。笔者建议，还是应该立足于选择利用自然界的自然食品，调配成适合自己的平衡膳食，满足机体的营养需要。如果要吃补品，最好是自然补品，少吃加工补品，进补原则是缺什么补什么，而不应乱补。

2）一般来说，多数补品不但不使血脂升高，反而有降血脂的作用，如人参还有双向调节血脂的作用，既有补益作用又含有能降血脂的补药10余种，如黄芪、当归、灵芝、制何首乌、杜仲、桑寄生、枸杞子、黄精、玉竹、芡实、金樱子、昆布、女贞子等。"补"的目的除立足于补充人体必需的营养成分外，还应包括调整人体脏器功能及物质代谢平衡。所以，对高脂血症患者来说，凡能减少脂质吸收或能促进脂质代谢的药物均有一定补益作用。何首乌含有醌类物质，能促进肠蠕动，因而有通便作用，可以减少胆固醇在肠道中的吸收，从而使血浆胆固醇下降。其他（如瓜蒌、决明子）也有类似的作用，它们均起到补益机体的效果，对血脂增高合并有便秘的患者更为适宜。后两种药虽不属补药，但属于中药中"以通为补"之类。患有高脂血症的患者可以服用首乌片，每次 5 片，每日 3 次；瓜蒌片，每次 5 片，每日 3 次；灵芝片，每次 5 片，每日 3 次；也可用决明子、茶叶等冲水喝。对高脂血症有益的食物有，植物油，如豆油、芝麻油、红花油、玉米油等，少吃动物脂肪，多吃新鲜蔬菜及水果。此外，大蒜、洋葱、胡萝卜、豆芽、甲鱼等都有降低胆固醇的作用，应多选用。

3）一般来说，胖人多为阳气虚或痰湿盛，常易伤风感冒，易患肝、胆及心、脑血管疾病。胖人能不能进补？能。只要遵循"辨证论治、辨证用膳"的原则，按减体重的饮食要求去做，同样可以进补。如以阳气虚为主的胖人，可选用人参、右归丸、十全大补膏、参茸补膏等，如以痰湿盛为主，则宜先祛除痰湿，再进行调理，如服用减肥茶和一些减肥保健品等。肥胖者在进补期，也应适当限制饮食，饮食应低钠、低脂肪、低糖，以使热能成负平衡。注意：滋腻的补阴之品，如大补阴丸、左归丸等不宜服用。

4）在选用补品前应"辨证选膳"。因为患者的体质有不同的气质类型，如形瘦、善动、易怒的"木火质"；体胖、身懒、嗜睡的"痰湿质"，以及面白、怕冷的"阳虚质"等。根据患者不同的体质，合理地选择食物，对健康的恢复是非常有益的。"木火质"者，以多食蔬菜、水果、谷豆类等清淡食物和奶类润燥食品为宜，而牛、羊、狗肉，无鳞鱼、海鱼类及辛辣生火助阳的食品则应少吃。"痰湿质"者，以蔬菜、水果、谷豆等清淡或利湿类食品为佳，而肥肉、奶类、油类等滋腻、生痰、助湿类食品应少吃。"阳虚质"者，以适量进补鱼、禽、肉、蛋等辛温类食品为宜，少吃冷荤、冷饮及多量的水果与蔬菜。因"阳虚质"者多有早衰、精神不振、记忆力减退、乏力、抵抗力降低、贫血等症状，故平时应注意多吃高蛋白食物，如豆制品、蛋清、瘦肉等。总之，体质较虚者应"虚则补之"，"损者益之"，忌不易消化的食物。应根据病情选择进补。中医学在食疗方面积累了丰富的经验，按病情的寒、热、虚、实来选择饮食，亦应掌握寒热、温凉、升降和补泻等，得当为宜，失当为忌。现从气虚、血虚、阴虚、阳虚 4 个方面举例分述。

①益气类饮食调养适用于脾肺气虚者：症见倦怠无力、少气懒言、语声低微、动则气喘、头晕耳鸣、面色无华、食少便溏、脉虚弱等。进补时可选用粳米、糯米、小米、黄米、小麦、山药、土豆、胡萝卜、大枣、香菇、豆腐、鸡肉、鹅肉、牛肉、兔肉、狗肉、青鱼、鲢鱼等食物。

②养血类饮食调养适用于血虚者：症见面色苍白、唇甲色淡、头晕眼花、心悸怔忡或手足麻木、脉细等。进补时可选用桑椹、荔枝、龙眼、黑木耳、菠菜、胡萝卜、猪肉、羊肉、牛肝、羊肝、甲鱼、海参、平鱼、牡蛎肉等。

③滋阴类饮食调养适用于阴虚者：症见五心烦热、骨蒸、消瘦、盗汗、口干、舌

红、脉细数等。进补时可选用甲鱼、瘦肉、豆制品、青菜、鲜藕、胡萝卜、雪梨等食物。

④助阳类饮食调养适用于阳虚者：症见腰酸腿软、下半身怕冷、阳痿早泄、小便不利或小便反多、脉沉细无力等。进补时可选用枸杞菜、枸杞子、核桃仁、豇豆、韭菜、丁香、刀豆、羊乳、羊肉、狗肉、鹿肉、鸽蛋、雀肉、鳝鱼、海虾、淡菜等食物。

（3）饮食搭配

1）菠菜与胡萝卜：两者同食，可减少胆固醇在血管壁上的沉积，降低动脉粥样硬化的发生率，在心脑血管疾病的防治中具有一定作用。

2）苦瓜与茄子：两者搭配，是心脑血管患者的理想食物。

3）莴苣与黑木耳：莴苣有增进食欲，刺激消化的功效；黑木耳有益气养胃润肺，降脂减肥作用。两者同食，对高血压、高血脂、糖尿病、心脑梗死有防治作用。

4）黑木耳与猪肾：猪肾可补肾利尿，壮阳；黑木耳有益气补血，润肺镇静的作用。两者搭配，能降低心脑梗死的发病率，并有养颜美容功效，对阳痿、早泄有辅助治疗作用。

（4）药膳食疗方

1）淡菜 30g，松花蛋（切碎）1 个，粳米 100g，加水 1000mL，加植物油适量，煮成稀粥，每日早晚空腹温热食之。

2）独活 100g，乌豆 60g，加清水 800mL，水煎，去渣温服，每日 1 次。

3）桑寄生 15g，鸡蛋（去壳）1 个，加水适量煎煮，每日空腹温服。

4）海带（水泡）60g，绿豆 150g，加水同煮，再加入红糖适量，每日服 1 碗。

5）芹菜蜂蜜茶：芹菜、蜂蜜各适量。将芹菜洗净，捣烂，绞汁，加入等量的精炼蜂蜜即可。用时每取 40mL，开水冲服，每日 3 次。具有平肝降压，清热通便之功效。适用于脑梗死、高血压所致的眩晕、头痛、面红目赤、大便干结等。

6）天麻决明猪脑饮：天麻 10g，石决明 15g，猪脑 1 个。将其同置锅中，加水适量，煎煮 1 小时，去天麻、石决明后，分 2～3 次食猪脑喝汤。具有平肝潜阳，滋补肝肾之功效。适用于肝肾阴虚、阴不制阳、肝阳上亢、肝风内动型脑梗死所致的头痛、目眩、耳鸣、面红目赤、急躁易怒、腰膝酸软、头重脚轻、舌红、脉弦细数等。

2. 饮食禁忌

（1）忌饮水不足　如患者饮水少，可导致血液更加黏稠，加重病情。因此，本病患者要多饮水，以起到稀释血液的作用。

（2）忌饱餐　饱餐能使大脑中酸性纤维芽细胞生长因子大量增加，会促进脑动脉粥样硬化的形成，进而诱发或加重本病。因此，本病患者吃饭应定时定量，饥饱有常。

（3）忌酒　酒精能顺利进入人体的血液，也很容易进入人的大脑，损害脑细胞，不利于本病的治疗，

（4）忌高脂、高胆固醇食物　高脂肪食品（如肥肉、油炸食品）可引起脂质代谢紊乱，还容易导致血液黏稠度增加，加速脑血栓形成。过食高胆固醇食物是引起动脉硬化的重要因素。

（5）忌食辛辣物　如辣椒、辣油、辣酱、芥末、大蒜、生葱、洋葱、生姜等，可刺激机体产热，加快血液流速，加强心肌收缩，从而使脆硬的动脉破裂机会增加。

（6）忌驴肉　驴肉多食可生痰化风，又可凝滞气血，加重脑梗死患者的病情，故脑梗死患者不宜食用。

（7）忌公鸡肉　鸡肉性温热，易助火动风，公鸡肉及公鸡的头、翅、爪更易助热动风，脑梗死先兆患者食用，容易诱发脑梗死。

（8）忌鲤鱼　鲤鱼虽性平，久食则可加重病情，脑梗死患者不宜食用。

（9）忌鲚鱼　鲚鱼温热且味甘易生痰湿，多食可以引动痰火，脑梗死患者食用，会加重病情。

（10）忌酱　酱能生气，多食积久，痰浊阻遏经络，容易导致脑梗死，脑梗死先兆者不宜多食酱制品。

（11）忌多饮茶　茶含茶碱、咖啡因、鞣酸和挥发油物质，这些物质对中枢神经有明显的兴奋作用，能加快大脑皮质的兴奋过程，会使大脑血管运动中枢在兴奋之后引起脑血管收缩而加重供血不足，使脑血流缓慢，促使脑梗死的发生。

（12）忌发物　发物热性大，滋补性大，食后会使血压升高，甚至导致脑血管破裂出血，而使病情加重，如狗肉、羊肉、雀肉、鹌鹑蛋等。

（13）忌营养失调　本病患者由于偏瘫或运动障碍，活动减少，影响进食量，久则导致营养失调。如果没有足够的维生素、磷脂、必需氨基酸和足够的热能，必然会影响患者的预后和康复。因此，应注意改善饭菜花样，提高患者食欲，加强营养，促进身体的康复。

（14）康复期间食补禁忌

1）属于阳虚或寒证的患者，禁用生冷寒凉食物，属于阴虚或热证的患者，禁用辛辣温热性质的食物。

2）患者忌暴饮暴食，不可偏嗜五味或过食肥腻、油滑、腥臊、煎炸厚味，亦不可吸烟和酗酒等。

3）发热患者，忌辛辣、油腻食物，如姜、椒、肥肉、酒类等。热病初愈后，亦忌油腻、肉类、辛辣类食品，如驴肉、马肉、猪肉，以及蒜、葱等。

4）伴有胃病者应忌食碍胃之品，如不易消化的肥肉类、鱼类、蔬菜及刺激性食物等。胃病吐酸者，忌食酸味食物，如醋、酸菜等。

【药物宜忌】

1. 西医治疗

（1）急性期的血压调控　目前虽无统一标准，但大都主张严密的血压监测，适度、慎重的调控，合理的个体化治疗，对降低本病的死亡率，减轻致残和防止复发均有重要意义。对原有高血压病的患者，若血压在180/95mmHg以下，可不必干预，超过这一范围则应采用抗高血压药，可参考下列几方面进行：

1）开始用药时间：由于短暂性血压升高常在卒中一周后恢复正常，故多主张在卒中一周后才考虑加用抗高血压药物，除非患者血压急剧升高，而对症处理无效。

2）降压宜缓慢进行：由于脑卒中患者脑血管自动调节功能差，对于血压的急剧变化难以适应，应缓慢使血压降至合理水平。有研究表明，前24小时使平均血压降低10%～20%为宜。急速大幅度的降压必然产生脑缺血损害。

3）一般主张舒张压超过120mmHg以上，可行降压治疗，药物选择参见"高血压急症"。降压药物不宜选用硝酸甘油。

（2）控制脑水肿　20%甘露醇静脉滴注，每次125～250mL，每6～8小时1次；或速尿静脉注射，每次20～40mg，每8～12小时1次；或甘油果糖静脉滴注，每次250mL，每6～8小时1次。具体剂量及时间应根据脑水肿程度决定。

（3）溶纤　①东菱克栓酶静脉滴注，首次剂量为10BU，以后隔日1次，每次5BU，药液用100mL生理盐水稀释后1小时以上滴完，最好在发病后2～6小时内应用，不与抗血小板聚集剂及其他溶栓剂并用。②蝮蛇抗栓酶静脉滴注，每次0.5～1U加入生理盐水250mL中，每天1次，3周为1疗程。

（4）抗凝、抗血小板聚集　阿司匹林每天50～100mg或抵克力得每天250mg。心源性脑栓塞者，可于发病后2～4天口服华法林，每次1.5～3mg，每天1次，用药后注意监测凝血酶原时间及活动度。

（5）扩张脑血管　尼莫地平静脉滴注，每次4～6mg，加入5%葡萄糖注射液500mL中，滴速为每小时1mg，连用2～3周，或尼莫地平口服，每次20～40mg，每日3次，或用川芎嗪静脉滴注，每次80～120mg，加入生理盐水250mL中，每日1次，10～15天为1疗程。

（6）促进脑细胞代谢　脑复康或胞二磷胆碱静脉滴注，脑复康每次4～8g，胞二磷胆碱0.5g，加入生理盐水250mL中，每日1次，10～15天为1疗程。

（7）治疗合并疾病　如有高血压者，在脱水治疗后，如收缩压仍高于220mmHg或舒张压高于120mmHg，应予降压治疗，可选择压宁定静脉注射，每次10mg，用1次，再以压宁定静脉滴注维持，每次125mg加入5%葡萄糖注射液或生理盐水500mL中，滴注速度为每小时10mg，疗程一般不超过7天，以后改为压宁定口服，每次30～60mg，每日2次；或硝苯地平缓释片，每次10～20mg，每日2次；或一平苏每次2.5mg，每日1次。如有冠心病者，给予鲁南欣康，每次20mg，每12小时1次。如有糖尿病者，急性期有意识障碍者，可给予胰岛素治疗，病情稳定后，给予口服降糖药，二甲双胍每次250mg，每天3次，或美比达每次5mg，每天3次，或拜糖平每次50～100mg，每日3次，或联合用药。高胆固醇血症者，给予舒降之，每次10～20mg，每天1次。高甘油三酯血症者，给予力平之，每次200mg，每天1次，或洁脂，每次300～600mg，每天2次。大面积脑梗死患者，可给予法莫替丁静脉注射，每次20mg，每日2次，或洛赛克静脉注射，每次40mg，每日1次，以防治消化道出血。

（8）特殊治疗　包括超早期溶栓治疗、抗血小板治疗、抗凝治疗、血管内治疗、细胞保护治疗和外科治疗等。

1）静脉溶栓：常用溶栓药物为尿激酶100万～150万U，加入生理盐水100～

200mL，持续静脉滴注 30 分钟。重组型纤溶酶原激活物，一次用量 0.9mg/kg 体重，最大剂量 <90mg，先予 10% 的剂量静脉滴注，其余剂量在 60 分钟内持续静脉滴注。

2）动脉溶栓：对大脑中动脉等大动脉闭塞引起的严重梗死患者，如果发病时间在 6 小时内（椎 - 基底动脉血栓可适当放宽治疗时间窗），经慎重选择后可进行动脉溶栓治疗，常用药物为尿激酶和重组型纤溶酶原激活物，与静脉溶栓相比，可减少用药剂量，需要 DSA 的监测下进行。动脉溶栓的适应证、禁忌证与静脉溶栓基本相同。

2. 中医治疗

（1）阳亢痹阻

主症：半身不遂，口眼㖞斜，语言蹇涩，头痛眩晕，失眠多梦，口苦咽干，肢体麻木和震颤，舌质红，苔黄，脉弦数有力。

治法：滋阴潜阳，息风通络。

方药：镇肝息风汤加减。

生白芍、代赭石、生龙骨、生牡蛎、鸡血藤各 30g，生麦芽、川牛膝、丹参、夏枯草、麦门冬各 15g，生地黄、玄参各 12g，黄芩 10g，生甘草 6g。

加减：热象重者，加龙胆草 10g，生石膏 30g；头痛眩晕者，加菊花、白蒺藜各 10g，钩藤 15g；大便燥结者，加大黄 10～15g；若出现神昏、谵语等中脏腑的阳闭证，加安宫牛黄丸、紫雪丹等药；有脱证征象者，投服参附汤、生脉散或四逆汤以回阳救逆。

用法：每日 1 剂，水煎服。

（2）痰湿阻络

主症：半身不遂，口眼㖞斜，语謇流涎，恶心纳呆，面色㿠白，头晕目眩，四肢麻木，舌苔厚腻，脉弦而濡。

治法：豁痰化湿，宣窍通络。

方药：解语丹加减。

天麻 9g，全蝎 5g，白附子 5g，胆南星 9g，天竺黄 9g，石菖蒲 1g，郁金 9g，远志 9g，茯苓 12g，川芎 9g，当归 9g，桃仁 9g。

用法：每日 1 剂，水煎服。

（3）气虚血瘀

主症：半身不遂，口眼㖞斜，语言蹇涩，神疲乏力，面色少华，头晕心悸，舌质淡或有瘀斑，苔薄白，脉沉细或弦细。

治法：益气活血，祛瘀通络。

方药：补阳还五汤加味。

生黄芪、丹参、鸡血藤各 30g，当归、赤芍、川芎、地龙各 15g，桃仁、红花各 10g，川牛膝 12g。

加减：气虚偏重者，重用黄芪或加太子参 30g；血瘀重者，加三棱、桃仁、莪术各 10g，水蛭 6g，䗪虫 3g；口眼㖞斜者，加白附子 6g，僵蚕、全蝎各 10g；肢体麻木，伸屈不利者，加桑枝 30g，蜈蚣 2 条，乌梢蛇 12g；言语蹇涩者，加远志、郁金各 10g，石菖蒲 12g；素体阳虚，四肢不温者，加附子 10g，肉桂 6g（或桂枝 10g）。

用法：每日 1 剂，水煎服。

（4）血虚风盛，脉络瘀阻

主症：半身不遂，以患肢强痛、屈伸不利、僵硬拘急为主，可兼有偏身麻木，口眼㖞斜，言语謇涩，头晕耳鸣，两目干涩，腰酸痛，心烦失眠，心悸盗汗，舌质暗红，苔少或薄黄，脉弦细。

治法：养血平肝，息风通络。

方药：四物汤合天麻钩藤饮加减。

当归、赤芍、生地黄、川芎、钩藤、天麻、川牛膝各 10g，菊花、丹参各 15g，桑寄生、生石决明（先煎）各 10g。

用法：每日 1 剂，水煎服。

3. 药物禁忌

（1）药物饮食禁忌

1）口服抗凝血药忌与药酒及含醇饮料同服：乙醇可使肝药酶代谢的竞争性受抑制，而使抗凝血药醋硝香豆素、双香豆素等作用加强，导致用药后发生意外而加重病情。

2）口服抗凝药忌过食富含维生素 K 的食物：维生素 K 可抵消抗凝作用，减低抗凝血药（如双香豆素、醋硝香豆素）等的疗效。因此，应用抗凝血药期间不宜过食猪肝、苜蓿、绿叶蔬菜、西红柿等富含维生素 K 的食物。

（2）药物相互禁忌

1）抗凝血药忌与维生素 K 同用：维生素 K 可抵消抗凝作用，减低抗凝血药的药效，因此应注意不要同时应用。

2）肝素慎与磷酸氢钠、乳酸钠合用：因磷酸氢钠、乳酸钠均可增强本品的抗凝血作用，故两者合用时应慎重。

3）肝素慎与维生素 C 并用：维生素 C 可对抗肝素的抗凝血作用，并同时可使凝血酶原时间缩短，因此两者并用时应慎重。

4）肝素不宜与大剂量苯海拉明、异丙嗪及吩噻嗪类药合用：因大剂量的苯海拉明、异丙嗪、吩噻嗪类药（如氯丙嗪、氟奋乃静等）能降低本品的抗凝血作用，故不宜合用。

5）肝素慎与水杨酸类药、依尼他酸合用：水杨酸类药和依尼他酸易引起胃黏膜损伤出血，若与抗凝血药肝素合用，则可加剧出血倾向。

6）肝素慎与双嘧达莫、右旋糖酐合用：双嘧达莫、右旋糖酐均有抑制血小板聚集、加强抗凝血的作用，故与本品合用应注意用药剂量，以防引起出血反应。

7）抗凝血药慎与苯氧丁酸类降血脂药合用：因苯氧丁酸类降血脂药可增强抗凝血药的作用，故合用应慎重。一般抗凝血药的用量应减少 1/3～1/2，并应经常测定凝血酶原时间，以防出血。

8）口服抗凝血药慎与胺碘酮合用：因胺碘酮可使口服抗凝血药的作用增强，甚至导致严重出血倾向，故两者合用须予慎重。一般抗凝血药的用药剂量应减少 1/3 ~ 1/2。

9）口服抗凝血药慎与广谱抗生素合用：因广谱抗生素（如氯霉素、四环素及氨基糖苷类、磺胺药）能抑制胃肠道内细菌的繁殖，阻碍其参与维生素 K 的生物合成，因而也减少了凝血酶原的合成（因凝血酶原合成时须维生素 K 的参与），所以两者合用可使抗凝血药作用明显增强，甚至引起出血，如临床并用应适当调整抗凝血药的用药剂量。

10）口服抗凝血药慎与蛋白同化激素合用：由于蛋白同化激素（如苯丙酸诺龙、司坦唑醇等）能增强口服抗凝血药对受体的亲和力，使抗凝血作用增强，故两者并用时应注意出血倾向。

11）口服抗凝血药慎与肝药酶抑制剂合用：因肝药酶抑制剂（如氯霉素、异烟肼、甲硝唑、西咪替丁等）能使抗凝血药代谢减慢，抗凝作用增强，同时自发性出血等不良反应也增大。

12）口服抗凝血药慎与血浆蛋白亲和力较强的药物同用：因为血浆蛋白亲和力较强的药物（如保泰松、羟基保泰松、水合氯醛、甲状腺片、甲芬那酸、甲苯磺丁脲、依尼他酸）能使抗凝血药从血浆蛋白结合部位置换出来，血药浓度增高，抗凝作用增强，故两者合用易引起出血。

13）口服抗凝血药不宜与阿司匹林合用：由于阿司匹林具有抑制血小板聚集的作用，并能引起血浆蛋白结合部位的置换，所以两者合用可使抗凝作用明显增强，更易引起出血等。

14）口服抗凝血药不宜与灰黄霉素同服：因灰黄霉素为酶促药物，能促进口服抗凝血药（如醋硝香豆素、双香豆素等）的代谢，使其血药浓度降低，抗凝作用减弱。

15）双香豆素不宜与碳酸氢钠合用：因碳酸氢钠碱化尿液，可减少双香豆素重吸收，促进排泄，使其疗效减弱，但据此可用于双香豆素的解救。

16）双香豆素禁与考来烯胺并用：考来烯胺属阴离子交换树脂，因静电吸附作用可与本品形成复合物，减少本品的吸收，使作用降低。

17）双香豆素忌与利福平合用：因为利福平能促进凝血因子合成，并促进抗凝血药物代谢，因而合成后，双香豆素的抗凝血作用降低。

18）双香豆素忌与肝素合用：因两者有药理拮抗作用。

19）双香豆素不宜与镇静催眠药合用：因为镇静催眠药（如巴比妥类、格鲁米特、甲丙氨酯、水合氯醛等）有酶促作用，能诱导肝微粒体中的药物代谢酶，使硝香豆素、双香豆素代谢加快，血药浓度降低，半衰期缩短，从而使其作用减弱。

20）甘露醇与箭毒、氨基糖苷类、两性霉素 B 合用：甘露醇与箭毒合用，可增加神经肌肉阻滞作用，与氨基糖苷类（如链霉素、庆大霉素等）合用，可增加耳毒性，与两性霉素 B 合用，易引起肾损害。

（3）本病用药禁忌

1）忌血管收缩药物：脑梗死患者血管腔变得狭窄，血流量减少，从而引起脑部缺血、缺氧，因此慎用血管收缩药对防止血栓形成是很有意义的。肾上腺素类药物（如肾上腺素、去甲肾上腺素、间羟胺、多巴胺等）能收缩血管，应避免使用。

2）忌睡前服降压药：人体睡眠时，心率下降，血流速度减慢，体温降低，代谢减弱，血压降低，如睡前再服用降压药，可加重血流速度的减慢，加重脑梗死。

3）忌急速降压：脑血栓患者的血压如偏高，不宜快速降到正常，否则可加重脑组织血液灌注不足，加重病情。因此，降压应缓慢，并注意不可降得过低，以免发生意外。舒张压在 120mmHg 以上时可行降压，伴有颅内压增高时，不宜应用硝酸甘油或用其降压。

4）忌温热壮阳药物：脑梗死急性期多由于肝阳暴涨，内风旋动，气血逆乱，横窜经脉，蒙蔽心窍而发生，治疗当用苦寒、甘凉之品。如果使用温热壮阳的药物，如肉桂、附子、干姜，势必助热生火，耗伤津液，气火俱浮，迫血上涌致中风危候，因此温热壮阳的药物不宜用。

5）对脑梗死有出血倾向者，忌用抗凝药物治疗：如双香豆素、双嘧达莫、肠溶阿司匹林、噻氯匹定；对伴有高血压、消化性溃疡、血液病、严重肝肾疾病者及孕妇，也均忌用抗凝药物口服。

6）忌单独大量应用止血药物：止血药物主要有三七粉、仙鹤草、侧柏叶、血余炭等，可诱发血栓形成，加重病情，故应慎用。如确须应用，应在辨证基础上配伍他药而用。

7）慎用避孕药物：女性长期服用避孕药，可增加脑梗死的几率，因此应慎用该类药物。

8）慎用利尿药：长期利尿，可使患者血液黏稠度增加，诱发或加重本病。

（二）出血性脑卒中

【概述】

出血性脑卒中是由于多种因素导致脑血管或蛛网膜下腔内血管破裂，血液从破裂的血管直接进入脑组织引起脑水肿，脑组织受压、推移、软化、坏死，或进入蛛网膜下腔引起脑血管痉挛、脑缺血、脑水肿及受损脑组织的软化。其中血液进入脑组织称原发性脑出血（ICH），血液进入蛛网膜下腔称原发性蛛网膜下腔出血（SAH），非外伤引起的 ICH 和 SAH 称自发性 ICH、SAH。自发性 ICH 约占全部脑卒中的 10% ~ 30%，自发性 SAH 约占全部脑卒中的 8% ~ 10%。80% ~ 90% 的 ICH 发生在大脑半球，其余位于脑干和小脑，90% 的 ICH 发生在 50 ~ 80 岁的老年期及老年前期患者，男性多于女性。SAH 的最常见原因为动脉瘤和动静脉血管畸形破裂，40 岁左右是本病的好发年龄。本文主要讨论自发性 ICH、SAH。

1. 病因

（1）脑出血 脑出血的危险因素较多，主要有高血压、动脉粥样硬化、高脂血症、糖尿病、心脏疾病、吸烟和饮酒、年龄和家族史等。

自发性 ICH 绝对首位独立因素是高血压和动脉硬化，约 1/3 的高血压患者可能发生脑出血，而自发性 ICH 患者有高血压病史者高达 90% 以上，故高血压动脉硬化引起的脑出血又称为高血压动脉硬化性脑出血，收缩压和舒张压的增高均可增加脑出血发生的危险。

自发性非高血压性脑出血的病因主要有淀粉样脑血管病、动静脉畸形、动脉瘤、原发性或转移性脑肿瘤、凝血障碍等。

（2）蛛网膜下腔出血　自发性 SAH 的最主要病因为颅内动脉瘤破裂，占 50% ~ 80%，其次为动静脉畸形，文献报道占 6% ~ 8.6%，高血压、动脉硬化既是引起自发性 SAH 的原因之一，也是颅内动脉瘤的主要后天因素。

2. 诊断要点

（1）脑出血　好发部位为壳核、丘脑、尾状核头部、中脑、脑桥、小脑、皮质下白质即脑叶、脑室及其他。主要是高血压性脑出血，也包括其他病因的非外伤性脑内出血。高血压性脑出血的诊断要点如下。

1）常于体力活动或情绪激动时发病。

2）发作时常有反复呕吐、头痛和血压升高。

3）病情进展迅速，常出现意识障碍、偏瘫和其他神经系统局灶症状。

4）多有高血压病史。

5）CT 应作为首选检查。

6）腰穿脑脊液多含血且压力增高（其中 20% 左右可不含血）。

（2）蛛网膜下腔出血　主要是指动脉瘤、脑血管畸形或颅内异常血管网等出血引起。

1）发病急骤。

2）常伴剧烈头痛、呕吐。

3）一般意识清楚或有意识障碍，可伴有精神症状。

4）多有脑膜刺激征，少数可伴有脑神经及轻偏瘫等局灶体征。

5）腰穿脑脊液呈血性，

6）CT 应作为首选检查。

7）全脑血管造影可帮助明确病因。

【饮食宜忌】

1. 饮食宜进

（1）饮食原则

1）含铬食物：当吃了动物性脂肪等含胆固醇较高的食物后，胆固醇虽被肠道吸收，但肝脏却会自动减少胆固醇的合成并且提高胆固醇的排出量。如果多吃素食，肠道吸收的胆固醇虽然减少，而肝脏却合成大量的胆固醇，并自动减少胆固醇的排出量，来补偿摄取胆固醇的不足。由此可见，肝脏就像一个胆固醇的调节器，能自动调节血中胆固醇的含量，而肝脏这种调节能力是建立在人体铬水平基础上的。人体缺铬，肝脏调节胆固醇的作用失灵，胆固醇便会沉积，从而引起动脉粥样硬化症。如果多食用含铬量高的食品，就可以预防或治疗动脉粥样硬化症。正常人血铬的含量为每 100g 含

0.001～0.005mg，头发铬的含量为每克头发1μg。全小麦面粉含铬量较高，为了防治动脉粥样硬化，宜多吃这类食物。

2）洋葱、橘子　洋葱营养丰富，含多种氨基酸、维生素A、B族维生素、维生素C及柠檬酸、苹果酸、多糖A、多糖B等。它能抑制高脂肪膳食引起的血浆胆固醇增加，并使纤维蛋白溶解活性下降，故动脉硬化症患者宜食。橘子含有大量的维生素C。如果每日吃2～3个橘子，那就足够供应体内所需的维生素C了。维生素C能使胆固醇变成胆汁酸，这样血液中的胆固醇含量会大大减少，就不易患动脉硬化。此外，橘子还含有丰富的果胶，能阻止胆汁酸在小肠中逆流，促使其排出体外。这样，维生素C将大量的胆固醇变成胆汁酸，而果胶又使胆汁酸加快排泄，因此，橘子是脑动脉硬化症患者的宜食佳品。

3）含维生素 B_6 高的食物　近年来，在动脉硬化症的防治研究中，维生素 B_6 的作用引起了人们的重视。有关专家研究发现，维生素 B_6 与人体脂类代谢有关，当维生素 B_6 的作用降低时，人体可出现动脉粥样硬化病变。食物中缺乏维生素 B_6，是心血管疾病的基本原因。人们通过食物摄入到体内的动物蛋白，含有丰富的甲硫氨基酸，在维生素 B_6 不足的情况下，甲硫氨基酸就会在代谢过程中产生一种称胱氨酸的物质。据研究，胱氨酸对动脉壁有一定毒性作用，可引起动脉血管内壁的细胞坏死、脱落，形成瘢痕，易使血液中的胆固醇和甘油三酯沉积在粗糙的动脉内壁上，引起动脉粥样硬化。专家们强调，人们不可忽视对维生素 B_6 的补充。香蕉的维生素 B_6 含量十分丰富。此外，糙谷类食物、豆类、胡萝卜等含维生素 B_6 也较多。老年人，尤其是动脉硬化症患者宜常吃这些食物。

4）紫菜　干紫菜含蛋白质、脂肪、糖类、胡萝卜素、维生素 B_1、维生素 B_6、维生素 B_{12}、维生素C、烟酸、钙、磷、铁、碘、叶绿素、红藻素、胶质、多种氨基酸等，营养成分比较全面。现代医学研究证明，紫菜可降低血浆胆固醇含量，对防止动脉硬化有一定疗效，故宜常食。

5）芝麻　芝麻的脂质内富含不饱和脂肪酸。芝麻中含有约60%的芝麻蛋白，其中除赖氨酸低于大豆外，组氨酸、蛋氨酸、半胱氨酸等8种氨基酸含量均高于大豆。芝麻油稳定，不易氧化酸败，含有芝麻精及芝麻酚等抗氧化成分，具有预防动脉硬化和抗高血压、消除疲劳、延缓衰老等作用。

6）核桃　核桃可使人体胆固醇的数值降低。每日吃3个核桃，可使患心脏病的危险减少10%。核桃所含的丰富油脂7%是亚油酸等多价不饱和脂肪酸。亚油酸的功能是将胆固醇排出体外，使多余的胆固醇不易被吸收，经常吃核桃能使胆固醇数值降低5%，可有效地预防心脑血管病。

7）大蒜　不仅是调味品，还与人体健康密切相关。英国大蒜研究所负责人卢思尔说，若想活到90岁，大蒜就应该是你食物的基本组成部分，如果每周吃两三头大蒜，身体就会得到极大的好处。不少疾病都是因血液中脂肪水平过高引起的，而鸡蛋、香肠、奶酪、咸肉等食物中脂肪成分很高，若在吃这类食物的同时吃大蒜，人体的脂肪水平就不会出现明显上升。另外，吃含高脂肪的食物、精神过度紧张、吸烟、喝酒，都能使血液变得黏稠，但经常吃大蒜就会使血液稀释，从而防止高血压、心脏病、脑出血等疾病。委内瑞拉科学院血栓病研究室首次找到的一种名叫大蒜素N的化合物，具有抗血小板凝聚作用，可预防心脑血管梗死。我国山东盛产大蒜地区的居民，每日平均食用大蒜40g，动脉硬化患病率比其他地区为低。因此，宜常食大蒜。

8）巧克力　巧克力可预防心脑血管病，是美国加利福尼亚大学一个科研小组最新的发现。因为巧克力含有苯酚这种物质，可防止血液中的脂蛋白发生氧化，从而防止这种物质氧化后沉积在血管壁上。脂蛋白氧化后形成附着在血管壁上的沉积物，是心脑血管疾病发生的主要因素之一。因此宜食巧克力。

（2）饮食搭配

1）豇豆、木耳与鸡肉　豇豆具有解渴健脾、补肾止泻、益气生津等功效。木耳有益气、养胃、润肺、凉血、止血、降脂减肥的作用，对高血压、高脂血症、糖尿病及心脑血管病有防治作用。鸡肉有填精补髓、活血调经等功效。三者搭配食用，其功效增强。适宜于脑出血、糖尿病、高血压、高脂血症等患者食用。

2）大蒜与黄瓜　二者同食能抑制糖类转变为脂肪，降低胆固醇。适宜于脑出血、肥胖及高血压患者食用。

3）银耳与莲子　银耳与莲子搭配，有助于胃肠蠕动，减少脂肪吸收，对脑出血、肥胖症、脂肪肝、高脂血症、高血压、面部黄褐斑、雀斑有疗效。

（3）饮食营养治疗　饮食营养治疗的目的是全身营养支持，保护脑功能，促进神经细胞的修复和功能的恢复。在饮食营养供给上要求个体化，即根据病人的病情轻重，有无并发症，能否正常饮食，消化吸收功能，以及体重、血脂、血糖、电解质等因素，提出不同的饮食营养治疗方案。在急性期饮食治疗是让病人能度过危急阶段，为恢复创造条件。恢复期应提出合理饮食建议，纠正营养不足或营养失调，促进恢复和防止复发。

1）重症病人的饮食治疗：重症或昏迷病人起病的2~3天如有呕吐、消化道出血者应禁食，从静脉补充营养。3天后开始鼻饲，为适应消化道吸收功能，开始的几天内以米汤、蔗糖为主，每次200~250mL，每天4~5次。在已经耐受的情况下，给予混合奶，以增加热能、蛋白质和脂肪，可用牛奶、米汤、蔗糖、鸡蛋、少量植物油。对昏迷时间较长，又有并发症者，应供给高热能、高脂肪的混合奶，保证每天能有蛋白质90~110g，脂肪100g，碳水化合物300g，总热能10.46万焦耳（2500kcal），总液体量2500mL，每次300~400mL，每天6~7次。鼻饲速度宜慢些，防止反流到气管内。必要时可选用匀浆饮食或要素饮食。

2）一般病人饮食治疗：热能可按125.52~167.36kJ（30~40kcal）供给，体重超重者适当减少。蛋白质按1.5~2.0g/kg，其中动物蛋白质不低于每日20g，包括含脂肪少而含蛋白质高的鱼类、家禽、瘦肉等，豆类每天不少于30g。脂肪不超过总热能的30%，胆固醇应低于每日300mg。应尽量少吃含饱和脂肪酸高的肥肉、动物油脂，以及动物的内脏等。超重者脂肪应占总热能的20%以下，胆固醇限制在200mg以内。碳水化合物以谷类为主，总热能不低于55%，要粗细搭配，多样化。限制食盐的摄入，每天在 6g 以内，如使用脱水剂或是利尿剂可适当增加。为了保证能获得足够的维生素，每天应供给新鲜蔬菜 400g 以上。进餐制度应定时定量，少量多餐，每天 4 餐，晚餐应清淡易消化。可用"饮食三三制"原则，对脑出血病人可缩短疗程，提供治愈率，且能降低复发率。

早餐"三三"制：1 小碗粥（或一杯奶），一片面包（或一只馒头或小肉包），一块蛋糕（或一小碟水煮花生米）。粥最好是赤小豆粥、枸杞粥、红枣粥、淮山粥、莲子粥中的一种，或脱脂奶或鲜豆奶约 200mL。

中餐"三三"制：1 蔬 1 荤 1 碗米饭。蔬菜可任选一种，约 200g；荤可选鱼、瘦肉、鸡、鸭、兔、蛋中的任何一种，约 50g，最好做肉丸吃，以利消化；米饭约 200g。

晚餐"三三"制：1 蔬 1 素 1 碗面（或米饭）。蔬菜应与中餐有别；素专指各种豆类及制品，如大豆、豆腐、豆芽、豆干、豆丝等，约 100g；面条约 100g。

3）出血性卒中患者饮食治疗中的特殊问题

①如何解决吞咽困难：调整供应食物的质地：精致的细碎食物，是适合那些无法咀嚼但需良好刺激来促使吞咽食物的人。若以细碎食物供应，最好能逐一说明所供应的食物内容，切忌将所有食物混成一团，造成病人对切碎食物的排斥。最好在供应时如同一般食物，每道菜分别盛装，提高进食者对食物的接受程度。

增加食物的浓稠度：适当浓稠的食物是有助于刺激唾液分泌和吞咽反应的，这样可以促进咀嚼及舌头移动的肌肉强度，避免太稀的液体，水液状食物特别易呛，必须小心，可以利用太白粉、婴儿麦粉、煮熟捣碎的马铃薯泥加入食物中搅拌，增加食物浓稠度，例如，布丁、蒸蛋、碎肉泥、果泥等，最佳的浓稠度是类似市售罐装婴儿食品。进餐时每口食物为 1/2 ~ 1 茶匙的量。避免小片、小块状的食物，因为它易引起窒息。

少量多餐：不妨将一天三餐改为供应六餐，利用体积小、热量高的食物来增加营养的摄取。

卧床病人进食的考虑：对于卧床病人最佳的进食姿势为抬高床头的位置，尽可能使病人腰臀间成 90°弯曲。桌面应放在腰和胸间的适当高度位置，食物置放于与嘴巴相距 30cm 范围内。提供必要的进食协助，让患者能得到充分的营养。

如果长期有吞咽困难而无法有效解决，造成了营养不良、体重下降，应考虑给予管灌的饮食方式来供给营养。用于管灌的营养液可用匀浆膳或要素膳。

②如何解决便秘：多摄取富含纤维质的食物，例如全谷类、未加工的豆类、蔬菜类、水果类、海藻类。如果有吞咽或咀嚼的问题须将食物打成汁食用时，打好的果菜要连渣一起食用，才能将纤维质也吃进去。

要有适当的水分摄取。黑枣汁有泻下作用可以试试看，乳酸饮料含乳酸菌可以刺激肠蠕动。可以尝试翻身或轮椅上运动，以及腹部按摩。

③如何处理腹泻：注意制备食物时交互污染的问题，例如处理生食和熟食的刀具和砧板一定要分开使用。

当餐准备的食物最好能够吃完，如果没有适当的贮存设备，隔餐的食物勿食用。

如果是用管灌饮食，则注意灌食的速度是否过快，灌入的分量是否太多，灌食的配方是否含有乳糖，如果对乳糖耐受不良，就换成不含乳糖的配方，另外灌食配方的浓度也会影响。关于管灌饮食的制备，最好能在营养师的指导下调配。

已发生腹泻时，太油的食物会恶化此情况。

肠内大便太硬时，亦会出现类似腹泻之症状，可用戴手套之食指检查。

可询问医师药物处方是否有引起腹泻之作用，过于频繁及大量的腹泻，仍应由医师来处理。

④有不同程度意识障碍、吞咽困难的脑出血病人的饮食调护：鼻饲患者：将易消化的流汁状饮食，如浓米汤、豆浆、牛奶、新鲜蔬菜汁、果汁等分次灌入，或 5~6 次灌入混合奶 1000~2000mL，灌入食物不宜过热过冷，以 37℃~39℃ 为宜。混合奶配制所需原料为鲜牛奶 600mL，浓米汤 350mL，鸡蛋 2 个，白糖 50g，香油 10 g，以及盐 3g。

方法分三步：

第一步：把洗干净的鸡蛋磕开，放入干净盛器内，加入白糖、盐、油，用筷子搅匀。

第二步：将鲜牛奶 600mL 和米汤 350mL 混合煮沸。

第三步：将制成的鸡蛋混合液倒入煮沸的牛奶米汤中，边倒边用筷子搅拌，即成 1000mL 混合奶。此 1000mL 混合奶中含蛋白质 40g，脂肪 40g，糖类 120g，热量 4184kJ（1000kcal）。病人若并发糖尿病，免加白糖。

神志清楚但有呛咳者：应给予糊状饮食，其饮食内容为蒸蛋羹、肉末菜末稠粥、肉末菜末烂面条、牛奶冲藕粉、水果泥，或将饭菜用捣碎机捣烂后给病人食用。

脑出血病人康复期无吞咽困难者：宜以清淡、少油腻、易消化的柔软平衡膳食为主。脑血栓偏瘫患者应根据自身病证的具体特征选择适合的食物。例如，阴虚患者宜食绿豆、小米等甘凉食物；阳虚者宜食麦面、胡萝卜等甘温食物；肝肾不足，头晕目眩者，宜多食白菜、黄瓜等蔬菜；便秘者宜食蔬菜、水果等高纤维素食物；高脂血症者忌食动物内脏，少食花生等含油脂多、胆固醇高的食物。注意定时定量，少食多餐，不宜采用油炸、煎炒、烧烤烹调。忌肥甘甜腻、辛辣、过咸、刺激、助火生痰之品。戒烟酒。

首先，应限制动物脂肪，如猪油、牛油、奶油等，以及含胆固醇较高的食物，如蛋黄、鱼子、动物内脏、肥肉等，因为这些食物中所含饱和脂肪酸可使血中胆固醇浓度明显升高，促进动脉硬化。可采用植物油，如豆油、茶油、芝麻油、花生油等，因其中所含不饱和脂肪酸可促进胆固醇排泄及转化为胆汁酸，从而达到降低血中胆固醇含量，推迟和减轻动脉硬化的目的。

其次，饮食中应有适当蛋白质，常吃些蛋清、瘦肉、鱼类和各种豆类及豆制品，以供给身体所需要的氨基酸。一般每日饮牛奶及酸牛奶各 1 杯，因牛奶中含有牛奶因子和乳清酸，能抑制体内胆固醇的合成，降低血脂及胆固醇的含量。饮牛奶时可将奶皮去掉。豆类含豆固醇，也有促进胆固醇排出的作用。

第三，要多吃新鲜蔬菜和水果，因其中含维生素 C 和钾、镁等。维生素 C 可降低胆固醇，增强血管的致密性，防止出血，钾、镁对血管有保护作用。

第四，可多吃些含碘丰富的食物，如海带、紫菜、虾米等，碘可减少胆固醇在动脉壁沉积，防止动脉硬化的发生。

第五，每日食盐量在 6g 以下为宜，因食盐中含有大量钠离子，人体摄入钠离子过多，可增加血容量和心脏负担，并能增加血液黏稠度，从而使血压升高，对脑出血病人不利。

第六，忌用兴奋神经系统的食物，如酒、浓茶、咖啡及刺激性强的调味品。此外，少吃鸡汤、肉汤对保护心脑血管系统及神经系统有益，还应忌暴食。

(4) 饮食调节

1) 调节饮食降低血液黏稠度：人的血液在血管中循环流动，如果血液过于黏稠，血流速度必然会慢，严重时可影响人体重要器官的血液供应，引发心脏病和脑出血。水是人体中的重要物质，大量出汗、服用利尿剂、腹泻等引起的身体失水，都可使血容量减少，此时血液中的有形成分（红细胞等）相对增多，血液黏稠度自然增加。一旦饮水充足，体内水分得到补足，黏稠的血液便立刻被稀释。所以，血液黏稠除了药物治疗外，科学饮水和选择食物可以起到稀释作用。

那么，怎么才是科学饮水呢？一是要掌握时间。早晨起床后、三餐前（饭前 1 小时）和就寝前，最好饮水 200mL。二是应该饮用稀释效果好的水。盐水会促进细胞脱水，不足取。冷水会刺激胃肠血管收缩，有碍水吸收进入血液，不宜饮。纯净水因为太"纯"，其低渗状态会使水很快进入细胞内，对稀释血液也不理想。理想的稀释水是 20℃ ~ 25℃的白开水或淡茶水，其张力、密度等都接近血液和组织细胞。

除正确喝水外，有的食物也具有血液稀释功能。黑木耳、洋葱、柿子椒、香菇及草莓、菠萝、柠檬等可以抑制血小板聚集、防止血栓形成。西红柿、红葡萄、橘子、生姜等具有类似阿司匹林的抗凝作用。香芹、胡萝卜、魔芋、山楂、紫菜、海带、玉米、芝麻等具降脂作用。所以，血液过于黏稠的人应该按照上述方法饮水和选择饮食。日常饮食宜清淡，少吃高脂肪、高糖饮食，多吃些鱼类、新鲜蔬菜和瓜果、豆类及豆制品等，都可以起到稀释血液的作用。

2) 富含类黄酮与番茄红素食物：现代医学研究表明，引起动脉粥样硬化主要是"坏"胆固醇（即低密度脂蛋白）造成的，降低低密度脂蛋白及抑制其氧化，对防止动脉粥样硬化起着非常重要的作用。类黄酮与番茄红素能捕捉氧自由基，阻遏低密度脂蛋白氧化，对防止血管狭窄和血凝块阻塞脑血管有积极作用，日常饮食中富含类黄酮与番茄红素的有洋葱、香菜、胡萝卜、南瓜、草莓、苹果、红葡萄、番茄、西瓜、柿子、甜杏、辣椒等。

3) 蛋白质要适量：低蛋白高盐饮食是诱发脑出血的营养因素之一，因此不要刻意限制蛋白质的供给量，平均每天应保持在 70 ~ 80g。动物蛋白质与植物蛋白（大豆蛋白）应各占 1/2。动物蛋白以鱼虾、禽类、蛋、奶为主，植物蛋白以大豆、花生、芝麻蛋白为主。动物蛋白质过高不但增加肝、肾器官的负担，同时可加重动脉硬化，主要是畜肉中的脂肪和胆固醇，因此应适量。植物蛋白中不含胆固醇，而且还有许多特殊的植物化学物质，它的蛋白质能保持血管柔韧，减少钠盐的排出，可预防高血压。另外，大豆制品含有丰富的钾离子，也可促进钠的排出，钠钾平衡是维持血压的关键因素之一，因此每天要保证 100~200g 的豆制品摄入。

4）控制胆固醇：要少吃些含高胆固醇的食物，植物一般并不含胆固醇，例如，日常饮食中的五谷类、水果、果酱、蔬菜类、花生、花生酱、豆浆、豆腐等豆类食物，也应该多摄取一些有助于降低胆固醇的食物，日常可见的食物包括水果、燕麦、蒜头、杏仁、洋葱、黑木耳等。一些水果含果胶，对降低胆固醇有功效，例如苹果就含有宝贵的果胶成分。果胶是一种可溶性纤维素，能促进胃肠蠕动，并和胆固醇结合，帮助人体将其排出体外，达到降低胆固醇的目的，还能促进钠盐的排泄，有利于防止脑出血的发生。

5）严格限盐：钠盐摄入过高是诱发脑出血的关键因素之一，高盐饲料可诱发实验鼠脑出血，其机制是导致高血压。因此，要在平时养成少吃盐的习惯，世界卫生组织要求，每人每天应限制在 6g 以下，有高血压或脑出血家族史的应限制在每日 3g 左右。

6）补钙、补钾、补镁：补钙可以调解血压，常喝牛奶、吃豆制品及海产品可补钙。同时补钾、补镁也对血压下降有好处，钾还具有维持人体细胞内渗透压与心肌收缩、舒张和能量代谢，因此应适当多吃一些含钾高的食品，如土豆、黄豆、黑豆、绿豆、香蕉等。镁对稳定血压，调节、维护脑细胞钙平衡，保护大脑，预防脑出血也有重要作用。含镁多的食物有玉米、西红柿、海鱼、海带、香蕉、各种坚果（杏仁、腰果、花生），干豆中的黄豆、黑豆、黑麦、小米、大麦等。

7）补维生素 C、维生素 E：维生素 C、维生素 E 是抗氧化的维生素。维生素 C 能保护血管内皮细胞的完整性，防止发生血栓、脑出血。维生素 E 可防止有害的物质对脑血管的破坏，保持血管弹性，防止脑出血发生，因此要养成多吃蔬菜、水果类食品，适量吃坚果食品和植物油。必要时可每天补充维生素 C、维生素 E 制品，以增强免疫功能，减少脑出血的发生。每天补充 500mg 维生素 C 可降血压。

（5）药膳食疗方

1）淡菜 30g，皮蛋 1 个，粳米 200g，煮粥喝。

2）每次可用独活 10~12g，乌豆 60g，清水 3~4 碗，煎成一碗，去渣温服。

3）荸荠、海蜇头（洗去盐分）各 100~200g，煮汤，每日 2~3 次，分服。

4）向日葵花盘半个，煎水 1 碗，在煮沸时打入鹌鹑蛋 2 个，每早空腹服用。

5）猪精肉 500g，鲜荷叶 2 张，煮食，分服。

6）海带、绿豆各 100g，煮食，每日 1 剂，或海带 50g，决明子 25g，水煎服。

7）蚕豆花 15~30g，水煎服，连用半个月左右。

8）荆芥穗、薄荷各 50g，豆豉 150g，加水煎煮熟后去渣取汁，入粟米 150g，煮成粥，每日空腹食 1 次。

9）西瓜皮干品 20g，草决明 15g。将西瓜皮、草决明清洗干净，放入砂锅内，加水适量，置于火上，先用武火煮沸后，改用文火煎成浓汁，去渣，取汁，代茶饮用。

10）苹果 1kg，将苹果清洗干净，绞汁。每次服用 50～100mL，每日服用 2～3 次。

11）樱桃 60g，银耳 10g，粳米 100g。将樱桃清洗干净，去核，待用。把银耳用水发透，去蒂根，撕成瓣状，待用。将粳米淘洗干净，待用。将粳米、樱桃、银耳一起放入锅内，加适量清水，置于火上，先用武火煮沸后，改用文火煲熟，即可食用。宜早餐或宵夜食用。

12）李子 30g，山楂 20g，蜂蜜 30g。将李子清洗干净，去核，待用。把山楂清洗干净，去核，切片，待用。将李子、山楂片放入砂锅内，加适量清水，置于武火上烧沸后，改文火煮 15 分钟即成。调入蜂蜜，代茶饮用。

2. 饮食禁忌

（1）油腻食物　动物脂肪、脑髓、内脏，以及全脂奶粉、冰淇淋、蛋黄等，可使血浆内胆固醇和甘油三酯含量升高，从而引起动脉粥样硬化。因此，应忌油腻食物。

（2）食盐　食盐过多（每日大于 10g，引起高血压病，如减少盐的摄入量，每日少于 6g），则可使血压下降，从而降低发生脑血管病的危险性，因此，应保持饮食清淡，限制盐过多摄入。

（3）驴肉　多食可生痰化风，又有止血作用，可凝滞气血，加重中风患者的病情，故脑动脉硬化患者忌多食。

（4）鸡肉　性温热，易助热生火动风，公鸡的头、翅、爪更易助热动风，脑动脉硬化患者食用，容易诱发中风，故应忌食。

（5）鲤鱼　虽性平，但久食则可生热，故不宜食用。

（6）带鱼　脑动脉硬化多为热灼血脉或痰火横窜经络所致。本品温热，气味厚重，食用则加重病情，故应忌食。

（7）鱿鱼　鱿鱼温热且味甘，易生痰湿，多食可以引动痰火，脑动脉硬化患者应忌食。

（8）酱　酱能生痰动气，多食积久，痰浊阻遏经络，容易导致中风，故脑动脉硬化患者忌多食。

【药物宜忌】

1. 西医治疗

（1）控制脑水肿、降低颅内压　脑出血一般多有不同程度的脑水肿和颅内压增高，出血量大、重度脑水肿使颅内压持续增高是引起脑疝形成、导致脑出血急性期死亡的主要原因。因此，控制脑水肿、降低颅内压是脑出血急性期治疗的一个重要环节。对于老年患者，因脑萎缩有时颅内高压症状不典型，也应仔细分析处理。控制脑水肿首选 20% 甘露醇静脉滴注，每次 125～250mL，每 6～8 小时 1 次，或速尿静脉注射，每次 20～40mg，每 8～12 小时 1 次，或甘油果糖静脉滴注，每次 250mL，每 6～8 小时 1 次。肾功能不全者可选用甘油盐水、速尿、地塞米松。地塞米松能减轻脑水肿，又能稳定细胞膜，防止自由基损伤，但血压过高及有消化道出血者禁用。上述药物可联合应用，以有效控制脑水肿。蛛网膜下腔出血的颅内高压在应用脱水剂时，应慎重和严密观察，以防止出血加重和因血容量减少而继发脑缺血。

（2）急性期的降压治疗　脑出血急性期的血压过高有时是因为颅内高压及高级自主神经中枢功能紊乱，引起反射性血压升高或血压剧烈波动，颅内高压引起的血压升高一般以收缩压增高为主，与舒张压增高不成比例，脉压差较大，一般在出血后几天内缓解，或降低颅内压后可使血压得到改善。如脱水治疗后收缩压仍高于 29.3kPa（220mmHg），或舒张压高于 16.0kPa（120mmHg），或出现系统性损害，如心、肾功能不全时，应立即考虑降压治疗。一般首先考虑静脉用药，如选择压宁定或硝普钠，其优点是可以根据动态血压监测随时进行剂量调整，但硝普钠扩张血管作用较强，有可能加重颅内高压及降低脑灌注压，应注意观察，血肿面积较大时禁用。β 受体阻滞剂降压温和，且有心脏保护作用，常被采用。血管紧张素转换酶抑制剂亦常用于脑出血患者。其他，可选择利血平或 25% 硫酸镁肌肉注射。

降压治疗宜逐渐缓慢降至合理水平，一般前 24 小时使平均动脉压降低 10% ~ 20% 为宜，在急性期一般降至 20.0 ~ 21.3kPa/12.0 ~ 13.3kPa（150 ~ 160/90 ~ 100mmHg）或降至脑出血前原有水平为宜。同时，在降压治疗时应尽量使血压在 24 小时内维持稳定，避免波动，因此，口服降压药主张选择中、长效药物。具体用药方法参见"高血压急症"。

（3）促进脑细胞代谢　脑复康或胞二磷胆碱静脉滴注，脑复康每次 4 ~ 8g，胞二磷胆碱每次 0.5g，加入生理盐水 250mL 中，每日 1 次，10 ~ 15 天为 1 疗程。

（4）防治感染　有意识障碍者，给予抗生素预防感染，有明确感染者，应早期足量使用抗生素，并进行细菌学培养，以利于选择抗生素。

（5）防治消化道出血　法莫替丁静脉注射，每次 20mg，每日 2 次，或洛赛克静脉注射，每次 40mg，每日 1 次。

（6）降低再出血率　对 SAH 患者，可给予 6 - 氨基己酸静脉滴注，每次 6 ~ 12g，加入 5% 葡萄糖注射液 500mL 中，每日 1 次，用 1 ~ 2 天，可降低再出血率。

（7）防治脑血管痉挛　对 SAH 患者，给予尼莫地平静脉滴注，每次 4 ~ 6mg，加入 5% 葡萄糖注射液 500mL 中，滴速为每小时 1mg，连用 2 ~ 3 周，或尼莫地平口服，每次 20 ~ 40mg，每日 3 次。

（8）治疗合并疾病　如有高血压者，在脱水治疗后，如收缩压仍高于 220mmHg 或舒张压高于 120mmHg，应给予降压治疗，可选择压宁定静脉注射，每次 10mg，用 1 次，再以压宁定静脉滴注维持，每次 125mg 加入 5% 葡萄糖注射液或生理盐水 500mL 中，滴注速度为每小时 10mg，疗程一般不超过 7 天，以后改为压宁定口服，每次 30 ~ 60mg，每日 2 次，或硝苯地平缓释片，每次 10 ~ 20mg，每日 2 次，或一平苏每次 2.5 ~ 5mg，每日 1 次。如有冠心病者，给予鲁南欣康，每次 20mg，每 12 小时 1 次。如有糖尿病者，急性期有意识障碍者，可给予胰岛素治疗，病情稳定后，给予口服降糖药，二甲双胍每次 250mg，每天 3 次，或美比达每次 5mg，每天 3 次，或拜糖平每次 50 ~ 100mg，每日 3 次，或联合用药。高胆固醇血症者，给予舒降之，每次 10 ~ 20mg，每天 1 次。高甘油三酯血症者，给予力平之，每次 200mg，每天 1 次，或洁脂，每次

300~600mg，每天 2 次。

（9）手术治疗　引流或减压治疗。

2. 中医治疗

（1）辨证治疗

1）风火上扰

主症：半身不遂，口舌㖞斜，言语謇涩或不语，感觉减退或消失，病势突变，神志昏迷，颈项强急，呼吸气粗，便干便秘，尿短赤，舌质红绛，舌苔黄腻而干，脉弦数。

治法：滋阴潜阳，镇肝息风。

方药：镇肝息风汤加减。

白芍 30g，玄参 15g，天冬 15g，生龙骨 30g，生牡蛎 30g，怀牛膝 15g，代赭石 15g，龟甲 15g，茵陈 15g，川楝子 10g，生甘草 6g，丹皮 10g，赤芍 15g，僵蚕 10g，川芎 10g。

加减：如病势发展为阳闭之证，出现神志昏迷，可先鼻饲安宫牛黄丸或至宝丹，以辛凉开窍醒神，再继服上方，或上方加羚羊角粉、石菖蒲，以凉肝清脑息风、开窍醒神。如伴痰涎壅盛、苔厚腻者，上方加胆南星、全瓜蒌、石菖蒲、天竺黄，或上方送服猴枣散，以清热化痰开窍。兼腑实不通，症见便秘、腹胀、苔黄腻者，上方加大黄以通腑泄热。

2）风痰火亢

主症：半身不遂，口舌㖞斜，言语謇涩或不语，感觉减退或消失，发病突然，头晕目眩，心烦易怒，肢体强急，痰多而黏，舌红，苔黄腻，脉弦滑。

治法：清肝息风，化痰开窍。

方药：羚羊角汤加减。

羚羊角粉（分冲）0.2g，龟甲 15g，丹皮 10g，夏枯草 15g，生地黄 15g，白芍 15g，菊花 10g，石决明 15g，胆南星 10g，石菖蒲 10g，天竺黄 10g，怀牛膝 15g，赤芍 15g，钩藤 15g，川芎 10g。

加减：如出现嗜睡、神昏等中脏腑见症，可并服牛黄清心丸以辛凉开窍，或并服礞石滚痰丸以豁痰开窍。兼腑实不通，症见便秘、腹胀、苔黄腻者，上方加全瓜蒌、大黄以化痰通腑泄热。

3）风痰瘀阻

主症：半身不遂，口舌㖞斜，言语謇涩或不语，感觉减退或消失，头晕目眩，痰多而黏，舌质暗淡，舌苔薄白或白腻，脉弦滑。

治法：息风化痰，活血通络。

方药：半夏白术天麻汤加减。

法半夏 10g，生白术 10g，天麻 10g，胆南星 10g，茯苓 15g，贝母 10g，枳实 10g，石菖蒲 10g，怀牛膝 15g，钩藤 15g，僵蚕 10g，川芎 10g。

加减：风盛者加生龙骨、生牡蛎以镇潜息风。痰郁化热者加天竺黄、竹沥水、全瓜蒌以清热化痰。瘀血明显者加全蝎或地龙以加强活血化瘀之功。如风痰上蒙清窍或蒙蔽心神，出现嗜睡、神昏等中脏腑见症，可并服苏合香丸以温通开窍或并服礞石滚痰丸以豁痰开窍。

4）痰热腑实

主症：半身不遂，口舌㖞斜，言语謇涩或不语，感觉减退或消失，腹胀，便干便秘，头晕目眩，咳痰或痰多，舌质暗红，苔黄腻，脉弦滑。

治法：通腑化痰，息风通络。

方药：大承气汤加减。

生大黄（后下）10g，元明粉10g，枳实10g，胆南星10g，全瓜蒌15g，茯苓15g，贝母10g，石菖蒲10g，怀牛膝15g，僵蚕10g，川芎10g，全蝎6g。

加减：如腑热扰乱神明，出现嗜睡、神昏等症，宜加重通里攻下药物剂量，以通腑醒脑。痰声辘辘者，可并服礞石滚痰丸或猴枣散以豁痰开窍，以防病势进展，痰热扰乱神明。痰热伤阴明显者，加生地黄、玄参、麦冬以增液行舟。

5）气虚血瘀

主症：半身不遂，口舌㖞斜，言语謇涩或不语，感觉减退或消失，气短乏力，自汗出，舌质暗淡或有齿痕，舌苔白腻，脉沉细。

治法：益气活血，化瘀通络。

方药：补阳还五汤加减。

生黄芪60g，当归尾12g，白术10g，桃仁10g，红花10g，地龙10g，川芎10g，赤芍15g，全蝎6g，鸡血藤30g。

加减：气虚运化无力，痰湿内生者，加茯苓、石菖蒲、远志以化痰开窍。气血两虚者，加党参、熟地黄、阿胶以气血双补。

6）阴虚风动

主症：半身不遂，口舌㖞斜，言语謇涩或不语，感觉减退或消失，咽干口燥，眩晕耳鸣，手足心热，舌质红瘦，少苔或无苔，脉细弦数。

治法：滋阴潜阳，息风通络。

方药：杞菊地黄丸加减。

枸杞子15g，菊花10g，熟地黄15g，山萸肉15g，山药15g，茯苓15g，丹皮10g，泽泻10g，制首乌15g，炙龟甲（先煎）15g，生牡蛎30g，怀牛膝15g，全蝎6g，地龙10g，川芎10g，鸡血藤30g。

加减：阳亢明显，症见头晕目眩、急躁易怒等，加生龙骨、珍珠母、钩藤以潜阳息风。病久阴虚及阳者，改用右归丸加减治疗。

7）痰湿蒙神

主症：半身不遂，口舌㖞斜，言语謇涩或不语，感觉减退或消失，神昏痰鸣，二便自遗，周身湿冷，舌质紫暗，苔白腻，脉沉缓滑。

治法：豁痰化湿，开窍醒神。

方药：涤痰汤加减。

法半夏 10g，茯苓 15g，陈皮 10g，生白术 10g，胆南星 10g，枳实 10g，石菖蒲 10g，僵蚕 10g，广郁金 10g，川芎 10g。

加减：在服用上方之前，可先急用苏合香丸灌服或鼻饲，以辛温开窍。若痰涎壅盛，可加用猴枣散或皂角、竹沥水，以加强化痰之效。若风盛者，可加用天麻、钩藤以平肝息风。痰郁化热者，加用天竺黄、竹茹、全瓜蒌以清热化痰。

（2）中药治疗

1）安宫牛黄丸，每次 1 丸，每天 1～2 次。

2）醒脑静或清开灵注射液静脉滴注，醒脑静每次 20mL，清开灵注射液每次 40mL，加入 5% 葡萄糖注射液或生理盐水 250mL 中，每天 1 次。

3）水肿吸收后，血塞通或丹参注射液静脉滴注，血塞通每次 10mL，丹参注射液每次 30mL，加入 5% 葡萄糖注射液或生理盐水 250mL 中，每天 1 次。

3. 药物禁忌

（1）尼莫地平

1）抗癫痫药：尼莫地平可使某些抗癫痫药的血药浓度提高，增强疗效。

2）其他钙拮抗剂（维拉帕米等）、β 受体阻滞剂：尽可能避免与尼莫地平同时应用。

3）抗凝血药：二氢吡啶类钙拮抗剂均可诱发出血，与活血化瘀药或抗凝血药联用可加重出血倾向，发生出血性不良反应。

（2）硝苯地平

1）镁盐：与硝苯地平联用，个别患者发生肌无力和瘫痪。

2）万古霉素：已用硝苯地平扩张血管者，快速输注万古霉素可发生低血压。

3）红霉素：硝苯地平可预防红霉素胃肠道反应。机制：可抑制胃肠平滑肌 Ca^{2+} 内流，抑制胃肠运动。用法：静滴红霉素前 10 分钟，硝苯地平 10～15mg 嚼碎后舌下含服。总有效率为 81%。心率过快、血压低或前列腺肥大尿潴留患者慎用。

4）地高辛：硝苯地平可降低地高辛致血管收缩、心律失常等副作用，两药联用有利于恢复心室功能。硝苯地平不改变地高辛的生物半衰期、肾清除率和总清除率，不会引起地高辛的药物动力学变化。

5）胺碘酮：硝苯地平可反射性地引起心动过速和心肌收缩加强，可对抗胺碘酮的交感神经阻滞作用，抑制胺碘酮所致心动过缓，防止心率减慢，故对缓慢性心律失常疗效较好。但是，两药联用可引起心律失常。

6）哌唑嗪：与硝苯地平可能作用于不同的血管平滑肌受体，两药联用时可引起血压急剧下降，但有人认为两药联用可降低硝苯地平的副作用。一般主张两药尽量不联用。但哌唑嗪与小剂量硝苯地平联用，对顽固变异型心绞痛可有效。

7）硫氮䓬酮：与硝苯地平联用可产生协同作用，发挥不同的抗心绞痛特点，减少单独大剂量应用时的不良反应。在治疗冠状动脉痉挛所致心绞痛时，联用最佳平均剂量为硝苯地平 61（30～90）mg/d、硫氮䓬酮 206（90～360）mg/d，但不良反应极为多见且较严重。两药联用均应尽可能使用小剂量，以减少不良反应的发生。

8）卡托普利：与硝苯地平都是通过减少周围血管阻力降低血压，降压最长时间和血压回升坡度相类似。两药联用时降压效力增加，血压持续降低，卡托普利还能减轻硝苯地平的心率反应和踝部水肿，可用于重症高血压。卡托普利与硝苯地平联用治疗高血压有累加作用，并可消除硝苯地平所致心率增快。

9）奎尼丁：与硝苯地平联用后，若停用硝苯地平，则奎尼丁血药浓度明显升高，第4日可以达高峰，10日后可恢复正常水平。两药联用时应谨慎观察。硝苯地平使奎尼丁血药浓度降低，而后者则提高硝苯地平血药浓度，联用时需要调整用量。

10）普萘洛尔：与硝苯地平联用时降压作用增强，但应防止心脏过度抑制及低血压发生。普萘洛尔阻滞心衰时神经体液因素，常表现为两药的负性肌力作用相加，使心力衰竭加重，因此，心力衰竭或心衰合并高血压患者不宜两药联用。β受体阻滞剂与硝苯地平联用可引起严重副作用（心力衰竭、严重低血压）。

11）阿替洛尔：与硝苯地平联用可增强降压作用。但有报道，两药联用可引起严重的低血压和心力衰竭，停用阿替洛尔后患者发生不稳定型心绞痛。

12）西咪替丁：可减少肝血流量，抑制肝药酶，使硝苯地平清除率降低、代谢减慢、血药浓度增加，导致窦性心动过缓、低血压。两药联用时，硝苯地平用量应减少40%。

13）雷尼替丁：可抑制肝酶，降低硝苯地平代谢，两药联用可致硝苯地平中毒。

14）氨茶碱：与硝苯地平联用可提高平喘疗效。硝苯地平能缓解支气管平滑肌痉挛，抑制过敏物质的合成及释放，减少黏液腺分泌。但是，硝苯地平能明显升高氨茶碱的血药浓度，两药联用时应注意监测氨茶碱的血药水平。硝苯地平可使氨茶碱血药浓度升高，引起茶碱中毒。降低肺动脉高压作用的强度是：硝苯地平 > 脑益嗪 > 氨茶碱。

15）硝酸酯：硝苯地平与硝酸甘油舌下含片或长效硝酸酯类药物联用，可产生相加的抗心绞痛作用。另有报道，硝酸甘油与硝苯地平联用可引起头痛、面赤、血压下降和心率增加等副作用。

16）山莨菪碱：硝苯地平可降低外周阻力，增加外周血流量，有助于山莨菪碱改善微循环、解除血管平滑肌痉挛、增加组织的血液灌注量。两药联用治疗雷诺现象能迅速控制发作。

17）抗癫痫药：硝苯地平可使苯妥英钠、苯巴比妥的血药浓度升高，而后者增加硝苯地平代谢（清除率增加3倍），联用时苯巴比妥和苯妥英钠毒性增加，而硝苯地平作用锐减（卡马西平不引起毒性增加）。

18）抗高血压药（可乐定、甲基多巴、复方降压片、普萘洛尔、卡托普利、氨酰心安）：与硝苯地平联用抗高血压作用增强，硝苯地平副作用减少、减轻，耐受性增加。

19）阿司匹林：与硝苯地平联用呈现明显的协同作用，可对抗心电图改变，减慢心率。消炎痛与硝苯地平联用时镇痛作用显著。

20）降血糖药：与硝苯地平联用，应根据血糖反应调整用量。

21）抗肿瘤药：硝苯地平可增加长春新碱细胞毒作用达 50～100 倍，增加阿霉素对肿瘤细胞的作用达 10～30 倍。

22）麻醉药：硝苯地平在氟烷或芬太尼、泮库溴铵麻醉中对心脏有负性肌力作用，可发生严重心动过缓（可用阿托品治疗）。异氟烷能降低硝苯地平清除率，从而加强或延长其作用。

23）环孢素：可增加硝苯地平致潮红、药疹等副作用。硝苯地平可对抗环孢素肾毒性。

24）利福平：可加快硝苯地平代谢，降低或缩短其作用。

25）谷维素：与硝苯地平联用，治疗肠易激综合征可提高治愈率。

26）尼莫地平：与硝苯地平可短期或长期联用，药效学和药动学相互影响很小，适于老年高血压患者。

（3）氨基己酸（6-氨基己酸、ε-氨基己酸）

1）不可配伍液体：果糖溶液。

2）不可配伍药物：注射用能量合剂、利血平、利多卡因、磺胺嘧啶钠、四环素、卡那霉素、苯巴比妥钠、异戊巴比妥钠、硫喷妥钠、氯丙嗪、异丙嗪。

（4）氨甲苯酸（止血芳酸、对羧基苄胺、抗血纤溶芳酸）

1）红霉素：可降低止血芳酸的稳定性，不宜配伍应用。

2）碱性溶液：可使止血芳酸氧化，降低疗效。

3）异烟肼、对氨基水杨酸钠：与止血芳酸可产生相加的毒性作用。

4）贯众、芍药：可增强止血芳酸止血效果。

5）不可配伍药物：对氨基水杨酸钠、氢化可的松、苯巴比妥钠、异戊巴比妥钠、异丙嗪、磺胺嘧啶钠、促皮质激素。

（5）呋塞米

1）味精：味精的主要成分为谷氨酸钠，服用味精后既可加重钠、水潴留又有协同排钾的作用，增加低血钾的发生率。故服用呋塞米期间应少食或不食味精。

2）酒及酒制品：呋塞米可导致体内钾减少，而酒及酒制品（药酒、含乙醇饮料等）亦可使钾减少，加重低血钾症状，从而使心肌对洋地黄类强心药敏感性增高，发生中毒反应。另外，酒所含的乙醇有抑制中枢、扩张血管的作用，若两者合用，可加重直立性低血压。

3）高盐饮食：服用呋塞米期间若食盐过多（如过食腌鱼、腌肉等），不利于本药利尿作用的发挥。

（6）甘露醇　忌与箭毒、氨基糖苷类、两性霉素 B 合用。因甘露醇与箭毒合用可增加神经肌肉阻滞作用，与氨基糖苷类（如链霉素、庆大霉素等）合用可增加耳毒性，与两性霉素 B 合用易引起肾损害。

（7）硝普钠　忌与可乐宁、甲基多巴合用。因硝普钠为速效强效降压药，若与可乐宁、甲基多巴合用易发生急剧血压下降。

（8）硫酸镁

1）不宜与地高辛、维生素 B_2 合用：硫酸镁有导泻作用，能使肠蠕动加快，因而可使地高辛、维生素 B_2 吸收减少，血药浓度降低，疗效减弱。

2）忌与氨基糖苷类抗生素合用：氨基糖苷类抗生素（如新霉素、链霉素、庆大霉素等）可抑制神经肌肉接点的传递作用，故与硫酸镁合用可加重硫酸镁引起的呼吸麻痹。

3）不宜与四环素类药物合用：因四环素类药物（如四环素、多西环素等）能与镁离子生成螯合物，减少吸收，降低疗效。

4）不宜与含有雄黄的中成药合用：含有雄黄的中成药，如牛黄消炎丸、六神丸、牛黄解毒丸、安宫牛黄丸等，因为硫酸镁所产生的微量硫酸，可使雄黄中含的硫化砷氧化，毒性增加。

5）不宜与红管药片合用：中成药红管药片中的槲皮素能与镁离子生成螯合物，降低其疗效，硫酸镁不宜与红管药片合用。

（9）镇静药　镇静催眠药（如氯丙嗪、苯巴比妥等）、麻醉镇痛药（如吗啡、哌替啶等）等对呼吸和心搏具有抑制作用，可加重二氧化碳潴留，对本病患者有一定的影响，应慎用。

（10）激素类药物　泼尼松、地塞米松、氢化可的松、醛固酮等可使水钠潴留，长期服用可引起恶性高血压，加速动脉硬化，应忌之。

（11）不正规服降压药物　有些高血压病患者不正规服用降压药，血压高时服药，血压低时停药，这样极易造成血压的波动甚至反弹，从而诱发脑出血。

十五、高血压与糖尿病

【概述】

高血压与糖尿病均为常见疾病，两者具有密切关系。高血压既可作为一个独立的疾病存在，又可成为糖尿病常见的并发症而出现。根据流行病学研究，糖尿病患者中30%～40%伴有高血压，而高血压患者80%以上存在糖耐量异常（IGL）或肥胖。糖尿病病人的高血压发生率高于非糖尿病病人，前者为后者的2倍。原发性高血压病人中，IGT和2型糖尿病发生率比血压正常人群为高，在治疗和未治疗的原发性高血压病人中，IGT和2型糖尿病占20%～40%。1型和2型糖尿病病人并发高血压的时间和病史的自然过程有所不同。1型糖尿病病人发病时血压正常，当出现微量蛋白尿时，血压才升高，表现为收缩压、舒张压同时升高。而多数2型糖尿病病人在确诊时即伴有高血压，并且随着年龄、病程、肥胖程度的增加和糖尿病肾病的出现而发病率增高、病情加重。糖尿病是加速大血管病变的一个肯定因素。糖尿病病人有逐渐增高的心血管、脑血管和周围血管病的危险。而心血管危险因素与血压水平之间有密切联系，高血压可以加速糖尿病病人血管并发症的恶化，为糖尿病性冠心病致死的危险因素之一。

1. 病因

糖尿病、高血压均是多基因多因素疾病，是环境和遗传两方面共同作用的结果。糖尿病病人的高血压，可分为如下几种情况：

（1）糖尿病并发原发性高血压　多见于2型糖尿病病人，且多伴有肥胖。高血压可见于发现糖尿病之前、同时或之后。

（2）有糖尿病肾脏病变的高血压　由于糖尿病合并肾脏病变，使肾素－血管紧张素－醛固酮系统活性增高而继发高血压。

（3）伴有糖尿病性动脉硬化的高血压　由于脂代谢紊乱、高血糖等使动脉发生粥样硬化，血管顺应性减低，小血管阻力增大，血压升高。其特点是心每搏输出量增多，血压以收缩压升高为主。

（4）糖尿病性自主神经病变引起的高血压　由于糖尿病导致自主神经病变而使该系统对血压的调节失常，出现体位性高血压，其血压特点是卧位时血压增高，立位时血压偏低或正常。

此外，内分泌性疾病所致高血压，如库欣病、嗜铬细胞瘤、原发性醛固酮增多症、肢端肥大症等病人亦多合并ICT。

2. 诊断要点

（1）以糖尿病为主线的高血压特点

1）可发生于任何年龄。

2）多有糖尿病病史数年后有高血压。

3）有或无糖尿病症状，血糖升高明显。

4）先有糖尿病，后有高血压。早期尿检异常较轻，后期可呈肾病综合征表现。肾功能逐渐减退，晚期伴氮质血症，最终发生肾衰竭。

5）心肌可出现广泛性坏死等损害，可诱发心力衰竭、心律失常、心源性休克和猝死。

6）眼底除视网膜病变外，还可引起白内障、青光眼、屈光改变、虹膜睫状体病变等。

（2）以高血压为主合并糖尿病的特点

1）多发生于40岁以上者。

2）多有高血压病史。

3）多有头昏、头痛等高血压症状。

4）先有高血压，若干年后再有尿糖阳性或血糖增高。尿检异常较轻，24小时尿蛋白定量一般不超过2.5g，细胞管型少见，肾功能减退出现迟、程度轻。

5）心脏改变多为心脏扩大、心室壁增厚。

6）眼底有明显动脉硬化征象。

【饮食宜忌】

1. 饮食宜进

（1）饮食原则　糖尿病伴高血压患者的饮食治疗要点是减少食盐摄入，保持理想体重。要做到以下几点：

1）饮食中首先要保持适宜的能量摄入。

2）进一步限制盐的摄入，每日食盐量小于4g，严重者采用无盐饮食。

3）限制所有含盐量高的食品，包括酱油（每5mL酱油约等于1g盐的量）、浓肉汁、调味汁、方便面汤料末、所有的腌制品、熏干制品、咸菜、酱菜、罐头制品中的肉和鱼、油炸食品（如比萨饼和薯条等）、香肠和火腿等熟食。

4）补充膳食中的钙质有利于降血压。

（2）饮食搭配

1）黄瓜与莲子：黄瓜与莲子一同搭配，适宜糖尿病、冠心病、高血压、肥胖症等患者食用。

2）南瓜与红枣：南瓜几乎不含脂肪，但其他营养成分丰富，与红枣搭配，可补中益气、收敛肺气。适宜糖尿病、动脉硬化、肥胖症、胃及十二指肠溃疡患者食用。

3）大蒜与黄瓜：二者同食能抑制糖类转变为脂肪，降低胆固醇。适宜高血压、肥胖及心脑血管病患者食用。

4）芹菜与西红柿：芹菜有降血压作用，西红柿可健胃消食。二者搭配，营养更丰富均衡，适宜高血压、高血脂及冠心病患者食用。

5）芹菜与花生仁：芹菜有清热平肝，明目降压的作用；花生仁可止血润肺，和胃降压，调节血脂。二者搭配，可改善心脑血液循环，抗衰老，适宜高血压、高血脂、动脉硬化患者食用。

6）香菜与冬瓜、黑木耳：三者搭配食用，有利尿消肿、降压、调脂作用，适宜高血压、高血脂及心脑血管疾病患者食用。

7）菜花与西红柿：菜花含较多的维生素 C、维生素 A、维生素 E、核黄素、胡萝卜素等，能清血健身。西红柿能健胃消食，对高血压、高血脂患者尤为适宜。二者搭配，营养丰富，效能协同。

（3）食谱安排　糖尿病患者的高血压不仅发生率高，而且发生得早，男女均随年龄增长而增高。因此，在糖尿病性高血压的防治中，合理营养是十分重要的，其效果有时不亚于降压药物。通过控制热量和体重，保证膳食中钙和维生素 C 的含量，限制食盐的摄入量，可以起到调节控制血压的作用。

食谱举例：

早餐：主食 50g，牛奶 250g，腐乳 1 块，海米拌菠菜（海米 10g，菠菜 100g）。

加餐：水果 100g。

午餐：主食 100g，肉丝炒芹菜（瘦猪肉 50g，芹菜 100g），海带豆腐汤（豆腐 200g，海带 50g）。

加餐：水果 100g。

晚餐：主食 75g，清蒸带鱼（带鱼 100g），炒小白菜（小白菜 300～400g）。

全日烹调用油 20g。全日总热量约 7531.2kJ（1800kcal）。

（4）药膳食疗方

1）鲜芹菜汁：鲜芹菜 250g。将鲜芹菜洗净，放入沸水中烫 2 分钟，切碎绞汁。每服 1 小杯，每日 2 次。用于糖尿病性高血压伴高脂血症属湿热者，有清热利湿、凉血平肝、降血压、降血脂之功效。

2）海蜇荸荠汤：海蜇皮 50g，荸荠 100g。将海蜇皮洗净，荸荠去皮切片，共同煮汤。吃海蜇皮、荸荠，饮汤，每日 2 次。用于糖尿病性高血压，有清心降火，益肺凉肝之功效。长期食用无毒副作用。海蜇不含脂肪，为低脂膳食中理想的食品。

3）山楂粥：山楂 30g，粳米 60g。先将山楂放入砂锅内加水煎取浓汁，去渣，然后加入粳米煮粥。供早、晚餐食用，7～10 日为 1 疗程。用于糖尿病性高血压，对并发冠心病心绞痛及高脂血症者尤佳，有降压、降脂、改善血液黏滞状态之功效。

4）葛根粉粥：葛根粉 30g，粳米 50g。将粳米浸泡 1 夜，与葛根粉同入砂锅内，加水 500mL，用文火煮至米开粥稠即可。供早餐食用。用于糖尿病性高血压，有降血压、生津液之功效。

5）夏枯草煲猪肉：夏枯草 20g，瘦猪肉 50g。将夏枯草、瘦猪肉（切薄片）文火共煲汤。吃肉喝汤，佐餐食用。用于糖尿病性高血压属肝阳上亢者，有清热、散郁结、降血压之功效。

6）海带冬瓜汤：海带 30g，冬瓜 100g，花生 50g，猪瘦肉 50g，盐适量。前 4 味共煲汤，加盐少量调味。佐餐食用，连用 7 日。用于糖尿病性高血压兼高血脂者。

2. 饮食禁忌

糖尿病性高血压者在坚持糖尿病饮食治疗黄金法则的同时，应进一步限制盐的摄入。正常人每天维持正常的生理功能，仅需要 0.5～2g 盐就足够了，可是没有了盐，一些菜肴就显得淡而无味。有两种替代办法。一是用部分含钾盐代替含钠盐。但是含钾盐仅能代替一部分钠盐，总用量仍需要限制。而且由于高血压患者很容易出现钾代谢的紊乱，在应用之前应请教医生是否适用。所以，应尽量让自己去适应少盐的口味。二是用葱、姜、蒜等调味品烹调，在一定程度上改善少盐的口味。控制总热量以纠正体重超重。控制膳食脂肪，将食物脂肪的热能比限制在 25%～30%。平时宜选用植物油、低饱和脂肪酸、低胆固醇的食物。多吃富含维生素 C 的新鲜蔬菜，保证摄入一定量的高钾低钠及多纤维素的食物。禁用浓茶、浓咖啡、烈性酒类及刺激性食物，应戒烟。补充膳食钙质可能有益于降血压。

【药物宜忌】

1. 西医治疗

（1）降压治疗

1999 年世界卫生组织与国际高血压学会（WHO/ISH）制定的高血压治疗指南提出：糖尿病和（或）肾功能不全时，血压 >120/70mmHg 就应积极降压治疗。血压控制目标值：在中青年患者和合并糖尿病患者血压 <120/70mmHg。

1）糖尿病无肾病者高血压的药物治疗　第一线药物为血管紧张素转换酶抑制剂（ACEI）及钙拮抗剂。开始单用小剂量的 ACEI、ACR 或钙拮抗剂。一般先用短效的，易于观察，逐渐增加剂量，以达到血压治疗目标。其效果不满意者，改用第一线药物中的另一类。若仍是只有部分效果者则Ⅰ加用原先使用的第一线药，从小剂量开始，即两种第一线药物联合使用，或Ⅱ加用小剂量的利尿剂。

利尿剂是二线药，与利尿剂联合使用的第一线药最好是 ACEI，因为其可阻断利尿剂的副作用。经以上治疗，多数病人的血压可得到满意控制。

第三线药物为 α 受体阻滞剂、β 受体阻滞剂、中枢肾上腺素能抑制剂或末梢肾上腺素能抑制剂。要注意 β 受体阻滞剂与钙拮抗剂联合使用可能发生的不良反应。

在严重高血压者可加用第四线药物，即血管扩张剂，但必须与利尿剂及 β 受体阻滞剂联合使用，用以阻止血管扩张剂所引起的水、钠潴留及心脏负担加重。

单纯收缩期高血压也可以采用上面方法治疗。

2）有糖尿病肾病者的高血压治疗　对没有浮肿者，如果无醛固酮低减，第一线药物首选 ACEI、ACR，因其保护肾脏作用优于钙拮抗剂。有醛固酮低减者，首选钙拮抗剂，因 ACEI 有加重高血钾作用。如果效果不满意，加用第二线利尿剂，需要时可加第三线药。

第三线药为肾上腺素能拮抗剂及（或）直接血管扩张剂。联合使用钙拮抗剂（特别是异博定）与 β 受体阻滞剂时，两者均需减量。其中，异博定一般不与 β 受体阻滞剂合用。

糖尿病肾病表现肾病综合征出现水肿者，应以利尿剂作为第一线药。若原先无水肿，后来发生水肿时应加上利尿剂。当血肌酐 > 2.5 ~ 3.0mg/dL 时，应使用袢利尿剂，或联合使用袢利尿剂与甲苯喹唑磺胺。对严重顽固浮肿者常要使用大剂量速尿治疗。在老年病人，若疑有心衰时必须同时使用洋地黄治疗。大剂量利尿剂治疗有时会使尿素氮升高，因此应逐渐增加剂量，不可操之过急。若尿素氮 < 70mg/dL 可大胆些，若超过此水平则应很谨慎，适当限制蛋白，减少利尿剂用量，密切观察，监测肾功能及水、电解质。

若利尿剂降压不满意时，可加服第二线药 ACEI 或钙拮抗剂。若仍不满意时，加第三线药，肾上腺素能拮抗制剂及（或）直接血管扩张剂。

3）对严重肾衰伴充血性心衰者　可限盐，加 ACEI、钙拮抗剂或 β 受体阻滞剂、利尿剂，特别是袢利尿剂，若效果不满意，加用其他类降压药物，包括血管扩张药物。对顽固性高血压可加用长压定治疗，长压定用量每日 2.5 ~ 8mg，分 2 次服用。

有关临床研究报道，在糖尿病伴高血压病治疗中，选用不影响糖、脂代谢的转换酶抑制剂、β 受体阻滞剂和钙拮抗剂较为适合。α 受体阻滞剂，如特拉唑嗪，由于不引起心率和血钾等的增加，无刺激性咳嗽，以及能用于伴肾功能不全患者等优点，故有关作者认为可以作为糖尿病伴高血压病的一线治疗用药。应用氨氯地平对高血压合并糖尿病患者进行治疗，每日服 1 次，可显著降低诊室血压和动态血压，对轻、中度高血压合并或不合并糖尿病患者起到 24 小时降压作用，且耐受性好。苯那普利治疗糖尿病肾病并高血压疗效观察认为，其对糖尿病合并高血压患者的肾脏有潜在保护作用，能够延缓其肾功能衰竭的进展。

（2）降糖　糖尿病、动脉粥样硬化、高血压、冠状动脉疾病等都是从胰岛素抵抗及继发的代谢异常这一共同土壤中生长出来的，积极有效地控制血糖，不但对糖尿病本身而且对高血压亦有非常重要的价值。反映糖尿病控制的生化指标见表 16。

表 16　血糖控制生化指标

	满意	可接受	差
空腹血浆葡萄糖 mmol/L（mg/dL）	6.39（115）	7.8（140）	> 11.1（200）
餐后 2h 血浆葡萄糖	7.8（140）	11.1（200）	> 13（235）
HbAlc（%）	≤6	≤8	≤10

（3）改善 IR　对于胰岛素抵抗综合征（IRS）的防治方法，除了特定疾病的特殊治疗外，共同的治疗方法有：

1）改变生活方式：提供科学合理的生活方式及生活习惯，即科学合理的饮食热量、饮食营养结构及饮食习惯，同时提倡增加体力活动以减肥或避免肥胖的作用，此外，戒烟酒也有益处。

2) 药物干预：目前认为二甲双胍 0.5~1.0g，每日 2 次，可降糖、降脂、减肥，拜糖平 50~100mg，每日 2~3 次，除降低血糖外，还能降低升高的胰岛素水平，而且无体重增加的负效应。

3) 积极降脂、降血黏度及抗凝：降脂可予舒降之、力平脂等，降血黏度要应用潘生丁及肠溶阿司匹林，抗凝可应用肝素钠、肝素钙及低分子肝素等。

（4）保护肾脏，减少三高（肾小球高滤过、高灌注、高囊内压） 可根据辨证选择具有补肾温阳、益精气的中成药，如健肾王冲剂、金匮肾气丸、强肾片、百令胶囊、六味地黄丸等。

（5）保护眼底，滋肝肾 高血压与糖尿病均可导致眼底视网膜病变，出现视力障碍。中医理论认为"肝开窍于目""五脏六腑之精气皆上注于目而为之精"，肾"受五脏六腑之精而藏之"。因此，滋肝肾，益精血，使肝血得充，目窍得养，可选用杞菊地黄丸、明目地黄丸、石斛夜光丸等。

（6）注意消除血糖及血压难控因素 针对便秘、失眠、情绪波动、急慢性感染、月经不调、带下等情况进行辨证治疗，往往取得事半功倍的效果。

2. 中医治疗

（1）肝肾阴虚，肝阳上亢

主症：头晕头痛，面红目赤，急躁易怒，腰膝酸软，耳鸣健忘，五心烦热，口干咽干，便秘溲黄。舌质红，舌苔薄黄，脉弦细而数。

治法：平肝潜阳，滋阴泻火。

方药：天麻钩藤饮合一贯煎加减。

天麻 10g，钩藤 10g，石决明 20g，生地黄 15g，麦冬 10g，白芍 10g，枸杞子 10g，牛膝 10g，杜仲 10g，黄芩 10g，山栀 10g，沙参 10g。

方义及加减：方中天麻、钩藤、石决明以平肝潜阳；生地黄、麦冬、沙参甘寒濡润，滋阴生津，养心安神；白芍、枸杞子养肝柔肝，益肝阴，敛肝阳；牛膝、杜仲补益肝肾；黄芩、山栀清泄肝火。头痛较明显者，加夏枯草、石决明。腰膝酸软者加杜仲、桑寄生。

天麻、钩藤、生地黄、白芍、枸杞子、牛膝、杜仲、黄芩、桑寄生均有降压作用，其中白芍、牛膝有血管紧张素 Ⅱ 受体抑制作用，钩藤有钙拮抗作用。生地黄、麦冬、白芍、枸杞子均有降糖作用。

（2）心肝阴虚，心火偏亢

主症：心悸怔忡，心烦不寐，头晕目眩，咽干口燥，手足心热。舌边尖红，苔薄黄，脉细数。

治法：滋阴清热，养心宁神。

方药：酸枣仁汤加味。

炒枣仁 12g，知母 10g，生甘草 6g，茯神 15g，柏子仁 12g，白芍 10g，五味子 10g，川芎 10g。

方义：酸枣仁味酸以养肝血，安心神为主药；川芎行血中之气，与枣仁为伍，一酸收，一辛散，相反相成，养血敛肝；茯神、柏子仁以健脾，宁心安神；知母滋阴清热，以缓川芎之辛燥；白芍养肝柔肝；五味子酸收敛肝阴，与白芍为伍，以达甘酸化阴之效；甘草清泄肝热，调和诸药。

酸枣仁、茯神、白芍、川芎均有降压作用，其中川芎有钙拮抗作用。知母、甘草、白芍、五味子均有降糖作用。

（3）肝肾不足，气阴两虚

主症：头晕目眩，两目干涩或视物不清，耳鸣健忘，腰膝酸软。舌质红或暗，舌苔少，脉弦细。

治法：滋补肝肾，兼气阴两虚者，益气养阴。

方药：杞菊地黄丸。

熟地黄24g，山茱萸12g，山药12g，泽泻9g，茯苓9g，丹皮9g，枸杞子9g，菊花9g。

方义及加减：熟地黄滋肾阴、益精髓，山茱萸滋肾益肝，山药滋肾补脾，三阴并补以收补肾治本之功。泽泻配熟地黄而泻肾降浊，丹皮配山茱萸以泻肝火，茯苓配山药以渗脾湿，枸杞子加强滋补肝肾之功，菊花有清肝明目之功。兼气虚者加黄芪、太子参，视物不清、两目干涩加石斛、草决明、女贞子，遗精早泄加芡实、金樱子、桑螵蛸。

茯苓、丹皮、枸杞子、黄芪、草决明均有降压作用。山茱萸、山药、泽泻、枸杞子、菊花、黄芪均有降糖作用。

（4）阴阳两虚

主症：头晕眼花，形寒肢冷，耳鸣腰酸，少寐多梦，五心烦热，大便溏薄。舌质淡，舌苔白，脉沉细。

治法：育阴助阳。

方药：二仙汤加味。

仙茅6g，淫羊藿6g，黄柏10g，知母10g，枸杞子10g，巴戟天10g，当归10g。

方义及加减：方中仙茅、淫羊藿、巴戟天滋补肾阳；枸杞子养肝益肾；知母、黄柏滋阴降火；当归养血活血。有潮热盗汗者加龟甲、地骨皮、牡蛎。

淫羊藿、黄柏、枸杞子、地骨皮均有降压作用。淫羊藿、知母、枸杞子、地骨皮均有降糖作用。

（5）痰瘀交阻

主症：头晕，颠顶刺痛，头重如裹，肢体麻木，胸膈闷满，恶心，口淡食少，呕吐痰涎。舌暗红，苔白腻，脉弦滑或脉涩不利。

治法：燥湿化痰，活血祛瘀。

方药：半夏白术天麻汤合桃红四物汤。

半夏10g，天麻10g，茯苓6g，橘红6g，白术10g，当归10g，川芎10g，白芍10g，生地黄15g，桃仁10g，红花10g，甘草6g，生姜1片，大枣2枚。

方义及加减：半夏燥湿化痰、降逆止呕，天麻化痰息风而止头眩，二者合用，为治疗风痰眩晕头痛之要药。白术健脾燥湿，与半夏、天麻配伍，祛湿化痰，佐以茯苓健脾渗湿，增加止眩之功。橘红理气化痰。当归、川芎、白芍、生地黄合用养血和血。桃仁、红花活血化瘀。姜、枣调和脾胃，甘草为使药，和中而调药性。恶心、呕吐者加代赭石、竹茹降逆止呕，脘腹满闷者加厚朴、砂仁行气和胃，痰郁化热者加黄连、黄芩。

天麻、茯苓、川芎、白芍、生地黄、红花、生姜、黄芩、黄连均有降压作用，其中川芎、红花有钙拮抗作用。白术、白芍、生地黄、甘草、黄连均有降糖作用。

3. 药物禁忌

（1）药物饮食禁忌

1）使用胰岛素忌饮酒及药酒：使用胰岛素治疗期间若饮酒或服用药酒，会使病人出现严重低血糖和不可逆性神经系统病变。

2）口服降血糖药不宜与酒及含醇饮料同服：因为甲苯磺丁脲、降糖灵等口服能刺激胰岛细胞释放胰岛素，使血糖值降低。乙醇具有阻碍肝脏中的糖异生作用，患者空腹饮酒能引起低血糖。如服甲苯磺丁脲等同时又饮酒，降血糖作用相加，短时间内血糖会降得很低。另有研究报道，乙醇为药酶诱导剂，能促进甲苯磺丁脲的代谢。在服用该药期间，大量长期饮酒，可使甲苯磺丁脲半衰期显著缩短（从 350.6 ± 130.6 分降至 165.4 ± 33.5 分），反而减弱了降血糖作用。

3）二甲双胍忌与碱性溶液或饮料同服：因同服可降低本品的降血糖作用。

4）服拜糖平忌食用蔗糖及含蔗糖的食物：由于拜糖平在治疗期间可抑制碳水化合物的分解并延缓碳水化合物的吸收，因而增加了碳水化合物在结肠中的发酵，若与蔗糖或含蔗糖的食物（如甘蔗、甜菜等）同服，则易引起腹部不适，甚至腹泻。

（2）药物相互禁忌

1）降血糖药忌与鹿茸、甘草及其制剂合用：由于鹿茸、甘草及其制剂含有糖皮质激素样物质，可使血糖升高，如与胰岛素、优降糖、降糖灵等合用时，可发生拮抗作用，降低降血糖药的疗效。

2）口服降血糖药禁与心得安合用：因为心得安阻滞 β 受体抑制糖原分解，合并用药可加重降血糖药（如甲苯磺丁脲、优降糖、降糖灵等）的降糖效应，结果导致严重低血糖。

3）口服降血糖药不宜与利尿药合用：因为噻嗪类利尿药（如双氢克尿噻等）能直接抑制胰岛 B 细胞的功能，使血浆胰岛素水平下降，血糖升高，与口服降血糖药，如氯磺丙脲、甲磺吡脲、降糖灵等合用有药理性拮抗。其他利尿药如利尿酸、速尿亦可使本类药的降血糖作用减弱。

4）口服降血糖药不宜与含有乙醇的中成药合用：因乙醇为药酶诱导剂，能使肝脏药酶活性增强，使磺酰脲类降血糖药如氯磺丙脲、双胍类降血糖药如降糖灵等代谢加快，半衰期缩短，药效降低。故本类药不宜与含乙醇的中成药如风湿骨痛酒、豹骨木瓜酒、虎骨酒等合用。

5）磺酰脲类降血糖药不宜与氯霉素合用：氯霉素为肝药酶抑制剂，能抑制肝脏微粒体内药酶的活性。当氯霉素与甲磺丁脲合用时，可使后者的代谢减慢，半衰期延长，增强甲磺丁脲的作用和毒副反应。故两药合用须根据病人血糖水平调整剂量，否则有可能导致低血糖性休克。

6）磺酰脲类降糖药物不宜与异丙嗪合用：磺酰脲类降糖药物如甲磺丁脲、氯磺丙脲、优降糖、甲磺吡脲等不宜与异丙嗪合用，因为异丙嗪能使磺酰脲类的作用降低，疗效减弱。

7）磺酰脲类降血糖药不宜与双香豆素等抗凝血药合用：由于磺酰脲类降血糖药（如甲苯磺丁脲）的血浆蛋白结合率较强，可以置换血浆蛋白中结合的双香豆素，从而增加游离双香豆素的血药浓度，加强抑制凝血酶原和凝血因子Ⅶ、Ⅳ、Ⅹ在肝中的合成，提高抗凝血作用。另外，双香豆素有酶抑作用，可抑制甲苯磺丁脲等药的代谢，使其半衰期从原来的 4.5 小时延长到 18 小时，因此一般应避免合用。若确需合用，应按血糖水平和血液凝固时间调解两药剂量。另外，新抗凝、新双香豆素亦有类似作用。

8）磺酰脲类降血糖药不宜与利福平等合用：异烟肼、利福平、吡嗪酰胺等抗结核药物都能使肝脏分泌较多的酶，导致甲苯磺丁脲代谢加速，排泄增加。因此，磺脲类降糖药与抗结核药同用时，不但不能降低血糖，还会使病情进一步恶化。

9）磺酰脲类降血糖药不宜与吩噻嗪类药物合用：因甲苯磺丁脲等磺酰脲类降血糖药与噻嗪类药物，如氯丙嗪、奋乃静等合用，能引起黄疸及肝功能异常，故两药不宜合用。

10）磺酰脲类降血糖药不宜与甲状腺素、胰高糖素合用：由于后两者均能使血糖增高，使降血糖药（如甲苯磺丁脲）的降血糖作用减弱。

11）磺酰脲类降血糖药不宜与苯妥英钠合用：因为苯妥英钠能提高血糖含量，从而减弱磺酰脲类降血糖药如甲苯磺丁脲的效力，偶尔可引起高渗性非酮症性昏迷，这可能与苯妥英钠能抑制胰岛素的分泌有关。

12）甲磺丁脲慎与安妥明合用：安妥明能与甲磺丁脲竞争血浆蛋白结合，把后者从结合部位置换出来，从而增强其作用和毒性，故并用时应予注意。

13）甲磺丁脲忌与烟酸、口服避孕药、雄性激素合用：因烟酸、口服避孕药（如甲地孕酮等）、雄性激素（甲基睾丸素等）可降低本品的作用，故二者不宜同用。

14）甲磺吡脲忌与巴比妥类药物合用：巴比妥类药（如苯巴比妥、戊巴比妥、司可巴比妥等）与本品合用，可降低本品的活性。

15）磺酰类降血糖药忌与以下药物合用

①颠茄、阿托品、丙胺太林（普鲁本辛）等胃肠解痉药都是同一类抗胆碱药物，且具有阻断胆碱能受体、减少胰岛素细胞分泌胰岛素的作用，故能减弱磺脲类降糖药刺激 B 细胞分泌胰岛素的功能，使老年糖尿病病人的血糖迟迟不能下降。

②与非选择性 β 受体阻断药同时使用时，可增加高血糖和低血糖的危险，并且掩盖低血糖时脉率加快、血压增高的表现。

③和氯霉素、胍乙啶、胰岛素、单胺氧化酶抑制剂、保泰松、普萘洛尔、丙磺舒、水杨酸盐同时使用时，可加强降低血糖的作用，应注意调整剂量。

④和肾上腺素、肾上腺皮质激素、甲状腺素、苯妥英钠、噻嗪类利尿剂联用时，要增强磺脲类降糖药的用量。

16）格列甲嗪忌与肾上腺素、口服避孕药合用：格列甲嗪与肾上腺素、口服避孕药（如诀诺酮、甲地孕酮等）合用，格列甲嗪的降血糖作用降低。

17）糖适平片忌与拟交感神经药、烟酸、口服避孕药合用：因拟交感神经药（如麻黄素、异丙嗪等）、烟酸、口服避孕药与本品合用，均可减弱本品的降血糖作用。

18）双胍类降血糖药不宜与抗凝血药物合用：因双胍类降血糖药如降糖灵与抗凝血药如双香豆素等合用时，可置换已与血浆蛋白结合的双香豆素，从而使抗凝血作用加强，导致出血倾向，故应避免合用或慎用。西咪替丁可增加二甲双胍血浆水平40%。地高辛、奎尼丁、三甲氧苄氨嘧啶、万古霉素、吗啡等阳离子药物也可由肾小管分泌，理论上可拮抗二甲双胍的排出而增加二甲双胍的浓度，但未见临床报道。四环素、庆大霉素等，这些药物与苯乙双胍（降糖灵）同时服用，可使患者的器官、组织和细胞不能进行正常的分解和利用，产生较多的乳酸，使病人发生乳酸性酸中毒。

19）苯乙双胍不宜与口服避孕药、四环素合用：与口服避孕药（如诀诺酮、甲地孕酮）合用可使本品降血糖作用减弱，与四环素合用易引起乳酸性酸中毒，故均应避免合用。个别情况下可影响地高辛的生物利用度，要调整地高辛的剂量。

20）拜糖平不宜与抗酸药、消胆胺、吸附剂、消化酶同服：抗酸药（碳酸氢钠、氢氧化铝等）、消胆胺、肠道吸附剂（药用炭、次碳酸铋等）、消化酶制剂（胃蛋白酶合剂、多酶片等）与本品同服，均有可能降低本品的降血糖作用。

21）胰岛素

①普萘洛尔（心得安）：可增强胰岛素降糖作用。

②地西泮（安定）：与胰岛素联用治疗脑梗死，可明显减少脑皮质坏死，提高恢复率和存活率，减少中风后癫痫的发生率。

③乙醇：可增强胰岛素降糖作用，两药联用可发生严重低血糖和神经系统病变。胰岛素遇乙醇发生凝固变质，属于配伍禁忌。

④噻嗪类利尿剂：与胰岛素联用常要增加降糖药用量，并应监测血糖水平。

⑤糖皮质激素：可拮抗胰岛素降血糖效应，两药联用时要增加胰岛素用量。

⑥肾上腺素：可控制胰岛素性低血糖休克。

⑦丙酸睾酮：与胰岛素联用可降低糖尿病患者血清非蛋白氮含量。

⑧呋喃唑酮（痢特灵）：可增强和延长胰岛素降血糖作用。

⑨水杨酸钠：可使胰岛素用量减少。

⑩单胺氧化酶抑制剂：可增强和延长胰岛素及口服降糖药作用，一般避免联用。

⑪强心苷：胰岛素所致低血钾，可诱发强心苷中毒。

⑫慢心律：与胰岛素联用可加剧低血钾反应。

⑬左旋甲状腺素：可降低胰岛素及口服降糖药效应。

⑭优降宁：可增强胰岛素作用，诱发低血糖。

⑮口服降糖药：与胰岛素联用可增强降糖效力。

⑯氯化钾：可减少玻璃瓶对胰岛素的吸附量达20%（离子形成电荷屏障），如另加葡萄糖液制成极化溶液可增加细胞钾离子，稳定膜电位。

⑰甘草、鹿茸：可与胰岛素和口服降糖药产生药理性拮抗作用，使降糖效果降低。

⑱人参：与胰岛素有协同性降糖作用，并可纠正胰岛素所致低血糖反应。

⑲刺五加：可提高胰岛素效力，并减轻其低血糖反应。

⑳党参：对胰岛素低血糖反应有拮抗作用。

㉑麦门冬、黄芩、川贝母：含有皮质激素样物质，可升高血糖，减弱降糖药效应。

㉒利血平：可降低血糖，与胰岛素作用呈相加性，两药联用可引起低血糖反应。

㉓吸烟：可增加糖尿病患者对胰岛素的需要量。

㉔不可配伍药物：氨茶碱、异戊巴比妥、巴比妥酸盐、氯噻嗪、甲基强地松、苯妥英钠、碳酸氢钠、磺胺嘧啶、硫喷妥钠。

（3）本病用药禁忌

1）慎用保泰松、水杨酸类、磺胺药、四环素类药物：保泰松可延长磺酰脲类降血糖药物的生物半衰期，水杨酸类药物可增强其降血糖作用从而促使发生低血糖反应。另外，磺胺药、四环素等也有类似作用，应慎重使用。

2）忌大量使用利尿剂：利尿剂可引起高血糖、高尿酸、高胆固醇和低血钾。它使糖耐量降低，使肾素－血管紧张素－醛固酮系统活跃。这些副作用随剂量增大而增多。因此，糖尿病伴有高血压的患者不宜单独大剂量使用利尿剂。

3）慎用β受体阻滞剂：心得安等β受体阻滞剂可引起糖及脂质代谢紊乱，心功能不好的病人使用易发生心功能不全。故有窦性心动过缓、房室传导阻滞及糖尿病下肢动脉阻塞性病变者均应禁用。

4）慎用糖皮质激素：糖皮质激素如泼尼松、氢化可的松等能升高血糖，对抗胰岛素制剂及磺酰脲类药物的降血糖作用，因此，在治疗糖尿病时，应慎用糖皮质激素，以免影响降血糖药物的疗效。

5）并发酮症酸中毒者禁用降糖灵：本品降血糖的主要作用是促进脂肪组织摄取葡萄糖，使组织中无氧酵解增加。但由于本品在代谢中产生大量乳酸，可引起严重的乳酸性酸中毒，充血性心力衰竭、肝肾功能不全者尤为危险。故糖尿病酮症酸中毒和急性感染时禁用，孕妇慎用。

6）忌用补益膏剂：病人冬令进补不宜使用补益膏剂，因其中含有糖类物质，服用后可使血糖上升。

7）慎用对血糖有影响的药物

①升高血糖的药物有：避孕药、苯妥英钠、烟酸、吲哚美辛、异烟肼等。

②降低血糖的药物有：乙醇、甲巯咪唑、普萘洛尔、磺胺类等。

十六、甲状腺功能亢进症与高血压

【概述】

甲状腺功能亢进症（简称甲亢）是由于甲状腺激素合成、分泌过多所引起的，以高代谢综合征、神经精神兴奋性增高、甲状腺肿大为主要表现的综合征，多发于中青年女性，是内分泌系统常见病、多发病。由于高动力循环状态等原因，近30%的甲亢患者合并有高血压。表现为收缩压增高，舒张压正常或轻度降低，脉压增大，一般在 50～80mmHg。

1. 病因

甲亢可由多种疾病引起，如弥漫性甲状腺肿伴甲状腺功能亢进症（Graves 病）、亚急性甲状腺炎、桥本病等，其中以 Graves 病最常见，约占甲亢患者的80%以上。上述疾病引起甲状腺激素合成、分泌增加，从而引起机体多系统、多功能变化。

甲状腺激素促进机体能量代谢，可以直接作用于心脏，并增强心肌对儿茶酚胺的敏感性。甲亢患者循环系统呈高动力状态，心肌收缩力增强，心率增快，传导加快，心排血量提高，同时又扩张周围血管，使脉压增大。甲亢收缩压增高的原因主要是心排血量增加，舒张压下降的原因主要是周围血管阻力下降。现代研究认为，甲亢时心肌收缩力的增强与靶基因的表达变化，心肌肌质网 Ca^{2+} – ATP 酶水平升高有密切关系。

2. 诊断要点

（1）临床表现

1）高代谢综合征：怕热，多汗，心悸，手颤，食欲亢进，消瘦，大便次数多。

2）神经系统：烦躁，易激动，手、舌细震颤。

3）心血管系统：心动过速，心音增强，收缩压增高，脉压增大，周围血管征阳性。可有早搏或房颤。

4）甲状腺弥漫性或结节性肿大，局部可有细震颤及血管杂音。

5）眼：浸润性和非浸润性突眼。

（2）实验室检查

1）血清甲状腺激素包括 TT_4、TT_3、FT_4、FT_3 增高，促甲状腺激素（TSH）降低。

2）甲状腺吸碘率增高，且高峰前移。

【饮食宜忌】

1. 饮食宜进

（1）饮食原则

1）脂肪：适量增加脂肪的摄入量，以满足过量的代谢消耗。

2）糖类：供给足够的糖类，以纠正过度消耗。每日热能应供给 12552～14644kJ（3000～3500kcal），比正常人增加50%～75%。

3）蛋白质：每日供给蛋白质每千克体重1.5g，但应限制动物性蛋白质。

4）维生素：应供给富含多种维生素的食物，因高代谢消耗热能而消耗大量的酶，多种水溶性维生素，尤其是B族维生素缺乏。维生素D是保证肠对钙、磷吸收的主要维生素，应保证供给，同时应补充维生素A和维生素C。

5）适量钙、磷：为预防骨质疏松、病理性骨折，应适量增加钙、磷的供给，尤其对症状长期不能控制者和老年患者。

6）增加餐次：为补充体内消耗，除了每日3餐主食外，于上、下午各增加1次配餐。

（2）饮食搭配

1）鲫鱼与豆腐：鲫鱼甘温，无毒，能补虚羸，益五脏，消水肿，解热毒。豆腐含有较高的钙、镁，性凉，味甘，能宽中益气，生津润燥，清热解毒，健脾和胃，消胀满，下大肠浊气。二者同食，适用于心肾阴虚型甲状腺功能亢进症。

2）冬瓜与薏苡仁：冬瓜性平，微寒，味甘，有利尿消肿，解暑止渴，清热化痰之功效。将冬瓜与薏苡仁煮成粥，适宜痰湿凝结，见有胸闷、纳呆、颈项肿大之甲状腺功能亢进症患者食用。

（3）药膳食疗方

1）壁虎2条，去内脏洗净，炙干，研成细末，加白糖60g，开水冲服。隔天1次，连服数天。

2）青柿子1000g，去柄洗净，捣烂绞汁，放锅中煎煮浓缩至稠黏，加入蜂蜜1倍，再继续煎至稠黏时，离火待冷，装瓶备用。每次1汤匙，以沸水冲服。每天2次，连服10～15天。

3）西红柿150g，豆腐4块，木耳、冬笋、豌豆各15g，湿淀粉9g，生油9g，葱、盐等调味品适量，共烩汤服食。隔天1次，连服数次。

4）豆腐4块，鲫鱼500g，油、盐、姜、葱、酱油、味精等适量，共炖汤服食。每天1次，连服数天。

5）龙骨、牡蛎各30g，竹茹15g，桔梗9g，淡菜15g，红糖适量，水煎服。每天1剂，连服数天。

6）川贝15g，丹参15g，煎汤去渣，加薏米30g，煮粥服食。每天1剂，连服15～20剂。

2. 饮食禁忌

（1）含碘高食物　甲亢患者不是缺碘所致。含碘食物海鱼、紫菜、海带等虽可使症状略减轻，如果长期大量摄入，则可诱发甲亢，或使病情迁延难愈，也可使已肿大的甲状腺僵硬难消。另外，因含碘食物会影响甲状腺对^{131}I的摄取，故服药期间及服药前2～4周应避免食用含碘丰富的食物，如海带、紫菜、海鱼等。

（2）强烈刺激性食物　甲亢的病机是阴液不足，阳气亢盛，辣椒、大蒜等性味燥热，易助火伤阴，对病情不利。

（3）忌肥腻食物 甲亢患者虽食欲亢进，但消化功能差，营养吸收不良，以致瘦弱无力。所以应忌吃羊肉、母鸡、狗肉等，以及忌吃油腻、煎炒等食物，以免生痰动火。

（4）致甲状腺肿的食物 大豆、豌豆，以及芦笋、卷心菜、菠菜等绿色蔬菜含有致甲状腺肿的物质，过量食用可使病情加重。

【药物宜忌】

1. 西医治疗

（1）治疗原则 和许多内分泌性高血压一样，甲亢所引起的血压增高，只需要治疗原发病，不必使用降压药物，随着甲亢的控制高血压能得到相应缓解，治疗关键是控制甲亢。甲亢的药物治疗目前仍主张长疗程，坚持用药 1.5 ~ 2 年，以防甲亢复发。

（2）抗甲状腺药 常用药物有他巴唑、丙基硫氧嘧啶、甲亢平。

常规剂量为初期每次他巴唑 10mg 或丙基硫氧嘧啶 100mg，每日 3 次，至 FT_3、FT_4 恢复正常后开始减药，每 2 ~ 3 周减量 1 次，他巴唑或丙基硫氧嘧啶每次减 1 片，初治阶段及减药期各需 2 ~ 3 个月。至症状全部消失，体征明显好转，再减至最小维持量，每次他巴唑 5mg 或丙基硫氧嘧啶 50mg，每日 1 次。抗甲状腺药物可以引起白细胞和粒细胞减少、药疹等副作用，用药过程中要注意密切观察，必要时停药。

（3）β 受体阻滞剂 主要用于控制甲亢心率增快和精神紧张。心得安每次 10 ~ 20mg，每日 1 ~ 3 次。尚可用倍他乐克、康可代替心得安治疗。β 受体阻滞剂可以暂时缓解高动力循环状态，对甲亢高血压也有一定的作用，特别是甲亢年轻患者出现轻、中度高血压更为适宜。临床观察发现，对甲亢合并有明显高血压，收缩压大于 150mmHg 者，选用倍他乐克有辅助降压作用。

（4）甲状腺素 用于抗甲状腺药物治疗过程中出现甲状腺肿及突眼加重的情况。甲状腺素每次 20 ~ 40mg，每日 1 次，或左旋甲状腺素每次 25 ~ 50μg，每日 1 次。

（5）放射线治疗和手术治疗 适用于长期服抗甲状腺药物治疗效果不理想，或难以坚持用药，甲状腺明显肿大者。有一定禁忌证。

2. 中医治疗

（1）气郁痰凝

主症：胸闷不舒，喜太息，抑郁或心烦，心悸失眠，倦怠乏力，颈部肿大质软，随气消长，喉中有痰憋闷，大便溏薄，舌质红，苔薄白，脉弦滑或弦细。

治法：疏肝解郁，化痰散结。

方药：柴胡疏肝散加减。

柴胡 10g，郁金 10g，枳壳 10g，陈皮 10g，白芍 15g，当归 10g，法半夏 10g，浙贝母 10g，生牡蛎 30g，茯苓 10g，甘草 10g。

加减：若心烦急躁有肝郁化火迹象者，加丹皮、栀子以清热。心悸明显加珍珠母镇心定悸。怕热出汗加生地黄、玄参以滋阴清热。失眠多梦加酸枣仁、合欢花柔肝安神。

（2）肝火旺盛

主症：急躁易怒，面红，怕热多汗，口苦咽干，多食善饥，目突手颤，大便量多，颈前肿大，舌质红，苔黄燥，脉弦数。

治法：清肝泻火，理气散结。

方药：丹栀逍遥散加减。

柴胡10g，丹皮15g，栀子10g，知母10g，麦冬10g，夏枯草12g，连翘10g，郁金12g，赤芍10g，当归10g。

加减：胃火旺盛加石膏30g以清胃中实火。口干口渴，加天花粉、沙参养阴生津。颈前肿大加浙贝母、夏枯草化痰清肝散结。目赤肿痛加石决明、菊花清肝明目。肝阳化风，手抖明显者，加钩藤平肝息风。

（3）阴虚火旺

主症：心悸怔忡，失眠多梦，烦躁，手抖舌颤，怕热出汗，五心烦热，口干咽燥，嘈杂易饥，食多消瘦，月经不调，颈前肿大，突眼胀痛，舌红少苔，脉细数。

治法：滋阴清热，平肝潜阳。

方药：知柏地黄汤加减。

生地黄15g，知母10g，黄柏10g，丹皮15g，山茱萸10g，茯苓15g，白芍15g，生龙骨30g，生牡蛎30g，玄参15g，龟甲15g，夏枯草10g。

加减：如心悸明显，加麦冬、珍珠母；若手抖、眼胀头痛等阳亢动风之症明显，加菊花、钩藤、天麻平肝息风；甲状腺肿大加三棱、莪术、浙贝母、山慈菇等软坚散结。

（4）气阴两虚

主症：心慌心悸，神疲乏力，动则出汗，五心烦热，口干咽燥，大便次数多，食少纳呆，颈前肿大，舌红少苔，脉细数无力。

治法：益气养阴，软坚散结。

方药：生脉饮加味。

党参15g，黄芪20g，麦冬10g，五味子6g，玄参15g，生地黄10g，赤芍15g，茯苓15g，沙参15g。

加减：乏力明显，尚可选加太子参或西洋参增加益气功效。大便次数多，食少纳呆，加白术、茯苓健脾渗湿。

3. 药物禁忌

（1）丙硫氧嘧啶

1）口服抗凝药：丙硫氧嘧啶可使口服抗凝药的抗凝作用降低。服用华法林的甲亢患者，在停用抗甲状腺药物后，凝血酶原时间延长。

2）下列药物具有抑制甲状腺功能和引起甲状腺肿大的作用，在与丙硫氧嘧啶联用时须注意调整剂量：磺胺类、对氨基水杨酸钠、保泰松、巴比妥类、酚妥拉明、妥拉苏林、维生素 B_{12}、磺酰脲类。

3）碘剂：在应用丙硫氧嘧啶前避免服用碘剂。抗甲状腺药物也能干扰碘渗入甲状腺球蛋白，故在应用放射碘前后应停用这类药物。

4）甲状腺片：应用丙硫氧嘧啶 $2 \sim 3$ 周后，应加用甲状腺片（$20 \sim 40mg/d$）以调整垂体 – 甲状腺系统的反馈作用。

（2）碘化钾

1）维生素 C：碘剂可使维生素 C 还原为去氢抗坏血酸，属于配伍禁忌。

2）口服降糖药：甲碘安可使其降糖作用减弱。

3）抗甲状腺药：与碘剂联用可降低甲亢复发率以及甲状腺功能减退症发生率。

4）甲状腺素制剂：可拮抗长期用碘所致的甲状腺功能不全。

5）β 受体阻滞剂：与碘剂联用可控制甲亢症状，而不影响甲状腺功能测验结果。

6）氯化钠：可促进碘排泄。

7）消瘿汤：与放射性碘联用可提高疗效。

8）保泰松：可抑制甲状腺摄碘，联用影响碘剂对甲状腺疾病的疗效。

9）蟾酥：蟾蜍毒的皮肤黏膜麻醉作用强度类似普鲁卡因。蟾酥粉酒精浸液加少量碘酊外涂麻醉，可进行拔牙等小手术。

10）汞剂：可与碘剂发生毒性作用，禁忌配伍应用。各种含汞药物（朱砂、轻粉、红汞、硫柳汞、黄降汞、升汞、白降汞、红升丹及含汞中成药）无论以何种途径用药（注射、口服、外用或交叉用药途径），如与碘剂（碘化钾、磺酊、海藻、昆布等）相遇均可产生碘化汞而发生毒性作用。

11）铅中毒：碘剂、碘化钠、海藻、昆布等可促进机体排铅。

12）朱砂：与碘化钾联用可产生有特殊刺激性的碘化汞，发生医源性肠炎，出现腹痛、腹泻、赤痢样大便。

（3）普萘洛尔

1）地高辛：与心得安联用具有协同性抗心力衰竭效应，但易引起心动过缓和传导阻滞。

2）奎尼丁：与心得安联用治疗快速型心律失常，疗效迅速可靠，但可加剧心肌抑制。

3）维拉帕米（异博定）：与心得安联用治疗心绞痛有效，但加剧心肌抑制，剂量越大心功能越差。心得安与异博定联用有引起严重心衰或休克的病例报道。

4）胺碘酮：与心得安联用可加重房室传导阻滞之心动过缓，甚至可发生晕厥和心脏停搏。

5）双异丙吡胺：与心得安联用负性肌力作用增强，加重心动过缓和传导阻滞。

6）利多卡因：心得安可使其血药浓度升高，必需联用时利多卡因应减量。

7）慢心律：与心得安抑制室性早搏及室性过速有协同作用，联用时可减少用量和毒性反应。

8）硝苯地平：与心得安联用可提高抗高血压疗效，并对劳力型和不稳定型心绞痛有较好疗效，但易致心力衰竭和低血压。

9）可乐定：心得安可拮抗其降压作用，联用易发生停药反应，如已联用者，停药时应先停 β 受体阻滞药，以防血压反跳。

10）硝酸酯类：与心得安抗心绞痛有协同作用，但联用时剂量不宜过大。

11）长压定：与心得安有协同性降压效果，联用尚可克服长压定的某些副作用。

12）哌唑嗪：心得安可加重哌唑嗪"首剂晕厥反应"，发生低血压、心动过速等，联用应减少首剂用量。

13）肼苯哒嗪：与心得安联用可提高降压效果，可减少心得安用量50%左右。

14）氟西汀：与心得安联用可引起心脏传导阻滞、心动过缓和晕厥。服用美托洛尔者加服氟西汀可产生严重嗜睡和心动过缓。

15）利血平、胍乙啶、甲基多巴：与心得安联用可增强降压效果，但可诱发心力衰竭、心动过缓、昏厥及加重嗜睡等副作用。心得安与胍乙啶和甲基多巴呈相加性降压作用。

16）单胺氧化酶抑制剂（如优降宁）：与心得安联用可导致高血压。

17）酚苄明：可提高心得安降压效果，减少副作用，但心得安可降低酚苄明对肢端血管痉挛疾病的疗效。

18）麦角胺：与心得安联用治疗偏头痛有效，但心得安可加强麦角胺血管收缩作用，易引起肢体血管痉挛。

19）肾上腺素：与心得安联用可发生异常高血压和心动过缓（包括含有肾上腺素的局麻药）。

20）舒喘灵：心得安可对抗舒喘灵的支气管舒张作用。

21）多巴胺：其心脏活性作用可被心得安所拮抗，降低疗效。

22）制酸剂：其所含钙、铝、镁离子的吸附作用，可降低心得安生物利用度，必需同服时应加大心得安剂量。

23）西咪替丁：与心得安联用易引起心动过缓和低血压，应减少心得安剂量30%。甲氧乙心安可增加西咪替丁代谢。

24）噻嗪类利尿药：与心得安联用可增强降压作用，联用时应减少心得安用量，并注意利尿药加入和撤出速度，以防止血压波动。

25）非甾体抗炎药：与心得安呈药理性相互拮抗作用，联用可降低抗高血压疗效。

26）氯丙嗪：抑制心得安代谢，联用时两药作用均增强，易发生严重低血压和晕厥，联用 3～4 日后不良反应更加显著。

27）巴比妥类：可增加心得安类代谢和排出，降低疗效。

28）全身麻醉：可增加心得安类诱发低血压和心动过缓危险。应用心得安病人需要紧急全麻手术时，可选用胰高血糖素、阿托品或多巴胺等对抗其低血压、心动过缓及负性肌力作用。

29）氨苄青霉素：可降低氨酰心安血浓度，必需联用时后者剂量应加倍。

30）异丙肾上腺素：禁忌与心得安联用于哮喘患者，但甲氧乙心安与异丙肾上腺素等支气管扩张药之间，无不良相互作用。

31）胰高血糖素：可拮抗心得安负性心肌力作用，心得安可减弱胰高血糖素升血糖作用。

32）降血糖药：心得安可增强降血糖作用，并可遮盖低血糖症状。

33）阿托品：可消除心得安所致心动过缓，心得安可消除阿托品所致心动过速。

34）龟龄集：心得安可部分降低龟龄集的强心作用，但联用仍可增强心肌收缩作用。

35）麦冬：与心得安联用抗心律失常有协同性效应。

36）汉防己：心得安可增强汉防己甲素心血管作用，联用可发挥显著降压作用。

37）海风藤：心得安可阻断其降低冠状动脉阻力作用。

38）肉桂、桂枝：心得安可抑制其增强心肌收缩力和增加心率作用。

39）细辛：心得安可阻断细辛兴奋 β 受体效应。

40）黄杨宁：其生物碱具有类似心得安作用，两药联用抗心律失常有协同性作用。

41）川芎：心得安可阻断川芎嗪强心、扩张冠状动脉等 β 受体激动剂样作用。

42）丹参：可拮抗心得安收缩冠状动脉作用，而心得安可阻断丹参松弛支气管平滑肌作用。

43）附子：心得安可减弱或完全拮抗附子（去甲乌药碱）的 β 受体激动剂作用。

44）海藻：与心得安联用提高治疗甲状腺功能亢进症的疗效。

45）黄连：心得安预先给予可明显降低黄连解毒汤的降压作用，但可增强黄连素抗心律失常作用。

46）槟榔：心得安可拮抗槟榔碱所致震颤。

47）佛手：佛手甾醇是 β 受体阻滞剂，与心得安属于同效药物，故两药不宜联用。

48）买麻藤：其总碱及有效成分去甲乌药碱属于 β 受体激动剂，心得安可消除其部分作用。

49）洋金花：心得安可防止洋金花总碱所致心率过速，可作为中药麻醉术前用药。

50）苓桂术甘汤、苓桂甘麦汤：与小剂量心得安联用可提高预防发作性心动过速疗效。

51）银杏叶：其支气管扩张作用可被心得安所拮抗。

52）萝芙木：可增强心得安的 β 受体阻滞作用造成心肌过度抑制，两药如需联用应监测心脏功能和血压。

53）碱性中药：可延迟胃排空速率，降低心得安吸收。氢氧化铝凝胶可吸附心得安，使其血药浓度降低 57%。

54）骨化三醇：可抑制心得安所致表皮异常角化和增殖，以及真皮内炎性细胞浸润。机制：骨化三醇可与角朊细胞膜上相应受体结合，抑制 DNA 合成，使角朊细胞分化为鳞状无核细胞。

55）吗啡：与心得安联用中枢神经系统抑制作用加强，甚至引起死亡。

56）利福平：可降低心得安作用（加速代谢）。

（4）补碘药物　本病不是缺碘所致，故各类补碘药物（如碘化钾等）不宜应用。

（5）药酒　因药酒可引起心慌、气短、面色潮红等副作用。

（6）碘剂　丙硫氧嘧啶能干扰碘渗入甲状腺球蛋白，在应用放射性碘前后，应停用丙硫氧嘧啶。

（7）抗凝血药　抗甲状腺药物可使口服抗凝血药的抗凝作用降低。

（8）补气助阳之品　本病患者使用补气助阳之品，如红参、人参、黄芪、附子、肉桂、鹿茸等，可补气助火，使内热更盛。

（9）致甲状腺肿的药物　磺胺类药物、对氨基水杨酸、保泰松、巴比妥类、酚妥拉明、妥拉苏林、维生素 B_{12}、磺酰脲类等，都有抑制甲状腺功能和引起甲状腺肿大的作用，应用时须注意。

十七、甲状腺功能减退症与高血压

【概述】

甲状腺功能减退症（简称甲减）是由于体内甲状腺激素合成、分泌减少所引起的一种综合征，主要表现为机体代谢率降低，功能下降，严重者可以出现黏液性水肿。成人甲减多见于 40 岁以上女性，起病缓慢。甲减患者中高血压的发病率明显高于无甲减的同龄人，有人统计约占 15%。甲减并发高血压的特点是：以舒张压增高为主，脉压差较小，一般没有昼夜节律性变化，多数患者的血压 24 小时仍呈"杓型"。甲减性高血压多见于轻、中度甲减患者，严重黏液性水肿病人很少出现。由于甲减多见于老年人，老年人本身就易发生高血压，部分甲减伴有高血压时是否为两种疾病同时存在也不能完全除外。

1. 病因

引起成年人甲减的原因很多，如慢性甲状腺炎、亚急性甲状腺炎和其他甲状腺疾病、甲状腺手术及放射线损伤、垂体功能低下或下丘脑 TRH 分泌减少等，其中慢性甲状腺炎是甲状腺功能减退的最常见原因。甲减继发高血压的机制尚不清楚，可能系体内甲状腺激素不足，导致组织耗氧量减少，血流量和血容量减少，血流缓慢，外周血管阻力增高所引起。外周血管阻力的增高则可能与交感神经冲动增加和相关的 α 肾上腺素反应有关。

2. 诊断要点

（1）临床表现

1）低代谢率综合征：怕冷，乏力，嗜睡，少汗，反应迟钝，行动迟缓等。

2）黏液性水肿面容：颜面胖圆，表情淡漠，皮肤干糙粗厚等。

3）精神神经系统：智力减退，记忆力减退等。

4）心血管系统：心率减慢，心音低钝，血压正常或增高，心律失常，心绞痛等。

5）消化系统：食纳不振，腹胀，便秘等。

（2）实验室检查

1）血清促甲状腺激素（TSH）增高，甲状腺激素 T_3、T_4、FT_3、FT_4降低，若 FT_3、FT_4正常，仅 TSH 增高为亚临床甲减。

2）TSH 兴奋试验：原发性甲减对 TSH 刺激无反应，继发性甲减 TSH 可见甲状腺吸碘率提高达 25%~45% 以上。

3）TRH 兴奋试验：原发性甲减 TSH 过度增高，继发性甲减出现延迟反应或无反应。

【饮食宜忌】

1. 饮食宜进

（1）饮食原则

1）需食含碘量高的食物，如海带、紫菜、虾皮，发菜、海参、海蜇、海鱼、海蟹、蛤等。

2）应选用加碘食盐或加碘饮水、富碘蛋等。

3）宜多食富含维生素的新鲜蔬菜、水果。

4）当据症选食具有疏肝化痰、理气活血、滋阴降火、滋养肝肾等作用之饮食，如芋芳、海带、紫菜、萝卜、山楂、鳗鱼等。

5）宜食易消化吸收食物。患者宜进食易消化、富有营养的流质或半流质饮食，尤其是高蛋白质和丰富维生素及无机盐的摄入。

6）宜食含铁丰富的食物。有贫血症状者宜多吃含铁丰富的食物，如芝麻、木耳、猪肝、芹菜等。

（2）饮食搭配

1）赤小豆与大枣：赤小豆与大枣煎汤，适用于黏液性水肿、毛发稀疏、少气无力、智力低下表现的甲状腺功能减退症。

2）海带与红糖：海带用红糖腌拌，常食。适用于地方性或单纯性甲状腺肿并甲状腺功能减退症。

（3）药膳食疗方

1）二菜汤：紫菜10g，淡菜10g。分别泡发，洗净。加水同煮汤，调味服食。每日1剂，病愈为度。适于肝气郁结见项胀、乳胀、小腹作胀等症状之单纯性甲状腺肿。气血瘀结见赤脉显露之甲状腺肿不宜多食。

2）二海散：海带500g，海藻500g。洗净，烘干。共研细末。每日1次，每次10g，温开水送服，连续服用。适于肝气郁结见心情不舒、胁痛、腹胀等症状之单纯性甲状腺肿。

3）紫菜萝卜汤：紫菜15g，白萝卜250g，陈皮15g。紫菜洗净，切碎。萝卜洗净，切丝。陈皮剪碎。同煮汤，适当调味，饮汤，食萝卜、紫菜。每日1剂，连食数周。适于气血瘀结见赤脉显露、声音嘶哑之单纯性甲状腺肿。气血亏虚见少气乏力、面色㿠白之甲状腺肿不宜多食。

4）海带绿豆汤：海带50g，绿豆100g，红糖50g。海带、绿豆煮烂熟，加入红糖调味服食。每日1剂，时时服食。适于胸闷、气短、苔腻、脉滑属痰气郁结之单纯性甲状腺肿。气血虚亏见神疲乏力、消瘦畏寒之甲状腺肿者不宜多食。

5）青柿汁蜜膏：青柿子1000g，蜂蜜适量。柿子洗净，切碎，捣烂，用纱布挤取汁。将柿汁煮沸，浓缩成膏，加入蜂蜜，搅匀，再煎收膏。每次1匙，开水调服，每日2次，连续服用。适于热盛之单纯性甲状腺肿，也可用于甲状腺功能亢进者。虚寒畏寒肢冷便溏者不宜服用。

6）清蒸鳗鱼：鳗鱼肉250g，香菇25g，荸荠50g。鳗鱼肉洗净，沸水中焯透，捞出，沥干，切片，放盘中。香菇温开水泡发，切丝，散放鳗鱼肉上，将浸液倒入盘内。荸荠去皮，洗净，切薄片，放盘四周。另取碗加适量精盐、味精、红糖、葱花、姜末、料酒，拌匀，再加清水适量、湿淀粉少许，混合后，淋鱼和香菇上，入笼大火蒸至肉烂熟，佐餐食用，时时服食。适于肝肾阴亏见腰酸、眩晕等且有单纯性甲状腺肿者。胸闷、气短、苔腻属痰气郁结之单纯性甲状腺肿者不宜多食。

2. 饮食禁忌

（1）忌食香燥、辛辣之物。

（2）禁饮酒类饮料。

（3）不宜食生菜、笋尖等发物。

（4）摄碘过少或过多。当膳食中长期缺碘时，就会引起甲状腺激素合成不足，在单纯性地方性甲状腺肿的基础上发生甲减。长期摄入碘化物（有机碘或无机碘）过多，亦可导致甲减，尤其是原有甲状腺炎的患者，更易患病。

（5）含硫氰类化合物的食物。此类食物主要有黄豆、卷心菜、萝卜等。过食这些食物，会引起甲状腺肿和甲状腺功能减退症。

【药物宜忌】

1. 西医治疗

（1）高血压的治疗原则　甲减性高血压以治疗原发病为主，随着甲状腺功能的恢复，血压大多能恢复正常。但老年人慢性甲状腺炎引起的甲减，即使甲状腺功能恢复正常，血压也不能完全降至正常范围。甲状腺功能减退症需要用甲状腺激素长期或终身替代治疗。根据临床症状及甲状腺功能情况调整剂量，维持量应使甲状腺功能达到正常水平，避免过量或不足。甲状腺激素制剂可以增加心肌耗氧量，引起心肌缺血，诱发心绞痛甚至心衰，老年心脏病患者应慎重使用，不但开始剂量要小，而且应适当减少替代剂量，不必将甲状腺功能提高到完全正常。

（2）甲状腺激素制剂

1）左旋甲状腺素：含T_4，为人工合成品，作用时间较长，血中浓度较稳定，为治疗甲减首选药物，特别是对仅有T_4低而T_3正常者更为适宜。起始剂量为每次25μg，每日1次，每1~2周增加25μg，维持量为每日100~150μg。

2）干甲状腺片：起始剂量为每日20mg，每1~2周增加20mg至维持量。缺点是口服吸收缓慢，生物效应不稳定，且引起心脏副作用较多。

2. 中医治疗

（1）脾肾阳虚

主症：神疲乏力，记忆力减退，头晕目眩，耳鸣耳聋，腰膝酸软，畏寒肢冷，皮肤干燥脱屑，毛发枯脆易落，纳呆便秘，全身浮肿，男子阳痿，女子月经不调，舌淡胖有齿印，舌苔白腻，脉沉细或沉迟。

治法：温肾健脾，益气助阳。

方药：附子理中汤合二仙汤加减。

附子 6g，干姜 10g，白术 10g，仙灵脾 10g，仙茅 10g，黄芪 20g，党参 10g，山萸肉 10g，巴戟天 10g，肉豆蔻 10g，砂仁 6g，白芍 10g。

加减：甲减患者大便秘结系阳虚大肠失于温润推动所致，加肉苁蓉 30g、首乌 15g、核桃仁 30g，以温阳通便。健忘困倦加黄精 15g、刺五加 15g，补肾填精，石菖蒲 6g、远志 10g，开窍醒脑。浮肿加茯苓 15g、泽泻 15g，利水消肿。腹胀加厚朴 10g、山楂 15g，行气消胀。甲状腺肿大加三棱 10g、莪术 10g、法半夏 10g、贝母 15g，活血通络，化痰散结。

（2）心肾阳虚

主症：心悸心慌，胸闷憋痛，神倦嗜卧，形寒肢冷，舌淡，苔白而滑，脉沉迟或结代。

治法：温补心肾，益气通阳。

方药：真武汤合二仙汤加减。

附子 6g，仙灵脾 15g，桂枝 10g，黄芪 15g，人参 10g，茯苓 15g，白术 10g，薤白 10g，泽泻 10g，麦冬 10g，甘草 3g。

加减：胸闷憋痛、舌有瘀斑明显，加丹参活血补血，颈前肿大加法半夏、瓜蒌化痰散结，声音沙哑加玄参利咽。

（3）阳气衰竭

主症：神昏肢厥，四末不温，声低息微，肌肉弛张无力，血压、体温下降，舌淡胖，脉微欲绝。

治法：回阳救逆，益气固脱。

方药：参附汤合桂枝甘草汤加减。

熟附子（先煎）10g，人参 10g，干姜 10g，桂枝 10g，炙甘草 12g。

水煎，频频灌服。

加减：汗出不止加山萸肉、龙骨、牡蛎敛汗固脱，配合参麦注射液静脉滴注。本证见于甲减出现黏液性水肿神志昏迷者，必须积极及时抢救。

3. 药物禁忌

（1）甲状腺粉

1）氨茶碱：甲状腺功能亢进者茶碱消除率升高，甲状腺机能减退者的茶碱清除率降低，应用甲状腺素则可能需要增加茶碱剂量。

2）口服抗凝药：甲状腺素可增强抗凝作用，两药联用抗凝药可减量 30%。

3）三环抗抑郁药：与甲状腺制剂联用时三环抗抑郁药作用加强，患者可发生阵发性房性心动过速，或出现甲状腺毒症。

4）卡马西平、苯妥英钠：均可降低甲状腺素血清浓度，使甲状腺素作用降低。

5）巴比妥类：可使甲状腺素疗效降低。

6）消胆胺：可降低甲状腺制剂、左旋甲状腺素和碘甲腺氨酸的肠道吸收，两药应分开 4~5 小时服用。

7）利福平：可能降低甲状腺素作用。

8）皮质激素：与甲状腺素联用可促发冠心病冠状动脉功能不全。

9）祛脂乙酯：与甲状腺素有协同性降脂作用。

10）左旋甲状腺素（T_4）：可增加强心苷的毒性，增加口服降糖药的作用。

11）雌激素类口服避孕药、雄激素、皮质激素、苯妥英钠、水杨酸类，以及肝肾疾病和营养不良，均能干扰甲状腺素在体内的代谢，影响甲状腺功能试验。

12）丙咪嗪：甲状腺素可增强丙咪嗪抗抑郁作用。

13）强心苷：甲状腺素可增加强心苷作用，两药联用宜慎重。

14）其他甲状腺治疗药：接受甲状腺素治疗患者对这类药物敏感，联用时须慎重。

15）四逆汤：与甲状腺素联用，可消除甲状腺功能低下患者全身倦怠、畏寒等症状。

16）痰饮丸：其作用类似甲基硫氧嘧啶，与甲状腺制剂有对抗作用，其中白芥子和苏子可抑制甲状腺吸碘率。

17）考来烯胺：可降低甲状腺提取物左旋甲状腺素和三碘甲状腺原氨酸的肠道吸收，两药服用应间隔 4~5 小时。氯贝特可以增加 T_4 的作用。

18）洛伐他汀：可使血清甲状腺激素浓度升高并发生甲状腺毒症的症状。

19）生长激素：可降低甲状腺功能。

20）免疫抑制剂：甲状腺片可促进二硝氯苯所致的皮肤迟发型超敏反应，可使环磷酰胺、氢化可的松抑制迟发型超敏反应的作用减弱，甚至消失。

21）食物：甲状腺素可促进磷钙排泄，易致骨质疏松。服药期间应多食用富含钙质食物（牛奶、乳制品、海带、黑木耳、芹菜、田螺、花生米、葵花子、核桃、水产品等），并同时服用维生素 AD 丸、鱼肝油等，可以预防骨质疏松。

22）卡那霉素：甲状腺素可对抗卡那霉素的耳毒性。机制：可能与其降低耳蜗外淋巴液中卡那霉素的峰值有关。

23）甲状腺制剂可与苯妥英钠、阿司匹林、双香豆素及口服降血糖药等产生血浆蛋白竞争性结合，增加这些药物在血浆中的游离量，从而增强其作用，加重不良反应，甚至引发意外。

（2）用抗甲状腺药物过量 常用的抗甲状腺药物有甲硫氧嘧啶、丙硫氧嘧啶、他巴唑、甲亢平等，这类药物过量可导致甲减发生。

（3）持续放射性碘治疗 放射性碘治疗适用于甲亢患者，如碘治疗剂量过大，一旦出现甲状腺激素分泌不足症候群，如体温低、怕冷、食欲减退、反应迟钝、动作缓慢、心率减慢等症状，应立刻停止放射性碘治疗。

（4）抑制甲状腺素合成的药物 过氯酸钾、硫氰酸盐、雷琐辛、对氨基水杨酸钠、保泰松、碳酸锂等，能阻碍碘化物进入甲状腺，抑制甲状腺素合成。

十八、甲状旁腺功能亢进症与高血压

【概述】

甲状旁腺功能亢进（简称甲旁亢）是由于甲状旁腺激素（PTH）合成、分泌过多所引起的一种综合征，多见于20～50岁女性。甲旁亢时由于血钙增高等原因，患者常常产生继发性高血压。原发性甲旁亢患者高血压的发生率一般为10%～40%，平均为30%。

1. 病因

原发性甲旁亢由甲状旁腺腺瘤、增生或腺癌引起，其中前者占80%以上，发生原因不明。甲旁亢时甲状旁腺自主性分泌过多的PTH，促使骨脱钙，骨钙被重新吸收入血，同时肾小管对钙的重吸收增加，对磷的重吸收减少，尿磷排出增多，从而导致高血钙和低血磷症。钙代谢障碍在高血压的发病过程中起着重要作用，高浓度的血钙可引起动脉压升高，是甲旁亢导致高血压的主要原因。

2. 诊断要点

（1）临床表现

1）高血钙低血磷综合征：胃纳不振，便秘，腹胀，恶心，呕吐等消化系统症状；60%～90%患者有泌尿系结石，特点为多发性、反复发作性、双侧性，连同肾实质钙盐沉积具有诊断意义；肌肉无力，心动过缓，有时心律失常，心电图QT间期缩短等。

2）骨骼系统症状：骨痛，压痛，骨骼畸形，病理性骨折等。

3）其他症群：精神症状，十二指肠溃疡等。

（2）X线检查：骨膜下皮质吸收、脱钙，骨囊肿形成，骨折及畸形，泌尿系结石及肾钙化。

（3）实验室检查

1）血钙：多次超过11.0mg。

2）血清甲状旁腺激素：PTH增高和高血钙症是诊断部分早期无症状患者的唯一指标。

3）血磷：低于3.0mg，但诊断意义不如血钙高，碱性磷酸酶高，尿钙增多。

3. 诊断标准

（1）患者具有高血钙、高血压、泌尿系结石和骨骼病变的临床表现。

（2）实验室检查显示高血钙、低血磷和血清PTH水平升高。

（3）X线、CT、B超和放射性核素等影像学检查均有利于本病的诊断。

【饮食宜忌】

1. 饮食宜进

（1）饮食原则

1）大量饮水：不论何种结石患者，每日饮水量应在 2000mL 以上，最好是 3000～4000mL，并且保持一定的夜间尿量，要求睡前饮水 500mL，夜间起床排尿后再饮水 200mL。

2）产碱食物：适宜于草酸钙结石患者食用，食后生碱以碱化尿液，宜多食水果、西红柿、黄瓜、萝卜等。

3）产酸食物：适宜于磷酸钙和磷酸镁铵结石患者食用，食后生酸以酸化尿液，宜食米饭、面包、面条等。

4）低嘌呤饮食：适宜于尿酸结石患者，多吃鸡蛋、牛奶、水果、蔬菜，有利于碱化尿液。

5）应食富含维生素 A、维生素 C 之食物，多食蔬菜、水果等多汁食品，如冬瓜、西瓜、梨、西红柿、鲜藕等。

6）当据不同类型结石选用不同饮食。尿酸盐结石者宜食低嘌呤类食物，如玉米、芋芳、麦片、蛋类、黄芽菜、胡萝卜、黄瓜、南瓜、芹菜、莴苣等；磷酸盐结石者宜食酸性食品，如乌梅、胡桃仁、面制品等；草酸盐结石者宜食含维生素 B_6 和叶酸的食品。

（2）饮食搭配

1）圆白菜与木耳：圆白菜中含有多种微量元素和维生素，有助于增强机体的免疫力，木耳有补肾壮骨、填精健脑的作用。

2）木耳与大枣：黑木耳与大枣加适量水煎汤服食，适用于瘀血阻络者。

（3）药膳食疗方

1）玉米须饮：玉米须 50g。水煎，去渣，温服。每日 1 剂，连服数月。适于各种尿路结石及肾炎、糖尿病、高血压患者。

2）地力内金饮：荸荠 150g，鸡内金 15g。水煎，代茶频服。每日 1 剂，连服数周。适于尿中夹有砂石、小便涩痛或尿中带血之尿路结石者。脾胃虚寒之形寒、泄泻、腹痛者不宜多用本剂。

3）炒桃肉：胡桃肉 500g，冰糖 500g。同炒熟。时时嚼食。适于磷酸盐尿路结石者，也适于胆道结石者。便溏、口渴、苔黄腻属湿热内盛者不宜食用。

4）鱼脑石薏苡仁粥：黄鱼鱼脑石 3 粒，薏苡仁 30g，粳米 50g。鱼脑石打碎，水煎 2 小时，取汁。用汁与薏苡仁、粳米同煮粥，加适量白糖调味服食。每日 1 剂，时时服食。适于尿路结石小便不利、尿痛、尿血者。便艰舌光者不宜服食。

5）地龙散：蚯蚓 30 条。剖开，洗净，置铁锅中文火焙干，研末，加白糖 250g，拌匀。晨间顿服，服后多饮水。过几日可再服。适于各种尿路结石，有血瘀者尤宜。兼有便血、吐血、衄血者不宜应用本方。

6）鲜葫芦汁：鲜葫芦适量。捣烂，绞取汁，调以蜂蜜。每日 2 次，每次 200mL，连服数周。适于各种尿路结石及高血压、黄疸型肝炎、热病口渴者等。形寒、肢冷、腹泻者忌用本方。

2. 饮食禁忌

（1）对结石形成有直接影响的食物

1）含草酸钙高的食物：草酸钙结石患者应忌食菠菜、草莓、核桃、雪里蕻、土豆、辣椒、胡椒等。

2）含磷和钙高的食物：磷酸盐结石患者应忌食牛奶、豆腐、虾皮、海带、肥肉、蛋黄等。

3）富含嘌呤的食物：尿酸盐结石患者应忌食猪肉、肝、肾、蟹、豌豆、扁豆、蘑菇、花生、菠菜等。

（2）糖　近年来证实，糖可促进泌尿系结石的形成。因多食糖后，尿中钙离子浓度、草酸及尿的酸度增加，特别是泌尿系结石患者，这三者增加特别明显。而尿中钙或草酸任何一种增加，都可促进结石形成。尿液酸度增加，可使尿酸钙、草酸钙等成分更易沉淀，形成结石。故泌尿系结石患者要忌多吃糖。

（3）啤酒　酿制啤酒的大麦中含有钙、草酸等，能使人尿中的尿酸增加，故忌多饮。

（4）辛辣动火食物　酒、葱、韭菜、大蒜、辣椒等，能加重人体湿热内蕴的症状，故应忌食。

（5）肥腻和发物　泌尿系结石，尤其是伴有血尿患者，忌吃肥腻、煎炒食物，以及虾、蟹、牛肉、羊肉、狗肉、鸡肉等发物。

（6）笋　含有较多的草酸，食用后在代谢过程中草酸可与钙结合加重泌尿系结石的病情，故泌尿系结石患者应忌食。

（7）茭白　茭白含有较多的草酸，可加重泌尿系结石患者的病情，故应忌食。

（8）苦瓜　苦瓜含有较多的草酸，草酸与钙结合影响钙的吸收，长期食用会引起钙质缺乏症，还会诱发结石，故应忌多食。

（9）苤蓝　苤蓝含有丰富的维生素 C，食后一部分可代谢为草酸，使体内草酸的含量增加，草酸与代谢的钙结合，则会加重泌尿系结石的病情，故泌尿系结石患者忌多食。

（10）芥菜　泌尿系结石为体内的酸性成分和代谢的钙结合所致。一般以草酸盐结石最多。食入含维生素 C 丰富的芥菜，其代谢后产生较多的草酸，势必加重病情。故应忌食。

（11）蚶　蚶含蛋白质丰富，食后其代谢产物非蛋白氮容易在排泄过程中和钙结成结石，故泌尿系结石患者忌多食。

（12）牛奶　泌尿系结石患者忌在晚上饮用牛奶。泌尿系结石为体内脱落的钙或摄入过多的钙与酸性物质结合所致，限制钙的摄入是防止病情加重的必要措施，牛奶是含钙量多的食物。人在睡眠后，尿量减少，尿液变浓，一般饮用牛奶后 2～3 小时，正是钙通过肾脏排出的高峰时间，此时已开始入睡，浓缩的含钙尿液极易再形成结石，加重病情。

（13）苹果　苹果含维生素 C 较多，维生素 C 代谢后，一部分可变为草酸，增加草酸的来源，故忌多食。

（14）橘子　橘子含有极丰富的维生素 C，故应忌食。

（15）不可食高钙食品，不可饮含高量无机盐的水。

【药物宜忌】

1. 西医治疗

（1）降压治疗　甲旁亢引起的高血压以治疗原发病为主。切除甲状旁腺后，大部分甲旁亢患者的舒张压和收缩压均明显下降，血压可以恢复正常。但其降压效果与年龄有关，年龄大者手术后血压完全恢复正常的比例小。

（2）药物治疗

1）西咪替丁：阻断 PTH 的合成或分泌，降低增高的 PTH，血钙也可正常，但停药后出现反跳。每次 300mg，每日 3 次。

2）益钙宁：新型降钙素类药物，具有降低血清钙及抑制骨吸收作用。肌肉注射，每次 40U，1 日 2 次。

（3）其他　术后，对骨病及泌尿系结石等进一步处理，以便恢复劳动能力。

（4）手术治疗　切除甲状旁腺的肿瘤和增生腺体，手术后一般预后良好，高血钙很快控制，骨骼病变逐步改善，可以完全恢复正常。但有肾功能损害者恢复较差。

2. 中医治疗

（1）肝胃郁热，胃失和降

主症：胃脘灼热，痛势急迫，泛酸嘈杂，时或恶心呕吐，口干口苦，大便秘结，舌红苔黄，脉弦或数。

治法：泻热和胃。

方药：化肝煎加左金丸加减。

柴胡 10g，陈皮 10g，青皮 15g，白芍 15g，丹皮 10g，栀子 10g，黄连 6g，吴萸 10g，生大黄 10g。

加减：大便干者，加芒硝；口干较盛加知母、生地黄清热生津。

（2）气滞血瘀，留着腰部

主症：腰痛如刺，痛有定处，轻则俯仰不便，重则因痛剧而不能转侧，痛处拒按，舌质紫暗，或有瘀斑，脉涩。

治法：活血化瘀，理气止痛。

方药：活络效灵丹加减。

当归 15g，丹参 15g，乳香 6g，没药 6g，香附 10g，青皮 10g，川牛膝 15g，续断 15g。

加减：夹有风湿者，加独活、秦艽各 10g，威灵仙 12g；兼肾虚者，宜加杜仲、狗脊各 10g，以补肾强腰。

（3）肾精亏虚，腰脊失养

主症：腰痛以酸软为主，喜按喜揉，腿膝无力，遇劳更甚，卧则减轻，常反复发作。偏阳虚者，则少腹拘急，面色㿠白，手足不温，舌淡，脉沉细。偏阴虚者，则心烦失眠，口燥咽干，面色潮红，手足心热，舌红，脉弦细数。

治法：偏阳虚者，补肾助阳；偏阴虚者，宜补肾滋阴。

方药：偏阳虚者以右归丸为主方，偏阴虚者以左归丸加减。

阳虚：附子 10g，鹿角胶 10g，熟地黄 12g，山药 15g，山萸肉 10g，枸杞子 10g，杜仲 15g，菟丝子 10g，当归 12g，核桃肉 15g。

阴虚：熟地黄 12g，枸杞 12g，龟甲 15g，菟丝子 10g，牛膝 10g，山萸肉 10g，泽泻 10g，白芍 15g。

加减：无明显阴虚或阳虚症状者可加服青娥丸。

（4）下焦湿热，蕴结成石

主症：尿中有时夹有砂石，小便艰涩，或排尿时突然中断，尿道刺痛窘迫，少腹拘急，或腰痛如绞难忍，甚则尿中可带有血，舌质偏红，久则舌质淡，苔薄黄，脉数。

治法：清热利湿，通淋排石。

方药：八正散加减。

木通 3g，车前子 15g，萹蓄 15g，滑石 10g，山栀子 10g，甘草梢 10g，瞿麦 12g，鸡内金 10g，石韦 10g，猪苓 10g，茯苓 15g。

加减：发热可加蒲公英 30g、黄芩 10g，以清热解毒；如见尿血加小蓟草 10g、生地黄 15g、茅根 15g，以凉血止血；如便秘加生大黄 10g 泻火通便。

（5）膀胱湿热，灼伤血络

主症：小便热涩刺痛，尿色紫红，甚则夹有血块，疼痛加剧，或见心烦，舌苔黄，脉滑数。

治法：清热利湿，凉血止血。

方药：小蓟饮子和导赤散加减。

小蓟 15g，生地黄 15g，蒲黄 10g，藕节 15g，竹叶 6g，栀子 12g，滑石 10g，当归 10g，丹皮 10g，木通 3g，甘草 6g。

加减：出血甚者，可加龙骨、牡蛎各 10g；热甚心烦，可加莲心 10g，丹参 30g，以清心热；兼阴虚者加旱莲草 10g、阿胶 15g、女贞子 10g。

3. 药物禁忌

（1）降钙素 妊娠期及哺乳期禁用。

（2）西咪替丁

1）氢氧化铝凝胶：可使西咪替丁生物利用度从 82% 降至 55%，两药应间隔 1 小时以上服用。

2）氯霉素：与西咪替丁联用加重骨髓抑制和铁利用障碍。

3）酮康唑：西咪替丁可使其血药浓度下降 20%，生物利用度下降 65%。同服一些酸性饮料，可避免此种相互作用。

4）氨茶碱：西咪替丁抑制其代谢和清除，降低清除率20%～30%，升高其血药浓度，两药联用可导致严重毒副作用。

5）吗啡、哌替啶、美沙酮、利多卡因：西咪替丁可使其血药浓度升高，引起呼吸抑制、精神紊乱、定向力丧失等不良反应，联用时应减少阿片制剂用量。

6）咖啡因：西咪替丁可使其血药浓度升高70%。

7）甲氧氯普胺（灭吐灵）：可使西咪替丁生物利用度由80%下降至63%，联用时需增加西咪替丁用量。

8）乳酶生：可降低西咪替丁疗效（产酸作用减少吸收20%～30%）。

9）β受体阻滞剂：与西咪替丁联用易致心动过缓或心力衰竭。西咪替丁可使心得安血药浓度增加3～6倍。

10）钙结抗剂：西咪替丁可使其消除率下降，联用时硝苯啶应减量40%，地尔硫草应减量30%～35%。

11）抗高血压药：西咪替丁可抵消可乐亭、安血定、胍乙啶及长压定等药物的降压作用。

12）多巴胺：与西咪替丁联用可致室上性心动过速。

13）巯甲丙脯酸：与西咪替丁联用时中枢神经系统反应增强，有导致精神病的报道。

14）抗癫痫药：西咪替丁可抑制苯妥英钠、卡马西平等药物代谢，增加血药浓度，如需联用应减少抗癫痫药用量和监测血药浓度。

15）糖皮质激素：西咪替丁可降低激素排泄，使其血药浓度升高75%，副作用增多。

16）三环抗抑郁药：西咪替丁可使丙咪嗪和去甲丙咪嗪血药浓度升高，联用时，三环抗抑郁药应减量。

17）苯二氮䓬类：西咪替丁可降低安定、去甲基安定等药物的肝代谢，使其血药浓度升高1～2倍，镇静作用增强，但对去甲羟安定和氯羟安定无影响。安定与西咪替丁同服有引起心源性昏厥的报道。

18）铁剂：西咪替丁可减少铁吸收。

19）氯丙嗪：西咪替丁可使其清除率降低60%，药效增强，催眠时间延长1倍以上，并可引起过度镇静和呼吸抑制。

20）普鲁卡因胺：西咪替丁可使其清除率降低，半衰期延长。

21）乙酰普马嗪：西咪替丁可使其清除率降低1倍，半衰期明显延长。

22）酰胺咪唑：西咪替丁可使其血药浓度升高。

23）胰岛素：西咪替丁可使血糖升高，联用时应酌情增加胰岛素用量。

24）口服避孕药：西咪替丁可使其作用增强，并增加液体潴留，致血栓及糖尿等副作用。

25）华法林：与西咪替丁联用时抗凝作用增强。

26）氨基糖苷类抗生素：与西咪替丁皆有神经肌肉接头阻断作用，联用可导致呼吸抑制或呼吸停止。这种作用不被新斯的明所对抗，只能被氯化钙所对抗。

27）美法仑：西咪替丁可使口服美法仑生物利用度降低约30%。

28）苯巴比妥：可加速西咪替丁的代谢。

29）强心苷：西咪替丁可使强心苷血药浓度升高，联用时易发生强心苷中毒反应。

30）阿司匹林：西咪替丁可使阿司匹林对胃刺激作用减轻、增加吸收，药效和副作用均增加。

31）消炎痛：西咪替丁可防治消炎痛所致胃出血，但减少吸收和降低药效。但水解发挥药效。

32）四环素类抗生素：西咪替丁可使其吸收降低，减低药效，但糖浆剂不受影响。

33）林可霉素：西咪替丁可使其生物利用度提高（血药浓度升高）。

34）抗酸剂：可使西咪替丁生物利用度降低，血药浓度下降33%，联用应间隔1～2小时服用。

35）阿托品类：与西咪替丁联用可降低疗效，增加毒性反应，但可能有益于治疗十二指肠溃疡和卓－艾综合征。

36）异丙嗪：与西咪替丁联用可加重心绞痛、间歇跛行等不良反应。

37）毒扁豆碱：可消除西咪替丁的神经毒性症状。

38）抗结核药：与西咪替丁联用有引起肝昏迷死亡的病例报道。

39）抗 M 受体药与黏膜覆盖药（得乐冲剂、三钾二枸橼酸络合铋、胃必治、乐得胃等）：与 H_2 组胺受体阻滞剂联用，可迅速消除溃疡症状，抑制攻击因子，加速溃疡愈合并减少复发。

40）柴胡桂枝汤、四逆汤、半夏泻心汤：具有抗应激作用，适用于溃疡体质病人反复发作的胃、十二指肠溃疡，与 H_2 组胺受体阻滞剂或制酸药联用可增强疗效。

41）美托洛尔：西咪替丁可提高美托洛尔的血药浓度，有肝损害者须慎用。

42）胺碘酮：西咪替丁可使胺碘酮血药浓度升高38%，但有时无改变，个体差异较大。

43）维拉帕米：西咪替丁可抑制维拉帕米代谢，使其生物利用度由（26.3±16.8）%提高到（49.3±23.6）%，使血药浓度升高，两药联用时应谨慎，两药联用有引起左心功能不全的病例报道。

44）利多卡因：西咪替丁可使利多卡因血药浓度增加、半衰期延长、清除率降低。静脉注射西咪替丁时不会出现这种情况。

45）不可配伍药物：氨茶碱、巴比妥类药物。

46）富含酪胺食物：服用西咪替丁期间，进食富含酪胺食物可发生剧烈头痛和高血压反应。

47）吸烟：应用 H_2 受体阻滞药治疗十二指肠溃疡，吸烟者不易治愈，治愈后继续吸烟者更易复发。

十九、高血压与痛风

【概述】

高血压是一种以血压异常升高为特征的进行性心血管系统综合征，可造成心、脑、肾、血管及其他器官的结构与功能损害，最终导致这些器官的衰竭。此定义强调高血压是一种综合征，不仅仅是血压读数的升高，更是全身系统性异常的一个外在表观。

高血压病患者中的痛风患病率为12%～20%，高尿酸血症的患病率在30%～35%，尤其是未经治疗的高血压病患者，血尿酸增高者可达58%。在痛风患者中，25%～50%伴有高血压，均远远超过一般人群。

1. 病因

根据病因高血压可分为原发性高血压和继发性高血压。无明确病因的高血压称为原发性高血压（高血压病），占95%，其病因到目前为止还不是很清楚，一般认为是多种因素共同所致。继发性高血压是指由其他疾病，如慢性肾小球肾炎、肾动脉狭窄、痛风、嗜铬细胞瘤、原发性醛固酮增多症、库欣病等引起的血压升高。

2. 诊断要点

除有痛风病史及血尿酸增高外，尚有以下高血压表现：

（1）普通型高血压　大多数起病及进展缓慢，患者可有头痛、头晕、头胀、耳鸣、眼胀、健忘、烦闷、心悸、乏力等症状，症状轻重与血压增高程度可不一致。随着病情发展，血压可长期升高，并致脑、心、肾、视网膜等靶器官损害。

1）脑损害：头晕、头痛、头胀是原发性高血压常见的神经系统症状。一过性脑血管痉挛，可致暂时性失语、失明、肢体运动障碍，甚至偏瘫，多在数分钟至24小时内恢复。血压明显升高可致高血压脑病。长期高血压、脑动脉粥样硬化和形成小动脉瘤，常致脑血栓形成或脑出血。

2）心脏损害：血压长期升高，左心室后负荷加重，数年后常引起左心室代偿性肥厚、扩张，形成高血压性心脏病。体检时可触及心尖抬举样搏动，心界向左下扩大，主动脉瓣第二心音亢进或呈金属音。部分患者可合并冠状动脉粥样硬化性心脏病而有心绞痛、心肌梗死表现。

3）肾脏损害：血压长期增高，常致多尿、夜尿增多，进而尿量减少，甚至发生尿毒症。

（2）特殊类型

1）恶性高血压：少数患者病情急骤发展，舒张压持续≥130mmHg，伴头痛、视物模糊、眼底出血、渗出和视盘水肿。肾脏损害突出，表现为持续蛋白尿、血尿及管型尿，并可伴肾功能不全。疾病进展迅速，如不给予及时治疗，可死于肾衰竭、脑卒中和心力衰竭。

2）高血压急症：高血压急症是指短时期内（数小时或数日）血压明显升高，舒张压 >130mmHg 和（或）收缩压 <200mmHg，伴有主要器官组织（如心、脑、肾、眼底、大动脉）的严重功能障碍或不可逆性损害。

①高血压危象：是指在高血压病程中，因精神紧张、疲劳、寒冷刺激、突然停服降压药和内分泌失调等，使小动脉发生强烈痉挛，血压明显升高，出现剧烈头痛、眩晕、面色苍白或潮红、烦躁、恶心、呕吐、心悸、气急和视物模糊等症状，称为高血压危象。伴靶器官病变者可出现心绞痛、肺水肿、高血压脑病和肾衰竭。

②高血压脑病：是指在高血压病病程中出现急性脑血循环障碍，导致脑水肿和颅内压增高，在临床上称为高血压脑病。发病时常先有收缩压、舒张压均突然升高，以舒张压升高为主，患者出现剧烈头痛、头晕、恶心、呕吐、烦躁不安、脉搏多慢而有力，可有呼吸困难或减慢、视力障碍、黑蒙、抽搐、意识模糊，甚至昏迷，也可出现暂时性偏瘫、失语、偏身感觉障碍等。

目前，我国采用世界卫生组织（WHO）和国际高血压联盟 2003 年的标准：18 岁以上成年人在未服抗高血压药情况下，收缩压 ≥140mmHg 和（或）舒张压 ≥90mmHg 诊断为高血压；患者既往有高血压史，目前正在用抗高血压药，血压虽然低于 140/90mmHg，亦应诊断为高血压。非同日两次测量血压均符合高血压的诊断标准，且原因不明的高血压，即称为高血压病或原发性高血压。

【饮食宜忌】

1. 饮食宜进

（1）饮食原则　痛风并发高血压时，在遵循痛风饮食原则的基础上应注意以下几点：

1）限制总热能：控制肥胖是防治高血压的主要措施之一。平衡膳食要求蛋白质应占总热能的 13% ~15%，脂肪应低于 30%，糖类为 65% 左右。一般成年人每日可摄取牛奶 1 杯，鸡蛋 1 个，蔬菜 500g，豆制品少量，植物油 25g，瘦肉 100 ~150g，水果 250g，主食 200 ~300g。主食及脂肪摄入过多是热能过高的主要原因，因此肥胖者每日主食不要超过 200g，油类控制在 25g 以内，多吃焯、清蒸、煮、拌的食物，并且长期坚持。

2）控制食盐摄入：高血压的发病率与食盐摄入量呈正相关。世界卫生组织建议每人每日食盐量为 5g 左右，钠总量不超过 2g（1g 钠相当于 2.5g 食盐），其中包括烹调酱油中的盐，每 5g 酱油相当于 1g 盐。除烹调少用盐之外，还要少吃含钠高的食物，如咸鱼、咸菜、味精、豆豉等。

3）限制脂类：脂类每天供给量少于 50g，除椰子油外，豆油、菜子油、花生油、芝麻油、玉米油、红花油等均含有维生素 E 和较多亚油酸，能促进胆固醇氧化，减少动脉硬化。同时，患有高血压、高血脂及冠状动脉粥样硬化性心脏病者更应控制动物脂肪的摄入。

4）限制胆固醇：限制高胆固醇食物，如动物内脏、脑髓、蛋黄、肥肉、贝类，饮食中胆固醇应控制在每日 300～400mg。

5）适量蛋白质：应选择优质蛋白，按每千克体重供给 1g 计算，其中植物蛋白可占 50%，最好选用大豆蛋白，因其能防止高血压的发生和发展。动物蛋白可选择鱼类、鸡肉、猪瘦肉等，并注意痛风饮食，并发肾功能不全时则应限制蛋白质的入量。

6）进食多糖类：选用含膳食纤维高的多糖类食物，如淀粉、糙米、标准粉、燕麦等，可促进胃肠蠕动，加快胆固醇排出。

7）增加钾的摄入：限制钠的同时应该注意补钾，低钠高钾食物具有预防和治疗高血压的作用，对 36 岁以下的青壮年高血压患者有辅助治疗作用。日常饮食中的钠、钾比例应控制在 1.5：1。

8）补充钙和镁：补钙有利于降血压。除肾结石患者外，高血压患者每日应供给 1g 钙（相当于碳酸钙 25mg）。含钙丰富的食物有脱脂奶、豆制品、核桃、虾、芝麻酱等。镁对神经系统有抑制作用，具有镇静功能，也可以降低血压。另外，服用利尿药的患者尿中镁的排泄增加，故应注意补充。

9）补充足量维生素 C：大量维生素 C 可促进胆固醇氧化成胆酸排出体外，改善心脏功能和血液循环，并能促进尿酸盐溶解。因此，多吃新鲜蔬菜和水果有助于防治高血压和痛风。

（2）常用降血压食物

1）芹菜：芹菜味甘苦，性凉。有平肝清热、祛风利湿、醒脾健神、润肺止咳等功效。可用于治疗高血压和血管硬化。

2）茄子：茄子味甘，性寒。有散血瘀、消肿止痛、祛风通络、止血等功效。近来研究发现，茄子所含的生物类黄酮（维生素 P）具有降低毛细血管脆性、防止出血、降低血中胆固醇浓度和降血压作用。高血压、动脉硬化、咯血、紫斑症及坏血病患者常吃茄子有辅助治疗作用。

3）胡萝卜：具有较好的医疗保健作用，如保护视力，助消化，提高免疫力，防癌抗癌等。胡萝卜中含有的槲皮素、山萘酚等，是组成生物类黄酮有关的物质，可改善微血管的功能，能增加冠状动脉血流量，降低血脂，促进肾上腺素的合成，因而有降低血压、强心等效果。

4）荠菜：味甘，性平，无毒。具有和脾、利水、明目、健胃、解毒功效，而且全草均可入药。对治疗高血压、眼底出血、牙龈出血及肾炎水肿等均有一定疗效。

5）淡菜：味咸，性温，无毒。具有补虚除热、降低血压、软化血管之功效。高血压病、动脉硬化者可常食用。

6）海带：味甘咸，性寒滑，有利尿作用，可预防和辅助治疗高血压。

7）花生：花生除了对人体滋补营养外，还具有广泛的医疗保健作用，其中对心脑血管疾病具有以下防治作用，食用花生可将肝内胆固醇分解为胆汁酸，并使其排泄增强，从而降低血液胆固醇，对防止中老年人动脉粥样硬化和冠心病有一定作用。用醋浸泡花生仁 7 日以上，每晚服 7 ~ 10 粒，连服 7 日为 1 个疗程，可使一般高血压患者血压下降或接近正常。花生壳也有降低血压、调整血中胆固醇的作用，将果壳洗净泡水代茶饮，对于血压和血脂不正常者也有一定疗效。但肥胖者及高脂血症不宜食用。

8）柿子：味甘、涩，性寒。有清热除烦、止渴生津健脾等功能。同时，也能降低血压。

9）木耳：味甘，性平。有益气、凉血、降血压、防便秘等功效。

（3）宜食含嘌呤甚微或无嘌呤食物

1）谷类：大米、小麦、小米、荞麦、玉米面、精白面、面条、面包、馒头、苏打饼干、黄油小点心。

2）蔬菜：白菜、卷心菜、胡萝卜、芹菜、黄瓜、茄子、甘蓝、莴笋、南瓜、西葫芦、西红柿、土豆、红薯。

3）其他：如各种水果；乳、蛋类，鲜奶、炼乳、奶酪、酸奶等。

（4）饮食搭配

1）冬瓜与赤小豆：冬瓜性平，微寒，味甘。有利尿消肿，解暑止渴，清热化痰之功效，与赤小豆煮汤，有清热利湿之功效。适于痛风证属湿热壅遏者。

2）薏苡仁与防风：生薏苡仁与防风加水熬汁，代茶饮。有祛风除湿，通络宣痹之功效。适于痛风证属痰湿阻滞者。

（5）药膳食疗方

1）笋片拌莴苣：鲜竹笋 200g，鲜莴苣 150g。竹笋去壳，洗净，切薄片。莴苣洗净，刨去外皮，切薄片，放碗中，加精盐适量，腌渍片刻。烧锅置火上，加入清水煮沸，入笋片，焯一下即捞出，沥去水分，与腌渍后挤去汁水的莴苣片同放盘内。加适量白糖、姜末、麻油、味精、精盐，调匀，佐餐食用。每日 1 剂，连食数日。适于各期痛风。

2）茄汁花菜：花菜 250g，番茄 250g。花菜洗净，掰成小块，放入沸水中焯透捞出。番茄洗净，放温开水中浸泡片刻，反复洗净，切碎，榨汁机中榨取汁。炒锅中加适量素油，烧至六成热时加入葱花、姜末煸炒出香味，加入花菜，急火熘炒片刻，加适量精盐、味精、红糖，翻炒至菜熟，装盘。加入番茄汁拌匀，淋上麻油，佐餐食用。每日 1 剂，时时服食。适于痛风各期。

3）百合粥：百合 100g，粳米 100g。百合掰瓣，洗净。粳米淘洗干净。同入锅中，加水适量，大火煮沸后改小火煨至酥烂，分早晚 2 次食用。每日 1 剂，连食数日。适于老年人痛风急性发作期轻症者。

4）慈菇蜜饮：山慈菇 5g，蜂蜜 10g。山慈菇洗净，切薄片，放锅中，加水浓煎成约 150mL，去渣取汁，加入蜂蜜，拌匀饮服。每日 1 剂，分 2 次服，连饮数日。适于老年人痛风急性发作期。

2. 饮食禁忌

（1）严格限制食富含嘌呤的食物，如动物内脏（胰、肝、肾、舌、心、脑、胸腺）和动物血、鹅、鹧鸪、鱼肉、鱼子等。肉类限在每日 100g 以下，且应加水煮熟，弃汤食肉。禁食肉流浸膏及肉汁。

（2）瘦猪肉、牛羊肉、带皮谷麦、豆类、菜花及发酵食品等亦均含有一定量嘌呤，须限食，急性期当禁食。

（3）少吃海参、海鱼、海带、紫菜、虾、蟹、鱿鱼、墨鱼等。

（4）经常暴饮暴食，使脾胃失调，痰湿内生，致肝阳上亢的患者诱发痛风。

（5）限制动物脂肪的摄入可增加尿酸盐的排出。否则，会促发痛风或加重病情。

（6）嘌呤和蛋白质应限制其摄入量。正常人每日通过膳食摄入的嘌呤为 600 ~ 1000mg，而痛风患者则应控制在 250mg 以下，在限制嘌呤的同时，还要限制蛋白质的摄入。因为蛋白质可增加内生性尿酸的生成，加重患者的症状。蛋白质食物应以植物性谷类蛋白为主，搭配含嘌呤少的鸡蛋、牛奶等动物性食物。肉类及鱼类食物应先煮，去除原汤再进行烹调。

（7）食盐可使体内水分滞留，妨碍尿酸排泄。

（8）啤酒富含嘌呤、核酸，常饮会加重病情。

（9）常吃肉类、鱼类、家禽等酸性食物，可使尿酸盐增加，痛风病情加重。

（10）一般痛风患者肥胖者多，故应控制体重，逐步减少热能，以免引起痛风急性发作。

（11）痛风病的发生与神经系统调节有关，要限制能使神经系统兴奋的食物，如酒、辣椒等。

（12）饥饿或极低热能的饮食，虽能降低体重，却可诱发痛风急性发作。

【药物宜忌】

1. 西医治疗

（1）利尿药　仅用于轻中度高血压、老年单纯收缩期高血压、肥胖及合并心力衰竭患者，不宜用于糖耐量降低或糖尿病者、高尿酸血症或痛风者、肾功能不全（血肌酐 > 290μmol/L）者。

1）氢氯噻嗪，每次 12.5 ~ 25mg，每日 1 ~ 2 次，口服。

2）吲哒帕胺，每次 1.25 ~ 2.5mg，每日 1 次，口服。

3）呋塞米注射液，20 ~ 60mg，稀释后静脉注射。仅用于肾衰竭患者。

（2）β受体阻滞药　适用于年轻患者（50 岁以下），多有交感神经兴奋及高动力状态；临界高血压，多为神经源性；伴有心排量高或心率快者（心率 > 80 次/分）；高肾素或正肾素者；伴有冠心病、心肌梗死、心律失常者。

本药不宜用于老年患者，因其对神经抑制的敏感性增高而易于发生低血压、心动过缓；1 型糖尿病、抑郁症、各种房室传导阻滞、心功能不全、慢性肺病、哮喘等患者，以及强体力劳动者需慎用。

1）美托洛尔（倍他乐克），每次 6.25 ~ 50mg，每日 1 ~ 2 次，口服。

2）阿替洛尔（氨酰心安），每次 6.25 ~ 25mg，每日 1 ~ 2 次，口服。

3）比索洛尔，每次 2.5 ~ 5mg，每日 1 次，口服。

（3）钙离子拮抗药　对各期高血压均有效，且无严重不良反应。适用于各类型高血压，如老年人、低肾素活性的高血压患者；并有心绞痛（尤其是变异型心绞痛）、外周血管病、糖尿病、肾脏损害、慢性阻塞性肺病等；难治性高血压、高血压危象、蛛网膜下腔出血等。不宜用于并有心力衰竭者，因有负性肌力作用；非二氢吡啶类有明显的负性传导作用，不宜用于并有心脏传导阻滞者。

1）硝苯地平控释片，每次 30mg，每日 1 次，口服；氨氯地平（络活喜），每次 5～10mg，每日 1 次，口服；拉西地平（乐息平），每次 4～6mg，每日 1 次，口服；非洛地平（波依定），每次 5～10mg，每日 1 次，口服。

2）维拉帕米（异博定）控释片，每次 120mg，每日 1 次，口服；地尔硫䓬（合心爽），每次 30mg，每日 3 次，口服。

3）氟桂利嗪（西比灵），每次 5～10mg，每晚 1 次，口服；尼莫地平（尼莫同），每次 40～60mg，每日 1 次，静脉滴注。

（4）血管紧张素转换酶抑制药　适用于高肾素或正常肾素者，有保护肾功能、改善心肌重构、逆转左心室肥厚、改善心力衰竭的进一步发展及对糖脂代谢无明显影响的效果，故用于高血压并左心室肥厚、心力衰竭、心功能不全、心肌梗死后、糖尿病及糖尿病肾病并有微量蛋白尿或肾脏病等患者。不宜用于有严重心力衰竭或低血压及慢性咳嗽者。禁用于孕妇，因可引起胎儿畸形；单侧或双侧肾动脉狭窄，可引起肾小球内压降低而致肾衰竭；主动脉狭窄或严重梗阻型心肌病，因其减轻心脏后负荷导致跨膜压差增大。

1）卡托普利（巯甲丙脯酸、开博通），每次 12.5～25mg，每日 2～3 次，口服。

2）贝那普利（洛汀新），每次 10～20mg，每日 1 次，口服；依那普利，每次 10～20mg，每日 1 次，口服；培哚普利（雅施达），每次 4～8mg，每日 1 次，口服；西拉普利（抑平舒），每次 2.5～5mg，每日 1 次，口服。

3）福辛普利（蒙诺），每次 5～10mg，每日 1 次，口服。

（5）血管紧张素 II 受体拮抗药　目前主要用于血管紧张素转换酶抑制药治疗后发生干咳者，或用血管紧张素转换酶抑制药后因胰糜蛋白酶的作用而引起"逃逸"现象时。禁用于高钾血症或严重肾衰竭（血肌酐 >265μmol/L）及妊娠者。

1）氯沙坦（科素亚），50～100mg，每日 1 次，口服。

2）缬沙坦（代文），80～160mg，每日 1 次，口服。

（6）α_1 受体阻滞药　适用于并有前列腺增生、肾功能不全、糖尿病、呼吸系统疾病或妊娠的高血压患者。不宜用于直立性低血压者。老年患者慎用。

1）哌唑嗪（脉宁平），每次 0.5～1mg，每日 2～3 次（首剂 0.5mg，睡前服），口服，连用 2 周，逐渐增加剂量至每日 2～20mg，分 2～3 次服用。

2）特拉唑嗪（降压宁、高特灵），每次 1mg，每日 1 次，口服，随血压增加剂量，可用 2～20mg，每日 1 次，口服。

（7）高血压急重症的处理　首先明确并去除诱因，迅速而适度地使血压下降，即开始的 24 小时，使血压降低 20%～25%，48 小时内血压不低于 160/100mmHg。在迅速降血压的同时，处理靶器官的损害和功能障碍。对于主动脉夹层者，若无禁忌，收缩压降至120mmHg。紧急情况下可首先舌下含服硝苯地平10mg。静脉滴注药物可选用以下药物。

1）硝普钠：适用于各种高血压急症的首选的药物。硝普钠50mg，加入250～500mL液体中，静脉滴注。开始每分钟10～20μg，给药后5分钟即见效，停药后作用维持2～5分钟。使用硝普钠必须密切观察血压、心率，根据血压反应调整滴速，可逐渐增至每分钟200～300μg。大剂量或长时间应用，可致氰化物中毒。因此，静脉滴注时间一般不超过72小时。该药遇光降解加速，用时须新鲜配制。滴注瓶用黑布包裹。

2）硝酸甘油：主要用于急性心力衰竭和急性冠脉综合征时高血压急症。以硝酸甘油10～20mg，250～500mL液体，静脉滴注。开始每分钟5～10μg，以后每5～10分钟根据血压逐渐增加至每分钟30～50μg。降压起效迅速，停药后数分钟作用消失。

3）尼卡地平：主要用于高血压危象或急性脑血管病时高血压急症。开始时从每分钟每千克体重0.5μg静脉滴注，逐步增加剂量到每分钟每千克体重6μg。不良反应有心动过速、面部潮红等。

4）拉贝洛尔：静脉给药起效较迅速（5～10分钟），且持续时间较长（3～6小时）。主要用于妊娠或肾衰竭时高血压急症。开始时缓慢静脉注射50mg，以后可以每隔15分钟重复注射，总剂量不超过300mg，也可以每分钟0.5～2mg，静脉滴注。

（8）镇痛消炎及激素类药物

1）秋水仙碱：初始口服剂量为1mg，随后每次0.5mg，1～2小时1次，24小时内总量不得超过4～8mg，直到症状缓解。用药期间应定期检查白细胞，当出现恶心、呕吐、水样腹泻等胃肠道不良反应时应停服。

2）双乳酸：抗炎、解热、镇痛，口服，每次50mg，每日2～3次。

3）布洛芬：抗炎解热镇痛，口服，每次0.2～0.4g，每日3次，餐中服。有心功能不全史的患者及肾功能不良者应慎用，并进行严密监护。

4）泼尼松：为糖皮质激素，一般不使用。在上述药物常规治疗无效或因严重不良反应不能使用秋水仙碱或抗炎镇痛药时，可适量应用。剂量按每千克体重每日口服0.5～1mg计算，3～7日迅速减量或停用，疗程不超过2周。

（9）促进尿酸排泄药物

1）丙磺舒：丙磺舒应从小剂量开始服用，每次0.25g，每日2次。2周内递增至每次0.5g，每月2～3次，最大剂量每日不超过2g。老年人剂量减半。

2）磺吡酮（硫氧唑酮）：口服，每次0.1～0.2g，每日2次，以后可递增至每日0.4～0.8g，初服2～3周后应加服碳酸氢钠并大量饮水。

3）苯溴马隆（立加利仙）：采用苯溴马隆药物治疗时应从小剂量开始，每次25mg，每日1次，早餐后服用，无不良反应者，2周内可逐渐递增至每日100mg，最大剂量每日不超过100mg。同时，加服碳酸氢钠，每日3g。用药1～3周查血尿酸浓度，视病情而定维持量。一般每次50mg，每日1次，维持治疗3～6个月。

（10）抑制尿酸合成的药物（别嘌醇）　别嘌醇的初始剂量为口服每次100mg，每日 1~2 次，每周可增加 100mg，直至血尿酸 <387μmol/L，维持有效治疗剂量。大多数患者使用每日 300mg 可获疗效，每日最大剂量一般不超过 600mg。如该药已达最大耐受剂量，血尿酸仍高且无禁忌，可并用排尿酸药。根据用药后血液中尿酸浓度的下降情况决定适当的维持剂量。老年人剂量减半。

2. 中医治疗

（1）辨证治疗

1）肝火亢盛

主症：头热胀痛，头晕耳鸣，急躁易怒，口干口苦，面红目赤，尿黄便秘，舌质红，苔黄燥，脉弦数。

治法：清肝泻火。

方药：龙胆泻肝汤加减。

龙胆草 6g，栀子 10g，夏枯草 30g，黄芩、牡丹皮、菊花、生地黄、草决明各 10g，钩藤 15g。

用法：水煎服，每日 1 剂。

加减：两胁胀痛，嗳气腹胀者，加川楝子、香附、郁金；大便秘结，苔黄腻，脉弦数有力者，加大黄、芒硝；心悸心烦者，加黄连、莲子心、朱砂；口臭，食欲亢进者，加生石膏、知母；气短乏力，下肢水肿，脉虚大者，加生黄芪、汉防己；眩晕欲仆，舌尖发麻，欲发卒中者，加生大黄、天竺黄。

2）阴虚阳亢

主症：头晕胀痛，失眠健忘，耳鸣耳聋，目涩咽干，腰膝酸软，肢体发麻，或手足心热，颧红盗汗，舌质红，舌苔少，脉弦细或细数。

治法：育阴潜阳。

方药：天麻钩藤饮加减。

天麻 10g，钩藤 15g，黄芩 10g，栀子 10g，石决明 20g，生地黄 10g，白芍 10g，玄参 15g，寄生 20g，生龙骨 20g，牡蛎 20g，枸杞子 10g，龟甲（生煎）20g，鳖鱼（先煎）20g。

用法：水煎服，每日 1 剂。

加减：若眩晕，呕吐，手足麻木震颤，加珍珠母、羚羊角；颧红盗汗，五心烦热者，加知母、黄柏、牡丹皮；心烦，心悸，失眠者，加黄连、枣仁；耳鸣，视物模糊者，加草决明、青葙子；站立不稳，加地龙；舌謇语涩，口眼㖞斜者，加石菖蒲、郁金、竹沥；大便干燥者，加何首乌、女贞子；月经不调者，加菟丝子、女贞子、益母草。

3）气阴两虚

主症：头痛隐隐，眩晕耳鸣，咽干目涩，气短懒言，神疲乏力，腰膝酸软，五心烦热，失眠健忘，大便溏薄，舌体胖，边有齿痕，脉细无力。

治法：益气养阴。

方药：人参营养汤加减。

生黄芪 20g，太子参 30g，当归身 10g，陈皮 10g，远志 10g，熟地黄 20g，女贞子 15g，墨旱莲 15g，丹参 20g，白芍 10g。

用法：水煎服，每日 1 剂。

加减：若面白无华，指甲色淡者，加阿胶；便溏者，加茯苓、薏苡仁；下肢肿者，加党参、泽泻；五心烦热，盗汗者，加生地黄、知母；心悸怔忡，自汗乏力者，加麦冬、五味子，重用黄芪。

4）阴阳两虚

主症：头痛且空，头晕欲寐，耳鸣如蝉，面色少华，腰膝酸软，神疲乏力，时有烘热，食欲不振，阳痿遗精，四肢不温，大便溏，舌质淡，脉沉细无力。

治法：育阴温阳。

方药：右归丸加减。

附子（先煎）15g，肉桂 15g，熟地黄 15g，菟丝子 15g，山茱萸 10g，当归 10g，枸杞子 10g，白芍 10g，牛膝 15g。

用法：水煎服，每日 1 剂。

加减：若失眠，多梦，健忘者，加阿胶、柏子仁、枣仁；食欲不振，便溏，苔白腻者，加补骨脂、肉豆蔻；小便热者，加泽泻、车前子；月经不调者，加益母草；面浮肢肿，心悸气短，喘咳不能卧者，加葶苈子、桑白皮、泽泻、茯苓。

5）痰浊内蕴

主症：头痛且重，头晕昏蒙，胸脘痞闷，食少纳呆，身重困倦，肢体麻木，舌苔白腻，脉缓滑。

治法：化痰祛湿。

方药：半夏白术天麻汤加减。

半夏、白术、天麻、陈皮、茯苓、石菖蒲、郁金、竹茹各 10g。

用法：水煎服，每日 1 剂。

加减：若眩晕呕吐者，加旋覆花、代赭石；纳少腹胀者，加砂仁、蔻仁、香附；气短乏力，舌边齿痕，脉滑无力者，加党参、黄芪；口苦尿黄，舌红苔黄腻，脉滑数者，加瓜蒌、胆南星、黄连；痰火蒙闭，神昏，烦躁者，加胆南星、半夏、礞石，合用安宫牛黄丸；心悸怔忡者，加黄连、酸枣仁、朱砂。

6）瘀血阻络

主症：头痛如刺，固定不移，胸闷心悸，面唇紫暗，两胁刺痛，舌质紫或有瘀斑，脉弦涩或细涩。

治法：活血化瘀。

方药：血府逐瘀汤加减。

当归、生地黄、桃仁、红花、赤芍、川芎、牛膝各 10g，丹参 30g。

用法：水煎服，每日 1 剂。

加减：若胸痛心悸者，加娑罗子、三七粉；气短乏力，身麻木者，加黄芪、党参、茯苓；两胁胀痛，腹胀嗳气者，加川楝子、香附；头痛甚者，加全蝎、地龙、白芷；

小便少，水肿者，加桂枝、泽泻、车前子；骨蒸劳热者，加牡丹皮、黄柏、知母；呕吐痰涎，苔白厚腻者，加半夏、茯苓、石菖蒲。

（2）验方

1）钩藤30g，加水10mL，水煎煮10分钟，早晚分服，适用于肝火亢盛型高血压。

2）菊花40g，白术、防风各10g，细辛、茯苓、牡蛎、人参、矾石、当归、干姜、川芎、桂枝各3g，黄芩5g，桔梗8g。上药制成散剂，每次4～5g，每日3次，冲服。具有清热祛痰、化浊散湿、活血化瘀及扶正之效。

3）丹参、川牛膝各30g，酒制大黄6g，加水600mL，浓煎至250mL，早晚分服。

4）何首乌、生地黄、白芍、枸杞子、菟丝子、杜仲、桑叶、菊花、钩藤、石决明、怀牛膝、丹参、牡丹皮、茯苓、泽泻各10～15g，每日1剂，水煎服。适用于各期高血压。

5）泽泻60g，益母草30g，生石决明（生煎）30g，怀牛膝（后下）15g，夏枯草、桑寄生各15g，明天麻、青木香各10g。每日1剂，水煎500mL，早晚分服。适用于肾精亏虚、肝阴不足兼有湿热之高血压。

3. 药物禁忌

（1）药物饮食禁忌

1）服利舍平不宜饮茶：茶叶中含有鞣质，可与降压药利舍平发生反应，降低利舍平的药效。

2）服利舍平忌食含酪胺的食物：含酪胺的食物与利舍平同服可使利舍平的降压作用减弱。

3）服帕吉林忌饮酒：在服用帕吉林期间或停药2周内，应禁饮酒或含乙醇的饮料，否则会增强本药的不良反应。

4）服帕吉林忌食酪胺食物：酪胺可被肝和肠内的单胺氧化酶破坏，帕吉林为单胺氧化酶抑制剂，能降低体内单胺氧化酶的活性，所以若服帕吉林后，再食用含酪胺的食物，就会造成酪胺在体内大量蓄积，诱发高血压危象、脑出血、心律失常及惊厥等，甚至死亡。

5）消炎痛

①不宜饮果汁或清凉饮料：果汁或清凉饮料可大大降低药效，加剧对胃壁的刺激，甚至造成胃黏膜出血。

②不宜饭前服用：消炎痛对胃黏膜有刺激作用，如空腹服用，药物直接与胃黏膜接触，可加重胃肠反应。

（2）药物相互禁忌

1）不宜与可乐定合用的药物

①三环类抗抑郁药：三环类抗抑郁药（如丙米嗪、阿米替林等）具有阻断α受体的药理活性，可对抗可乐定的降压作用，故两者不宜合用。

②α受体阻滞药、β受体阻滞药：因α受体阻滞药、β受体阻滞药与可乐定合用可使其降压作用减弱。

③普萘洛尔：因两者合用可相互增强作用，故对一般高血压患者应慎合用。严重高血压患者亦只短期合用。另有两者并用致死的报道，应予注意。

④乙醇、镇静剂和抗组胺药：因可乐定与其合用中枢抑制作用相互增加，故应慎重。

2）不宜与甲基多巴合用的药物

①利舍平：甲基多巴与利舍平合用可加重中枢神经抑制作用，使心率变慢，导致抑郁、阳痿等。

②碳酸锂：因甲基多巴能使锂从体内排出减少，两者并用可增强锂的毒性。

③三环类抗抑郁药：因三环类抗抑郁药（如丙米嗪、阿米替林等）能阻断α受体，使甲基多巴失去降压作用。

④氟烷：因两药对肝脏均有毒性，并用可加剧对肝脏的损伤。

⑤帕吉林：因甲基多巴与单胺氧化酶抑制药帕吉林合用，可出现头痛、血压升高等症状。

⑥普萘洛尔：因甲基多巴与普萘洛尔合用可引起血压升高。

3）不宜与利舍平合用的药物

①氯丙嗪：由于氯丙嗪具有中枢抑制作用，并能直接抑制交感神经，使血管扩张，血压下降，故利舍平与氯丙嗪合用，降压作用增强，精神抑郁症状也加重。

②双氧丙嗪（克咳敏）：因镇咳平喘药双氧丙嗪可使利舍平等降压药作用减弱或失效，故两药不宜同用。

③氟烷麻醉药：因氟烷等麻醉药可使患者对利舍平降压作用的敏感性增加，两者合用可显著增强本品的降压作用。

④甘草：甘草中含甘草次酸，易与降压药利舍平发生反应，而降低药效。另外，甘草具有去氧皮质酮样作用，能引起水肿、血压升高，拮抗利舍平的降压作用。

⑤丙米嗪、阿米替林：能阻碍交感神经末梢对去甲肾上腺素的摄取，从而提高受体区域去甲肾上腺素的浓度，使利舍平降压作用减弱。

⑥泼尼松龙：由于泼尼松龙可产生盐皮质激素的作用，引起水、钠潴留并促进排钾，导致血压升高。

⑦去甲肾上腺素、肾上腺素：由于合用可引起突触前膜对去甲肾上腺素等的摄取受抑制，α受体敏感化，升压作用明显增强。

⑧单胺氧化酶抑制药：利舍平与单胺氧化酶抑制药（如帕吉林、苯乙肼、丙米嗪等）合用，会延缓体内去甲肾上腺素的灭活而引起蓄积，导致血压上升，兴奋狂躁，病情加重。另有报道，先用单胺氧化酶抑制药后用本药，可引起血压上升，将次序颠倒用药，则无此现象。

⑨拟交感神经药：因利舍平能耗竭交感神经递质，使间接作用的拟交感神经药物间羟胺、美芬丁胺（恢压敏）、麻黄碱等的效应降低，具有拮抗作用。

⑩奎尼丁：利舍平与奎尼丁合用可引起心律失常。

⑪洋地黄：利舍平能使交感神经递质耗竭，交感张力降低，故在心脏表现为迷走

神经的功能相对亢进，心率变慢，而洋地黄亦兴奋迷走神经，故两药合用易造成心律失常，甚至传导阻滞。

⑫含抗组胺的中成药：这类中成药主要有感冒清、抗感冒片、克感宁片等。因抗组胺药可对抗肾上腺素神经元阻断药，使利舍平等疗效降低。

4）不宜与胍乙啶使用的药物

①烟酰胺：因烟酰胺与胍乙啶合用，可使胍乙啶的降压作用逆转，引起高血压。

②甲哌酯（利他林）：因甲哌酯能阻滞胍乙啶的吸收，使其降压作用减弱。

③苯丙胺：因苯丙胺可使胍乙啶的降压作用逆转，引起高血压。

④抗组胺药：因抗组胺药（如曲吡那敏、异丙嗪等）能阻断肾上腺素能神经元摄取胍乙啶，使胍乙啶的降压作用减弱。

⑤含乙醇的中成药：含乙醇的中成药（如风湿酒、参茸精等）与具有扩张血管作用的胍乙啶合用，可加重直立性低血压。

⑥酚苄明、可卡因：酚苄明、可卡因均能阻止胍乙啶被神经元摄入，从而拮抗其降压作用。

⑦利舍平：因胍乙啶与利舍平合用虽可增强作用，但同时也可加重精神抑郁、心动过缓及直立性低血压，故合用应酌情减量。

⑧拟肾上腺素类药物：因胍乙啶与拟肾上腺素类药物（如肾上腺素、去甲肾上腺素、多巴胺等）合用可阻滞去甲肾上腺素释放，引起受体过度敏感，产生强烈的升压作用。

⑨三环类抗抑郁药：三环类抗抑郁药有丙米嗪、阿米替林、去甲替林等。胍乙啶能被"胺泵"摄入囊泡内影响去甲肾上腺素再摄入而引起降压作用，而三环类抗抑郁药亦同样能被"胺泵"摄入而阻滞其降压作用。胍乙啶可与膨体细胞膜结合抑制其正常活动，使神经冲动时不能释放去甲肾上腺素，而三环类抗抑郁药在这种转运机制中能与胍乙啶竞争，从而阻碍胍乙啶进入肾上腺素能神经末梢。这两种竞争作用均可使胍乙啶的降压作用减弱，因此应避免合用。

5）哌唑嗪、多沙唑嗪忌与肾上腺素合用：因两者合用可致升压翻转，产生严重低血压。

6）吲哚拉明不宜与单胺氧化酶抑制药合用：服用单胺氧化酶抑制药（帕吉林）的患者，不能再服用本品，以免引起或加重不良反应。

7）帕吉林忌同时服用萝芙木及其生物碱制剂：萝芙木及其生物碱制剂（利舍平、降压灵等）的降压机制是通过影响肾上腺素能神经递质的摄取、储存和释放而使递质耗竭，产生降压作用。而帕吉林是单胺氧化酶抑制药，两者合用，可使肾上腺素能神经递质去甲肾上腺素大量释放，造成血压不但不降，反而会急剧升高，甚至出现高血压危象。

8）贝那普利不宜与保钾利尿药或补钾药合用：贝那普利与保钾利尿药（如螺内酯等）或补钾药（氯化钾）合用，易导致高钾血症。

9）消炎痛

①与含大量有机酸的中药：含有大量有机酸的中药（如乌梅、蒲公英、五味子、山楂等）会增加布洛芬、保泰松、消炎痛在肾脏中的重吸收而增加毒性。

②与阿司匹林：阿司匹林能使消炎痛在胃肠道的吸收下降，血药浓度降低，作用减弱，同时又可增强其对消化道的刺激，可能引起出血。

③与保泰松或泼尼松：消炎痛可增强保泰松与糖皮质激素的致溃疡作用。

10）丙磺舒

①与红霉素：丙磺舒能抑制红霉素在肾小管的重吸收，使其血药浓度降低。

②与水杨酸类药：两者不仅有拮抗作用，而且丙磺舒能抑制水杨酸类药的排泄，因而使血清中水杨酸类药浓度提高而发生中毒。

③与碘吡啦啶、酚磺酞：合用后两药竞争肾小管的分泌，抑制肾脏排泄，影响正确诊断。

11）别嘌呤醇

①与氨苄青霉素：合用可使皮疹的发生率增高。

②与硫唑嘌呤、6－巯基嘌呤：别嘌呤醇可使后两药分解代谢减慢，从而增加毒性。

③与氯磺丙脲、阿糖腺苷：别嘌呤醇与氯磺丙脲合用，有发生长时间低血糖的危险，与阿糖腺苷合用，则毒性增加。

12）苯溴马隆：与水杨酸类药、吡嗪酰胺，苯溴马隆与水杨酸类药及吡嗪酰胺同服，可减弱苯溴马隆的作用。

（3）本病用药禁忌

1）慎用具有升压作用的药物：枳实、陈皮、玉竹、茯苓、生姜等中药有升压作用，在应用中药治疗本病的药物配伍中应慎用上述药物。肾上腺素、去甲肾上腺素、多巴胺等具有升压作用的西药则属忌用之品。

2）忌睡前服降压药：某些高血压患者入睡后心率减慢，血流速度降低，如睡前服降压药物，可使血压降低，血流过缓，导致冠状动脉和脑部供血不足，诱发心绞痛、心肌梗死和脑血栓。

3）忌服水钠潴留药物：泼尼松、地塞米松、氢化可的松、醛固酮等药物可引起水钠潴留，长期使用可致恶性高血压而致死亡。

4）忌服吲哚美辛：人体的前列腺素有扩张周围血管及冠状动脉的作用，前列腺素中有一类具有增加肾血流量、促进体内水钠排出作用的物质。吲哚美辛能抑制前列腺素的合成，使血管痉挛，外周阻力增高，降低肾血流量及水钠排泄，从而导致血压升高。故高血压患者应忌服吲哚美辛。

5）忌过量使用降压药：高血压患者如果血压降得过低，易导致中风发生。所以，高血压患者在降压的同时，应注意改善血管弹性，不能超量服用降压药，以防导致靶器官缺血而诱发他病。

6）忌用损肝肾阴精之品：附子、肉桂、鹿角、麻黄、细辛等均属燥热之品，可伤及肝肾阴精，致肝阳上亢，而使血压难以控制，高血压患者均忌用。

7）酸性药物：酸性强的药物能使尿酸盐浓度增高，加重痛风症状。

8）热性药物：本病不宜用附子、干姜等大辛大热之品，以免伤阴，加重病情。

9）人参：痛风患者体液和组织内尿酸浓度较高，人参进入体内与之相遇后，有效成分可被尿酸破坏而失去作用。

10）抑制尿酸排泄的药物：双氢克尿噻（氢氧噻嗪）、速尿（呋塞米）、利尿酸、吡嗪酰胺，可引起药源性高尿酸血症。

二十、原发性醛固酮增多症

【概述】

原发性醛固酮增多症（简称原醛症）是由于肾上腺皮质肿瘤或增生致醛固酮分泌增多，引起潴钠排钾，体液容量扩张而抑制了肾素－血管紧张素系统。此病多见于成人，女性较男性多见，约占高血压患者中的 0.4%～2.0%。本病是一种可以治愈的高血压。

1. 病因

原发性醛固酮增多症可以分为醛固酮瘤、特发性醛固酮增多症、地塞米松可抑制性醛固酮增多症三种，其中以醛固酮瘤最为多，主要是一侧单个的肾上腺皮质腺瘤，约占 90%。特发性醛固酮增多症病变为双侧球状带细胞的结节状增生，发病原因尚未明确。地塞米松可抑制性醛固酮增多症呈家族发病倾向，多见于男性青少年，病理为肾上腺皮质球状带或束状带的增生，特点是采用地塞米松治疗效果良好

2. 临床表现

（1）高血压　为容量依赖性，大多为良性，偶见恶性高血压。

（2）低血钾综合征　表现为神经功能障碍，肌无力，周期性瘫痪，心律失常等，失钾引起肾小管损伤时还可出现口渴、多饮、多尿，代谢性碱中毒时因血清游离钙水平降低还可出现肌肉痉挛。

3. 辅助检查

（1）低血钾　在停用影响血钾的药物如排钾利尿药后，反复多次测定。绝大多数病人血钾低于正常，一般 <3mmol/L。腺瘤者多呈持续性低钾，腺体增生者血钾水平呈波动性，有时也会正常。血钾检查的同时测定尿钾，观察尿钾排出是否增多。

（2）血钠　一般处于正常高限或略高于正常。

（3）代谢性碱中毒　血 pH 值及 CO_2 结合力常偏高，其中以肾上腺瘤或癌者表现明显。

（4）有手足抽搐者　查血浆游离钙、血镁常轻度降低，血氢化物正常或偏低。

（5）尿检查　尿钾排出增多，>25mmol/L，尿钠排出量常较摄入量为少，尿液 pH 值常呈中性或碱性，有时为间歇性或持续性蛋白尿，尿比重偏低，常固定于 1.010～1.015。

（6）尿醛固酮　在固定钠、钾摄入量后留取 24 小时尿，测定尿醛固酮排出量，一般情况下排出量高于正常。给予患者补钾后尿醛固酮排泄会增加，高钠饮食后排泄则会降低。

（7）血醛固酮　在固定钠钾摄入量 7 天后测定血浆醛固酮含量，一般明显高于正常，有时可高出数十倍，腺瘤较之腺体增生者更为明显。

（8）尿 18－羟皮质醇与 18－羟皮质酮　二者为生成醛固酮的前体，会明显升高。

有条件者测定其血浆浓度会发现明显增高。目前，本测定方法国内已经建立，通过测定发现，中国人尿 24 小时 18 - 羟皮质酮正常值与国外测定正常值基本一致，而且腺瘤和增生病人含量水平具有明显不同，腺瘤病人明显高于增生病人，两者之间几乎无重叠性，与国外研究的结果一致，认为可作为临床原发性醛固酮增多症诊断和鉴别诊断的一个高敏感性、高特异性的生化指标。

（9）特殊试验

1）低钠试验：每日摄入钠 20mmol、钾 60mmol，可见患者尿钾排出减少，血钾升高，时间越长血钾升高越明显，患者的血压也可以出现明显的下降。

2）高钠试验：对病情较轻，血钾下降不明显者，可以给予高钠饮食，每天摄入钠 300mmol、钾 60mmol，共 3 ~ 5 天。可见患者尿钾排出明显增多，血钾下降。注意血清钾浓度过低者不宜做本试验。同时，试验过程中要注意低血钾所致的各种合并症。

3）安体舒通试验：每次给予 80 ~ 120mg，每天 3 ~ 4 次，连续服药 1 ~ 2 周，若血钾上升甚至接近正常、血压下降、尿钾排泄减少可考虑为本病。安体舒通试验虽然阳性率较高，有报道指出为 100%，是诊断醛固酮增多症的好方法，但不能鉴别原发性还是继发性。文献资料表明，血浆醛固酮水平升高且不受抑制，血浆肾素活性降低且不被兴奋是诊断原醛症的确诊性指标，若血浆醛固酮和血浆肾素活性比值 > 400 即可确诊，若 < 200 则可排除原醛症，因而结合血浆醛固酮水平测定来诊断本病可靠性高。

4）赛庚啶试验：服用本药 8mg 前后每 30 分取血 1 次，共 4 次，测定 2 小时内血浆醛固酮的改变，血浆醛固酮值低于 4ng/dL，或较用药前下降 30% 以上时为增生，腺瘤一般变化不大。有报道指出，以抑制率 50% 为标准鉴别增生和腺瘤，该抑制试验的诊断符合率可高达 87%。

5）立位激发试验：因为腺瘤依赖于促肾上腺皮质激素半自主分泌醛固酮，而特发性醛固酮增多症（结节状增生）依靠血管紧张素 II 分泌，当立位 4 小时后，增生者可以出现血浆醛固酮水平增高，而腺瘤者其水平不变或出现降低，由此区分增生抑制或腺瘤（癌）。

6）卡托普利试验：服用卡托普利 25mg，2 小时后测定血浆肾素活性与醛固酮浓度，一般原发性醛固酮患者仍会醛固酮增高，血浆肾素活性没有变化，而在原发性高血压患者则醛固酮水平降低，血浆肾素活性增高，该试验可资二者鉴别。

7）诊断性治疗：对怀疑糖皮质激素可抑制性原发性醛固酮增多症者，可给予小剂量地塞米松 0.5mg/d，若患者血压下降，血中钾、钠水平出现改善，则可诊断本病。

（10）特殊检查

1）B 超：无侵袭性检查，简便易行。可探查出直径 > 1.0cm 的腺瘤，对小或仅为增生者则难诊断。

2）CT 或 MRI 检查：近年普遍使用，检出率高，但对增生型或伴结节者可能漏误诊，需要注意。

3）肾上腺静脉造影：造影过程中通过导管自左右肾上腺分别取血，测定醛固酮含量，增生者两侧均高，一侧腺瘤者明显高于对侧。该方法是鉴别原发性醛固酮增生症为肾上腺腺瘤或增生的重要方法，并有助于明确腺瘤的定位、关系到治疗方法的选择，但因属于创伤性检查，技术难度较高，造影过程中有时会引起肾上腺静脉血栓，有一定危险性，应根据适应证有选择地加以应用。

患者如有高血压表现，血或尿醛固酮水平升高，高钠饮食不能抑制，血浆肾素活性降低，低钠饮食或服排钠利尿药不能激发，尿 17-羟、17-酮检查正常，行肾上腺 CT 或 MRI 检查肾上腺常可发现异常。

【饮食宜忌】

1. 饮食宜进

（1）饮食原则　人体所需要的钾主要从食物中摄取。几乎所有的食物都含钾，尤其植物性食品如豆类、谷粮、蔬菜、水果等含钾量高，其中以豆类含量较高，详见表17，依据病情酌情选用。

正常成年人每天需要供给 2~3g 钾，儿童每千克体重供给 0.05g 为宜。

表 17　含钾量超过 500mg/100g 的食物

食物名称	含钾量（mg）	食物名称	含钾量（mg）	食物名称	含钾量（mg）	食物名称	含钾量（mg）
荞麦面	537	甜薯	503	西瓜子	834	火腿	673
黄豆	1780	马铃薯	502	葵花子	815	猪肉松	771
青豆	1759	芋头	504	核桃	536	酱牛肉	529
黑豆	1230	荸荠	523	杏仁	716	鳗鱼	712
小豆	1298	菠菜	502	玉米	967	海米	886
绿豆	1520	苋菜（绿）	577	花生	1004	干贝	1579
豇豆	1278	毛笋	510	莲子（干）	2057	海带	1503
蚕豆	1265	青笋	553	柿饼	795	紫菜	1640
豌豆	1306	冬笋	581	黑枣	630	银耳	987
豆腐皮	705	慈菇	1003	香菇	1960	蛤士蟆（干）	1180
腐竹	668	冬菜	1240	冬菇	1320	木耳	773
青豆嘴	579	萝卜（腌干）	1388	蘑菇（干）	4660	咖喱粉	2199
毛豆	537	榨菜	1260	玉米片（干）	2260	花椒	1146

（2）饮食搭配

1）萝卜与羊肉：萝卜能降低胆固醇，减少高血压和冠心病的发生，且有顺气消食、化痰止喘、利尿补虚及抗癌等作用。羊肉性味甘温，能助元阳，补精血，益虚劳，是良好的滋补壮阳食物，二者同食，补而不滞，有助阳、补精、顺气、消食之功效。

2）蘑菇与扁豆：蘑菇可健胃理气，润燥化痰。扁豆亦能增强机体的免疫力，并有明目、润肤、抗衰的功效。二者搭配，有补脾益气、润燥化痰等功效，可增强机体的抗病能力。

2. 饮食禁忌

饮食中尽量少食含钾低的食物，详见表18。

表18 含钾量低于150mg/100g 的食物

食物名称	含钾量（mg）	食物名称	含钾量（mg）	食物名称	含钾量（mg）	食物名称	含钾量（mg）
薏 米	141	臭豆腐	122	沙 果	148	猪 血	29
油面筋	81	西葫芦	122	鸭 梨	115	蛏	143
粉 皮	84	冬 瓜	136	京白梨	135	鱿 鱼	141
粉丝（干）	39	蒜 头	130	红肖梨	136	对 虾	150
豆 浆	139	洋 葱	138	菠 萝	147	青 虾	150
豆 腐	110	南 瓜	69	柠 檬	130	海 参	70
油豆腐	130	菜 瓜	81～130	草 莓	135	麻 酱	140
豆腐片	149	甜 瓜	130	甘 蔗	89	醋	74
百 叶	116	西 瓜	124	菱 角	140	料 酒	70
		葡萄（紫）	124	猪 心	134	团 粉	15
		葡萄（白）	126	猪大肠	83		
		苹 果	110	猪 皮	11		

【药物宜忌】

1. 西医治疗

原发性醛固酮增多症患者根据病因不同，治疗方法有所不同，肾上腺腺瘤或癌症患者首选手术切除，大部分血压正常，几乎所有病例均可得到改善，不愿接受手术者可采用补钾与安体舒通治疗，有效剂量为100～400mg/d，分3～4次，口服。

对肾上腺增生患者因手术效果较差，手术后血浆醛固酮水平虽能降为正常，低血钾得以改善，但血压仍然增高，所以目前主张内科治疗。首选药物为安体舒通，剂量服法同上，可长年持续服用，配合使用噻嗪类利尿药可进一步改善血压并可减少安体舒通的用量。出现胃肠紊乱、乳房压痛、月经不调、男性乳房发育等副作用时可服用其他保钾利尿剂，如氨苯蝶啶、阿米洛利，但作用较安体舒通差。治疗过程中同时应注意补钾，如氯化钾每日3～6g，分次口服，并加用一般降血压药物。对诊断为地塞米松可治型者，可用糖皮质激素治疗，通常成人用地塞米松每日0.5～2mg，用药后3～4周症状缓解，一般血钾上升较快而高血压较难纠正，可加用其他降压药治疗，如钙通道阻滞剂等。有推荐更小剂量地塞米松者，如每日0.3～0.75mg，以避免类库欣病。儿童地塞米松的剂量为0.05～0.1mg/（kg·d），也可用氢化可的松12～15mg/m² 体表面积，分3次服用，后者对儿童生长发育的影响较小。

钙通道阻滞剂可使一部分原醛症患者醛固酮产生量减少，血钾和血压恢复正常，因为醛固酮的合成需要钙的参与。对特醛症患者，血管紧张素转换酶抑制剂也可奏效。

醛固酮瘤预后较差，发现时往往已失去手术根治机会，化疗药物，如双氯苯二氯乙烷（米托坦）、氨鲁米特、酮康唑等可暂时减轻醛固酮分泌过多所致的临床症状，但对病程演进无明显改善。

2. 中医治疗

（1）肝旺脾湿

主症：眩晕、头痛、恶心呕吐、口黏口苦、手抖肌颤、大便黏腻不爽、舌边红、苔腻或黄、脉弦数。

治法：舒肝健脾，清利湿热。

方药：逍遥散合龙胆泻肝汤。

柴胡、当归、白芍、白术各 10g，茯苓 15g，煨姜 9g，薄荷 6g，山栀子、黄芩、生地黄、龙胆草各 9g，车前子 15g，甘草 3g。

加减：头晕重者加生石决明 30g，恶心呕吐重者加半夏、竹茹各 10g，失眠加远志 10g，以祛痰安神。

（2）肝肾阴虚火旺

主症：头晕、头痛、口舌咽干、腰膝酸软、心悸失眠、大便秘结、月经量少或闭经、舌红少津、少苔或无苔、脉沉细数或弦细。

治法：滋补肝肾，清泄相火。

方药：滋水清肝饮。

熟地黄 15g，山药、山萸肉、丹皮、茯苓、泽泻各 10 ~ 12g，当归、白芍、柴胡、山栀子、大枣各 10g。

加减：若闭经、皮下瘀斑者，加益母草 30g，泽兰、川芎各 12g，活血化瘀；大便秘结者加大白芍用量，或加火麻仁 10 ~ 15g，润肠通便；乏力肢软者加黄芪 30g、党参 10g，补中益气。

（3）肾阴阳两虚

主症：头晕目眩、耳鸣如蝉、腰膝酸软、肢体浮肿、骨质不坚、畏寒肢冷、不耐风寒、女子闭经、男子阳痿早泄、舌淡暗或舌体胖有齿痕、舌苔腻、脉弦滑或沉细弱。

治法：温阳滋阴。

方药：金匮肾气丸。

熟地黄 15g，山药、山萸肉、丹皮、茯苓、泽泻各 10 ~ 12g，肉桂 3 ~ 6g，附子 3 ~ 10g。

加减：若水肿者，加猪苓、冬瓜皮、赤小豆各 30 ~ 40g，以利水消肿；骨质不坚、腰膝酸软者，加骨碎补、桑寄生、狗骨各 10 ~ 15g，以壮腰健骨；闭经及阳痿者，加紫河车、鹿茸、鹿角霜各 10g，以壮阳益精。

3. 药物禁忌

（1）螺内酯

1）华法林：螺内酯能使华法林的抗凝作用降低约 25%。

2）地高辛：螺内酯可使地高辛的稳态血药浓度上升约 30%。

3）棉酚：螺内酯可降低棉酚所致降低血钾反应。

4）排钾性利尿药：与螺内酯有协同性利尿作用。

5）保钾性利尿药氨苯蝶啶、氨氯吡咪等：与螺内酯联用可致体内钾潴留。

6）抗高血压药：与螺内酯联用，可增强降压作用，降压药应减量 50%。机制：螺内酯是醛固酮拮抗剂，具有抗高血压作用。

7）皮质激素：与螺内酯联用治疗顽固性心力衰竭，可提高疗效。

8）碳酸锂：与螺内酯联用，治疗躁狂症有协同作用，但可加重锂中毒反应（锂排泄减少）。

9）阿司匹林：抑制螺内酯活性，使其效力降低。阿司匹林可抑制螺内酯的利尿作用（阻断螺内酯主要代谢产物坎利酮在肾小管中的分泌），但不影响其降压效应。

10）生胃酮：与螺内酯联用可减轻排钾作用，但影响生胃酮抗溃疡作用。

11）右丙氧芬：与螺内酯联用，可出现男性乳房发育和皮疹。

12）茵陈术附汤、附桂八味丸：与螺内酯联用可引起高血钾、心率缓慢、传导阻滞等不良反应。

（2）氨苯蝶啶

1）碳酸锂：氨苯蝶啶能使锂排泄减少，使个别患者发生锂中毒。合并用药时应小心监测用药反应。

2）西咪替丁、雷尼替丁：可减少氨苯蝶啶的吸收及其利尿效应。机制：由于 H_2 受体阻滞剂使氨苯蝶啶从肠道的吸收减少，肝脏的代谢降低，以及肾脏排泄功能降低所致。处理：联合用药时应注意监测效应。

3）吲哚美辛：与氨苯蝶啶联用可迅速导致急性肾功能衰竭，机制不明。有人认为，氨苯蝶啶可引起肾脏缺血，肾脏代偿性增加前列腺素的生成。吲哚美辛通过抑制前列腺素合成来对抗这一代偿机制，故加重氨苯蝶啶对肾脏的损害作用。其他非甾体抗炎药也具有这种作用。处理：两药避免联用。

（3）氯化钾

1）胰岛素：与氯化钾配伍制成"极化溶液"，可增加细胞内钾离子、稳定膜电位及增加心肌能源。

2）皮质类固醇：可增加肾小管对 K^+ 的排泄，并导致细胞外 K^+ 进入细胞内。长期应用皮质激素导致血钾降低，最好应用氯化钾缓释片来纠正。

3）乙酰唑胺：长期用药患者应补给钾盐，以预防低钾血症及某些副作用。

4）不可配伍液体：甘露醇注射液。

5）不可配伍药物：地西泮、万古霉素、磺胺嘧啶钠、硫喷妥钠、促肾上腺皮质激素。

（4）地塞米松　不可配伍药物：氯丙嗪、异丙嗪、苯海拉明、万古霉素、葡萄糖酸钙、细胞色素 C、山梗菜碱（洛贝林）、利血平、利多卡因、磺胺嘧啶钠。

二十一、嗜铬细胞瘤

【概述】

嗜铬细胞瘤起源于身体的嗜铬组织，以肾上腺、交感神经节、旁交感神经节为多见，也可出现于其他部位的嗜铬组织中。出现包括阵发性或持续性高血压在内的多种临床表现，严重者病势凶险。

1. 病因

本病肿瘤85%左右位于肾上腺髓质，其余少数位于腹膜后腹主动脉前，腰椎旁间隙，肠系膜下动脉开口处主动脉旁的嗜铬体，偶可见起源于肾上极、肾门、腹腔神经丛、卵巢、膀胱内等处者。本病形成原因目前尚未明了，有呈家族遗传倾向者，男女患病率大致相等，各年龄组均可发病，但以20~40岁组最多。

2. 临床表现

（1）高血压 持续或阵发性的血压增高，病史短，常见于年轻人，阵发性高血压者具特征性，每因精神刺激、排便等诱发，出现血压骤然升高，收缩压可高达300mmHg，舒张压也相应增高。持续高血压者有半数会出现阵发性加剧倾向，同时可伴有轻重不一的头痛、心悸、多汗之三联症状，严重发作时可以出现高血压脑病、肺水肿、心力衰竭或休克等症状。血压升高时大多伴有视物模糊，眼底检查为出血、渗出、视乳头水肿。普通降压治疗效果多不理想。

（2）代谢紊乱 有类似甲状腺功能亢进症的表现，基础代谢率增高，或伴轻度发热。糖代谢紊乱可出现空腹血糖升高，四肢无力或其他糖尿病症状，也有报道出现低血糖反应者。脂质代谢紊乱可以出现消瘦等。

（3）其他 由于CA引起肠蠕动及张力减弱，常可出现便秘、腹胀、腹痛等症状，当胃肠壁血管出现增生性或闭塞性动脉内膜炎时，引起肠坏死、出血。胃肠穿孔时，可有急腹症表现。当嗜铬细胞瘤发生于膀胱内时可发生排尿性晕厥。

3. 辅助检查

（1）24小时尿3-甲氧基-4-羟基苦杏仁酸（VMA）测定 VMA是E和NE的终产物，正常值为2~6.8mg，本病患者VMA明显增高。该检查敏感，特异性高，据报道可以用随时尿来代替24小时尿，临床极为常用。

（2）24小时尿CA测定 在禁服甲基多巴、三环类抗抑郁剂、复合维生素B后，90%患者尿CA增高，且多是正常的1~2倍。本检查方便可靠。

（3）血儿茶酚胺测定 安静状态下采取血样，最好采用皮肤埋针，减少针刺对CA释放的影响。采样前3小时内不能喝咖啡、吸烟或饮茶，对荧光有反应的物质如香蕉、水杨酸类、降压药停用 1 周以上，方可进行检查，目前各实验室的测定结果差异很大，影响因素多，测定困难。

（4）尿 NE 与 3，4－二羟基苯乙醇酸的比值测定　在以 NE 分泌为主的本病患者，比值常为正常人的 7～8 倍，而以 E 分泌为主者比值不升高。

（5）CA 合成酶的免疫化学测定　目前正在研究当中，主要用于本病患者的诊断定位，当 CA 合成酶酪氨酸羟化酶缺乏时，提示无功能性嗜铬细胞瘤位于肾上腺以外。

（6）药物抑制和激发试验

1）可乐宁抑制试验：口服可乐宁 0.3mg 后，1、2、3 小时各取血测定血浆 NE、E。本病患者血压虽然下降，但血浆 NE、E 水平没有变化。需要注意本实验结果有时不可靠，须与其他激发试验同时进行。检查前须停用 β 受体阻滞剂、利尿剂、可乐宁、抗忧郁剂等。

2）胰高血糖素激发试验：用 0.5～1mg 静脉注射，1～3 分钟后抽血测定 CA 量，比试验前增加 3 倍以上，且比冷加压试验时血压升高 20/15mmHg 以上为阳性，目前机制未明，但有报道其特异性较高而敏感性较差。

3）酚妥拉明阻滞试验：试验前 1 周停用镇静药及降压药，尤其是利血平，静脉注射该药 5mg，开始 3 分钟内每 30 秒测血压 1 次，以后每 2 分钟 1 次，共 20 分钟，如果 2 分钟内血压下降 35/15mmHg，并维持 3～5 分钟以上，为阳性。

（7）定位诊断

1）B 超：无创简便，对肾上腺之嗜铬细胞瘤较易诊断。

2）CT 扫描及磁共振成像术（MRI）：对肾上腺内嗜铬细胞瘤敏感性、准确性很高，对肾上腺外者 MRI 较 CT 扫描更为优越，而且无须注射造影剂加强扫描，尤其适合于妊娠期妇女检查。

3）间碘苄胍闪烁扫描（[131]I－MIBG）：由于其分子结构与去甲肾上腺素相似，注射后易被肾上腺组织吸收，因此特异性很高，对肾上腺外者敏感性差，但对恶性嗜铬细胞瘤的转移灶定位较好。有报道对[131]I－MIBG 检查进行了定量分析，认为肾上腺与心肌比值是鉴别嗜铬细胞瘤与肾上腺髓质增生的有效方法，当比值大于 1.5（24 小时）、1.6（48 小时）、1.8（72 小时）时，提示嗜铬细胞瘤，晚期显像、心肌显像是排除嗜铬细胞瘤的指标之一，认为肾上腺髓质显像定量分析是诊断、鉴别诊断嗜铬细胞瘤与肾上腺髓质增生的客观、灵敏的方法。

【饮食宜忌】

1. 饮食宜进

（1）饮食原则

1）高蛋白质：医学研究证明，高蛋白饮食能增加尿钠排泄，改善动脉壁弹性，有直接降血压作用。

2）植物油：在高血压状态下，动脉硬化的发生与脂肪的摄入量有直接关系，应尽量使用含不饱和脂肪酸的植物油，如菜子油、豆油、香油等。

3）芹菜：具有降血压、镇静、利尿作用。取鲜芹菜 250g，洗净，用沸水浸泡约 3 分钟，捣碎取汁饮用，每次 1 小杯，每日 2~3 次。

4）食用菌：如草菇、香菇、平菇、蘑菇、黑木耳、银耳等，最好做成汤食用，不仅营养丰富，味道鲜美，而且对防治高血压、脑出血、脑血栓等有较好的效果。

5）含钙食物：用钙治疗高血压可以使收缩压平均下降 19.5mmHg，舒张压平均下降 6.8mmHg。如果在饮食中每日增加 1000mg 钙，高血压的患病率便可以降低。含钙较丰富的食物有葵花子、核桃、花生、牛奶、鱼、虾、大枣、柿子、韭菜、芹菜、蒜苗、大豆及其制品等。

（2）饮食搭配

1）萝卜与羊肉：萝卜含有丰富的维生素 C、芥子油、胆碱、氧化酶、木质素等多种成分，能降低胆固醇，减少高血压和冠心病的发生，且有顺气消食、化痰止喘、利尿补虚及抗癌等作用。羊肉性味甘温，能助元阳，补精血，益虚劳，是良好的滋补壮阳食品。二者同食，补而不滞，具有减少心脑血管疾病的发生及助阳、补精、顺气、消食之功效。适宜于高血压肾虚体弱者食用。

2）大蒜与黄瓜：二者同食能抑制糖类转变为脂肪，降低胆固醇，适宜于高血压、肥胖及心脑血管病患者食用。

3）芹菜与西红柿：芹菜有降血压作用，西红柿可健胃消食。二者搭配，营养更丰富均衡，适宜于高血压、高脂血症及冠心病患者食用。

（3）药膳食疗方

1）菊花绿茶饮：菊花 6g，绿茶 3g。开水冲泡，频频饮服，连饮数周至数月。适于肝阳上亢型头昏头痛、面目红赤之高血压患者。多汗、畏寒肢冷者不宜饮服。

2）淡菜旱芹汤：淡菜 10g，旱芹 50g。同煎汤。适当调味服食。每日 1 剂，连食 2~3 周。适于腰酸、眩晕、口渴、面赤属肝肾阴虚、肝阳上亢之高血压患者。腰酸肢冷者不宜多服。

3）山楂炖扁豆：山楂 30g，白扁豆 30g，红糖 50g。山楂和扁豆同炖酥，红糖调味服食。每日 1 剂，连食 3~4 周。适于肝旺脾虚见有眩晕、心悸、纳少、便溏等症状之高血压患者。嘈杂、泛酸、便艰者不宜食用。

4）炖木耳：黑白木耳各 50g。水发，洗净，加水适量，文火炖烂，加适量冰糖。分 10 次服食，每日 1 次，连续服完。适于肝肾阴虚见有五心烦热、眩晕、面赤、大便秘结等症状之高血压患者。纳少、便溏等脾虚患者不宜食用。

5）苦瓜茶：苦瓜 1 个，绿茶 2g。苦瓜洗净，切片，晒干。与茶叶同煎浓汁，代茶频服。每日 1 剂，时时饮服。适于夏令口渴、面赤、眩晕之高血压患者。脾虚便溏、形寒者不宜饮服。

2. 饮食禁忌

（1）忌油腻，忌食高脂肪、高胆固醇食物。

（2）不宜食过咸、过甜、辛辣等强刺激食品。

（3）不可暴饮暴食、过饥过饱，不应偏食。

（4）禁烟酒。忌饮咖啡。

（5）限制食盐摄入量。

【药物宜忌】

1. 西医治疗

（1）内科长期治疗　对嗜铬细胞瘤定位不明确或由于全身情况差不能进行手术者，可以采用降压药物长期口服治疗。一般使用 α 受体阻滞剂哌唑嗪 1mg，每日 3 次，酚苄明 10mg，每 6 小时 1 次或每 8 小时 1 次，特拉唑嗪 2mg，每天 1 次。在上述基础上加用钙离子拮抗剂，也可选用 β 受体阻滞剂，如美托洛尔 25mg，每天 2 次。外科手术前也可以采用此种方法控制血压。对恶性嗜铬细胞瘤广泛远处转移，失去手术机会者，除上述 α 受体阻滞剂与 β 受体阻滞剂外，可配合使用血管紧张素转换酶抑制剂，如卡托普利、马来酸依钠普利等偶可取得显效。

（2）急性降压　嗜铬细胞瘤患者突然出现血压过度增高，出现高血压危象时，首选硝普钠或酚妥拉明静脉滴注，并根据血压下降情况调整给药剂量。

（3）手术期血压控制　选用酚妥拉明或硝普钠静脉滴注，或用哌唑嗪口服控制血压，同时注意纠正心律失常，适当补充血容量，防止术后产生低血压。

（4）手术切除及栓塞治疗　切除肿瘤是本病的根治性措施，属肾上腺增生者可行次全切除术，也有报道，采用经肾上腺动脉滴注化疗药加栓塞治疗巨大肾上腺嗜铬细胞瘤者，亦可腹腔镜下切除肿瘤。

2. 中医治疗

参见"高血压急症"。

3. 药物禁忌

（1）哌唑嗪

1）交感神经元抑制剂（利血平、甲基多巴、可乐宁等）：与哌唑嗪联用可提高降压效果。

2）钙通道阻滞药：已应用哌唑嗪患者，加用钙通道阻滞药可发生血压急剧下降。

3）强心苷：哌唑嗪可致地高辛血药浓度迅速升高。

4）β 受体阻滞剂、利尿药：与哌唑嗪联用易发生症状性、体位性低血压，但两药联用可以提高降压效果，可防止哌唑嗪所致心悸。

5）消炎痛：抑制前列腺素合成，可减弱哌唑嗪降压作用。

6）对实验诊断的干扰：哌唑嗪干扰肾素分泌，可使对肾素 - 血管紧张素 - 醛固酮系统活性测定结果的正确解释发生困难。

（2）β 受体阻滞剂

1）强心苷、利尿药：β 受体阻滞剂抑制心肌收缩力，可诱发心力衰竭，应先用强心苷与利尿剂。β 受体阻滞剂与洋地黄类联用，可发生房室传导阻滞而致心率过缓，应予严密观察。

2）硝酸甘油：与 β 受体阻滞剂联用可以互相纠正缺点，比单一用药疗效好。

3）维拉帕米：心得安不宜与维拉帕米联用。在治疗血药浓度下，维拉帕米和甲磺丁脲均可显著抑制美托洛尔的总代谢。

4）地尔硫䓬：与美托洛尔联用，在药效学和药动学上均有相互作用。两药联用，美托洛尔的血药峰浓度升高很多，并可出现心动过缓等不良反应。两药联用时应适当调整用药剂量。

5）血管紧张素转换酶抑制剂：与β受体阻滞剂联用时有协同作用，应酌情减量。

6）多巴酚丁胺类：与β受体阻滞剂有拮抗作用，两药不宜联合应用。

（3）硝普钠

1）酸性药物：硝普钠遇光或在酸性介质中，可分解成亚铁离子，呈现黑棕色或蓝色，不可应用。

2）碳酸氢钠：可纠正硝普钠所致酸中毒。

3）其他抗高血压药：硝普钠控制血压后，可逐渐过渡到应用其他口服降压药，但不可骤然停药。与可乐定或甲基多巴联用尤易发生急剧血压下降。

4）维生素 B_{12}：可预防硝普钠所致氰化物中毒样反应及维生素 B_{12} 缺乏症。

5）硫代硫酸钠：可降低血液和细胞内氰离子浓度而不影响硝普钠降压作用。用法：10% 硫代硫酸钠 2.5mL，加生理盐水 50mL，静脉注射。

6）多巴胺：与硝普钠联用可提高各药有益作用，减少不良反应和扩大应用范围，治疗充血性心力衰竭效果良好。

7）异丙肾上腺素：与硝普钠联用对气管平滑肌松弛有协同作用。

8）硝普钠溶液中不得以任何方式与任何药物混合。

（4）慎用具有升压作用的药物　枳实、陈皮、玉竹、生姜等中药有升压作用，在应用中药治疗本病的药物配伍中应慎用。肾上腺素、去甲肾上腺素、多巴胺等具有升压作用的西药则属忌用之品。

（5）睡前服降压药　某些高血压患者入睡后心率减慢，血流速度降低，如睡前服降压药物，可使血压降低，血流过缓，导致冠状动脉和脑部供血不足，诱发心绞痛、心肌梗死和脑血栓。

（6）水钠潴留药物　糖皮质激素，如泼尼松、地塞米松、氢化可的松、醛固酮等药物可引起水钠潴留，长期使用可致恶性高血压。

二十二、库欣病

【概述】

库欣病是由嗜碱性垂体瘤引起，表现为皮质醇过多的症状。主要的临床综合征为：躯干肥胖，面圆而红润，疲乏无力，高血压，高血糖，尿糖，皮肤菲薄，胸腹壁紫裂纹，浮肿，闭经，多毛，骨质疏松，腰腿痛。同样的临床表现，亦可由其他不同病因的皮质醇过多而引起，本征最先由神经外科医师库欣（Cushing）提出，故用库欣病（CS）命名，也叫皮质醇增多症。库欣病患者 80% 伴有高血压，与糖皮质激素分泌过多有关。

1. 病因

（1）肾上腺皮质增生 双侧肾上腺皮质增生，约占 70%，为继发性病变，继发于：①腺垂体嗜碱性腺瘤。②非肿瘤性丘脑下部垂体系统紊乱。③非内分泌系统肿瘤分泌促肾上腺皮质激素（ACTH）多肽激素，见于支气管癌、胸腺瘤、胰腺瘤、胰岛细胞瘤等，此类较少见。

（2）肾上腺肿瘤 ①单一或多发于肾上腺皮质腺瘤，约占 15%。②肾上腺皮质癌，约占 10%。

（3）外源性（医源性）库欣病 长期应用 ACTH 或糖皮质激素所致。

（4）内源性皮质醇过多症 最多见的是中枢（下丘脑 - 垂体）性库欣病表现，由于尚未明了的原因，使下丘脑对肾上腺皮质的抑制性反馈调节发生了变化，须在较高的血清糖皮质激素水平时下丘脑才起反应。因而下丘脑分泌的 ACTH 释放激素及垂体分泌的 ACTH 均增多，持续的 ACTH 刺激使肾上腺皮质增生肥大。

2. 诊断要点

（1）典型的临床症状 女性偏多，年龄多在 18 ~ 42 岁。

1）一般状态：向心性肥胖，满月脸，肩部肥胖，四肢纤细。皮下脂肪增多，皮肤菲薄红润，下腹、股、臀部出现紫红色条纹。多痤疮和粉刺，皮肤创口愈合迟缓。毛发丛生，眉须浓厚，体毛增多，女性可生小须，头发反而变少。

2）糖尿病倾向：空腹血糖增高，葡萄糖耐量减低，偶有甾族化合物性糖尿病，出现糖尿及多饮多尿现象。

3）电解质紊乱：盐皮质激素过多导致钠和水潴留及钾、氯的排出增加，重者出现低钾低氯性碱中毒。钠、水的潴留可使血压增高。

4）心血管系统变化：血压增高（高于 150/90mmHg），为本病常见的临床症状，约见于 90% 的病人，多为持续性，主诉有头痛、头晕、胸闷、心悸、视物模糊等症状。

长期高血压可并发左心室肥大、心肌劳损、心律失常等，严重者可发生脑血管意外和肾衰竭。眼底检查可有小动脉硬化。还会出现蛋白尿、低渗尿、踝部水肿等，病久可有心功能不全表现。

5）骨骼系统：骨质疏松，以扁平骨为显著，腰酸背痛，严重者因椎体塌陷而造成驼背，脊柱椎体及肋骨可发生病理性骨折。

6）性腺变化：女性多毛症，闭经，少数患者阴蒂增大，常不孕，男性性欲减退，阳痿。

7）神经系统：易激动、癔病样表现，或精神抑郁，重者精神变态失常，具有典型的内分泌性精神综合征，精神错乱，有时甚至导致自杀。

8）异位 ACTH 增多症：可有原发病的相应症状，色素沉着增强。

9）对感染的抵抗力减弱：长期皮质醇增高使蛋白质呈负平衡，抑制体液免疫和细胞免疫，抑制抗体形成及炎症反应。本病患者对感染的抵抗力明显减弱，容易感染细菌、真菌及病毒性疾病，且感染难以控制，严重者发生败血症和毒血症。

10）造血及血液系统病变：红细胞生成增多，血红蛋白含量增高，致多血质、面红、唇紫和舌质瘀紫等临床表现。中性白细胞增多而嗜酸性粒细胞减少，单核细胞及淋巴细胞减少。

11）消化系统：少数病人并发消化性溃疡及胆结石等。

12）泌尿系统：可并发甾族化合物性糖尿病及尿路结石，易并发尿路感染，后期致肾衰竭。

（2）实验室检查

1）血常规：红细胞增多，血细胞比容正常或增高，白细胞轻度增高，中性白细胞增多，淋巴细胞和嗜酸性粒细胞减少。

2）葡萄糖耐量试验：空腹血糖偏高，可有糖尿，葡萄糖耐量减低，约1/3以上病人葡萄糖耐量试验呈糖尿病型曲线。

3）血钙偏低，血磷偏高：碱性磷酸酶偏高，血钾、氯化物偏低，血钠偏高，CO_2结合力偏高。血尿中 17 - 羟甾族化合物在肾上腺皮质增生时偏高，肿瘤时明显增高。尿醛固酮排泄量亦可增多。

（3）肾上腺皮质功能测定

1）ACTH 兴奋试验：经连续 2 日 8 小时静脉滴注 25mgACTH 后，双侧肾上腺皮质增生所致库欣病，在兴奋后可见皮质醇分泌增多，而肾上腺肿瘤（腺瘤及腺癌）所致者，在兴奋后皮质醇无变化。

2）地塞米松抑制试验：小剂量（2mg/d），连续 2 日，用以区别皮质功能正常还是亢进，凡功能正常者，服药后第 2 日 24 小时尿 17 - 羟甾族化合物排出量比服药前下降 2.5mg 以下或减少 50% 以上。如功能亢进者不受抑制。单纯性肥胖患者尿 17 - 羟甾族化合物排量基值较高者亦可抑制到 4mg 左右。用大剂量法（8mg/d），连续 2 日，如用药后尿中 17 - 羟甾族化合物明显减少，则多系两侧增生的病例，如无明显变化，则提示为肾上腺皮质肿瘤。

3）甲吡酮试验：用于区别增生与肿瘤（腺瘤与癌）。肿瘤有自主性抑制垂体释放ACTH，使用甲吡酮后，垂体不能相应释放 ACTH，则尿中 17 - 羟皮质甾族化合物不增高。皮质增生的病人，则有正常的反应或反应增强。

（4）X 线检查

1）腹部平片：可能显示肾上腺体积增大。

2）腹膜后充气造影：可能发现肾上腺肿瘤。

3）肾盂造影：可能有肾脏向下移位。

4）骨骼可有骨质疏松表现：重者可致病理性骨折，骨骺碎裂，弯曲畸形，一般在脊柱、头颅、肋骨表现为显著。

（5）CT 或 MRI 检查　对肾上腺皮质肿瘤及垂体中肿瘤的诊断十分重要。

（6）心电图　可能有低血钾的表现。

【饮食宜忌】

1. 饮食宜进

（1）饮食原则

1）宜食富含优质蛋白质的食物：蛋白质摄入不足，可加重消瘦、虚弱，并可降低机体抵抗力，不利于患者的恢复。

2）宜食富含维生素及无机盐的食物：谷类、豆类及新鲜蔬菜含有丰富的维生素 E、维生素 C、B 族维生素，以及微量元素锌、锡、铜等，有利于病情的恢复。

3）宜食适量的糖类饮食：因患者皮质醇缺乏而引起糖异生作用减弱，肝糖原消耗，可发生空腹低血糖。机体靠葡萄糖供给能量，过分限制糖类的摄取，不利于肾上腺皮质功能减退症的恢复。应进食适量富含糖类的食物。

4）宜食低脂肪饮食：由于患者消化功能低下，食欲较差，胃酸分泌减少，胃排空时间延长，食高脂肪的食物不易消化、吸收。因此，患者宜选择低脂肪、易消化的清淡膳食。

（2）饮食搭配

1）萝卜与羊肉：萝卜能降低胆固醇，减少高血压和冠心病的发生，且有顺气消食、化痰止喘、利尿补虚及抗癌等作用。羊肉性味甘温，能助元阳，补精血，益虚劳，是良好的滋补壮阳食物，二者同食，补而不滞，有助阳、补精、顺气、消食之功效。

2）蘑菇与扁豆：蘑菇可健胃理气、润燥化痰。扁豆亦能增强机体的免疫力，并有明目、润肤、抗衰的功效。二者搭配，有补脾益气，润燥化痰等功效，可增强机体的抗病能力。

2. 饮食禁忌

（1）辛辣、刺激性食物　因会刺激胃黏膜，增加胃液的酸度，加重消化不良。

（2）胀气食物　进食胀气食物，会造成胃肠扩张而加重病情。

【药物宜忌】

1. 西医治疗

（1）西药治疗　适用于不宜手术者，晚期癌术后复发者。

1）双氯苯二氯乙烷：口服，每次 0.6~2g，3 次/日，持续 1 个月。维持量每日 3g，继续用药 4~6 个月。

2）甲吡酮：口服，每次 0.25~0.5g，4 次/日。

3）氨基导眠能：口服，每次 0.25~0.6g，3 次/日。

（2）病因治疗

1）垂体放射线照射：适宜于早期轻型两侧性增生的患者。

2）垂体切除术：能减轻压迫症状。

3）垂体内植入放射性^{90}钇。

4）对肾上腺皮质增生，可行双侧肾上腺切除术或肾上腺次全切除术。对腺瘤或能切除的癌宜行切除术。

2. 中医治疗

（1）治疗原则　本病的病理主要是脾虚痰湿偏盛，故其治疗当遵照虚者补之，实者泻之。临床上常用的补法为健脾益气，以祛水湿，又当助消导，祛瘀滞。若病久，脾病及肾，又当益气补肾，温化水湿为治。常用的泻法有化湿、利水、祛痰、通腑、消导法，以祛除体内停聚的湿浊、痰热。

（2）辨证论治　CS 的发生主要是由于情志不遂，恼怒伤肝，肝气郁结而化火，或忧思伤脾，脾失健运，蕴湿生痰、化热，形成痰热互结，或素体阴虚，肝血不足，肾阴亏损，虚火内炽，暗耗阴血，致肝肾两亏，而发为本证。临证处方施治，当根据具体表现，辨证论治。张镜人结合多年经验，认为本病可分如下三型论治：

1）肝郁脾湿

治法：舒肝健脾，清化湿热。

方药：逍遥散加味。

柴胡、僵蚕、当归、白芍、白术、防风、炙甘草、丹皮、栀子各 10g，龙胆草、薄荷、炮姜各 3g，茯苓 12g，蝉蜕 6g。

2）阴虚火旺

治法：滋补肝肾，清泄相火。

方药：滋水清肝饮加味。

生地黄、山药、丹皮、泽泻、白芍、柴胡、丹参、酸枣仁、牛膝各 10g，山栀 12g。

3）阴阳两虚

治法：温阳滋阴，渗利阴浊。

方药：助阳利水方化裁。

仙灵脾、刺五加、猪苓、茯苓各 30g，当归、熟地黄、山药、山萸肉、枸杞子、白术、党参、熟附子各 10g，菟丝子、泽泻、黄柏各 12g，肉桂 4g。

3. 药物禁忌

依据临床用药，参见有关内容。

二十三、高血压与眼底病变

【概述】

高血压分为原发性和继发性两大类，80% ~ 90% 的高血压是原发性高血压。继发性高血压只是某些疾病中表现的症状之一。不论哪种高血压，由于血压升高的程度、急缓和时限不同，最终都会导致眼底病变。原发性高血压临床分Ⅲ级：Ⅰ级为轻型，全身小动脉最初正常或轻度功能收缩时，眼底表现可为正常。Ⅱ级为中型，多合并靶器官损害，视网膜动脉也随长期高血压出现动脉硬化等表现。Ⅲ级为重型，出现与高血压相关的眼底病，可使视网膜缺血，视网膜动脉和静脉阻塞或出血、渗出，视乳头水肿，提示高血压病发展到极其严重的阶段。

1. 病因

一般认为，原发性高血压由高级神经中枢失调，肾缺血，内分泌系统、交感神经及电解质等因素参与发病过程。高血压性视网膜病变应当包括高血压性脉络膜病变和视神经病变。它们由于血管结构、解剖部位和生理特征不同，导致眼底形态变化及病理生理机制也各不相同。

2. 诊断要点

（1）高血压性视网膜病变　根据高血压性视网膜病变的程度一般分四期：①血管收缩期。②硬化期。③渗出期。④硬化期的各种并发症。虽然各期有不同的临床特点，但可互相重叠，亦不一定循序进行。如：一个视网膜动脉硬化期患者可因突然血压升高而发展为渗出期；一个显著血压上升的患者，可因及时治疗从渗出期转为硬化期；血管收缩期或渗出期的患者几乎均由血压控制不稳引起；硬化期和硬化期并发症患者有可能血压已控制正常。

1）血管收缩期：可见视网膜动脉局部性狭窄，若病程持久则出现普遍性狭窄。

2）硬化期：硬化的血管具有如下特征：①动脉普遍性狭窄，相符动静脉管径之比可到 1∶2 甚至 1∶3。②动静脉压陷，根据其压陷程度分为三级。轻度：动脉下的静脉偏曲，出现早期隐匿现象。中度：动脉下的静脉变尖并缩窄和偏移。重度：在动静脉交叉远端见静脉阻塞的出血和渗出。③血管壁硬化导致血管壁光反射改变，根据程度亦分为三级：轻度光反射增加、"铜丝样"改变和"银丝样"改变。④血管迂曲：分为轻度、中度和重度。⑤动脉和小动脉分支角度，血压越高则分支角度越大。轻度者分支动脉的夹角为 45° ~ 60°，中度分支角度为 60° ~ 90°，重度分支角度大于 90°。其分级见高血压视网膜病变的视网膜血管分级表（表 19）。

表19　高血压视网膜病变的视网膜血管分级表

血管	轻度	中度	重度
动脉狭窄	轻度	中度	重度
动静脉压陷	轻度	中度	分支静脉阻塞
动脉硬化	轻度	铜丝样	银丝样
动脉迂曲	轻度	中度	重度
动脉分支角度	轻度（40°~60°）	中度（60°~90°）	重度（>90°）

3）渗出期：在眼底后极部，即视乳头周围4~6PD，有视网膜水肿、出血斑、棉絮斑及硬性渗出斑等改变，具体表现如下：

①视网膜水肿：常发生于视乳头附近，视网膜呈灰白色或带灰色，透明度降低，呈放射状条纹，向周边逐渐浅淡并消失。水肿是由于小动脉长期收缩，末梢血管扩张，血循环迟缓，并由于缺氧使毛细血管壁损害，血浆渗出到视网膜组织内。

②视网膜出血斑：出血斑大小形态不等，多位于视网膜前层（神经纤维层），呈线条状、火焰状或放射状。少数位于视网膜深层，呈圆形或不规则形。其形成原因是小动脉收缩，毛细血管缺氧增重，屏障功能失常，血浆、血细胞均可从毛细血管渗出至视网膜组织内。

③棉絮斑：为边界模糊，不规则形的白斑或灰白斑，大小不等，一般为1/4~1/2DD。起始数目较少，逐渐增多，可孤立散在或互相融合，偶尔成片状围绕视乳头。棉絮斑的边缘可有出血。棉絮斑为末梢小动脉痉挛性收缩使神经纤维层产生缺血性坏死，视神经轴质流阻滞，神经纤维呈结节状肿胀，以前曾称细胞样小体。视网膜水肿、出血及棉絮斑为高血压急性阶段的眼底表现。

④"硬性渗出"：是边界锐利，圆形或不规则形的白色或黄白色斑点。其大小不等，可孤立散在或成簇出现，甚至互相融合。位于黄斑者放射状排列呈星芒状或扇形。"硬性渗出"，为长期视网膜小动脉收缩，组织慢性缺氧的后果。病理上，在视网膜深层，尤其是外丛状层，有囊状间隙，其内含脂质、透明蛋白、纤维素等玻璃样物质或巨噬细胞。因黄斑中心凹外Henle纤维呈放射状排列，故位于其间的沉着物亦呈放射状排列。

4）硬化期的各种并发症：包括中央或分支视网膜动脉阻塞，巨大血管瘤和视网膜前膜或增生性玻璃体视网膜病变等。

（2）高血压性视神经病变　眼底除前述高血压性视网膜病变外，主要是视乳头水肿，往往高达几个屈光度，边缘模糊，视杯充盈和视网膜静脉充血，黄斑见渗出改变。一般在高血压病急进型或在缓进型基础上病情突然加重，血压急速上升，舒张压持续在130mmHg以上，多在140~160mmHg。常发生于40岁以下中青年人，其发病率仅占高血压病总数的1%~5%，眼底改变具有诊断急进型高血压或恶性高血压的临床意义。有些患者视乳头可呈普遍或高位性苍白和萎缩，往往已伴有中央或分支视网膜动脉或静脉阻塞，他们常有重度视力损害和不同程度的视野缺损。

（3）高血压性脉络膜病变　在急进型高血压，脉络膜血管比视网膜血管更易受累，导致视网膜色素上皮与脉络膜改变。眼底呈现一些浅白色或带红色斑，称 Elschnig 斑，荧光血管造影见脉络膜毛细血管低灌注区，随后这些病变弥散地渗漏荧光。在眼底后极部可见局灶性浆液性视网膜脱离。周围区 Henle 纤维内可见硬性渗出（黄斑星芒）。赤道部可有色素斑沿脉络膜血管行经呈线状分布。若血压已被控制，慢性 Elschnig 斑发生和表现为有一脱色素晕环的色素中心，荧光造影显示色素上皮愈合且不再渗漏荧光素至视网膜下间隙，但仍见强荧光的窗样缺损。

【饮食宜忌】

1. 饮食宜进

（1）饮食原则

1）易消化、富含维生素的食物：如花生、蛋黄、植物油等都含有较丰富的维生素 E；猪瘦肉、粗粮、大豆及其制品富含维生素 B_1；动物肝脏、蔬菜及水果等含有维生素 A、维生素 C、维生素 B_{12}，宜多食。

2）健脾、养心、安神的食物：如赤小豆、薏苡仁、黄花菜、丝瓜等有明显的健脾作用，可减少眼球内液体的潴留，莲子心、小麦片、核桃仁等有养心安神的功效，青光眼患者宜多食用。

3）富含纤维素的食物：便秘会引起身体中毒，影响正常血液循环，同时也会促使眼内房水分泌量增加而引起眼压升高。因此，青光眼患者应多食富含纤维的食物，如蘑菇、海带、蚕豆、绿叶蔬菜和水果等。

4）植物性蛋白质：豆浆、豆腐、豆腐干、豆腐皮、豆芽等都含优质蛋白，而且胆固醇少。

5）含维生素 C 较丰富的蔬菜、水果：蔬菜有四季豆、大白菜、芥菜、苋菜、蒜苗、西红柿等，水果有柑、橘、橙、杏、桃、李子、柚、柠檬、柿子、大枣、山楂、龙眼肉等，宜多食。

6）含锌多的食物：牛奶、鳝鱼、鲫鱼、牡蛎、蛤蜊、蟹、黄鱼、带鱼、墨斗鱼等。这些食物的含锌量较高。

7）当据肝肾亏虚（腰膝酸软、眩晕乏力）、肝脾失和（脘胁胀闷、纳少便溏）、湿热内蕴（苔腻口苦、口渴、便艰、尿黄）情况给予具有补益肝肾、和肝健脾、清化湿热等作用的饮食。适当多食土豆、山药、扁豆、豌豆、龟、鳖、羊肝、兔肉、桑椹、胡桃仁、海参、淡菜、虾、黄鱼、芹菜、藕、竹笋、苹果、番茄等。

（2）饮食搭配

1）大蒜和洋葱：宜多吃，大蒜有清热、杀菌的作用，洋葱清热、解毒，两者同用还有抗血栓作用。

2）蜂蜜和甘油：蜂蜜和甘油属于高渗剂，服后能使血液渗透压增高，加快眼内水分吸收，促使眼压降低，起到缓解症状和治疗的效果。

（3）药膳食疗方

1）白菊花羊肝汤：羊肝 60 ～ 90g，谷精草、白菊花各 12 ～ 15g，水煎服。每日 1 剂，连服数剂。

2）黑芝麻地黄汤：生石决明 18g，生地黄 15g，桑叶、黑芝麻（布包）各 9g，白糖适量，水煎服。每日 1 剂，连服 6 ～ 7 剂。

3）赤小豆粥：赤小豆 30g，金针菜 30g，加水煎煮，待豆熟烂后加蜂蜜 3 匙，当点心，每日服食 1 次。

4）生地黄粳米粥：生地黄 15g，青葙子 9g，陈皮 6g，粳米 60g。前 3 味加水煎汤，去渣后入粳米煮粥食。每日 1 剂，连服 7 ～ 8 剂。

5）黄精 15g，枸杞子 9g，菊花 3g，珍珠母 18g，陈皮 9g，红糖适量，水煎服。每日 1 剂，连服 10 ～ 15 日。

6）怀山药 30g，夜明砂、菟丝子各 9g，用布包好，加水 5 碗，煎成 3 碗，去渣后入粳米 60g，红糖适量，煮成粥。每日 1 剂，连服 15 ～ 20 日。

2. 饮食禁忌

1）油腻肥厚食物：高血压、高脂血症患者的血液呈高黏滞状态，血液流动较正常人缓慢，致使产生营养障碍。同时，高脂血症患者多有动脉硬化，动脉硬化可造成房水屏障的功能障碍，使晶状体营养失调，代谢失常。因此，患者应忌食猪油、黄油、鸡蛋黄、动物内脏、全乳、冰淇淋等。

2）暴饮暴食：饮食无节制，可造成中枢神经调节障碍，机体内环境平衡失调，房水增多，排出障碍。

3）酒：酒对视力有很大损害，可导致火旺痰凝，加重晶状体混浊和视物模糊，使病情加剧。

4）其他：忌用铜炊具烧水煮汤。

5）辛辣、刺激性食物：如蒜、韭菜、生姜、辣椒、芥末等，食后可伤肝损眼，加重病情，影响疗效，在治疗过程中应忌食。

6）动火食物：动火食物应忌食，以免助火上炎眼目。

【药物宜忌】

1. 西医治疗

（1）降眼压药物　醋唑磺胺口服，首次 500mg，以后 250mg，每天 3 次。噻吗洛尔滴眼液，每天 2 次。

（2）血管扩张药及活血化瘀药　如烟酸 50 ～ 100mg，静脉滴注，1 次/日。丹参 0.4g，静脉滴注，1 次/日。妥拉唑啉 125mg，球后注射，1 次/日。654 - 2 5mg，球后注射，1 次/日。舌下含硝酸甘油片，每次 0.3 ～ 0.6mg，2 ～ 3 次/日，或吸入亚硝酸异戊酯，每次 0.2mL，每隔 1 ～ 2h 再吸入 1 次，连续 2 ～ 3 次。应用扩血管药物，如葛根素（剂量依病情而定），葡萄糖 250mL 静脉滴注，1 次/日，或血栓通粉针 450mg 入液，静脉滴注，1 次/日，并可给予神经营养药物，如肌苷注射液 0.4g、三磷酸腺苷注射液

40mg、胞磷胆碱钠注射液 0.2g 入液，静脉滴注，1 次/日。如发病数小时以内就诊者，可行前房穿刺，按摩眼球（闭眼后用手指压迫眼球数秒钟，然后立即松开手指数秒钟，再压迫眼球，重复数次，通过眼内压的变化使视网膜动脉血管径改变以解除阻塞）。

（3）溶栓　应用溶栓剂对于发病 6.5 小时内的患者有助于视力恢复。常用溶栓剂如下：

1）尿激酶：100 万 ~ 150 万 U，溶于氯化钠或 5% 葡萄糖溶液 50 ~ 100mL，静脉滴注。对于严重者也可采取大剂量冲击疗法，在 10 分钟内静脉滴注 1.5 ~ 2.0 万 U/kg，2 次/日。3 天后逐渐减量，每日 30 ~ 50 万 U，维持 7 ~ 10 天。结膜下注射或球后注射，每次 150 ~ 500 万 U，1 次/日。

2）链激酶：用药前半小时，先肌肉注射异丙嗪 25mg，或静脉注射地塞米松 2.5 ~ 5mg，以预防链激酶的发热、寒战等副作用。用药方法为初导剂量：链激酶 50 万 U 溶于 5% 葡萄糖溶液 100mL 内，30 分钟静脉滴注完毕。维持剂量：链激酶 60 万 U 溶于 5% 葡萄糖溶液 250 ~ 500mL，并加入地塞米松 1.25 ~ 2.5mg，静脉滴注 6 小时，保持每 1 小时给药 10 万 U。按此疗法 4 次/日，治疗持续 24 ~ 72 小时或直至血栓溶解或病情不再发展为止。一般视网膜中央动脉阻塞的急性期用药 24 小时，慢性期常用 7 小时，但该药使用不宜超过 5 ~ 7 日。链激酶治疗结束时，可用低分子右旋糖酐维持治疗效果，以防血栓再度形成。

3）纤维蛋白溶酶原激活剂（t - PA）静脉滴注的方法：t - PA100mg 溶于 500mL 生理盐水中，在 3 小时内按以下方式滴注，即前 2 分钟先注入该药 10mg，以后 60 分钟内滴注 50mg，最后 120 分钟内滴完所余的 40mg，不宜与其他药物配伍静脉滴注。禁用于出血性疾病、近期有颅脑手术史和脑出血、严重的未能控制的高血压患者等。

（4）神经营养药物　维生素 B₁100mg，肌注，1 次/日，维生素 B₁₂0.1mg，肌注，1 次/日，或甲钴胺 500μg，肌注，1 次/日。肌苷注射液 0.4g、三磷酸腺苷注射液 40mg、胞磷胆碱钠注射液 0.2g 入液，静脉滴，1 次/日。

2. 中医治疗

（1）肝火炽盛，肝阳上亢

主症：面红目赤，口苦胁痛，急躁易怒，头晕疼痛，便干溲赤，舌边尖红，苔黄，脉弦数。眼征：眼底有较多量新鲜出血，视力骤降。

治法：清肝泻火，凉血止血。

方药：龙胆泻肝汤加减。

龙胆草 10g，生地黄 15g，当归 12g，木通 10g，泽泻 10g，车前子 10g，栀子 9g，黄芩 9g，甘草 6g，白菊花 15g，白茅根 30g，旱莲草 30g，白及 10g。

加减：便秘者加大黄、芒硝，热象明显者加羚羊角。

（2）气滞血瘀

主症：郁闷不舒，头晕胁痛，胸闷气短，伴半身不遂，面色晦暗，舌质紫暗，可有瘀点瘀斑，脉弦细或沉涩。眼征：眼底出血色暗红，量多少不定，伴动静脉闭塞。

治法：活血化瘀。

方药：血府逐瘀汤加减。

桃仁 9g，红花 9g，当归 15g，川芎 9g，赤芍 9g，生地黄 10g，牛膝 10g，桔梗 9g，枳壳 9g，白茅根 30g，丹参 12g，三七 0.5g。

（3）肝肾亏虚，阴虚火旺

主症：眩晕耳鸣，五心烦热，潮热盗汗，虚烦不寐，记忆力减退，咽干口燥，腰膝酸软，舌红少苔，脉弦细或细数。眼征：眼底出血量不多，但反复发作，血管狭细弯曲明显。

治法：滋阴降火，凉血散瘀。

方药：知柏地黄汤加减。

知母 12g，黄柏 10g，熟地黄 10g，山萸肉 10g，山药 12g，茯苓 15g，泽泻 10g，丹皮 10g，旱莲草 30g，女贞子 10g，龟甲 10g。

（4）痰湿阻络

主症：时时眩晕，头重如蒙，少食多痰，胸闷呕恶，纳呆困倦，心烦口苦，小便短赤，舌偏红，苔腻，脉濡滑或滑数。眼征：病程日久，眼底动脉变细或完全闭阻，可见渗出。

治法：清热化湿，活血通络。

方药：甘露消毒丹加减。

滑石 50g，茵陈 30g，黄芩 10g，石菖蒲 10g，木通 10g，贝母 10g，连 10g，薄荷 9g，白蔻仁 10g，藿香 10g，川芎 10g，地龙 5g。

3. 药物禁忌

（1）乙酰唑胺（醋唑磺胺、醋氮酰胺、luamox）

1）啤酒：服用醋氮酰胺后饮啤酒可发生味觉障碍。

2）低钙饮食：长期服用醋氮酰胺易引起肾结石的绞痛，为预防发生，故低钙饮食。

3）锂盐：乙酰唑胺可增加锂的排泄。

4）氯化钾：可预防乙酰唑胺致低钾血症及某些其他副作用。长期应用乙酰唑胺，应加服氯化钾和碳酸氢钠。

5）抗癫痫药：乙酰唑胺有协同性抗癫痫效应。但与苯妥英钠联用，可引起药物性骨软化症。

6）抗胆碱药：不宜与乙酰唑胺联用，尤其是青光眼患者。

7）普鲁卡因：乙酰唑胺可使其麻醉作用加强和延长。

8）扑米酮：与乙酰唑胺联用疗效降低。

9）乙酰唑胺使尿碱化，可增加下列药物肾排泄：锂盐、水杨酸类药物（增加药物向脑组织透入可发生中枢神经系统中毒）、呋喃坦啶、喹诺酮类、巴比妥类、磺胺及美加明等。乙酰唑胺可降低奎尼丁和拟交感胺类药物排泄，联用时易发生中毒反应。

10）乌洛托品：乙酰唑胺使尿碱化，可抑制乌洛托品转化为具有活性作用的甲醛，降低药效。

11）口服降糖药：乙酰唑胺可干扰降糖药作用，出现高血糖症。应用胰岛素的病人联用乙酰唑胺时宜小心。

12）不能与任何其他药物混合注射。

（2）烟酸（尼古丁酸、niacin）

1）阿司匹林：可阻止烟酸致潮红、潮热副作用，两药联用治疗高脂血症疗效优于单用烟酸，增强降甘油三酯作用。

2）降压药、吩噻嗪类：烟酸可使其作用加剧。

3）胍乙啶：与烟酸扩张血管有协同作用，可产生体位性低血压（烟酰胺无扩张血管作用，可代用）。

4）纤维蛋白酶：烟酸可使其失活。

（3）山莨菪碱（654、654－1、654－2）

1）去甲肾上腺素：654－2可拮抗其所致血管痉挛。

2）中药洋金花麻醉：与654－2联用可提高麻醉效果，减少洋金花用量和不良反应。

3）毛果芸香碱：654－2拮抗其促进分泌作用，但抑制强度低于阿托品200倍。

4）抗结核药：654－2可减少抗结核药的肝损害。

5）有机磷中毒：654－2的解毒作用强度与阿托品相似，而毒性反应较低。

6）哌替啶：与654－2联用增强抗胆碱作用。

7）维生素K：与654－2联用治疗黄疸型肝炎，在降酶、退黄方面优于常规治疗。

8）其他抗胆碱药物（阿托品、普鲁本辛、溴本辛、胃复康等）：与654－2有协同性效应，联用时可减少用量。

9）安定（地西泮）：不宜与654－2在同一注射器中应用，为配伍禁忌。

10）生脉散：与654－2联用可提高心率、强心、扩张冠状动脉、改善血循环和心脏功能，但对传导阻滞病人慎用。

11）蟾酥：654－2可对抗蟾酥的毒性作用。

12）不可配伍药物：氯霉素、磺胺嘧啶钠、肌醇、利血平。

（4）毛果芸香碱　阿托品、颠茄、胃舒平、东莨菪碱具有散瞳作用，可对抗毛果芸香碱缩瞳作用。

二十四、更年期高血压

【概述】

更年期除了有更年期综合征外，最易并发的慢性疾病有骨质疏松、高血压、冠心病。既往无高血压病史，在更年期中出现血压高于正常者，称为更年期高血压。在更年期，高血压的患病率为15%～20%。

1. 病因

在更年期，引起高血压的病因与下列因素有关。

（1）雌激素缺乏 绝经前妇女高血压的发病率明显低于男性，而在绝经后妇女高血压的发病率却明显高于同年龄的男性。因此，很多科学家认为，绝经期妇女卵巢功能衰退，内分泌紊乱，雌激素水平下降是引起更年期高血压的主要因素。

（2）遗传因素 据统计，更年期高血压患者中约70%有高血压家族史。

（3）肥胖 体重指数［体重(kg)／身高(m)^2］≥25时为肥胖。大多数妇女在更年期，由于内分泌紊乱，体重会有明显增加，脂肪呈中心型分布，这样的更年期妇女常常伴有血脂异常及胰岛素抵抗，故易发生高血压。

（4）食盐 有报道，更年期高血压患者中约有80%的患者有食盐敏感性，在服用较多的食盐后，血压会上升，降低食盐的用量，则血压会下降。这可能是通过提高感张力、增加外周血管阻力所致。

（5）精神因素 妇女进入更年期，往往处于社会、家庭、工作的多重压力之中。肩负的责任，工作的顺心与失意，事业的成败，使人不胜压力。再加上有家庭的不幸，人事纷争，使之心理负担过重。长期精神过度紧张，大脑皮层的兴奋与抑制功能紊乱，皮质下的血管运动中枢形成强烈的兴奋性，全身中小动脉长期处于持续紧张状态，以致血压升高。

（6）社会因素 更年期综合征还受社会因素的影响，包括家庭传统、生活习惯、文化教育、道德观念、行为规范及生活中特殊经历的影响。调查提示，妇女受教育的程度越高，绝经期症状越重。

2. 诊断要点

（1）更年期妇女，年龄在40～60岁。

（2）血压升高，收缩压≥18.7kPa（140mmHg），舒张压≥12kPa（90mmHg）。特征多为收缩压高，波动明显。其分期与一般高血压病相同。

（3）既往无高血压史。

（4）血管舒缩综合征。表现为潮热、潮红及出汗。其典型表现是患者突然感到一阵热浪自胸背部涌向颈部、头部，然后波及全身，同时全身皮肤发红，紧接着可出现暴发性出汗，遍及全身，尤以头部、胸部明显。出汗后皮肤散热，血管收缩，继之有畏寒感。轻者，1 日发作 1 次，重者，24 小时可发作数十次，可影响睡眠，引起疲乏、记忆力衰退等症状。约 80% 的更年期妇女有血管舒缩综合征。血管舒缩综合征是更年期妇女特殊性的症状。但也可发生在卵巢切除、卵巢早衰等雌激素水平低下的患者。

（5）月经紊乱。妇女进入更年期，卵巢内卵泡数量明显减少，残留的卵泡对促性腺激素的反应降低，或完全无反应，使排卵率减少或消失，因而导致月经紊乱。其表现多种多样，可为月经频发，或月经稀发，也可表现为功能失调性子宫出血，即所说的"更年期功血"。

（6）自主神经功能不稳定症状。表现为心悸、眩晕、失眠、皮肤感觉异常等。

（7）精神、心理症状。表现为抑郁、多虑、多疑，或脾气急躁等。

（8）内分泌检查。促性腺激素增加，雌激素水平在绝经前为正常或较低，而绝经后，则维持在较低水平，孕激素明显减少，男性素仅为绝经前的一半。

（9）对患者进行必要的心电图、超声心动检查，行尿常规及肾功能检查、眼底检查等，以了解有无心肾的损害，有助于本病的鉴别诊断与治疗药物的选择。

具有以上（1）（2）（3）加上（4）~（9）的任何一项或一项以上均可诊断为更年期高血压。

【饮食宜忌】

1. 饮食宜进

（1）饮食原则

1）本病患者宜食用清淡、易消化且富含营养的食物，尤其是含蛋白质丰富的食物：如各种豆类及豆制品，以及核桃仁、花生、牛奶、鱼、虾等。常食富含维生素、无机盐的蔬菜、水果，如胡萝卜、芹菜、荠菜、马兰头、菊花、茼蒿、茭白、黄瓜、荸荠、地瓜、冬瓜、西瓜、苹果、香蕉等。平时烹调宜用植物油。海带、海蜇、海参等含碘丰富的食物及各种食用菌类，如草菇、香菇、蘑菇、黑木耳、银耳等，也有一定的降压作用，可适当多食。

2）宜进食富含优质蛋白的食物：更年期高血压患者宜进食富含优质蛋白的食物，如鸡蛋、牛奶、猪瘦肉、鱼、大豆及其制品。因为这些食物蛋白质含量高，易于机体吸收利用，以修复组织，提供血液生成的营养成分。

3）宜进食富含钙、铁、铜的食物：更年期高血压患者宜进食富含钙、铁、铜的食物，如牛奶、豆类、海鲜、海米、虾皮、绿叶蔬菜、水果、干果等，以补充因雌激素不足而引起的缺钙和失血过多而致的贫血。

4）宜进食富含 B 族维生素、维生素 C 的食物：因为 B 族维生素具有维持神经健康和促进消化的作用，如调节自主神经，促进食欲，增强机体抵抗力。维生素 C 可促进铁的吸收，降低微血管脆性，除有益于纠正贫血外，也能增强机体的抗病能力。故更年期高血压患者宜进食富含 B 族维生素、维生素 C 的食物，如全麦、糙米、豆类、猪瘦肉、新鲜蔬菜和水果等。

5）宜进食具有降血压、降血脂作用的食物：更年期高血压患者宜进食具有降血压作用的食物，如玉米、绿豆、芹菜、洋葱、莲子、百合、山楂等，还应食用具有降血脂作用的食物，如糙米、高粱面、玉米面、多纤维蔬菜、水果、豆类及其制品等，以预防因血压、血脂升高而致的动脉硬化及冠心病等。

6）宜进食具有补肾作用的食物：中医学认为，更年期高血压是肾气渐衰，天癸将竭，阴阳失衡所致。故更年期综合征患者宜进食具有补肾作用的食物，如核桃仁、黑芝麻、山药、桑椹等。

7）宜进食具有抗衰老作用的食物：蜂乳、花粉、大豆及其制品、花生、黑芝麻、核桃仁、牛奶、银耳、香菇、新鲜蔬菜、水果、鱼类及瘦肉等能增强人体免疫功能，且具有延缓衰老的作用。

8）宜进食富含微量元素硼的食物：因为骨骼是由钙、磷构成的，如果饮食中缺少含硼的食物，钙质就会大量消耗，使骨质疏松加重。研究表明，给绝经的妇女额外补充少量硼，其体内的雌激素水平明显增加，骨骼里钙的流失量减少了许多，而且体内的镁、磷也保存得多了一些。多食含硼的食物可减慢阴道萎缩的进程，亦可减轻更年期高血压的症状，故更年期高血压患者应注意多选择富含微量元素硼的食物，如苹果、花生等。

（2）饮食搭配

1）百合与冰糖、粳米：百合与冰糖、粳米搭配熬成百合粥，有润肺调中、镇静止咳、清热养阴的功效，对神经衰弱、慢性支气管炎、更年期高血压等有辅助治疗作用。

2）黑木耳与大枣：黑木耳与大枣都有补气养血的功效，搭配食用，能滋阴活血、补气养血。适于贫血、肺结核、月经不调、更年期高血压等患者食用。

3）莲子与龙眼肉：莲子能养心安神、补中益气、补肾固精；龙眼肉亦是传统的滋补佳品，能养血安神、补脾益胃。二者搭配食用，其补中益气、养心安神功效增强，对更年期高血压有一定治疗作用。

4）银耳与大枣：银耳性平、味甘，能滋阴润肺、养胃生津、补肾益精、强心健脑；大枣含有植物甾醇、皂苷，有镇静催眠、养血安神作用。二者搭配食用，具有滋阴降火、补脾养心之功效，对更年期高血压有一定治疗作用。

（3）药膳食疗方

1）大蒜头（去皮）5瓣，荸荠（洗净去皮切碎）5个，共加水烧至八成熟时，加入洗净的芹菜100g，番茄1个，洋葱5片，再煮沸，调入淀粉至糊状，睡前1次服完，连服5日。

2）芹菜500g，洗净，在沸水中烫2~3分钟，其水可代茶饮。海蜇150g，漂洗干净，再用开水冲洗，切碎，加入芹菜、葱、姜、盐、醋、麻油等适量拌匀，即可服用。

3）紫菜、虾皮各适量，加食盐、麻油，用开水冲泡后食用。

4）玉米须50g，蚌肉200g。将蚌肉去杂洗净，与玉米须共入锅，加适量葱段、姜片、料酒、食盐及水，旺火煮沸后，改用文火炖至蚌肉熟烂，除去玉米须、葱、姜，调味服用。

5）海蜇皮 100g，荸荠 150g，共煮汤，经常服用。

6）枸杞子 15g～30g，菊花 10g，大米 100g。先加水煎熬枸杞子，后下菊花共煎取汁，与大米煮成粥，经常服用。

7）海带 30g，花生 50g，冬瓜 100g，猪瘦肉 50g，加水适量煮汤，加食盐调味即可服用。

8）生地龙 3～5 条，放入盆内 2～3 日，让其排出体内泥垢，鸡蛋 2～3 个，与地龙搅拌，用素油炒，食盐调味服用。

2. 饮食禁忌

（1）辛辣食物　如辣椒、咖喱、芥末、花椒、大蒜、葱、姜、韭菜、胡椒等，能刺激大脑皮质兴奋，使本已兴奋的神经进一步亢进，同时又会伤津耗液，从而加重烦躁激动、潮热汗出等症状。

（2）具有提神作用的食物　咖啡、可可、白酒、浓茶、可乐饮料、巧克力等具有刺激神经兴奋的提神作用，食用后会加重失眠，造成晚上睡不着，白天无精打采的恶性循环。此外，由于体内雌激素水平下降，可导致骨质疏松，过食咖啡、浓茶、可乐饮料等可增加钙从尿中丢失，从而加重骨质疏松。

（3）煎炒食物　更年期综合征以阴虚内热型居多，凡是经过油煎炸或高温烤炒的食物，如油条、炸猪排、炸牛排、油炸花生、油炸豆瓣、烤羊肉串、烤鸭、烤鸡、炒花生、炒瓜子、炒香榧子、炒蚕豆、炒黄豆、怪味豆等，食后会损伤阴液，加重内热，使口干咽燥、手足心热等症状更为突出。

（4）热性食物　更年期综合征以阴虚内热型居多，如食用狗肉、羊肉及五香牛肉、咖喱牛肉干、虾、鹿肉、公鸡肉、麻雀、香菜、带鱼、龙眼肉、荔枝、杏、李、橘子等热性食物，食用后会加重内热而出现烘热、失眠、口渴等一系列症状，不利于本病的治疗。

（5）过咸食物　由于更年期综合征患者既有性腺功能减退，又有消化腺功能减退，故应以清淡易消化的食物为宜，切忌食用过咸食物，如咸菜、咸肉、火腿、香肠、豆酱等，以防钠、水潴留而出现水肿。

（6）高糖、高脂肪食物　因为更年期综合征患者的胆固醇、甘油三酯和致动脉粥样硬化脂蛋白升高，抗动脉粥样硬化脂蛋白降低，故更年期综合征患者应少进食白糖、甜点心及含糖饮料等，以防肥胖、糖尿病的发生。同时，应禁食肥肉、动物肝脏、各种蛋黄、鱼子、猪脑、牛脑、羊脑等高脂肪、高胆固醇食物，以防动脉硬化及冠心病的发生。

（7）忌摄入过量动物蛋白　蛋白质代谢产生的有害物质，可引起血压波动，故本病患者应限制动物蛋白（如动物肝脏、蛋类等）的摄入。平常饮食可选用高生物价优质蛋白质，如鱼肉、牛奶等。某些蛋白（如氨基乙黄酸、酪氨酸等）有降压作用，可适当补充。

（8）忌长期食用高盐食物　食盐的摄入量与高血压呈正相关。食盐的主要成分是氯化钠，钠潴留可引起细胞外液增加，血容量增多，血压上升。高血压危重患者给低盐饮食后，症状可得到改善，血压可逐渐降低，说明高盐是高血压病的主要危险因素之一。

（9）忌长期饮食缺钙　钙可使血压下降，饮食中每日增加 1000mg 钙，连用 8 周，可降低血压水平。长期缺钙则不利于高血压病的治疗。含钙丰富的食物有黄豆及其制品、葵花子、核桃、牛奶等。

（10）忌长期低钾饮食　钾离子可促进新陈代谢，促进钠离子排出，扩张血管，降低血压。故本病患者应经常食用含钾丰富的食物，如龙须菜、豌豆苗、芹菜、茄子等。

（11）忌浓茶　高血压患者忌饮浓茶，尤其是忌饮浓烈的红茶。因浓茶中所含的茶碱量高，可以引起大脑的兴奋，使人烦躁不安、失眠、心悸等，从而使血压上升。

（12）服利血平时不宜饮茶　因茶叶中含有鞣质，可与降压药利血平发生反应，降低利血平的药效。

（13）服利血平忌食含酪胺的食物　因其可使利血平的降压作用减弱。

（14）服优降宁期间或停药 2 周内忌饮酒及含乙醇的饮料　否则会增强本药的毒副反应。

（15）服优降宁忌食酪胺食物　优降宁为单胺氧化酶抑制剂，能降低体内单胺氧化酶的活性，所以，若服用优降宁后，再食用含酪胺的食物，就会造成酪胺在体内大量蓄积，诱发高血压危象、脑出血、心律失常及惊厥等，甚至导致死亡。

（16）维生素 D

1）不宜用米汤送服：米汤中含有一种脂肪氧化酶，能溶解和破坏脂溶性维生素，如果在米汤中加入鱼肝油，容易破坏鱼肝油中的维生素 A、维生素 D。

2）不宜食用黑木耳：黑木耳中含有多种人体易于吸收的维生素，服用维生素 D 时食用黑木耳可造成药物蓄积。此外，木耳所含的某些化学成分对合成的维生素 D 也有一定的破坏作用。

【药物宜忌】

1. 西医治疗

（1）一般治疗

1）心理调适：在绝经期妇女，心理调适是很重要的。妇女进入绝经期，应提高自我认识和心理调适意识，要注意劳逸结合和生理卫生、心理卫生。避免精神紧张，尽量控制情绪，合理安排生活，加强户外体育活动，使身体能顺利渡过绝经期，避免和减少高血压的发生。

2）镇静安神药：可酌情选用以下药物。

①安定（地西泮），2.5～5mg，每日 3 次。

②舒乐安定，1～2mg，每日 3 次。

③多虑平，25～50mg，每日 3 次。

④谷维素，10mg，每日 3 次。

⑤维生素 E，5 ~ 10mg，每日 1 次。

⑥维生素 B$_2$，10mg，每日 3 次。

（2）降压药

1）对更年期高血压妇女，不要一量血压高，立即就用降压药，可以先观察一段时间血压的变化，以排除因情绪、工作劳累等一时性因素造成的血压升高。

2）更年期妇女血压偏高者，可以先用一些镇静药。对伴有潮热、潮红、出汗多的患者，可以先选用激素替代疗法。有些患者通过以上的治疗，完全可以控制血压的升高。

3）对更年期高血压妇女，尤其是以收缩期血压高为主者，降压药的使用应从小剂量开始，使收缩压控制在 18.7 ~ 21.3kPa（140 ~ 160mmHg）为宜。不宜降得过多、过快。

4）钙拮抗剂

①硝苯地平缓释片，每次 10 ~ 20mg，每日 1 次。

②尼群地平，每次 40mg，每日 2 次。

③拜新同，每次 30mg，每日 1 次。

④佩尔地平，每次 40mg，每日 2 次。

⑤络活喜，每次 5mg，每日 1 次。

5）血管紧张素转换酶抑制剂

①洛汀新，每日 5 ~ 10mg，每日 1 次。

②抑平舒（一平苏），每次 2.5mg，每日 1 次。

③蒙诺，每次 10mg，每日 1 次。

6）β 受体阻滞剂

①倍他乐克，每次 25 ~ 50mg，每日 2 次。

②康可，每次 2.5 ~ 5mg，每日 1 次。在更年期的患者，多数伴有心悸等症状，故用此类药较好。

7）钙拮抗剂合利尿剂：寿比山，每次 2.5mg，每日 1 次。

8）α 受体阻滞剂

①特拉唑嗪，每次 1 ~ 2mg，每日 1 ~ 2 次。

②高特灵，每次 1 ~ 2mg，每日 1 次。

（3）激素替代疗法　有报道用激素替代疗法可以降低血压。但也有报道认为，激素替代疗法不影响血压，而且对高血压患者，如血压 > 21/12kPa（160/90mmHg）应慎用，我们认为，在更年期妇女，如有血压升高，血压 ≤ 21/12kPa（160/90mmHg），波动明显，更年期综合征症状明显者，可根据患者的具体情况选用。有严重的肝肾功能障碍、肿瘤、近 6 个月内有血栓栓塞病，以及原因不明的阴道出血等应禁用。有子宫肌瘤、乳腺增生、糖尿病、胆结石等应慎用。在用药过程中，应密切观察乳房、血压、体重，看有无阴道出血及子宫内膜的厚度等。

1）绝经前

①倍美力：为马尿中提取的天然雌激素。每次 0.3~0.625mg，每日 1 次。在用药后第 12 天加用安宫黄体酮，每次 4mg，每日 2 次，共服用 22 天，停药后可有月经来潮。

②克龄蒙：前 11 片含戊酸雌二醇 2mg，后 10 片含戊酸雌二醇 2mg 和醋酸环丙孕酮 1mg，每月服药 21 天，停药后可以有月经来潮。

2）绝经后

①倍美力：每次 0.3~0.625mg，每日 1 次。同时服用安宫黄体酮，每次 2mg，每日 1 次。连续服用。

②利维爱（甲基异炔诺酮）：是具有孕激素、雌激素和弱的雄激素活性的仿性腺甾体激素。每次 1.25~2.5mg，每日 1 次。

③尼尔雌醇：每次 1~2mg，每周 1 次，或 1~2mg，每半月 1 次。

④妇复春胶囊：每粒胶囊内含炔雌醇 0.625mg、安宫黄体酮 0.25mg、钙及维生素 A、维生素 D、维生素 E 等。每次 1 粒，每日 1 次。

2. 中医治疗

（1）肾阴亏虚，肝阳上亢

主症：断经前后，头晕头痛，耳鸣，烘热汗出，腰膝酸软，精神抑郁或脾气急躁，手足心热，双目干涩，失眠多梦，舌红少苔或无苔，脉弦细数。

治法：滋肾养肝，平肝潜阳。

方药：杞菊地黄丸加减。

熟地黄 15g，山茱萸 10g，白芍 15g，枸杞子 15g，鳖甲 15g，山药 15g，茯苓 12g，丹皮 10g，菊花 10g，石决明 15g，生龙牡各 30g。

加减：若头痛、头晕较甚者，加天麻 10g、钩藤 15g，以增加平肝潜阳之功效。若烘热汗出重者，加盐知柏各 10g，以清虚热。据研究，钩藤对麻醉动物或造模高血压的动物均有降压作用。其降压机制是抑制血管运动中枢，间接或直接扩张外周血管，阻止交感神经及神经节，并能抑制神经末梢介质的释放。黄柏及其提取物和复方制剂对动物口服或注射均有显著的降压作用。

（2）肾虚肝郁，肝火上炎

主症：断经前后，腰酸痛，头晕耳鸣，头痛，烘热汗出，面红目赤，胸胁胀痛，烦躁易怒，失眠多梦，大便干燥，口干口苦，舌质红，苔黄，脉细弦数。

治法：滋肾养肝，清肝泻火。

方药：左归丸与龙胆泻肝汤加减。

生地黄 15g，山茱萸 15g，枸杞子 15g，龟甲 10g，当归 15g，川牛膝 10g，龙胆草 6g，栀子 10g，黄芩 10g，柴胡 10g，车前子 10g，生甘草 10g。

加减：若失眠多梦甚者，加莲心 5g，以清心安神。如烘热汗出重，加麻黄根 20g，以敛阴止汗。若有肢体麻木、颤抖等症，加用全蝎 10g，地龙 10g，天麻 10g，以平肝息风。据研究，莲心对动物有明显的降压作用，其中所含的甲基莲心碱对血管平滑肌有直接扩张作用，对自发性高血压大鼠也有明显的降压作用，灌胃给药降压作用可维持 3 小时以上。动物实验表明，全蝎有抗惊厥、镇静、镇痛作用，还有显著和持久的降压作用，其降压原理为抑制血管运动中枢，扩张血管，直接抑制心脏，以及对抗肾上腺素的升压作用。

（3）肾阳虚衰，痰湿内阻

主症：断经前后，头晕，头胀，烘热汗出，时而畏寒肢冷，胸闷作恶，面浮肢肿，夜尿频数，舌淡，苔白腻，脉弦滑。

治法：补肾健脾，燥湿化痰。

方药：二仙汤与半夏白术天麻汤加减。

仙茅 10g，仙灵脾 10g，巴戟 10g，当归 10g，知母 10g，黄柏 10g，陈皮 10g，半夏 10g，白术 15g，茯苓 10g，甘草 10g，天麻 10g。

加减：若面目肢体浮肿甚者，加车前子 10g，以利水消肿。若胸闷、纳呆、脘腹胀满者，加砂仁 5g，藿香 10g，佩兰 10g，以理气化湿醒脾。

3. 药物禁忌

（1）地西泮（安定、苯甲二氮䓬、valium、diapamstesolid、stesolin）

1）胰岛素：与安定联用对于脑梗死患者的神经系统有保护作用，可减少脑皮质坏死，提高恢复率和存活率，减少癫痫发生。对于伴有或继发高血糖患者，疗效更佳。

2）磺酰脲类降糖药：与安定竞争蛋白结合部位，使降血糖作用下降。

3）异烟肼：可延缓安定代谢，联用时应减少安定用量。

4）利福平：可使安定消除时间缩短 1/2（酶诱导作用）。安定可延缓利福平胃肠道吸收。

5）哌替啶（杜冷丁）：与安定联用可发生呼吸停止，联用时应减少哌替啶用量 1/3。

6）左旋多巴：安定有时可拮抗左旋多巴的治疗作用。

7）吩噻嗪类药物：与安定有协同作用，注射用易加深中枢神经系统抑制及发生呼吸循环意外。

8）锂盐：与安定联用可发生严重体温过低。

9）阿米替林：安定可使阿米替林血药浓度过高，并引起肝损害。

10）苯妥英钠：与安定有协同作用，联用时苯妥英钠血药浓度增高。

11）苯巴比妥：与安定有相加作用，联用时应减量，对于老年患者更应慎用。

12）肌肉松弛剂：与安定联用可增强肌肉松弛作用，并可致长时间呼吸抑制。

13）西咪替丁：可抑制安定代谢，延长半衰期达 50%，联用时可发生过度中枢镇静作用。

14）安博律定（苗丙胺）：安定可拮抗苗丙胺中枢神经毒性作用，但不减弱其抗心律失常疗效，两药可联用。

15）氨茶碱：可拮抗安定的镇静作用，但可以联用。

16）谷氨酸：与安定联用可控制癫痫大发作。

17）甲碘安：安定可使甲碘安的血药浓度增高。

18）氟尿嘧啶：不宜与安定配伍应用。

19）乙醇：与安定联用可加重中枢神经系统抑制，其相互作用强度大于利眠宁与乙醇的相互作用。

20）单胺氧化酶抑制剂、抗抑郁药、抗惊厥药、麻醉药、巴比妥类：均可加强安定类药物的作用。

21）抗酸药：轻度延缓氯氮䓬和地西泮的吸收。

22）β受体阻滞药：心得安或美托洛尔可使地西泮代谢有所减少，患者可能更容易发生意外。

23）口服避孕药：可增加阿普唑仑、氯氮䓬、地西泮、硝西泮和三唑仑的作用，降低奥沙西泮、劳拉西泮和替马西泮的作用。

24）右丙氧芬：可升高阿普唑仑血药浓度，增加中枢神经系统的抑制效应大于相加作用。

25）双硫醒：可增加地西泮和氯氮䓬的血药浓度，加重嗜睡反应。

26）酮康唑：减少氯氮䓬在体内的消除。

27）大环内酯类抗生素：交沙霉素、红霉素、醋竹桃霉素可升高三唑仑的血药浓度，使其作用明显增强，联用时应减少三唑仑剂量。

28）奥美拉唑：可使地西泮的体内清除率降低一半，增强镇静作用。

29）丙磺舒：降低劳拉西泮的体内清除率，可增强镇静作用。

30）咖啡因、氨茶碱：氨茶碱可用于对抗地西泮或劳拉西泮引起的麻醉效应。咖啡因可降低地西泮的镇静作用和抗焦虑作用，茶碱也有类似的效应但作用稍弱。

31）吸烟：可增加苯二氮䓬类药物体内清除率，吸烟者比不吸烟者需要更大剂量。

32）氯普噻吨：与安定联用可引起急性中毒。

33）氟西汀：可能延长安定的半衰期。

34）泰尔登：与安定联用可引起急性中毒。

35）参桂术甘汤：可降低安定用量约2/3，并可消除嗜睡等不良反应。

36）安定拮抗剂

①毒扁豆碱：易通过血脑屏障，可对抗中枢抗胆碱症状，静脉给药1～2mg，可使安定所致呼吸抑制及昏迷在1～2分钟恢复，但常引起严重的恶心呕吐。

②纳洛酮：可拮抗安定的作用（1～5mg以上），用量需大于治疗吗啡中毒（0.4～0.8mg），可消除呼吸抑制、昏迷和安定的抗焦虑及镇静作用。

③氨茶碱（60mg）：可对抗安定的镇静作用（阻断腺苷合成）及对抗安定的抗惊厥作用。

④咖啡因：可消除安定的抗惊厥和肌肉松弛作用。

⑤戊四氮：可对抗安定的抗惊厥、抗焦虑和肌肉松弛作用。

（2）多塞平（多虑平）

1）氟西汀：可使其他抗抑郁药的血药浓度增高2倍以上。

2）消胆胺（考来烯胺）：可致多虑平的吸收减少，降低生物利用度、降低疗效。

3）乙酰唑胺：碱化尿液，可使三环抗抑郁药重吸收增加，但无明显的临床意义。

4）氯化铵：酸化尿液，可使三环抗抑郁药重吸收减少，但无明显的临床意义。

5）苯丙胺：与三环抗抑郁药联用增强兴奋性，有个别致死报道。另有报道，丙米嗪与苯丙胺联用可治疗猝倒症和发作性睡眠症，疗效好而副作用少。

6）抗胆碱药、抗震颤麻痹药：与三环抗抑郁药联用可使抗胆碱作用增强，并加重口干、尿潴留等副作用，维生素 B_6 可以防治这种副作用。

7）巴比妥类：可降低三环抗抑郁药血药水平（酶诱导作用），并增加毒副作用。

8）西咪替丁：可能影响三环抗抑郁药代谢，使其毒副作用加剧（阿托品中毒样反应）。

9）戒酒硫：与三环抗抑郁药联用可发生急性脑部症状，如头晕、幻觉等，并增强饮酒反应性。

10）单胺氧化酶抑制剂：一般不宜与三环抗抑郁剂联用，可致高血压危象。但对难治的抑郁症，在三环抗抑郁药无效时，可加用单胺氧化酶抑制剂。

11）乙醇：服用三环抗抑郁药期间饮酒，可使药物和乙醇反应均加剧。

12）肾上腺素：应用三环抗抑郁药期间，如静脉应用肾上腺素类药物，可使血压异常升高，甚至可达单独应用肾上腺素时的 2~4 倍。

13）氟哌啶醇：可抑制三环抗抑郁药代谢，但无明显临床表现。

14）异丙肾上腺素：与三环抗抑郁药联用，可增加心律失常的发生率。

15）新福林：三环抗抑郁药治疗期间，静脉应用新福林时血压可升高 2~3 倍，口服用药则无此种反应。

16）左旋多巴：三环抗抑郁药可使左旋多巴在胃肠道蜕变为无活性产物，降低药效。

17）碳酸锂：与三环抗抑郁药联用治疗抑郁症，具有协同作用，但可能降低癫痫发作阈限。

18）哌替啶（杜冷丁）：与三环抗抑郁药联用，可能增强呼吸抑制。

19）利他林：可抑制三环抗抑郁药代谢，使其血药浓度增高。

20）保泰松：三环抗抑郁药可抑制保泰松胃肠道吸收。

21）达而丰：可抑制三环抗抑郁药代谢。

22）吩噻嗪类药物：与三环抗抑郁药联用可发生中毒性精神错乱——中枢性抗胆碱能综合征。

23）普鲁卡因胺、奎尼丁：与三环抗抑郁药联用可增强延迟心脏传导作用。

24）中枢性抗高血压药（可乐定、甲基多巴等）：三环抗抑郁药可拮抗其中枢性降压作用。

25）吸烟：可加速三环抗抑郁药代谢，降低药效。

26）B 族维生素：可防治三环抗抑郁药所致震颤、眩晕及言语困难等副作用。

27）叶酸：可提高三环抗抑郁药疗效。

28）甲状腺素：与三环抗抑郁药有协同作用，联用可提高抗抑郁症效应，但也可发生心动过速等不良反应。

29）抗凝剂：三环抗抑郁药可增强抗凝效力（降低抗凝药代谢）。

30）糖皮质激素：与三环抗抑郁药有协同作用，联用可获得较好的抗抑郁效应。

31）安替比林：三环抗抑郁药可使安替比林血药浓度增高，半衰期延长。

（3）维生素 E（生育酚、产妊酚、tocopherol）

1）氯贝丁酯（冠心平）：可使维生素 E 血药水平降低。

2）液状石蜡、新霉素：均可影响维生素 E 的吸收，故不宜联用。

3）口服避孕药：可降低维生素 E 的血药浓度，使其作用减弱，长期应用口服避孕药有可能导致维生素 E 缺乏症。

4）洋地黄：维生素 E 能增加洋地黄的药理作用，两药联用应减少洋地黄的用量。强心苷与维生素 E 联用可减轻中毒症状。

5）氢氧化铝、硫糖铝：大剂量应用时可使小肠的胆酸沉淀，降低维生素 E 的吸收。

6）维生素 K：维生素 E 可拮抗维生素 K 的止血作用。摄入维生素 E 后，依赖于维生素 K 凝血因子的浓度有所下降，但停服维生素 E 之后即可恢复正常。

7）降血脂药：维生素 E 可影响降血脂药如考来烯胺（消胆胺）、考来替泊等的吸收。考来烯胺等离子交换树脂可减少肠道内维生素 E 的吸收（树脂吸附作用）。

8）口服抗凝药：维生素 E 可降低华法林、香豆素及其衍生物等口服抗凝药的作用。但是，有人认为维生素 E 在凝血因子的生成中干扰维生素 K 的活性，因而在服用维生素 E 时应适当减少抗凝剂的用量。

9）铁剂、甘油磷酸铁、枸橼酸铁铵三价铁剂：可与维生素 E 发生氧化还原反应，使其生成对醌式化合物而失效。维生素 E 可与无机铁结合而失去活性，所以服用维生素 E 期间应少吃或不吃含铁、铜丰富的动物肝脏及含有无机铁的食物。缺铁性贫血病人长时间补铁可致维生素 E 缺乏，加服维生素 E 可提高疗效。

10）阿霉素、扑热息痛：维生素 E 可拮抗阿霉素和扑热息痛的毒副作用。

11）抗精神病药物：与维生素 E、维生素 C 联用可能减轻毒副作用。

12）维生素 A：大剂量维生素 E 可使维生素 A 血浓度增加，对高血压和糖尿病患者慎用。另有报道，大剂量维生素 E 可拮抗维生素 A 的作用。

13）环孢素：口服维生素 E 可提高环孢素生物利用度，降低清除率，两药联用可减少环孢素用量。

14）阿司匹林：维生素 E 可加强抗血小板药阿司匹林治疗心血管疾病的作用。维生素 E 是抗粘连剂。用法：阿司匹林 325mg/d，维生素 E 400mg/d，两药联用可提高防止缺血性中风的效果。

15）玉屏风散：与维生素 E 联用可增强抗变态反应和提高免疫力的疗效。

16）川芎：可治疗维生素 E 缺乏症，两药联用对性功能有强化作用。

17）当归：可治疗维生素 E 缺乏症，两药联用可增强疗效。

18）仙鹤草素：与维生素 E 联用可防止溶血性并发症。

（4）维生素 D

1）液状石蜡：维生素 D 与液状石蜡合用，维生素 D 易被溶解于液状石蜡中不被吸收，从而使血药浓度降低，疗效减弱。如必须合用，则可先服维生素 D，2 小时后再服液状石蜡。

2）苯巴比妥、苯妥英钠：苯巴比妥和苯妥英钠均具有酶诱导作用，能使维生素 D 代谢率增高，从而影响钙的平衡。

3）消胆胺：消胆胺是阴离子交换树脂，对维生素 D 有干扰作用，二者合用会使维生素 D 疗效减弱。

4）新霉素：新霉素可减少维生素 D 的吸收，降低维生素 D 的疗效。

（5）可乐定

1）三环类抗抑郁药：三环类抗抑郁药（如丙米嗪、阿米替林等）具有阻断 α 受体的药理活性，可对抗可乐定的降血压作用。

2）α 受体阻滞剂、β 受体阻滞剂：与可乐定合用，可使其降血压作用减弱。

3）普萘洛尔：可乐定与普萘洛尔合用可相互增强作用，故对一般高血压患者两药合用应慎重，严重高血压患者亦应短期合用。另有二者并用致死的报道，应予以注意。

4）镇静和抗组胺药物：可乐定与镇静和抗组胺药物合用，其中枢抑制作用相互增强。因此，可乐定与镇静和抗组胺药物合用应慎重。

（6）中枢神经兴奋药物　由于更年期高血压患者大脑皮质易于兴奋，神经系统偏于亢进，故应避免使用中枢神经兴奋药物，以免加重病情。

（7）雌激素　更年期高血压患者使用己烯雌酚、雌二醇药物的时间不宜过长，剂量不宜过大，否则可引起子宫内膜过度增厚、腺体变形或肝脏损害。另外，服己烯雌酚剂量过大易引起恶心、呕吐、厌食等胃肠道反应，故宜晚上临睡前服用或与维生素 B_6 同服，以减轻胃肠道反应。此外，雌激素可加速绝经前乳腺癌的生长，对同时患有乳腺癌者，应禁用雌激素或含有雌激素的药物。凡合并血栓栓塞（既往有血栓栓塞史和血栓栓塞倾向）、心血管疾病、高脂血症、肝脏病、卟啉病、原发性高血压等疾病的患者亦应禁用雌激素。

（8）燥热之品　由于更年期高血压以阴虚内热型居多，故在用药进补时，应尽量避免燥热之品，如红参、肉桂、附子、干姜、鹿茸及十全大补丸、双龙补膏等，以免加重病情。

二十五、妊娠合并原发性高血压

【概述】

在妊娠20周前发现血压增高［收缩压≥18.7kPa（140mmHg）、舒张压≥12.0kPa（90mmHg）］，或在妊娠前已明确诊断为原发性高血压病者，称为妊娠合并原发性高血压。其发生率为1%～5%，是产科较为常见的合并症之一。

1. 病因

在原有高血压的患者中，妊娠后约有30%的孕妇会同时合并妊高征。这是由于孕妇有慢性高血压，其全身的小动脉管壁纤维化，管腔狭窄，影响子宫胎盘的血液供应，胎盘的缺血使胎盘变性，释放出大量的肾素，肾素进入母体血循环，使血中的血管紧张素原转化为血管紧张素Ⅰ，再经过转换酶作用而成为血管紧张素Ⅱ，促使全身的小动脉痉挛，血管紧张素Ⅱ还刺激肾上腺皮质，使醛固酮的分泌增加，使血压进一步增高。

2. 诊断要点

（1）症状　患者可以出现头痛、头晕、恶心、呕吐、眼花，如伴有妊高征，则可能有水肿，出现抽搐、昏迷等症状，也有部分患者没有任何不适，仅在孕期检查时发现有血压的升高。

（2）检查　血压升高是诊断本病的主要依据。在妊娠20周前发现血压增高，收缩压≥18.7kPa（140mmHg）、舒张压≥12.0kPa（90mmHg），或在妊娠前已明确诊断患有慢性高血压病，并能排除症状性高血压者，就可诊断为妊娠合并高血压。

妊娠合并高血压分为轻度和重度，如舒张压高于14.7～16.0kPa（110～120mmHg）即可诊断为重度高血压。

在早期对病人的诊断要慎重，应多次反复检查血压，避免将因精神紧张、情绪激动、过度劳累而引起的一时性血压升高诊为高血压。在临床上常常有在孕20周后才进行第一次产前检查，发现血压高于正常者，这给诊断带来困难。因此，在妊娠的早期就应进行产前检查，测量血压，对以后血压升高的诊断有决定性意义。

其他辅助检查，如血尿常规检查、肾功能检查，以排除肾性高血压。心电图、超声心动图等检查，以了解有无高血压心脏病。眼底检查，以了解有无高血压性视网膜病变。了解这些情况，对衡量患有高血压的孕妇是否能继续妊娠及对其进行治疗有指导意义。

慢性高血压合并妊高征的诊断：孕妇在孕前或孕20周前已有高血压，但在妊娠后期，血压较前明显升高，收缩压增加≥4kPa（30mmHg），舒张压增加≥2kPa

（15mmHg），有尿蛋白，或有水肿，则可诊断为慢性高血压合并妊高征。

【饮食宜忌】

1. 饮食宜进

（1）饮食原则

1）热能：中国营养学会 1988 年公布热能供给量标准规定，自妊娠 4 个月开始，在正常供给量基础上每日增加 836.8kJ（200kcal）。

2）蛋白质：中国营养学会 1988 年公布蛋白质供给量标准规定，自妊娠中期（4～6 个月）起，在正常供给量基础上每日增加 15g，妊娠后期（7～10 个月）每日增加 25g。

3）维生素 C：维生素 C 对胎儿骨骼、牙齿的正常发育，造血系统的健全和机体的抵抗力都有促进作用，胎儿脐带血中维生素含量比母血高 2～4 倍。孕妇在妊娠过程中血浆维生素含量逐渐下降，到分娩时其含量相当于妊娠初期的一半。我国对孕妇维生素 C 的供给量标准为每日 80mg。

（2）孕妇膳食特点

1）宜增加鱼类食物：如鲫鱼、鳝鱼、青花鱼、章鱼等富含二十碳五烯酸的物质，能改善脂质代谢，抑制血小板聚集并改善微血管循环，故有利于防止或减轻妊娠高血压综合征。

2）宜进食含钙食物：鉴于缺钙对本病发生与发展的不利影响，孕妇应注意食用牛奶、鱼、蛋类、大豆及其制品，以及核桃仁、花生仁、大枣、芹菜等含钙量丰富的食物。

3）宜进食具有降血压作用的新鲜水果及蔬菜：如香蕉、苹果含有丰富的钾，能促进体内钠和水的排泄，减少全身血容量而使血压降低。海带含有褐藻酸盐，含降低血压的有效成分，其还含有甘露醇，有很好的利尿作用，通过利尿也能达到降血压的疗效。胡萝卜含有琥珀酸钾盐的降血压有效成分，山楂能降胆固醇、软化血管，具有降血压作用。芹菜具有降血压、镇静、利尿作用。西瓜内所含配糖体，具有利尿、降压作用等。妊娠高血压综合征患者宜食用此类新鲜水果及蔬菜。

4）富含维生素和微量元素的食物：妊娠高血压综合征患者宜增加谷类、豆类及新鲜水果和蔬菜的摄入。谷类、豆类及新鲜水果和蔬菜中含有丰富的维生素 E、维生素 C、B 族维生素，以及微量元素锌、锡、铜等，这些营养素有利于改善本病。

在妊娠 5～6 周开始，多数孕妇有恶心、呕吐、厌食、偏食的现象出现，这多半是由于血糖低、酮体高而引起的，可吃粗米、粗面或甘薯、玉米面等。粗粮中含有很多的糖，有提高血糖、降低酮体的作用。呕吐较为剧烈频繁，可采用少食多餐。这时应少吃油腻和不易消化的食物，多吃些稀粥、豆浆、蛋类等清淡食物。有条件可常吃些新鲜的鱼，鱼类不但营养丰富，而且容易消化。孕妇在此阶段往往不思饮食，又因怕呕吐不敢进食，食欲日益减退，还常伴有胸胁胀满、唇红、口干、舌燥之感。这时，可吃具有生津止渴、健胃消食的西红柿、橘子等，对口干渴、食欲缺乏等效果甚佳。

另外，早晨起床后，可吃些馒头、饼干、糕点之类，减少呕吐。

妇女常在怀孕中期和晚期由于神经、内分泌方面的改变或小动脉痉挛，引起组织内水、钠潴留，从而产生水肿现象。食用低盐和碱性食物，有治疗水肿的效果，必要时可采用无盐膳食。如果不习惯淡食，可在食物中少加一点糖或醋，以增进食欲。

膳食组成以热能 9623 ~ 10460kJ（2300 ~ 2500kcal）为宜，营养素供给量的标准为蛋白质 80 ~ 90g，钙 1 ~ 1.5g，铁 18mg，维生素 B_1 和维生素 B_2 各 1.5mg，维生素 C 80mg，维生素A 3300U。

蛋白质是机体氮的唯一来源，氮是胎儿主要构成成分之一。胎盘与胎体的蛋白质都是由母体供给的氨基酸组成的，妊娠早期胎儿体内尚无氨基酸合成酶，故胎儿还不能自行用氨基酸合成蛋白质，直到其肝脏发育成熟后方能进行氨基酸的合成，故氨基酸的供给非常重要。

脂肪：妊娠过程中，孕妇平均每天增加 2 ~ 4g 脂肪。孕后期胎儿需脂肪贮备，贮备的脂肪可为体重的 5% ~ 15%。

糖类：葡萄糖是胎儿代谢所必需，多用于胎儿呼吸。孕妇平时血糖低于非孕时期，但略高于脐血，母体血糖与脐血血糖之比为 1.2 : 1。故应保持母体血糖的正常水平，以免胎儿血糖过低，尤以妊娠后期，糖原合成与分解能力都亢进，易导致糖不足或糖利用下降，而使胎儿发育受到影响，孕妇易患酮血症。故孕妇每日应摄入糖类 200 ~ 250g。

钙：妊娠晚期，母体摄入的钙几乎全部用于胎儿的形成。胎儿在 5 ~ 6 个月时牙齿已钙化，一个足月产的新生儿体内含钙应有 25g。如果母体钙摄入不足，会动用母体的钙而形成负平衡，甚至形成不能向胎儿供钙的状态，如此则对胎儿的生长发育有极大影响。为了满足骨骼生长发育，胎儿体内不断贮留钙，孕早期每日贮留 7mg，孕中期开始增加至 110mg，孕晚期则增加至 350mg。除满足胎儿需要外，母体内尚需贮存一部分钙，以备哺乳使用。中国营养学会 1988 年修改了孕妇膳食中钙的供给量，孕中期钙的供给量为每日 1000mg，晚期为 1500mg，膳食供给不足者可补充钙制剂。

铁：孕妇血液增加，要负担胎儿新生血液和胎儿肝脏中积蓄铁。足月胎儿肝脏积蓄的铁可供出生后 6 个月之用，大部分是在母体妊娠最后 2 个月贮存的。母体与胎儿之间存在着复杂的铁的往来关系，母体铁不足会引起胎儿贫血。

孕妇在整个妊娠期间铁的总需要量在 1g 以上，其中 300mg 用以满足胎儿及胎盘需要，500mg 用于孕妇增加血液容量和红细胞数量，分娩时出血约消耗 250mg。故孕妇膳食中如铁供给量不足，可引起缺铁性贫血。中国营养学会 1988 年规定供给量标准为整个妊娠期每日膳食铁含量应为 28mg。

锌：妊娠妇女体内原含量由 1.3g 增至 1.7g，足月胎儿体内可有 60mg。从怀孕初期开始，胎儿对锌的需要量迅速增加，胎盘及胎儿平均每日需要 0.75 ~ 1mg。锌供应不足时胎儿可发生畸形，锌缺乏还影响维生素 A 的转运。中国营养学会于 1988 年首次提出我国孕妇膳食中锌的供给量标准，规定妊娠中、晚期每日摄入量应为 20mg。

碘：孕期甲状腺功能活跃，甲状腺素能促进胎儿生长发育。在饮水和食物中缺碘的孕妇，应补充碘。在妊娠中、晚期每日需补充 175mg。

维生素：母体维生素可经胎盘进入胎儿体内。如母体食物中缺少脂溶性维生素时，可由母体肝脏释放供给胎儿。母体中如无水溶性维生素，可加强膳食中维生素的供应。孕妇体内的维生素处于需要量高而利用率低的状况，故应防止缺乏。

为达到营养素供给量标准，孕妇每天的膳食组成为粮食 400g，牛奶 250g，豆浆粉或豆制品 50g，蔬菜 500g（其中绿叶菜 100g），瘦肉或蛋类 50~100g，土豆 100g，虾皮 10g，水果 100g，油、糖各 40g，每周吃猪肝或海带 1~2 次，每次猪肝 250g，海带 10g（干品）。

（3）饮食搭配

1）芹菜与西红柿：芹菜有降血压作用，西红柿可健胃消食，二者搭配，营养更丰富均衡，适于妊娠高血压患者食用。

2）芫荽与冬瓜、黑木耳：芫荽与冬瓜、黑木耳搭配食用，有利尿消肿、降血压、调血脂作用，适用于妊娠高血压患者食用。

3）绿豆与莲藕：绿豆与莲藕搭配食用，有健胃、疏肝利胆、养心降压的作用，对肝胆病、高血压有一定的治疗作用。

4）冬瓜与口蘑：冬瓜有利尿、清热、解毒功效；口蘑可补脾益气、养胃健身、降压防癌。二者同食有利尿、降血压的功效，适用于妊娠高血压患者食用。

（4）药膳食疗方

1）青鱼肉 300g，枸杞子 50g，香菜 12g，青菜心 6 棵，精盐 3g，黄酒 5mL，味精 2g，葱姜汁 10mL，奶汤 200mL，麻油 50mL，湿淀粉 10g。将青鱼肉剁成肉泥。枸杞子用温水泡透、剁碎。青菜心焯过。将青鱼肉泥放入锅中，加精盐、黄酒、味精、葱姜汁、奶汤、麻油搅成胶状，取出，拌成 12 个菱形块。用香菜和枸杞子末点缀成百花形。上笼蒸约 5 分钟。取出装盘，摆上青菜心。炒锅上火，下奶汤、精盐、味精烧开，用湿淀粉勾芡，淋上麻油，起锅分别浇在鱼糕上即成。早、晚食用。滋肝明目，益肾补虚，健脾和胃，利水消肿。适治妊娠高血压伴水肿。

2）萝卜 250g，蜂蜜适量。萝卜洗净、切碎、挤汁，加适量蜂蜜混匀。每次 50g，每日 1 次，连服 1 周。可清热生津，凉血止血，消食降气，降胆固醇和血压。

3）苹果 250g，芹菜 100g，柠檬汁 50mL。将苹果、芹菜榨汁，加入柠檬汁搅匀即成。每日 1 次，用 50g，连续饮用 1 周。可生津止渴，健脾开胃，有降压、安胎作用。

4）芹菜叶 100g，黄豆粉 150g，盐、味精适量。芹菜叶洗净，沸水焯过，加入黄豆粉、盐、味精，揉成菜团，上笼蒸熟即可。三餐食用，每次 50g。可健脾，益气，清肝。适宜妊娠高血压伴水肿、头晕等。

5）赤小豆 100g，绿豆 100g，黄豆 50g，粳米 100g。加水适量，放高压锅内煮粥。可健脾，利水，消肿。适宜妊娠高血压伴头晕眼花、水肿等。

2. 饮食禁忌

一般而言，在服药期间应忌食生冷、黏腻、腥臭等不易消化及有刺激性的食物。麻疹表证期间，忌油腻酸涩之食；疮疖肿毒，忌食鱼虾、牛肉；寒证忌食瓜果生冷；热证忌食烟酒辛辣；地黄、首乌忌葱、蒜、萝卜；人参忌萝卜；薄荷忌鳖肉；茯苓忌醋；鳖甲忌苋菜；蜜忌生葱等。

饮食禁忌是历代医家在治病过程中长期积累起来的经验，若不注意，不仅服药无效，有时反而使病情加重。例如，服人参又吃萝卜，就会减低甚至消除人参的作用；肾炎或水肿患者不能吃咸，否则会使病情加重。

（1）饮食总热能过高　热能供应过高可致体重过分增加乃至肥胖，体重指数大于24的孕妇易发生妊娠高血压综合征。因此，有此倾向的患者，应控制饮食总热能，以保证整个孕期体重增加不超过 13kg，使体重指数在 24 以下。

（2）饱和脂肪酸含量高的食物　妊娠期摄入过多的饱和脂肪酸，加上运动量过少，大量的饱和脂肪酸以脂肪的形式储存起来，不利于改善血管壁的脂质沉积。

（3）产气食物　容易在胃肠道内产气的食物，如大豆、豆制品、炒蚕豆、白薯等，大量食用后可因腹内气体充盈而导致腹内压增高，局部血管阻力也随之增大，从而增加心脏负担，不利于孕妇和胎儿的营养与健康。

（4）辛辣、刺激性食物　有刺激血管神经兴奋的作用，从而导致血管收缩、血压升高，而且辛辣、刺激性食物易造成便秘，引起血压升高，甚至有的患者因用力排便，血压急剧升高而发生脑血管意外。

【药物宜忌】

1. 西医治疗

（1）一般治疗

1）加强对母儿的监护，随时注意血压的变化，每天测血压 1～2 次。定期进行产前检查，检测血尿常规、肝肾功能等。

2）一般镇静剂，可选用安定等以减轻患者的精神紧张，也可缓解部分临床症状。

（2）降压药

1）选择能减低周围血管阻力、增加心排出量，以达到维持心血管对各种刺激的反应，维持各种脏器一定的血流量，以保证子宫胎盘血流量的药物，以减少并发症的发生，保证母婴平安。

2）控制降压的速度和程度。除高血压急症外，降压的速度不宜过快，以血压缓慢下降为好。血压不要下降过多，不必下降到正常，到安全范围［收缩压在 18.7～20kPa（140～150mmHg），舒张压在 12～13.3kPa（90～100mmHg）］即可。因为慢性高血压患者的循环系统及压力感受器已经适应了原有的较高水平，如突然降得过快、过多，则会使脏器和子宫胎盘的血流量进一步减少，母亲易发生心脏、脑、肾脏的并发症，胎儿易发生胎儿宫内发育迟缓、胎死宫内及早产等，对母婴均不利。

3）降压药物：一般在妊娠后，继续用妊娠前所服用的有效的降压药。但是，若服用的药物对胎儿有害，则应更换其他对胎儿无副作用的药物。

①硝苯地平（心痛定）：每次 10mg，每日 3 次。硝苯地平用于治疗妊娠高血压的研究近 20 年，其结果证实该药对胎儿及新生儿无明显副作用。近来又有报道，对用硝苯地平治疗妊娠期高血压的婴儿进行调查，内容包括婴儿在产后 8 天至 18 个月是否死

亡、有无发育畸形、主要疾病、身高体重、神经及精神发育情况等。结果表明，妊娠期服用该药，致婴儿发生畸形的风险低，对婴儿是安全的，也不影响其出生18个月内婴儿的生长发育。据报道，硝苯地平有明显增加产后出血的作用，因此在宫口开全前，尽量不用该药，以免增加产后出血的发生率。

②硝苯地平缓释片：每次10~20mg，每日1次。

③拜新同：每次30mg，每日2次。

④络活喜：每次5mg，每日1次。

⑤拉贝洛尔（柳氨苄心定）：每次50~100mg，每日2~3次。

⑥卡托普利：每次12.5~25mg，每日2~3次。

⑦尼莫地平（尼莫通）：每次40mg，每日2~3次。

⑧肼苯达嗪：每次5~10mg，肌肉注射，或以肼苯达嗪10~20mg加入5%的葡萄糖液250mL中，缓慢静脉滴注，用于合并先兆子痫或子痫者。

⑨硫酸镁：有解痉，降压，改善全身血流量，增加子宫胎盘血液灌注量的作用，是用于慢性高血压合并妊高征时首选的药物。用法见"妊娠高血压综合征"。

4）余同"妊娠高血压综合征"

（3）适时终止妊娠　如收缩压≥22.7kPa（170mmHg）、舒张压≥14.7kPa（110mmHg），或高血压伴有冠状动脉硬化、心功能不全、肾功能减退等患者不宜妊娠，应在妊娠早期即终止妊娠。因为高血压会影响子宫胎盘的血流量，引起胎儿发生早产、死胎、胎儿宫内发育迟缓，增加新生儿的死亡率。因此，应根据患者的具体情况而适时终止妊娠。轻度高血压者可以妊娠到足月；中度高血压在孕37周时终止妊娠；严重者可于33~34周左右终止妊娠。在孕后期，尤其对合并妊高征的患者，应密切监测尿雌三醇值或尿雌激素与肌酐比值，如有明显下降，则应及时终止妊娠。

2. 中医治疗

（1）阴虚肝旺

主症：妊娠期间，头晕，眼花目眩，颜面潮红，手足心热，心悸怔忡，失眠多梦或伴有腰膝酸软，舌质红，苔少或无苔，脉细滑数。

治法：滋阴养血，平肝潜阳。

方药：羚角钩藤汤加减。

羚羊角粉0.3g，钩藤15g，黄芩10g，菊花10g，生地黄15g，白芍15g，茯神10g，甘草10g。

加减：若见腰膝酸软，耳鸣，则为肾阴虚，可加用山萸肉10g、龟甲15g，以补肾填精。若手足心热甚，潮热盗汗，虚热明显者，加用知母10g、地骨皮10g，以退虚热。

（2）肝火上炎

主症：妊娠期间，头晕头痛，眼花目眩，面赤唇红，烦躁不安，口干口苦，小便短赤灼热，大便干燥，舌质红，苔黄燥而乏津，脉滑数。

治法：清肝泻火，平肝潜阳。

方药：龙胆羚羊角汤。

龙胆草 6g,羚羊角粉 0.3g,黄芩 10g,车前子 10g,生地黄 15g,茯神 10g,天麻 10g,钩藤 15g,生龟甲 10g。

加减:若口干口燥,津伤明显者,加玄参 15g、天花粉 10g,以养阴生津止渴。若便秘加全瓜蒌 20g 以润便。据研究,瓜蒌中含有较强的致泻物质,有泻下作用。其中,瓜蒌仁所含的脂肪油亦能致泻,故其作用较强,瓜蒌皮作用较弱。若烦躁不安甚者,加莲子心 5g 以清热泻火除烦。动物实验表明,莲子心有降压作用,其降压机制是释放组胺,使外周血管扩张,也与神经因素有关。

(3)血瘀肝旺

主症:妊娠期间,头晕头痛,眼花目眩,精神抑郁,胸胁胀满,或有腹痛,肢体疼痛,口唇青紫,舌质紫暗,或有瘀点、瘀斑,脉弦滑或弦涩。

治法:活血化瘀,平肝潜阳。

方药:桃红四物汤加味。

桃仁 10g,红花 6g,当归 10g,川芎 10g,赤芍 10g,白芍 10g,熟地黄 10g,石决明 25g,钩藤 15g,柴胡 10g。

加减:若有胎动不安者,则去石决明。若精神抑郁甚者,加合欢皮 10g 以疏肝理气。肢体疼痛,口唇青紫明显者,加用丹参 10g、桂枝 10g 以加强活血之功效。

3. 药物禁忌

(1)降压药 首先应选择对母体和胎儿无明显副作用的药物。如阿替洛尔对子宫胎盘的血供和胎儿的血循环有肯定的副作用,对胎儿的发育也不利,不可选用。有报道,血管紧张素转换酶抑制剂,如卡托普利、依那普利等,能透过胎盘,导致胎儿生长发育迟缓、羊水减少、先天性畸形、新生儿肾衰和新生儿死亡,因此这些药物在妊娠期应避免使用。

一般不用利尿剂,以避免减少母体重要器官的血容量,以及胎盘的血灌注量。噻嗪类利尿药还可引起新生儿血小板减少、黄疸和低钠血症,因此在妊娠时尽量不用。余同"原发性高血压"。

(2)抗菌药物

1)妊娠早期避免应用甲硝唑、甲氧苄啶、乙胺嘧啶、利福平、金刚烷胺。

2)妊娠后期避免应用氯霉素。

3)妊娠全过程避免应用四环素、红霉素酯化物、喹诺酮类、万古霉素、异烟肼、磺胺类药、呋喃妥因、碘苷、阿糖腺苷。

4)权衡利弊后谨慎应用氨基糖苷类抗生素、异烟肼、氟胞嘧啶、喹诺酮类、林可霉素、磷霉素。

5)妊娠全过程可以应用青霉素类、头孢菌素类、其他 β 内酰胺类、大环内酯类(酯化物除外)抗生素。

(3)妊娠期避免应用的其他药物 维生素 A 及其衍生物;解热镇痛药,如水杨酸钠、阿司匹林;激素类,如性激素(包括雌激素和雄激素)、可的松、泼尼松、甲泼尼龙;抗癫痫药,如扑米酮、苯妥英钠、苯琥胺;抗组胺药,如苯海拉明、氯苯那敏、敏克静、茶苯海宁；降糖药，如甲磺丁脲、氯磺丙脲、格列本脲；抗抑郁药，如丙米嗪、苯丙胺；抗疟药，如奎宁、乙胺嘧啶；抗甲状腺药，如碘化钾、甲巯咪唑、丙硫氧嘧啶；抗恶性肿瘤药，如氨蝶呤（白血宁）、甲氨蝶呤、环磷酰胺、马利兰（白消安）。

（4）中药禁忌　在妇女妊娠期应该注意尽量避免使用某些可能引起流产或损害母子安全的药物，根据药物对于妊娠危害性的不同，大概可以分为禁用、忌用、慎用三种。

1）孕妇禁用：三棱、地鳖虫、川牛膝、马钱子、巴豆霜、水蛭、甘遂、玄明粉、芒硝、芫花、阿魏、附子、京大戟、闹羊花、牵牛子、轻粉、莪术、益母草、猪牙皂、商陆、斑蝥、雄黄、麝香。

2）孕妇忌服：千金子霜、千金子、天仙子、蓖麻油、半夏、枳实。

3）孕妇慎用：干漆、大黄、制川乌、天南星、王不留行、牛膝、生姜黄、白附子、西红花、肉桂、华山参、冰片、关木通、红花、枳壳、枳实、草乌叶、禹州漏芦、禹余粮、急性子、穿山甲、桃仁、凌霄花、常山、硫黄、漏芦、代赭石、蟾酥、三七、苏木、郁李仁、虎杖、瞿麦、卷柏、番泻叶。

妊娠禁忌并非绝对不能使用，若经过适当炮制加工或孕妇病情必须使用某些药物，才能确保母子安全时，只要注意谨慎用药，掌握好用量用法，一般不会造成损害。例如，生半夏能损胎气，但用半夏治孕妇怀孕初期的恶心、呕吐，就有效而无弊。

二十六、妊娠高血压综合征

【概述】

妊娠高血压综合征（PIH）是指在妊娠 20 周后出现的高血压、水肿、蛋白尿症候群，简称"妊高征"。多见于初产妇，春季患病率较高。其发病率为 9.4%。

1. 病因

（1）免疫学说　妊娠成功有赖于胎儿 - 母体间的免疫平衡，一旦这种平衡失调，即可发生排斥反应，从而可引起一系列的血管内皮细胞病变，引发妊高征。引起平衡失调的相关因素有以下几种：①妊高征与人类白细胞抗原（HLA）的相关性。过去大多认为，母胎间组织相容性差别越大，发生妊高征的可能性越大，但近年来有研究提示，母胎间 HLA 抗原相容性越高越易发生妊高征。②母体所产生的封闭抗体不足，不能抗衡胎儿抗原的负荷而导致妊高征。③妊高征患者 T 抑制细胞（TS）减少和 T 辅助细胞（TH）增加，TH/TS 比值上升，可能与胎儿 - 母体间免疫平衡失调有关。④妊高征患者血清 IgG 及补体 C_3、C_4 明显减少，表明体液免疫有改变。

（2）子宫 - 胎盘缺血学说　根据为妊高征易发生于初产妇，多胎妊娠及羊水过多者，子宫张力高，影响子宫血液供应，或全身血液循环不能适应子宫 - 胎盘需要，如孕妇患严重贫血、慢性高血压、糖尿病等，导致子宫 - 胎盘缺血、缺氧，引起妊高征。也有人认为，缺血是血管痉挛的结果。

（3）血浆内皮素与妊高征　妊高征患者体内调节血管收缩的内皮素和血栓素 A_2 增加，而调节血管舒张的血管内皮素细胞舒张因子和前列环素却减少，使血管收缩与舒张调节失调而发生妊高征。

（4）一氧化氮与妊高征　一氧化氮（NO）是血管内皮细胞所释放的一种血管舒张因子，它可以抑制血小板聚集和防止黏附于血管内皮表面。研究证明，妊高征患者脐带血管内皮细胞释放 NO 减少，而血浆 NO 的水平与妊高征的发生密切相关，NO 合成或（和）释放功能障碍可能是妊高征发病机制中的一个重要环节。

（5）其他　此外，还有凝血与纤溶系统失调学说、钙平衡失调学说、遗传因子学说、肾素 - 血管紧张素 - 醛固酮学说、前列腺素系统学说、心钠素学说及氧自由基学说等。

2. 临床表现

（1）好发因素　①年轻初产妇和高龄初产妇。②体型矮胖者，以及体重指数大于 24 者。③营养不良，特别是伴有中重度贫血者。④精神紧张、运动过度者。⑤原发性高血压、糖尿病、慢性肾炎合并妊娠者，且病情多较复杂。⑥双胎、多胎、羊水过多、葡萄胎。⑦寒冷季节或气温变化过大，特别是气压过高时。⑧家族中有高血压史，尤其是孕妇之母有重度妊高征史者。

（2）高血压　若初测血压升高，需休息 1 小时后再测。血压达到 18.7/ 12.0kPa（140/90mmHg），或未达此标准，但较其基础血压升高 4.0/2.0kPa（30/15mmHg），即认为达到诊断标准。

1990 年中国中西医结合学会妇产科专业委员会第三届学术会议制定的妊高征分类标准为：

轻度妊高征：血压 ≥ 17.3/12kPa（130/90mmHg），或较基础血压升高 4/2kPa（30/15mmHg），可伴有轻微蛋白尿或水肿。

中度妊高征：血压 > 17.3/12kPa 但 < 21.3/14.7kPa（160/110mmHg），蛋白尿（＋），或伴有水肿。

重度妊高征：血压 ≥ 21.3/14.7kPa（160/110mmHg），或较基础血压升高 8/4kPa（60/30mmHg），或舒张压 ≥ 14.7kPa（110mmHg），或超过基础血压 4kPa（30mmHg），蛋白尿（＋＋ ~ ＋＋＋），或伴有水肿。

（3）蛋白尿　蛋白尿的出现常略迟于血压升高。应取中段尿进行检查，凡 24h 尿蛋白定量 ≥ 0.5g 为异常。蛋白尿的出现及量的多少，反映肾小球动脉痉挛造成肾小管细胞缺氧及其功能受损的程度。

（4）水肿　最初表现为体重异常增加（隐形水肿），每周超过 0.5kg。若体内积液过多，则可导致临床可见的水肿。水肿多从踝部开始，渐延至小腿、大腿、外阴部、腹部，按之凹陷，称为凹陷性水肿。踝部及小腿有明显的凹陷性水肿，经休息后不消退者，以"＋"表示；水肿延至大腿，以"＋＋"表示；"＋＋＋"指全身水肿或伴有腹水者。水肿的轻重与病情严重程度不一定成正比，水肿并不明显，亦有可能迅速发展为子痫。

（5）症状　应注意头痛、眼花、胸闷等自觉症状的出现，表示病情发展已进入先兆子痫阶段，应引起足够重视。抽搐与昏迷则表示本病情发展到严重阶段，应特别注意发作状态、频率、持续时间及间隔时间，注意神志情况。

1）先兆子痫：血压 ≥ 21.3/14.7kPa（160/110mmHg）；24h 尿液中蛋白量 ≥ 5g；可有不同程度的水肿；出现头痛、眼花、胸闷、恶心、呕吐及胃区疼痛等症状。预示着病情较重，颅内病变进一步发作，行将发生抽搐，称为先兆子痫。

2）子痫：在先兆子痫的基础上有抽搐发作，或伴昏迷，称为子痫。有些病例没有明显子痫征象而发生抽搐，表现为眼球固定，瞳孔散大，瞬即头转向一侧，牙关紧闭，继而口角及面部肌肉颤动，数秒钟后发展为全身及四肢肌强直，双手紧握，双臂屈曲，迅速发生强烈抽动。抽搐时呼吸暂停，面色青紫。持续 1min 左右抽搐强度减弱，全身肌松弛，随即深长吸气，发出鼾声而恢复呼吸。抽搐发作前及抽搐期间，患者意识丧失。抽搐次数少及间隔长者，抽搐后短期即可苏醒；抽搐持续时间较长者，可陷入深昏迷。发作过程中易发生唇舌咬伤、摔伤，甚至骨折，昏迷中呕吐可造成窒息或吸入性肺炎。发生于妊娠晚期或临产前，称为产前子痫；少数发生于分娩过程中，称为产时子痫；发生于产后24h内，称为产后子痫。

3. 辅助检查

（1）血液检查　测定血常规及血黏度以了解血液浓缩情况；测定血小板计数、凝血时间和凝血酶原时间、纤维蛋白原及鱼精蛋白副凝试验（3P试验）等，以了解凝血功能情况；测定肝肾功能、电解质和二氧化碳结合力，了解肝肾受损情况及有无电解质紊乱、酸中毒。

（2）尿液检查　重点检查尿蛋白，镜检中应注意有无红细胞、白细胞及管型，如24h的尿蛋白定量<0.5g，则可认为正常，如为0.5g则应视为病理状态，如≥5g，则示病情严重，应积极处理。同时，如尿比重≥1.020，则示尿液浓缩，应结合血液化验结果处理。

（3）眼底检查　视网膜小动脉可以反映体内器官的小动脉情况。所以，眼底变化是反映妊高征严重程度的一项重要参考指标。轻症者可无变化，重症者视网膜小动静脉比例可由正常的2:3变为1:2或1:3，且反光增强，并可有视网膜水肿，有渗出物及视网膜剥离，亦可有点状及火焰状出血。患者可有视网膜模糊甚或突然失明。这些病变于产后多可逐渐恢复，视力也可渐好转

（4）其他检查　检查心电图了解有无心肌损害或传导异常，可以发现高血钾或低血钾的波形变化。另外，超声心动图、胎盘功能、胎儿成熟度检查、脑血流图及脑CT等，可视具体情况而定。

【饮食宜忌】

1. 饮食宜进

（1）饮食原则

1）宜进食富含蛋白质的食物：高蛋白饮食能增加尿钠排泄，改善动脉壁弹性，有直接降血压作用，妊娠高血压综合征患者应以高蛋白饮食为主，每日摄入蛋白质量以80~100g为宜，且应以鱼类、蛋类和植物蛋白为主。

2）宜食用植物脂肪：如菜子油、豆油、玉米油、花生油等含不饱和脂肪酸，能抑制糖原转化合成脂肪酸，改善血管壁的脂质沉积状态，因而有利于防治妊娠高血压综合征。

3）宜增加鱼类食物：如鲫鱼、鳝鱼、青花鱼、章鱼等富含二十碳五烯酸的物质，能改善脂质代谢，抑制血小板聚集并改善微血管循环，故有利于防止或减轻妊娠高血压综合征。

4）宜进食含钙食物：鉴于缺钙对本病发生与发展的不利影响，孕妇应注意食用牛奶、鱼、蛋类、大豆及其制品，以及核桃仁、花生仁、大枣、芹菜等含钙量丰富的食物。

5）宜进食具有降血压作用的新鲜水果及蔬菜：如香蕉、苹果含有丰富的钾，能促进体内钠和水的排泄，减少全身血容量而使血压降低；海带含有褐藻酸盐，含降低血压的有效成分，其还含有甘露醇，有很好的利尿作用，通过利尿也能达到降血压的疗

效；胡萝卜含有琥珀酸钾盐，是降血压有效成分，山楂能降胆固醇、软化血管，具有降血压作用；芹菜具有降血压、镇静、利尿作用；西瓜内所含配糖体，具有利尿、降压作用等。妊娠高血压综合征患者宜食用此类新鲜水果及蔬菜。

6）富含维生素和微量元素的食物：妊娠高血压综合征患者宜增加谷类、豆类及新鲜水果和蔬菜的摄入。谷类、豆类及新鲜水果和蔬菜中含有丰富的维生素 E、维生素 C、B 族维生素，以及微量元素锌、锡、铜等，这些营养素有利于改善本病。

（2）饮食搭配

1）柠檬与白糖：柠檬与白糖搭配，柠檬酸可与体内的钙离子结合，形成一种可溶性络合物，降低钙离子导致的凝血作用，对妊娠高血压综合征有一定的辅助防治作用。

2）香蕉与冰糖、糯米：香蕉性寒，味甘，具有安神降压、活血行气等功效，香蕉与冰糖及糯米搭配，对妊娠高血压综合征有显著的辅助治疗功效。

3）豆浆与牛奶：据营养学家对牛奶及豆浆所含的 13 种营养成分分析，豆浆中所含的维生素 A、维生素 B_1 和钾、钠、铁都明显高于牛奶，只有钙、磷、糖略低于牛奶，蛋白质、脂肪等营养物质基本相当。豆浆不仅便宜，对妊娠高血压综合征患者来说，喝豆浆有利。若豆浆与牛奶同饮，其营养更加丰富，且能为人体补充全面的营养。

4）芹菜与西红柿：芹菜有降血压作用，西红柿可健胃消食，二者搭配，营养更丰富均衡，适于妊娠高血压综合征患者食用。

5）芫荽与冬瓜、黑木耳：芫荽与冬瓜、黑木耳搭配食用，有利尿消肿、降血压、调血脂作用，适用于妊娠高血压综合征患者食用。

6）绿豆与莲藕：绿豆与莲藕搭配食用，有健胃、疏肝利胆、养心降压的作用，对肝胆病、高血压有一定的治疗作用。

7）冬瓜与口蘑：冬瓜有利尿、清热、解毒功效；口蘑可补脾益气、养胃健身、降压防癌。二者同食有利尿、降血压的功效，适用于妊娠高血压综合征患者食用。

（3）药膳食疗方　见"妊娠合并原发性高血压"。

2. 饮食禁忌

（1）饮食总热能过高　热能供应过高可致体重过分增加乃至肥胖，体重指数大于 24 的孕妇易发生妊娠高血压综合征。因此，有此倾向的患者，应控制饮食总热能，以保证整个孕期体重增加不超过 13kg，使体重指数在 24 以下。

（2）饱和脂肪酸含量高的食物　妊娠期摄入过多的饱和脂肪酸，加上运动量过少，大量的饱和脂肪酸以脂肪的形式储存起来，不利于改善血管壁的脂质沉积。

（3）糖　应限制糖的摄入量，每日摄入量在 160～240g 为宜。

（4）盐　食盐摄入过多会造成体内水、钠潴留，血容量增加，使血压增高，故孕妇在出现高血压症状时，应采取低盐饮食。每日应将食盐限制在 3～5g。但对于轻症患者则不宜过于限制盐的摄入，因为长期低盐饮食可引起低钠血症，甚至发生虚脱，而且易使食欲减退，引起蛋白质的摄入不足，对孕妇及胎儿健康均不利。

（5）酒　饮酒会影响胎儿发育，甚至引起流产、早产。而且酒能刺激交感神经兴奋，使肾上腺素分泌增多，从而引起血管收缩，血压升高。另外，饮酒也会加重高血压症状，使病情更加复杂。

（6）辛辣、刺激性食物　有刺激血管神经兴奋的作用，从而导致血管收缩、血压升高，而且辛辣、刺激性食物易造成便秘，引起血压升高，甚至有的患者因用力排便，血压急剧升高而发生脑血管意外。

（7）浓茶　浓茶中所含的茶碱量高，可以引起大脑兴奋、不安、失眠、心悸等不适，从而使血压升高。

（8）产气食物　容易在胃肠道内产气的食物，如大豆、豆制品、炒蚕豆、白薯等，大量食用后可因腹内气体充盈而导致腹内压增高，局部血管阻力也随之增大，从而增加心脏负担，不利于孕妇和胎儿的营养与健康。

【药物宜忌】

1. 西医治疗

（1）治疗原则　总的目的为防止癫痫发生，减少母婴并发症，降低围生儿死亡率。

1）用药以解痉降压为主，是否需扩容治疗视有无血液浓缩，如血黏稠度增加等而决定。

2）密切观察，制定合理的计划。

3）平均动脉压（MAP）＝（收缩压 ＋ 2 × 舒张压)/3，若 ≥140mmHg，或较基础MAP升高 7.7kPa（58mmHg）者，易并发脑出血。

4）妊高征患者不可至过期妊娠再分娩。

5）适时终止妊娠，降低围生儿死亡率。

（2）轻度妊高征的处理　增加休息时间，减轻工作量。每日至少休息 10h，左侧卧位，上、下午各休息 2h。高蛋白质、高维生素、低盐饮食，监测血压和尿蛋白。可适当给予镇静剂。

（3）中、重度妊高征的处理　应住院治疗，防止子痫及并发症。

1）硫酸镁的应用：可达到消除脑水肿、降低颅内压、制止抽搐的目的。其主要作用与血镁的浓度密切相关。当镁离子浓度到达 3.4mmol/L 以上时，应注意高镁血症的毒副反应，如呼吸困难、四肢无力等。应用方法有以下几种：

①5% 葡萄糖 500mL 加 25% 硫酸镁 40 ~ 60mL，静脉滴注，滴速 1 ~ 2g/h，用完 6h，肌肉注射硫酸镁 5g，每日剂量 25g，次日重复给药。3 ~ 5 天为 1 个疗程，适于中度妊高征。

②肌肉注射负荷剂量硫酸镁 5g，或 25% 硫酸镁 15mL 加 5% 葡萄糖溶液 20mL，缓慢静脉注射（5min）。维持静脉滴注，适于中、重度妊高征。用药期间若膝腱反射减弱，尿量 <20 ~ 30mL/h，呼吸 <12 次/分，应立即停药并静注 10% 葡萄糖酸钙 10mL。如肾功能减退，硫酸镁剂量应减半，并严密观察临床症状。血镁浓度过高，不仅抑制呼吸，且可使心功能受抑，危及生命，故用药期间应监测血镁浓度。

2）降压：当舒张压增高达 14.6kPa（110mmHg）或以上时，或 MAP 增高达 18.kPa（140mmHg）或以上时，为防止发生心脑血管意外，应加用降压药。选用药物以不影响心搏出量、肾血流量及子宫胎盘灌注量为宜。

①硝苯地平（心痛定）：钙拮抗剂，为抑制钙转运的新型降压药，用法为 10 ~ 20mg，口服或舌下含化，每日 4 次，24h 总量不超过 60mg。尼莫地平作用和用量同硝苯地平，但调整脑血流量优于硝苯地平。

②肼屈嗪：为周围血管扩张剂，能扩张周围小动脉，使外周阻力降低，降低血压，并能增加心排出量、肾血流量及子宫胎盘血流量。降压作用快，舒张压降低较显著。不良反应为头痛、皮肤潮红、心率加快、恶心等。常用量为 10 ~ 20mg，口服，每日 2 ~ 3 次，或 40mg 加于 5% 葡萄糖溶液 500mL 中，静脉滴注。维持舒张压在 12.0 ~ 13.3kPa（90 ~ 100mmHg）为宜。有心力衰竭征象者，不宜用此药。

③卡托普利：为血管紧张素转换酶抑制剂，通过阻止血管紧张素 I 转化为血管紧张素 II 而舒张小动脉，达到降压作用。用量为 12.5 ~ 25mg，口服，每日 3 次。降压效果好，但影响胎盘灌注量，应慎用。

④拉贝洛尔：中枢性肾上腺素能受体阻滞剂，直接作用于血管降压，不影响胎盘灌注量，对母儿安全。不良反应为头痛及面色潮红。用量为 50mg，加于 5% 葡萄糖溶液 500mL 中，静脉滴注，待血压稳定后改为口服 100mg，每日 2 次。

⑤甲基多巴：中枢性降压药，兴奋血管运动中枢的 α 受体，抑制外周交感神经而降压。用量为 250 ~ 500mg，口服，每日 3 次，或 250 ~ 500mg 加于 10% 葡萄糖溶液 500mL，静脉滴注，待血压稳定后改为口服 100mg，每日 2 次。

⑥硝普钠：强力速效血管扩张剂，扩张周围血管而降压。该药可透过胎盘进入胎儿体内，其代谢产物对胎儿不利，不应用于妊娠期。若分娩期或产后用其他降压药效果不佳时才可考虑应用。用量为 50mg 加于 10% 葡萄糖溶液 1000mL 中，缓慢静脉滴注，并密切监测血压及心率。

3）镇静

①地西泮：具有镇静、催眠、肌肉松弛、抗惊厥作用。常用量为 2.5 ~ 5mg，口服，每日 2 ~ 3 次，亦可肌注或静注 10mg。

②哌替啶：75 ~ 100mg，肌注。

③冬眠药物：广泛抑制神经系统，可控制子痫抽搐，解痉降压。但可影响肾及胎盘血流量，不利于胎儿而且对肝脏有一定损害，应谨慎应用，一般仅用于硫酸镁效果不佳时。常用冬眠 1 号合剂（哌替啶 100mg、氯丙嗪 50mg、异丙嗪 50mg）加于 10% 葡萄糖溶液 500mL 内静脉滴注。急用时 1/3 量加于 25% 葡萄糖溶液 20mL 内缓慢静脉注射（不少于 5min），余 2/3 量加于 10% 葡萄糖溶液 250mL 内静脉滴注。

4）扩容：合理扩容可改善重要脏器的血供，纠正组织缺氧。但必须在心肺功能良好的情况下进行，否则可致左心衰竭、肺水肿。因此，扩容必须在解痉的基础上进行，扩容后应利尿。

①指征：血细胞比容 ≥ 0.35，全血黏度比值 > 3.6，血浆黏度比值 ≥ 1.6，尿比重 ≥ 1.020。

②禁忌证：心血管负担过重、肺水肿表现，全身性水肿、肾功能不全，以及未达

以上扩容指标者。

③常用扩容剂：人血白蛋白、血浆、全血、平衡液、右旋糖酐等。

5）利尿：指征为全身性水肿、急性心力衰竭、肺水肿、脑水肿、血容量过高且伴有潜在肺水肿者。

①呋塞米（速尿）：作用快，有较强的排钠、排钾作用，易引起电解质紊乱和缺氯性碱中毒。对脑水肿、无尿或少尿患者疗效显著。与洋地黄类药物合用，对控制妊高征引起的心力衰竭及肺水肿效果较好。用法为 20～40mg 加于 25% 葡萄糖溶液 20mL 内缓慢静脉注射，必要时可重复。

②甘露醇：渗透性利尿剂，注入体内后肾小球滤过，极少由肾小管重吸收，带出大量水分，排钠多可致低钠血症。适于肾功能不全或需降低颅内压时。常用 20% 甘露醇 250mL，快速静滴，15～20min 内滴完。有心力衰竭、肺水肿时禁用。

6）适时终止妊娠　终止妊娠指征：

①先兆子痫孕妇经积极治疗 24～48h 无明显好转者。

②先兆子痫孕妇，胎龄已超过 36 周，经治疗好转者。

③先兆子痫孕妇，胎龄尚不足 36 周，胎盘功能检查示胎盘功能减退，胎儿成熟度检查示胎儿成熟。

④子痫已控制 6～12h 者。

（4）子痫的处理　应尽快控制，而且注意避免外来声、光刺激，保持安静；监测血压、脉搏、呼吸、体温及尿量，严格记出入量；防止咬伤唇舌；进行必要化验；及早发现处理脑出血、心力衰竭、肺水肿及急性肾衰竭。控制方案如下：

①地西泮 10mg 静注。

②25% 硫酸镁 10mL 加于 10% 葡萄糖溶液 20mL 静脉缓注，继用 25% 硫酸镁 40～60mL 加于 5% 或 10% 葡萄糖溶液 500mL，静脉滴注。

③肼屈嗪 10mg 肌注或 20mg 加入葡萄糖溶液中静脉滴注。

④如患者烦躁可用 1/3 或 1/4 量冬眠 1 号合剂静脉滴注。

⑤心率超过 120 次/分，用毛花苷 C 改善心功能。

⑥用广谱抗生素预防感染，特别是肺部感染。

⑦呋塞米（速尿）20～40mg 加于 25% 葡萄糖溶液 20mL 内缓慢静脉注射。

（5）并发症治疗

1）脑血管病：加强头部护理；应用甘露醇或（和）呋塞米；分次注射地塞米松 20～30mg，如果子痫控制后 6h 仍不清醒，且 MAP≥17.0kPa（127.5mmHg）者，应考虑到脑疝或脑出血的可能，脑出血时忌用抑制呼吸的镇静剂。

2）心力衰竭：在解痉的基础上限制输液量，及时给氧，并迅速洋地黄化，可用毛花苷 C 0.4mg 加于 10% 葡萄糖溶液 20mL 静注，2～4h 后再静注 0.2～0.4mg，一般总量在 1mg 即可控制，同时给呋塞米 20～40mg 加于 25% 葡萄糖溶液 20mL 内缓慢静脉注射。以后再根据情况给地高辛 0.25mg，每日 1～2 次。用抗生素及镇静剂。心力衰竭控制后 24～48h，应考虑引产或剖宫产。

3）急性肾功能衰竭：首先区分脏器性和功能性肾衰。在补足血容量、解痉后，外周血压已恢复，尿量仍然不增时，应给渗透利尿剂 20% 甘露醇 250mL 快速静滴，消除肾小管细胞及间质水肿，解除肾小管痉挛。如用甘露醇后尿量达到 40mL/h，考虑为功能性，应继续应用，以维持尿量在 100mL/h。同时，给酚妥拉明或氨茶碱，扩张血管，增加肾血流量，再加用呋塞米 60～100mg，有利于避免心力衰竭。对器质性肾衰竭应去除病因、限制入水量、纠正电解质紊乱，积极治疗，尿素氮 ≥32.13mmol/L 时，应透析治疗。

4）胎盘早剥：当子宫张力增高或轻度腹痛时，即使无阴道流血或有少量阴道流血，尽管胎心尚在正常范围之内，仍应警惕附着于子宫后壁的胎盘早期剥离。可行 B 型超声，检查胎盘后有无血肿，同时行胎儿监护和脐血流检查，结合临床早期诊断。胎盘早剥易诱发 DIC，诊断明确后应立即结束分娩。

5）Hellp 综合征：指妊高征患者并发溶血、肝酶升高、血小板减少。表现为乏力、右上腹疼痛不适，近期黄疸、视力模糊，有出血倾向。化验血红蛋白 60～90g/L，网织红细胞增多（0.5%～1.5%），血小板 ≤100×10^9/L，外周血涂片可见红细胞破碎、变形，血胆红素 ≥20.5μmol/L，以间接胆红素增高为主，确诊后应尽快终止妊娠，积极治疗妊高征，输新鲜血、血小板和新鲜冷冻血浆以控制出血，并补充凝血因子。

2. 中医治疗

（1）脾虚

主症：妊娠中晚期，面目肢体浮肿，甚至全身浮肿，皮色光亮，按之凹陷，神疲倦怠，气短懒言，口淡无味，舌体胖，边有齿痕，脉缓滑无力。

治法：健脾益气，利湿消肿。

方药：白术散加味。

白术 20g，大腹皮 15g，生姜皮 10g，茯苓 15g，陈皮 10g，生黄芪 30g，升麻 6g。

加减：如水肿较甚，小便少者，加泽泻 10g，防己 10g，以利水消肿。若食少便溏者，加扁豆 15g，莲子 15g，以健脾止泻。

（2）肾虚

主症：妊娠中晚期，面目四肢浮肿，下肢肿甚，按之没指，腰膝酸软，下肢逆冷，心悸气短，小便不利，大便溏泄，舌淡苔白润，脉沉细无力。

治法：温肾助阳，化气行水。

方药：真武汤加味。

制附片 10g，茯苓 15g，白术 15g，白芍 15g，生姜 10g，怀牛膝 10g，泽泻 10g。

加减：若腰痛明显者，加菟丝子 30g，杜仲 15g，桑寄生 15g，以补肝肾，强腰膝，固冲安胎。

（3）气滞

主症：妊娠中晚期，下肢肿胀，皮色不变，随按随起，胸胁作胀，纳少呕恶，舌苔薄白，脉弦。

治法：理气行滞，健脾消胀。

方药：天仙藤散加减。

天仙藤 20g，香附 10g，紫苏叶 10g，乌药 10g，陈皮 10g，木瓜 10g，生姜 10g，甘草 10g。

加减：如见心烦口苦者，为郁滞化热，加丹皮 10g，以清热除烦。

（4）阴虚肝旺

主症：妊娠中晚期，头痛头晕，面色潮红，眼花耳鸣，心慌心悸，夜寐多梦，或胁胀心烦，舌质红，少苔，脉细弦数。

治法：滋阴养血，平肝潜阳。

方药：羚羊钩藤汤加减

羚羊角粉（分冲）0.3g，钩藤 15g，桑叶 10g，菊花 10g，生地黄 15g，生白芍 15g，茯神 10g，生甘草 10g。

加减：如见头晕目眩甚者，加夏枯草 15g，生龙齿 15g，珍珠母 15g，以平肝止晕。

（5）脾虚肝旺

主症：妊娠中晚期，头晕头重，眼花目眩，面浮肢肿，脘痞满闷，恶心欲呕，神疲肢倦，大便不爽，舌体胖大，边有齿痕，苔腻，脉滑。

治法：平肝潜阳，健脾除湿。

方药：半夏白术天麻汤。

半夏 10g，白术 10g，茯苓 15g，天麻 15g，陈皮 10g，蔓荆子 15g，甘草 10g，生姜 10g，大枣 6 枚。

加减：若头晕失眠者，加生牡蛎 30g，菊花 10g，以增强平肝潜阳之力。浮肿甚者，加生黄芪 30g，泽泻 10g，以健脾利水消肿。

（6）心肝火旺

主症：妊娠中晚期，头胀头痛，视物不清，烦躁不安，失眠多梦，面赤颧红，口苦口干，小便短赤，舌红，少苔或苔黄而干，脉细滑弦。

治法：清心泻火，平肝潜阳。

方药：龙胆泻肝汤。

龙胆草 5g，黄芩 10g，生地黄 15g，当归 10g，柴胡 10g，栀子 5g，车前子（包）10g，泽泻 10g，木通 3g，甘草 10g。

加减：若大便秘结者，加熟大黄 10g，以清热导便。若口干口渴，津伤甚者，加麦冬 15g，花粉 10g，以养阴生津。若烦躁不安，失眠较甚者，加莲子心 5g，知母 10g，以清心除烦。

（7）肝风内动

主症：妊娠晚期，或临产之时，或新产后，突然昏不知人，两目直视，牙关紧闭，四肢抽搐，面色潮红，手足心热，口唇干燥，舌质红或绛，苔薄黄而干，脉弦细数或弦大有力。

治法：滋阴清热，平肝息风。

方药：天麻钩藤饮加减。

天麻 10g，钩藤 15g，石决明 30g，黄芩 10g，栀子 10g，茯神 12g，夜交藤 15g，桑寄生 10g，杜仲 20g，川牛膝 10g，益母草 10g，羚羊角粉（冲）1g。

加减：如见昏迷不醒，可加用安宫牛黄丸鼻饲以辛凉开窍。

（8）痰火上扰

主症：妊娠晚期，或临产之时，或新产后，突然昏不知人，牙关紧闭，口角、面部及四肢抽搐，喉中痰鸣，舌质红，苔黄腻，脉弦滑。

治法：清热豁痰，息风开窍。

方药：安宫牛黄丸。

牛黄，麝香，水牛角，郁金，黄连，黄芩，雄黄，栀子，朱砂，梅片，珍珠。

3. 药物禁忌

（1）利舍平

1）含酪胺的食物，如奶酪、腌鱼、蚕豆、鸡肝、酵母、葡萄酒等均可减弱利舍平的降血压作用。

2）茶叶中含有鞣质，可与降压药物利舍平发生不良反应，降低利舍平的药效。

3）利舍平微溶于乙醇，但乙醇对此药有协同作用，使血管骤然扩张，血压急剧下降。

4）利舍平能使交感神经递质耗竭，交感张力降低，故在心脏表现为迷走神经的功能相对亢进，心率变慢，而洋地黄亦兴奋迷走神经。故二药合用易造成心律失常，如心动过缓，甚至传导阻滞。

5）因氟烷等麻醉剂可使患者对利舍平降血压作用的敏感性增加，二者合用可显著增强本类药物的降血压作用。

6）利舍平与单胺氧化酶抑制药（如帕吉林、苯乙肼、丙米嗪等）合用，会延缓体内去甲肾上腺素的灭活而引起蓄积，导致血压上升，兴奋狂躁，病情加重。另有报道，先用单胺氧化酶抑制药后用利舍平，可引起血压上升，将秩序颠倒用药，则无此现象。

7）阿米替林能阻碍交感神经末梢对去甲肾上腺素的摄取，从而提高受体区域去甲肾上腺素的浓度，使利舍平等降血压药作用减弱。

8）由于甲泼尼龙可产生盐皮质激素的作用，引起水、钠潴留并促进排钾，导致血压增高，故利舍平不宜与甲泼尼龙合用。

9）镇咳平喘药双氧丙嗪可使利舍平等降血压药作用减弱或失效。

10）氯丙嗪具有中枢抑制作用，并能直接抑制交感神经，使血管扩张、血压下降。故二药合用，降血压作用增强，精神抑郁症状也加重。

11）服用甲基多巴后再用利舍平可加剧彼此的不良反应。

（2）硫酸镁

1）地高辛、维生素 B_2：因为硫酸镁有致泻作用，能使肠蠕动加快，因而可使地高辛、维生素 B_2 吸收减少，血药浓度降低，疗效减弱。

2）氨基糖苷类抗生素：氨基糖苷类抗生素（如新霉素、链霉素、庆大霉素等）可抑制神经肌肉接点的传递作用，与硫酸镁合用可加重硫酸镁引起的呼吸麻痹。

3）四环素类药物：四环素类药物（如四环素、强力霉素等）能与镁离子生成螯合物，减少吸收，降低疗效。

4）含有雄黄的中成药：应避免与含有雄黄的中成药如牛黄消炎丸、六神丸、牛黄解毒丸、安宫牛黄丸等同服，因为硫酸镁所产生的微量硫酸可使雄黄中含的硫化砷氧化，毒性增加。

5）红管药片：中成药红管药片中的槲皮素能与镁离子生成螯合物，降低其疗效。

余参见"妊娠合并原发性高血压"。